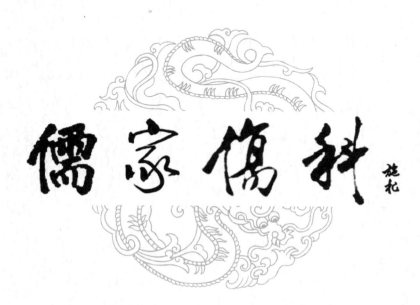

儒家傷科 施杞

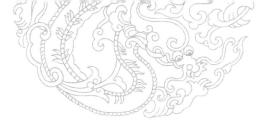

国家古籍整理出版专项经费资助项目

古代中医伤科图书集成

儒家伤科

主　　编　丁继华

副 主 编　余瀛鳌　施　杞

特约编委（以姓氏笔画为序）

王和鸣　王咪咪　石仰山　石关桐　邬扬清

刘柏龄　苏玉新　李同生　何天佐　秦克枫

郭维淮　萧劲夫　董福慧

编　　委（以姓氏笔画为序）

丁怀宇　王　宏　王　勇　王宏川　朱淑芬

刘　茜　刘白羽　刘福英　苏　静　苏继承

杜　宁　李　智　李飞跃　李金学　李家红

连智华　吴子明　邱德华　张世明　陈　晶

范少云　范婵娟　赵宏普　奚小冰　郭艳幸

程爱华　蔡静怡

中国中医药出版社
·北 京·

图书在版编目（CIP）数据

儒家伤科 / 丁继华主编 . —北京：中国中医药出版社，2021.12
（古代中医伤科图书集成）
ISBN 978 - 7 - 5132 - 3966 - 0

Ⅰ.①儒…　Ⅱ.①丁…　Ⅲ.①中医伤科学—古籍—汇编　Ⅳ.① R274

中国版本图书馆 CIP 数据核字（2017）第 006654 号

中国中医药出版社出版
北京经济技术开发区科创十三街 31 号院二区 8 号楼
邮政编码　100176
传真　010-64405721
山东临沂新华印刷物流集团有限责任公司印刷
各地新华书店经销

开本 787×1092　1/16　印张 28.5　彩插 1.25　字数 581 千字
2021 年 12 月第 1 版　2021 年 12 月第 1 次印刷
书号　ISBN 978 - 7 - 5132 - 3966 - 0

定价　128.00 元
网址　www.cptcm.com

服 务 热 线　010-64405510
购 书 热 线　010-89535836
维 权 打 假　010-64405753

微信服务号　zgzyycbs
微商城网址　https://kdt.im/LIdUGr
官 方 微 博　http://e.weibo.com/cptcm
天猫旗舰店网址　https://zgzyycbs.tmall.com

如有印装质量问题请与本社出版部联系（010-64405510）

《古代中医伤科图书集成》
编委会

主　　编　丁继华

副 主 编　余瀛鳌　施　杞

特约编委（以姓氏笔画为序）

编　　　委（以姓氏笔画为序）

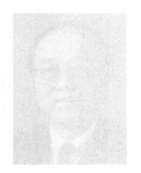
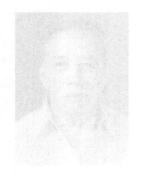
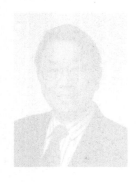

余 序

在人类繁衍迄今的漫长岁月中，骨伤科疾病素以常见、多发著称于世。从文献记述而言，早在《周礼·天官》中已有医学分科的载述。当时所分"食、疾、疡、兽"四科，其中的"疡科"包括了外科和骨伤科。特别是"折疡"和"金疡"，几乎可以涵盖骨伤科的所有病证，亦可视作骨伤科疾病早期分科的渊薮。

现存最早的骨伤科专著，则系唐·蔺道人的《仙授理伤续断秘方》（简称《理伤续断方》）。须予指出的是，《理伤续断方》虽为较早期的骨伤科专著，但其学术奠基的"深广"与"高水平"为历代医家所重视。该书载述了骨折、脱臼、跌仆损伤、出血等病症，实施牵引、手术复位、扩创、填塞、止血、缝合诸治法，并有若干经验效方；难能可贵的是，书中载述了较为成熟、切于临床实用的整骨手法及其施术步骤。从诊疗学发展的角度而言，当时我国骨伤科在世界各国处于领先地位，是毋庸置疑的。嗣后，历代不断有骨伤科著作问世，尤以明、清更为丰富多彩。举其要者，如明·薛己《正体类要》，该书重视整体施治，强调手法须与脉理和人体虚实互参以决定治法。清·钱秀昌《伤科补要》，则详审经穴，明辨骨度之长短与断裂情况，以测其预后。邵勤俊之《跌打新书》，在手法上详于擒拿、运手、点穴。另如清·吴谦《医宗金鉴·正骨心法要旨》、赵竹泉《伤科大成》、胡廷光《伤科汇纂》、江考卿《江氏伤科学》等书亦各具特色，并有较大的学术影响。

释、道中的骨伤科名著，如明·异远真人之《跌损妙方》，该书根据人体损伤部位，分之为七门，药用平稳，立法精审。而少林寺伤科，清代有多种编著传世。其中如《少林寺跌打损伤奇验全方》《少林真传伤科秘方》等书，列述骨折、金疮、夹打、跌损、坠压、闪挫等多种病证，其中《少林寺跌打奇验全方》载方多达500余首，或"以方列病"，或"以证论方"，使读者易于学用，而该书选方之多，在清以前于骨伤科专著之类亦享有盛誉。军事家如元、明之际刘基（伯温）等，曾撰著《金疮秘传禁方》等书；拳术家如清·王瑞伯，撰著《秘授伤科集验良方》等书，再如《中国医学大成》所收编之《伤科要方》（作者佚名）等书，在内容方面均各有侧重。前者详于内伤脏腑之方药治疗；后者着重指出人体108穴中有36个大穴最易伤损，如打中某穴，可见何项外证，用何方加减施治，服药后见何证可治、何证不可治等，均予备载，可谓辨证详明，切于实用。又如《沈元善先生伤科》，沈氏在清乾隆年间曾任镖师，书中介绍接骨上骱、取箭破弹、气血流行之生理病理，辨析腧穴明堂和受伤轻重，均能突出重点，并附经验效方……

在我国自春秋战国至明清，骨伤科专著不足200种（包括一些散在于民间、有较高学术和临床价值的古抄本），但综合医著及其他临床医学古籍文献中，抑或有伤科章节及散在性的伤科论述。

丁继华教授寝馈于中医骨伤科领域不下数十年，在学术临床方面多有建树，论著丰富。在担任中国中医研究院骨伤科研究所所长期间，广泛收集有关古代伤科的专著、章节、其他名医名著中有关骨伤科病证的载述，与国内众多的伤科专家一起，首次将伤科分成经典、儒家、道家、佛家、兵家、民族、汇通、流派、导引、杂家十类伤科，予以分别列述、阐析，明示各个学派的学术临床特点及其同中之异，突出其诊疗（治法包括手法及方药等）诸法。难能可贵的是，丁继华教授又组织全国骨伤科专家合作，将此十类伤科分别编成十册本的丛书，在"十三五"规划的感召下，由中国中医药出版社组织出版。

敝见认为：本套丛书具有以下学术特色：①这是一套划时代的骨伤科宏编，编著体现了继承与弘扬相结合的高水平的学术风貌。共参阅了300

余种医籍、文献，由我国现代的伤科权威专家书写各书按语（含书法），突出了学术中继承与弘扬的编撰风格；②本套丛书始终以"学术与临床并重"作为编写的主旋律。现今存传于世的骨伤科专著颇多，但大多详于临证施治，而在学术方面论析不足。本丛书重视学理的论析，具有丰富的骨伤科病证学术内涵和丰富多彩的治法、方药。在"传其学验，阐其蕴旨"方面下了一番功夫，如此丰盈的集成之作，堪称骨伤科前所未有的宏编；③本套丛书在治法上"去粗存精，去伪存真"，作者重视反映不同学术流派的治法和方药，均足以体现其"方、术并重"的施治特色；④作者阐论诸章节，又能适当注意融贯中西医学，在某种程度上反映了当前骨伤科在治法上的改良与创新，使中西医结合治疗的综合疗效能明显提高，并将使中医骨伤科在"步出国门，面向世界"方面加快步伐，促进中医药学为世界各国人民的医疗保健做出新的贡献。我在访问日本国时，オリエント出版社社长野濑真先生对我国医学界在挖掘和整理古代文献资料方面所做的工作亦予高度赞赏。

编撰、刊行《古代中医伤科图书集成》这套伤科传世之作，是中医学术临床界的盛举。我在欣忭之余，不顾识谫学陋，引笔以为序言。

余瀛鳌

二〇一五年十二月

前 言

　　1983 年，卫生部责成中国中医研究院骨伤科研究所召开伤科发展座谈会，由卫生部下文给全国各省市卫生部门，分别推荐 1～3 位伤科专家来京，时任卫生部中医司田景福司长主持会议，卫生部钱信忠老部长亲临会场指导。会议达成三项共识：①尽快成立伤科学会；②尽快组办伤科杂志；③尽快开始发掘伤科古籍。

　　历经近三十年伤科古籍的收集，1999 年，经众多伤科专家努力，达成伤科十大分类的共识：①经典伤科：历代伤科医家公认并常引用的伤科医籍；②儒家伤科：儒医撰写的伤科论述及医籍；③道家伤科：崇尚道学的医家撰写的伤科论述及医籍；④佛家伤科：崇尚佛学的医家撰写的伤科论述及医籍；⑤兵家伤科：历代带兵的医家及军医撰写的伤科论述及医籍；⑥汇通伤科：西方医学与中医伤科相结合的伤科论述及医籍；⑦民族伤科：少数民族医家撰写的伤科论述及医籍；⑧流派伤科：流派创始人及后继掌门人撰写的伤科医籍；⑨导引伤科：从事导引的医家撰写的伤科论述及医籍；⑩杂家伤科：上述九类之外的医家撰写的伤科论述及医籍。

　　在国家中医药管理局第十三个五年规划感召下，中国中医药出版社按伤科十大分类编制了十册本的《古代中医伤科图书集成》丛书，它们既是医书，亦是史书。本套丛书收载了自春秋至明清的有关伤科论述、章节和专著，同时书中还载有 19—20 世纪对伤科发展有贡献、有作为的专家们的学术思想和观点、治伤经验、崇高医德和珍贵墨迹。

　　本套丛书共计十册，分别由名家题写书名。原卫生部部长钱信忠先生

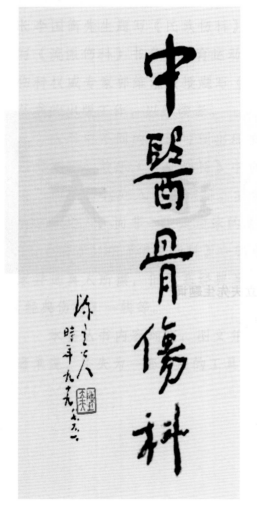

世界孔孟学会会长陈立夫先生题词

二、中医骨伤科

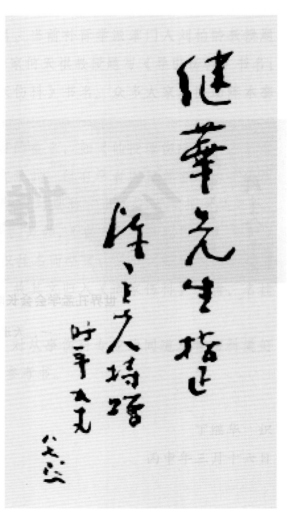

世界孔孟学会会长陈立夫先生题词

三、继华先生指正

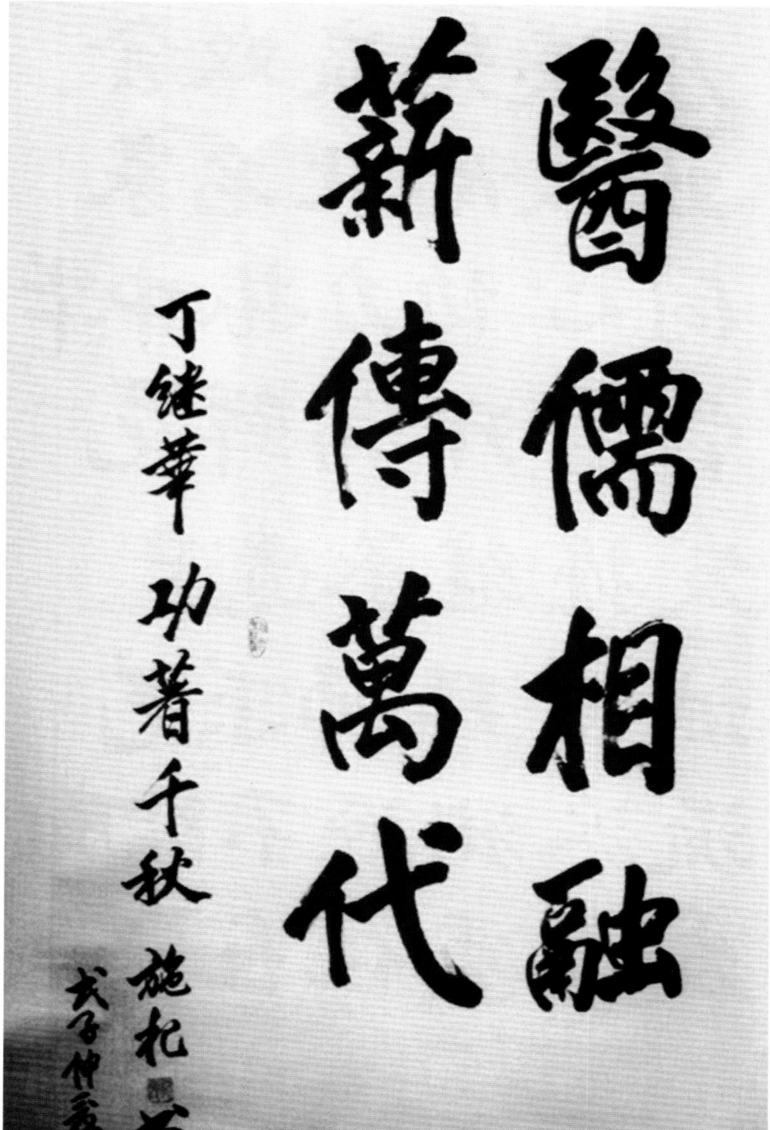
醫儒相融
薪傳萬代
丁继華 功著千秋
施杞 书
戊子仲夏

施杞题词：医儒相融　薪传万代

座谈交流双会
欢聚南北名家
同心协力振中华
骨园开满鲜花
发掘继承遗产
诚心拜师求艺
流派渊源不能断
发扬重任在肩

丁继华 一九八一
庚午

丁继华题词

施杞、丁继华按

　　施杞，男，1937—，江苏人。曾任上海中医药大学校长，教授，主任医师，博士研究生导师。曾任上海市卫生局副局长、上海市中医药研究院副院长。施氏出生于中医世家，其祖父为故里名医，擅长内妇儿科；其父亲善诗文，工于书法。施氏幼承庭训，耳濡目染，乃志从医济人。1963 年毕业于上海中医学院医疗系，留校分配在附属龙华医院骨伤科从事临床医教研工作。师从石筱山教授和石幼山教授。在数十年中医骨伤科专业工作中，认真继承前辈的学术思想和临床经验，努力探求古训，博采众长，总结经验，在发扬和创新的艰苦历程中，逐步形成自己的技术专长和临床特色。曾先后承担了多项部、市级科研课题的研究任务，其主持进行的"益气化瘀法治疗慢性硬脑膜下血肿的临床和实验研究"获得 1986 年卫生部科技进步乙等奖。先后发表论文 40 余篇，参与主编或编写的书籍有《中国医学百科全书·中医骨伤科分册》《辞海》（1989 年版主要撰稿人）、《中国骨伤科学》《中医年鉴》《中国中医秘方大全》《实用中国养生全书》《历代中医学术论语通解》《国内外中医药科技进展》《建国 40 年中医药科技成就》。现兼任中国科技未来研究会常务顾问，卫生部科学研究专家委员会委员，中华全国中医学会理事，骨伤科学会主任委员，中国中西医结合学会骨伤科专业委员会委员，上海市科委中医药专业委员会主任委员，中华传统医学仪器学会上海分会理事长，上海市食疗研究会理事长，中国中医研究院客座教授，《中国中医骨伤科杂志》主任编审，《中国骨伤》杂志顾问，《中医正骨》杂志顾问。

丁继华，男，浙江奉化溪口黄沙坑人氏，1932年3月16日生于上海。1954年毕业于哈尔滨医科大学。1979年调至中国中医研究院广安门医院工作。1983年调至中国中医研究院骨伤科研究所工作，任所长兼党委书记，中医骨伤科分会顾问。丁氏首创"补肾学派""中医骨伤科理论体系"和"伤科十大分类"等学术观点，先后主编了三十余部伤科医籍，发表数十篇学术论文。

中华民族的文化有着悠久的历史，她是一股巨大的洪流，由无数的支流汇合而成，这些支流就是构成中华民族文化各个领域里的学术流派。流者，水道也，它有源头，有水流；派者，分流也。综合起来，就是说流派有创始人、继承人；同时此派在学术思想、学术观点上有自成系统的主张和理论，或在艺术、技术上有与众不同的特长和优势。

我国早在春秋战国时期就有"诸子百家"和"三教九流"之称，当时"诸子百家"是对先秦到汉初各个学派的总称。"诸子"指各派的代表人物；"百家"指儒家、道家、阴阳家、法家、墨家等。"三教九流"中的"三教"指儒、道、佛三教，"九流"与上述百家相同。《汉书·艺文志》就将孔丘、李耳（老聃）等列入九流。《北史·周高祖纪》载周武帝在建德二年解释三教先后时说，"儒教为先，道教为次，佛教为后"。其实儒教并非宗教，孔子（公元前551—前479年）创儒家后，历代帝王将孔子神化，以利统治，故称孔教；老子与孔子是同时代的人，相传孔子曾问礼于老聃，向其请教过学问，所以老子也应是公元前5世纪左右的人了。老子所创道家原来也非宗教，到公元142年，东汉张道陵创道教，奉老子为教祖，以其《道德经》作为教旨。佛教一开始就是宗教，与基督教、伊斯兰教并称为世界三大宗教，公元前6世纪到公元前5世纪，由印度迦毗罗卫国王子悉达多·乔达摩（即释迦牟尼）所创立，到东汉明帝永平十年（公元67年）才传入我国，经三国、两晋到南北朝，四五百年间，逐渐被我国人民所接受，到隋唐时期已出现了不少具有中国特色的佛教宗派。

作为伤科来说，它是人类的孪生兄弟，人类在与自然灾害、虫蛇猛兽作斗争时，为了保护自己，学会了简单的治伤方法，部落之间、朝代更替的战争又促进了伤科的进一步发展。可以说，伤科的发生早于医学的其他学科。从汉墓出土的《五十二病方》来看，虽然它不是一部伤科专书，但第一病方就列的是"诸伤"，且占较大的篇幅。而《五十二病方》中与伤科直接有关的内容就有十八方之多，占1/3强。从《周礼·天官》对医学的分类来看，大体分疡医、疾医、食医和兽医四类，而对疡医又分为金疡、折疡、疮疡和肿疡，前二疡直接属于伤科，而后二疡则包括伤科的感染和骨骼系统的肿瘤等，这说明了当时社会上伤科所占的重要地位和伤科疾病的发病率之高。

自孔子创建儒家之后，影响极大，历代君王崇儒较多，只有儒生才能中举当官，其中不少儒生不走仕途而行医，形成了庞大的儒医队伍。他们有学问，有智慧，学医快，能著书广传，易成名；但他们又很清高，多从事大小方脉，妇、外等科，伤科常常被冷落为江湖郎中的糊口之技。历代儒医对伤科并不十分重视，认为其是雕虫小技，下甲人卖的狗皮膏药，不登大雅之堂，不屑一顾。故自《五十二病方》后，直到唐朝，中国才出现第一部伤科专著，即蔺道人撰著的《仙授理伤续断秘方》，但其也未被历代君王和儒家所重视，如宋朝皇帝敕编的《圣济总录》和《太平圣惠方》，明代王爷朱橚编的《普济方》，清代乾隆皇帝敕编的《四库全书》，均未将《仙授理伤续断秘方》收入。宋、金、元三代数百年，亦未见出一部伤科专著，直到帮助朱元璋打天下的刘伯温才编撰了几本有关战伤的伤科专著。

尽管如此，但伤科的发病率、伤科的人民群众基础和其重要地位不能被抹杀，社会上仍有大量的伤科病人，皇亲贵族中也不乏伤科病人，儒医也逃避不了对伤科的问津。有关伤科的秘方（治疗经验）和技巧多散录在各医学名著之中，如医圣张仲景的《金匮要略》、张子和的《儒门事亲》、刘完素的《素问病机气宜保命集》、李东垣的《医学发明》《兰室秘藏》等，这些医著的作者均为儒医，受其文化背景的影响，他们对骨伤科各有自己独特的观点和见解，也有丰富的治伤经验，但这些医家的伤科理念则由于各种因素的影响而不尽相同。如他们是全方位的医家，而不是从事伤科专业的医生；又如在同一时代，专于伤科此门的多为江湖郎中，儒医们不愿与其同伍。因此儒医们治伤的技术和经验及论述都散载在他们的著作中，这就构成了骨伤科的一支——儒家伤科。

从儒医关于伤科的论述中可以看到以下一些特点：①儒家思想基本上是一种伦理政治学说，而"仁、义、礼、信、恕、忠、孝"等儒家道德标准则是维系这种关系的基础，这种伦理政治观又与自然宇宙规律发生了重叠，形成了自然、社会、个人三位一体的大系统。因此，儒医多采用儒家伦理、政治的概念来表述一些医理，如"心主神明""心为五脏六腑之大主"，以及药物配伍的君臣佐使等。另如在《灵枢·通天》中所载的"太阴之人，贪而贼心""少阴之人，小贪而贼心"，则是用人性的善恶、贪仁等儒家伦理道德来论述中医理论。②作为封建文化主体的儒家经学，由汉兴至清衰，一直是封建社会中最高级、最实用的学问，受其影响而形成的"重道轻器"的价值观也严重统治了人们的思想。孔子提倡"述而不作""君子不器",经学教育唯重在经典方面作文章,轻视科学技术和生产实践。医术在古代被称为"小术",因此儒医便将医经与经典相比附,将"小术"与"大道"进行认同,期待满足其失之东隅、得之桑榆的心理,这显然提高了医界的文化素养,具体到骨伤科,则对其理论的形成起到了促进作用。但另一方面,由于儒医重点放在大小方脉的诊治,轻视形态研究,轻技术与实践,使骨伤科整复强调用药物调理阴阳,而对手法整复技巧、夹板固定技术及按摩、导引等对于骨伤疾病的诊断、治疗大有裨益的功能恢复方法等均少论及,这也可以说是儒家伤科最突出的一个薄弱环节。③尊经崇古,也是儒家思想的主要体现。孔子主张"述而不作,信而好古""祖述尧舜,宪章文武",崇尚古人圣贤,尊奉古人经典,这在儒医的著述中随处可见,著书必引《内经》《难经》《伤寒》等经典才可体现其价值。而金元四大家则在中医学发展史上起到过创新的作用,当时及之后的部分医家仍然尊经崇古,这在很大程度上限制了中医理论的发展,当然也波及到骨伤科的推进。

尽管儒医有其历史局限性,但儒家伤科对骨伤科发展也起到了一定的促进作用,大体可概括为以下几点。

①奠定了骨伤科病因病机学说的基础。医圣张仲景的"千般疢难,不越三条",其中房室金刃、虫兽所伤则为其一。宋代陈无择将七情所伤定为内因,六淫为害隶属外因,金疮踒折、虎狼毒虫为不内外因,骨折、脱骱、筋伤、内伤由创伤引起的直接病因为不内外因。论述病机则以气血、脏腑、经络学说为基础,认为局部新老伤损、风寒暑湿外袭、七情忧郁内伤都可引起气滞血瘀,经络阻塞,脏腑不和。李东垣又有败血归肝的理论:"夫从高坠下,恶血留于内,血者皆肝之所主,恶血必归于肝。不问何经之伤,必留于胁下,盖肝主血故也。"伤后疼痛也从肝求治。又如《正体类要》陆道师的序中强调,肢体虽损于外,但气血伤于内,营卫有所不贯,脏腑由之不和,因此不求脉理,不审虚实,简单地施法治伤,难以获效,于此强调了治伤的理论指导。

②元代王好古提出"治病之道,有三法焉,初中末也"。伤科三段疗法:早期攻、中期和、末期补即宗于此理。初治之道,法当猛峻,如伤筋折骨,病初本无阴阳,新感之病,皆当以疾利猛峻之药逐去之;中治之道,因为病得之非新非久,法当宽猛相济,当养正、祛邪相兼济而治之;末治之道,法当宽缓,盖为病已久,邪气潜伏至深而正气已微,所以当取药性平善无毒,应养血补气安中。

③对伤科疾病的治疗要重视药物调理。张仲景创立辨证论治理法方药的理论体系,制订了骨伤药物和治疗通则,成为后世对骨伤早期辨证施治的准绳。对闭合性损伤,

治以活血祛瘀、消肿止痛；对开放性损伤，治以活血止血、解毒消肿；如创口已感染，治以解毒排脓。后世又进一步发展形成活血化瘀、养血舒筋、培元补肾等原则。这些药物治疗促进了骨伤疾病的恢复。

④对伤科疾病的论述偏重于骨病。如痹证、痿证、鹤膝风、腰痛等，在许多儒家伤科的著作中均可反复看到，且较为详尽。对于骨伤的论述则以内伤为主，即外受有形之伤后，血肉筋骨、脏腑经络的变化及治疗方法。其中许多内容对今天的临床仍有指导意义。

总之，对儒家伤科的内涵，我们还有必要进一步进行探索和研究，对其论著中有益于伤科体系的理论、病机、脉理、治则要继承下来，并把古代伤科专家的经验和现代伤科的实际情况结合起来，以便促进中医骨伤科的蓬勃发展。

施杞、丁继华按

目　录

目
录

V

儒家伤科

《金匮要略》

汉·张机

问曰：上工治未病，何也？师曰：夫治未病者，见肝之病，知肝传脾，当先实脾，四季脾王不受邪，即勿补之。中工不晓相传，见肝之病，不解实脾，唯治肝也。夫肝之病，补用酸，助用焦苦，益用甘味之药调之。酸入肝，焦苦入心，甘入脾。脾能伤肾，肾气微弱，则水不行：水不行，则心火气盛，则伤肺；肺被伤，则金气不行；金气不行，则肝气盛，故实脾，则肝自愈。此治肝补脾之妙也。肝虚则用此法，实则不再用之。经曰：虚虚实实，补不足，损有余，是其义也。余藏准此。

夫人禀五常，因风气而生长，风气虽能生万物，亦能害万物。如水能浮舟，亦能覆舟。若五脏元贞通畅，人即安和，客气邪风，中人多死。千般疢难，不越三条：一者，经络受邪入脏腑，为内所因也；二者，四肢九窍，血脉相传，壅塞不通，为外皮肤所中也；三者，房室金刃，虫兽所伤。以此详之，病由都尽。若人能养慎，不令邪风干忤经络，适中经络，未流传腑脏，即医治之，四肢才觉重滞，即导引吐纳，针灸膏摩，勿令九窍闭塞。更能无犯王法，禽兽灾伤，房室勿令竭之，服食节其冷、热、苦、酸、辛、甘，不遗形体有衰，病则无由入其腠理。（腠者，是三焦通会元贞之处，为血气所注；理者，是皮肤脏腑之文理也）

问曰：病人有气色见于面部，愿闻其说。师曰：鼻头色青，腹中痛，苦冷者死（一云：腹中冷，苦痛者死）。鼻头色微黑者，有水气；色黄者，胸上有寒；色白者，亡血也。设微赤，非时者死。其目正圆者痉，不治。又色青为痛，色黑为劳，色赤为风，色黄者便难，色鲜明者有留饮。

师曰：病人语声寂然，喜惊呼者，骨节间病，语声喑喑然不彻者，心膈间病；语声啾啾然细而长者，头中病（一作痛）。

师曰：息摇肩者，心中坚；息引胸上气者咳；息张口短气者，肺痿唾沫。

师曰：吸而微数，其病在中焦，实也，当下之即愈，虚者不治。在上焦者，其吸促；在下焦者，其吸远。此皆难治。呼吸动摇振振者，不治。

师曰：寸口脉动者，因其王时而动，假令肝王色青，四时各随其色。肝色青而反色白，非其时色脉，皆当病。

问曰：有未至而至，有至而不至，有至而不去，有至而太过，何谓也？师曰：冬至之后，甲子夜半少阳起，少阳之时阳始生，天得温和。以未得甲子，天因温和，此为未至而至也；以得甲子而天未温和，为至而不至也；以得甲子而天大寒不解，此为至而不去也；以得甲子而天温如盛夏五六月时，此为至而太过也。

问曰：经云：厥阳独行何谓也？师曰：此为有阳无阴，故称厥阳。

问曰：寸脉沉大而滑，沉则为实，滑则为气。实气相搏，血气入脏即死，入腑即愈，此为卒厥。何谓也？师曰：唇口青，身冷，为入脏即死；如身和，汗自出，为入腑即愈。

问曰：脉脱，入脏即死，入腑即愈，何谓也？师曰：非为一病，百病皆然。譬如浸淫疮，从口起流向四肢者，可治；从四肢流来入口者，不可治。病在外者，可治；入里者，即死。

问曰：阳病十八何谓也？师曰：头痛，项、腰、脊、臂、脚掣痛。阴病十八何谓也？师曰：咳，上气，喘，哕，咽，肠鸣胀满，心痛拘急。

附四方

治马坠及一切筋骨损方： 大黄（切浸，汤成下）一两　绯帛（如手大，烧灰）乱发（如鸡子大，烧灰用）　久用炊单布（一尺，烧灰）　败蒲（一握三寸）桃仁（去皮尖熬）四十九个　甘草（如中指节，炙锉）　上七味，以童子小便量多少煎汤成，内酒一大盏，次下大黄，去滓，分温三服。先锉败蒲席半领，煎汤浴，衣被盖覆，斯须通利数行，痛楚立差。利及浴水赤，勿怪，即瘀血也。

问曰：若身有疮，被刀斧所伤，亡血故也。

病金疮，王不留行散主之。

王不留行散方： 王不留行（八月八日采）十分　蒴藋细叶（七月七日采）十分桑东南根白皮（三月三日采）十分　甘草十八分　川椒（除目及闭口，去汗）三分黄芩二分　干姜二分　芍药二分　厚朴二分　上九味，桑根皮以上三味烧灰存性，勿令灰过，各别杵筛，合治之为散，服方寸匕，小疮即粉之，大疮但服之，产后亦可服。如风寒，桑东根勿取之，前三物皆阴干百日。

排脓散方： 枳实十六枚　芍药六分　桔梗二分　上三味，杵为散，取鸡子黄一枚，以药散与鸡黄相等，揉和令相得，饮和服之，日一服。

排脓汤方： 甘草二两　桔梗三两　生姜一两　大枣十枚　上四味，以水三升，煮取一升，温服五合，日再服。

《诸病源候论》

隋·巢元方

腰背病诸候

一、腰病候

肾主腰脚，肾经虚损，风冷乘之，故腰痛也。又邪客于足少阴之络，令人腰痛引少腹，不可以仰息。

诊其尺脉沉，主腰背痛。寸口脉弱，腰背痛。尺寸俱浮直下，此为督脉腰强痛。

凡腰痛病有五：一曰少阴，少阴肾也，十月万物阳气伤，是以腰痛。二曰风痹，风寒著腰，是以痛。三曰肾虚，役用伤肾，是以痛。四曰臀腰，坠堕伤腰，是以痛。五曰寝卧湿地，是以痛。

二、腰痛不得俯仰候

肾主腰脚，而三阴三阳十二经八脉，有贯肾络于腰脊者，劳损于肾，动伤经络，又为风冷所侵，血气击搏，故腰痛也。阳病者不能俯，阴病者不能仰，阴阳俱受邪气者，故令腰痛而不能俯仰。

三、风湿腰痛候

劳作肾气，经络既虚，或因卧湿当风，而风湿乘虚搏于肾经，与血气相击而腰痛，故云风湿腰痛。

四、臀腰候

臀腰者，谓卒然伤损于腰而致痛也。此由损血搏于背脊所为，久不已，令人气息乏，面无颜色，损肾故也。

五、卒腰痛候

夫劳伤之人，肾气虚损。而肾主腰脚，其经贯肾络脊，风邪乘虚，卒入肾经，故卒然而患腰痛。

六、久腰痛候

夫腰痛，皆由伤肾气所为。肾虚受于风邪，风邪停积于肾经，与血气相击，久而不散，故久腰痛。

七、肾著腰痛候

肾主腰脚。肾经虚则受风冷，内有积水，风水相搏，浸积于肾，肾气内著，不能宣通，故令腰痛。其病状，身重腰冷，腰重如带五千钱，如坐于水，形状如水，不渴，小便自利，饮食如故。久久变为水病，肾湿故也。

八、腰脚疼痛候

肾气不足，受风邪之所为也。劳伤则肾虚，虚则受于风冷，风冷与真气交争，故腰脚痛。

九、背偻候

肝主筋而藏血。血为阴，气为阳。阳气，精则养神，柔则养筋。阴阳和同，则血气调适，共相荣养也，邪不能伤。若虚，则受风，风寒搏于疹膂之筋，冷则挛急，故令背偻。

金疮病诸候

一、金疮初伤候

夫被金刃所伤，其疮多有变动。若按疮边干急，肌肉不生，青黄汁出；疮边寒清，肉消臭败，前出赤血，后出黑血，如熟烂者，及血出不止，白汁随出，如是者多凶。若中络脉，髀内阴股，天聪、眉角，横断腓肠，乳上、乳下及与鸠尾，攒毛小腹，尿从疮出，气如贲豚，及脑出诸疮，如是者，多凶少愈。

诊金疮，血出太多，其脉虚细者生，数实大者死，沉小者生，浮大者死，所伤在阳处者，去血四五斗，脉微缓而迟者生，急疾者死。

二、金疮血不止候

金疮血出不断，其脉大而止者，三七日死。金疮血出不可止，前赤后黑，或黄或白，肌肉腐臭，寒冷翘急者，其疮难愈亦死。

三、金疮内漏候

凡金疮通内，血多内漏，若腹胀满，两胁胀，不能食者死。瘀血在内，腹胀，脉牢大者生，沉细者死。

四、毒箭所伤候

夫被弓弩所伤，若箭镞有毒药，入人皮脉，令人短气，须臾命绝。口噤唇干，血为断绝，腹满不言，其人如醉，未死之间，为不可治。若荣卫有瘀血，应时出，疮边温热，口开能言，其人乃活。

五、金疮肠出候

此谓为矛、箭所伤，若中于腹则气激，气激则肠随疮孔出也。

六、金疮肠断候

夫金疮肠断者，视病深浅，各有死生。肠一头见者，不可连也。若腹痛短气，不得饮食者，大肠一日半死，小肠三日死。肠两头见者，可速续之。先以针缕如法，连续断肠，便取鸡血涂其际，勿令气泄，即推内之。肠但出不断者，当作大麦粥，取其汁持洗肠，以水渍内之，当作研米粥饮之。二十余日，稍作强糜食之，百日后乃可进饮耳，饱食者，令人肠痛决漏，常服钱屑散。

若肠腹删从疮出，有死者，有生者，但视病取之，各有吉凶。删出如手，其下牢核，烦满短气，发作有时，不过三日必死。删下不留，安定不烦，喘息如故，但疮痛者，当以生丝缕系绝其血脉，当令一宿，乃可截之，勿闭其口，膏稍导之。

七、金疮筋急相引痛不得屈伸候

夫金疮愈已后，肌肉充满，不得屈伸者，此由伤绝经筋，荣卫不得循行也。其疮虽愈，筋急不得屈伸也。

八、金疮伤筋断骨候

夫金疮始伤之时，半伤其筋，荣卫不通，其疮虽愈合后，仍令痹不仁也。若被疮截断诸解身躯，肘中及腕、膝、髀，若踝际，亦可连续，须急及热其血气未寒，碎骨便更缝连，其愈后直不屈伸，若碎骨不去，令人痛烦，脓血不绝，不绝者，不得安。诸中伤人神，十死一生。

九、箭镞金刃入肉及骨不出候

箭镞金刃中骨，骨破碎者，须令箭镞出，仍应除碎骨尽，乃傅药，不尔，疮永不合，纵合，常疼痛。若更犯触损伤，便惊血沸，溃有死者。

十、金疮中风痉候

夫金疮痉者，此由血脉虚竭，饮食未复，未满月日，荣卫伤穿，风气得入，五脏受寒则痉。其状，口急背直，摇头马鸣，腰为反折，须臾大发，气息如绝，汗出如雨，不及时救者皆死。

凡金疮卒无汗者，中风也；边自出黄汁者，中水也。并欲作痉，急治之。又痛不在疮处者，伤经络亦死。

十一、金疮惊肿候

夫金疮愈闭合，勿惊肿，动起糜沸跳手，大者如盂，小者如杯，名为盗血。此由肌未定，里不满，因作劳起早，故令盗血涌出。在人皮中，不肯自消，亦不成脓，反牢核，又有加血，加血者，盗血之满也。其血凝深，不可妄破，破之者盗血前出，不可禁止，加血追之出，即满疮中，便留止，令人短气，须臾命绝。

十二、金疮因交接血惊出候

夫金疮多伤经络，去血损气，其疮未瘥，则血气尚虚，若因而房室，致情意感动，阴阳发泄，惊触于疮，故血汁重出。

十三、金疮惊悸候

金疮失血多者，必惊悸，以其损于心故也。心主血，血虚则心守不安，心守不安则喜惊悸。悸者，心动也。

十四、金疮烦候

金疮损伤血气，经络空虚则生热，热则烦痛不安也。

十五、金疮咳候

金疮伤血损气，气者肺之所主，风邪中于肺，故咳也。

十六、金疮渴候

夫金疮失血，则经络空竭，津液不足，肾脏虚燥，故渴也。

十七、金疮虫出候

夫金疮久不瘥，及裹缚不如法，疮内败坏，故生虫也。

十八、金疮著风候

夫金疮干无汁，亦不大肿者，中风也。寒气得大深者，至藏便发作痉，多凶少愈。中水者则肿，多汁或成脓。

十九、金疮著风肿候

此由疮著于风，风气相搏，故肿也。

二十、金疮成痈肿候

夫金疮冬月之时，衣厚絮温，故裹欲薄；夏月之时，衣单日凉，故裹欲厚。重寒伤荣，重热伤卫；筋劳结急，肉劳惊肿，骨劳折沸，难可屈伸，血脉劳者，变化作脓，荣卫不通，留结成痈。

凡始缝其疮，各有纵横；鸡舌隔角，横不相当；缝亦有法，当次阴阳；上下逆顺，急缓相望；阳者附阴，阴者附阳；腠理皮脉，复令复常。但亦不晓，略作一行；阴阳闭塞，不必作脓；荣卫不通，留结为痈。昼夜不卧，语言不同；碎骨不去，其人必凶。鸡舌隔角，房不相当；头毛解脱，忘失故常；疮不再缝，膏不再浆。

二十一、金疮中风水候

夫金疮裹缚不密，为风水气所中，则疼痛不止，而肿痛，内生青黄汁。

二十二、金疮下血虚竭候

金刃中于经络者，下血必多，腑脏空虚，津液竭少，无血气荣养，故须补之。

二十三、金疮久不瘥候

夫金疮有久不瘥者，脓汁不绝，肌肉不生者，其疮内有破骨断筋，伏血腐肉，缺刃竹刺，久而不出，令疮不愈，喜出青汁，当破除之，疮则愈。

腕伤病诸候

一、腕折破骨伤筋候

凡人伤折之法，即夜盗汗者，此髓断也，七日死；不汗者不死。

二、腕伤初系缚候

夫腕伤重者，为断皮肉、骨髓，伤筋脉。皆是卒然致损，故血气隔绝，不能周荣，所以须善系缚，按摩导引，令其血气复。

三、腕折中风痉候

夫腕折伤皮肉作疮者，慎不可当风及自扇，若风入疮内，犯诸经络，即致痉。痉者，脊背强直，口噤不能言也。

四、腕折中风肿候

此为风入疮内，而不入经络，其搏于气，故但肿也。

五、被打头破脑出候

夫被打陷骨伤脑，头眩不举，戴眼直视，口不能语，咽中沸声如豚子喘，口急，手为妄取，一日不死，三日小愈。

六、压迮坠堕内损候

此为人卒被重物压迮，或从高坠下，致吐下血，此伤五内故也。

七、卒被损瘀血候

夫有瘀血者，其人喜忘，不欲闻物声。病人胸满唇萎，舌青口燥，但欲漱水不欲咽。无寒热，脉微大来迟。腹不满，其人言我腹满，为有瘀血。汗当出不出，内结亦为瘀。病人胸满口干，髀痛，渴无寒热，为有瘀血。腹满，口燥不渴，唾如浆状，此有留血尔。

从高顿仆，内有血，腹胀满，其脉牢强者生，小弱者死。得笞掠，内有结血。脉实大者生，虚小者死。

八、被损久瘀血候

此为被损伤，仍为风冷搏，故令血瘀结在内，久不瘥也。

九、刺伤中风水候

此为竹木所刺伤，其疮中风水者，则肿痛，乃至成脓。

《外台秘要》

唐·王焘

从高堕下方三首

《千金》疗丈夫从高堕下，伤五脏，微者唾血，甚者吐血，及金疮伤绝崩中皆主之。方：阿胶（炙）　干姜各二两　艾叶　芍药各三两　上四味切，以水八升，煮取三升，去滓，入胶令消。分二服，羸人三服。女人产后崩中伤，下血过多虚喘，腹中绞痛，下血不止。服之悉愈。

又疗从高堕下泻血，及女人崩中方：当归二分　大黄一分　上二味捣为散，酒服方寸匕，日三。

《千金翼》胶艾汤，主男子伤绝或从高堕下伤五脏，微者唾血，甚者吐血，及金疮经内绝者方：阿胶（炙）　艾叶　芍药　干地黄各三两　干姜　当归　甘草（炙）　芎䓖各二两　上八味切，以水八升，煮取三升，去滓内胶令烊。分再服，羸人三服。此汤正主妇人产后崩中伤，下血多，虚喘欲死，腹痛，血不止者，服之良。

从高堕下瘀血及折伤内损方一十八首

《广济》疗从高堕下，内损瘀血，消血散方：蒲黄十分　当归　干姜　桂心各八分　大黄十二分　虻虫（去足翅熬）四分　上六味捣为散，空腹以酒服方寸匕，日再。渐渐加至一匕半。忌生葱，猪犬肉。

《肘后》疗卒从高堕下，瘀血胀心，面青短气欲死方。取胡粉一钱匕，以水服之。（备急、文仲同）又方：煮大豆或小豆令熟，饮汁数升，和酒服之，弥佳。（千金、备急、文仲同。一云大豆二升，煮令熟，取汁二升，去豆，以醇酒六七升和饮之，一日饮尽，小豆亦佳）又方：生干地黄二两，熬末，以酒服之。又方：生地黄捣取汁，服一升或二升，尤佳。又方：乌鸦翅羽二七枚，烧末，酒和服之。即当吐血，如得左羽尤佳。

又疗从高堕下，若为重物所顿笮，得瘀血方：豆豉三升，沸汤二升渍之。食顷，绞去滓，纳蒲黄三合，搅调，顿服之。不过三四服，神良。（删繁、小品、文仲、备急、集验、千金同）又方：乌梅五升去核，以饴糖五升煮，稍稍食之，自消。（文仲、备急、千金同）又方：取茅，连根叶捣绞，取汁一二升服之，不过三四服愈。冬用根。

又方：刮琥珀屑，酒服方寸匕，取蒲黄二三匕，日四五服良。又方：末鹿角，酒服三方寸匕，日三。（千金同）又方：取败蒲荐烧灰，以酒服方寸匕。

《深师》疗从高堕下伤内，血在腹聚不出，疗下血方：取好大黄二两　桃仁三十枚　上二味捣，以水五升，煮取三升，分为三服，去血后作地黄酒服，随能服多少。益血过百日成微坚者，不可复下之，虚极杀人也。又疗堕落瘀血，桃枝汤方。桃枝（剉）一握中指　长芒硝五分　大黄四两　当归　甘草（炙）　桂心各二两　虻虫（去翅足熬）二十枚　水蛭（熬）二十枚　桃仁（去尖皮熬）五十枚　上九味，以水八升，煮取三升，去滓。温分三服，内消。

又疗堕落积瘀血，消血理中膏方：大黄二两　猪脂二斤　桂心一两　干姜一两当归二两　通草、乱发各一两　上七味切，以膏煎发令消尽，捣药下筛，须令绝细。下膏置地，内诸药搅匀，微火煎之，三上三下，即药成。去滓，以好酒服一两，日二服。一方不去滓。

《千金》疗从高堕下，及被木石所榨，或因落马，凡是伤损血瘀凝积，气急欲绝，无不疗方：净土五升，蒸之令极热，分半，以故布数重裹之，熨病上。勿令大热，恐破肉，候冷即易之，以痛止即已。但有损伤，并以此法疗之。神效。已死不能言者亦活。三十年亦差。

又疗从高堕下，损有瘀血方：蒲黄八两　附子（炮去皮，末）一两　二味为散，以酒服五六钱匕，日三。不知，增之。《近效》土质汗，疗折伤内损有瘀血，每天阴则疼痛，兼疗产妇产后诸疾，神效方。（《开宝本草》云：质汗主金疮，伤折瘀血内损，补筋，消恶血，下血，妇人产后诸血并酒消服之，亦敷病处。出西蕃。如凝血，蕃人煎甘草、松泪、桎乳、地黄并热血成之。今以益母成煎，故谓之土质汗也）

坠损方三首

《广济》疗坠损骨肉，苦疼痛，不可忍方：故马毡两段，其毡欲得故腻者，于铛中以酒五六升，著一抄盐，煮令热，即纳毡于铛中，看毡热，便用裹所损处，冷即易之，勿令久热伤肉。如是三五遍，痛定即止。仍服止痛药散，即渐差。

又疗男子虚劳，坠伤内损，吐血不止欲死，面目黑如漆者，悉主之方：黄芪　芎劳　当归　芍药各三两　甘草（炙）三两　生姜八两　上六味切，以水九升，煮取二升五合，去滓，分温三服，服别相去六七里。

《近效》疗坠损方：生地黄一斤，分为三分。上每服取一分，熬令焦黄，以酒半升煎一两，沸绞去滓。令温暖得所，食前，日三，无所忌，马坠亦疗之。

坠落车马方六首

《肘后》疗忽落马堕车，及坠屋坑岸腕伤，身体头面四肢内外切痛，烦躁叫唤不得卧方：急觅鼠矢，无问多少，烧捣末，以猪膏和，涂封痛处，急裹之。仍取好大黄如鸡子大，以乱发裹上。以人所裁白越布衫领巾间余布以裹发外，乃令火烧。烟断捣末，屑薄，以酒服，日再三。无越布，余布可强用。常当预备此物为要。（备急、集验、古今录验同）

《千金》疗凡人坠落车马，心腹积血，唾吐血无数方：干藕根末，酒服方寸匕，日三。如无，取新者捣取汁服之，尤妙。

又疗堕马及树崩，瘀血腹满短气方：大豆五升，水一斗，煮得二升半，去豆顿服，剧者不过三服。

《千金翼》疗坠马落车，及诸伤腕折臂脚，疼痛不止方：黄芪 芍药各三两 干地黄 当归 附子（炮） 通草 续断 桂心 干姜各二两 蜀椒（汗）一合 乌头（炮）半两 上十一味捣为散，先食酒服五分匕，日三，忌如常法。（本方有大黄一两，又方服方寸匕）

《救急》疗坠马落车，被打，伤腕折臂，呼唤痛声不绝，服此散，呼吸之间不复大痛，三日筋骨相连，当归散方：当归（熬令香） 桂心 甘草（炙） 蜀椒（汗）各二分 芎䓖（熬）六分 附子（炮） 泽兰（熬）各一分 上七味捣为散，酒服方寸匕，日三。小儿被奔车马所损，裂其膝，皮肉决见骨，即绝死。大苏，啼不可听闻，服之便眠，十数日便行走。其神验如此。忌同前方。（千金翼、深师同）

《近效》疗堕马内损方：取䕡药一小两，捣为末，牛乳一盏，煎五六沸，和服。李谏议云：䕡药以羊肉汁和服，一日内不用吃菜，极效。

折骨方三首

《肘后》疗凡脱折折骨，诸疮肿者，慎不可当风卧湿，及多自扇，若中风则发痉，口噤杀人，若已中此，觉颈项强，身中急束者，急服此方。竹沥饮三二升，若口已噤者，可以物拗开，纳之令下。禁冷饮食及饮酒。竹沥卒烧难得多，可合束十许枚，并烧中央，两头承其汁，投之可活。（小品、备急、文仲、古今录验同）

《千金》疗腕折骨痛不可忍方：取大麻根叶，无问多少，捣取汁，饮一小升。无生青者，以干者煮取汁服。亦主堕坠打捶瘀血，心腹胀满短气良。

《救急》疗骨折，接令如故，不限人畜也方：取钴锛铜错取末，仍捣，以绢筛，和少酒服之。亦可食物和服之。不过两方寸匕，以来任意斟酌之。

伤筋方三首

《千金》疗被伤绝筋方：取蟹头中脑及足中髓熬之，内疮中，筋即续生。又方：捣葛根汁饮之，葛白屑熬令黄，敷疮止血。

《救急》续断筋方：取旋覆草根，净洗去土，捣，量疮大小取多少敷之，日一易之，以瘥为度。（必效同）

筋骨俱伤方七首

《肘后》疗腕折，四肢骨破碎及筋伤蹉跌方：烂捣生地黄熬之，以裹折伤处，以竹片夹裹之。令遍病上，急缚勿令转动。一日可十易，三日即瘥。（千金、删繁、备急、文仲、古今录验同）又方：取生栝蒌根捣之，以涂损上，以重布裹之。热除痛止。（备急同）又方：捣大豆末，合猪膏和涂之。干即易之。

《深师》疗折腕伤筋骨，槐子膏方：槐子中仁　秦艽　白术　续断各一两　桂心六分　巴豆（去皮心熬）十枚　大附子（炮）一枚　上七味，㕮咀，以醇苦酒渍槐子等一宿以成，炼猪脂二斤，于微火上煎，三上三下，候膏成，绞去滓。温酒服杏子许一枚，日三。并涂敷。忌生葱、猪肉、冷水、芦笋、桃、李、雀肉等。

《千金》疗四肢骨碎，及伤筋蹉跌方：生地黄多少熟捣熬，以裹伤骨处，频易。（古今录验同）又方：豉三升，以水七升渍之，绞去滓，取汁饮，止烦渴。（古今录验同）又方：干地黄、当归、独活、苦参各二两　上四味捣末，以酒服方寸匕，日三服。

折腕方一首

《深师》卓氏膏：大附子四枚，生用，去皮　上一味，切，苦酒渍三宿，以脂膏一斤煎之，三上三下，膏成敷之。亦疗卒中风，口噤，颈项强。

折腕瘀血方四首

《千金》疗折腕瘀血方：虻虫（去足翅熬）　牡丹等分　上二味为散，以酒服方寸匕，血化成水。又方：大黄六两　桂心二两　桃仁（去皮）六十枚　上三味切，以酒六升，煮取三升，分三服，当下血瘀。

《千金翼》疗折腕瘀血方：菴（吕）草汁饮之，亦可作散服。

《古今录验》疗折腕瘀血方：蒲黄一升　当归二两　上二味捣散，酒服方寸匕，日三，先食服之。

蹉跌方三首

《深师》疗蹉跌，补绝复伤，地黄散方：干地黄十分　桂心　干姜　芎䓖　甘草（炙）　当归各二分　芍药五分　上七味捣为散，先食，以酒服方寸匕，日三服。又方：大豆（熬令黑）　大黄各二两　桂心一两　上三味捣为散，分为三剂，酒和服。忌生葱。又大黄一两、生地黄三两，切熬，以水酒二升，煮取一升，顿服之，瘥。

《范汪》蹉跌膏兼疗金疮方：当归　续断　附子（去皮）　细辛　甘草（炙）　通草　芎䓖　白芷　牛膝各二两　蜀椒二合　上十味㕮咀，以猪膏二斤煎。以白芷色黄膏成。绞去滓，日再，以摩损处。

被打有瘀血方一十三首

《肘后》疗若为人所打，举身尽有瘀血方：刮青竹皮二升　乱发（如鸡子大，四枚，烧灰）　延胡索二两　上三味捣散，以一合酒一升煎三沸，顿服。日三四。（备急、范汪同）

又疗被打击，有瘀血在腹内久不消，时时发动方：大黄二两　干地黄四两　上二味捣散为丸，以酒服三十丸，日再，为散服亦妙。（备急、文仲、小品、范汪等同）

《范汪》疗被打有瘀血方：大黄二两　桃仁（去尖皮熬）　虻虫（去足翅熬）各二十一枚　上三味捣，蜜丸四丸，即纳酒一升，煎取七合服之。（备急、肘后同）又方：姜叶（切）一升　当归三两　上二味为末，以酒服方寸匕，日三。

《备急》若久血不除变成脓者，宜此方：大黄三两　桃仁（去皮尖）三十枚　上二味切，以水五升，煮取三升，合三服，当下脓血，不尽更作。（文仲、肘后同）

又若久宿血在诸骨节及胁肋外不去者方：牡丹　虻虫（去足熬）等分　上二味捣末，以酒服方寸匕，血化成水。（小品、文仲、千金并翼、古今录验同）又方：大黄如鸡子一枚　蚯蚓矢一合　上二味，酒半升，煮取三沸，服之。又方：铁一斤，酒三升，煮取一升，服之。又烧令赤，投酒服之。（小品、文仲、肘后同）

《千金》疗被打伤破，腹中有瘀血方：蒲黄一升　当归　桂心各二两　上三味捣散，以酒服方寸匕，日三夜一，不能酒，饮服之。（刘涓子方）又方：捣莨菪子末，以敷疮上。

又凡有瘀血者，其人喜忘，不欲闻人声，胸中气塞短气方：甘草（炙）一两　茯苓二两　杏仁五合　上三味切，以水一斗，煮取三升，分为三服。（范汪同）

又被殴击损伤，聚腹满方：豉一升，以水二升，煮三沸，去滓再服。不瘥，重服

之。（范汪同）

《张文仲》《刘涓子》疗被打，腹中瘀血，白马蹄散方： 白马蹄烧令烟断，捣末，以酒服方寸匕，日三夜一，亦疗妇人瘀血，消化为水。（肘后、备急、千金同）

被打损青肿方七首

《千金》疗被打头眼青肿方： 用新热羊肉敷之。又方：大豆黄末和敷之。又方：墙上朽骨，唾于石上研磨涂之，干即易。又方：釜月下土，细末涂之。又方：羊皮上卧之。又方：炙肥猪肉令热榻上，又炙猪肝贴之，亦佳。

《文仲》疗被打青肿方： 以水磨桂涂之，赤则以墙中朽骨磨涂之，则平复也。

许仁则疗吐血及堕损方三首

许仁则论曰： 此病有二种，一者缘堕打损内伤而致此病，一者缘积热劳而有此病。若内伤，自须依前堕坠内损大便血等诸方救之。若积热累劳吐血状，更无余候，但觉心中悁悁，似欲取吐，背上烦热，便致此病，宜依后鸡苏七味汤、桑白皮八味散疗之方。鸡苏五两　生地黄（切）青竹茹各一升　生姜　桑白皮各六两　小蓟根（切）六合　生葛根（切）六合　上药切，以水九升，煮取三升，去滓，分温三服，服别相去如人行十里久，若一剂得力，欲重合服，至四五剂尤佳。隔三四日服一剂，如未定，则宜合后桑白皮八味散服之。

桑白皮散方： 桑根白皮六两　生姜屑六两　柏叶　鸡苏各四两　小蓟根五两　干地黄七两　青竹茹（新者）一升　地松三两　上药捣散，煮桑白皮饮和一方寸匕，日再服，渐渐加至二三匕，以竹沥下亦得。

又此病有两种，一者外损，一者内伤。外损因坠打压损，或手足肢节肱头项伤折骨节，痛不可忍。觉内损者，须依前内损法服汤药。如不内损，只伤肢节，宜依后生地黄一味，敷之法，及芥子苏等摩之方：生地黄无问多少，净洗捣碎令烂熬之，候水气尽，及热，以敷折处，冷即易之。如骨蹉跌，即依疗折伤法，缥缚兼薄羊脑、生龟、生鼠等法，为有所损，此不复载。如伤损处轻，捣芥子和苏以摩伤处。若被打坠压伤损，急卒虽不至昏闷，腹内无觉角，然身之中相去非远，外虽无状，内宜通利，或虑伤损，气不散外，虽备用诸方，腹内亦须资药，但不劳大汤。如前内损欲死者，服汤取利，欲用时间小小诸物服之，理应无嫌。其法略出如后。小便酒煮生地黄，每始王木、缥木、梓叶、虉药、楂药、猪脂及石蜜、白石、地菘、延胡索、赤泥药。

金疮禁忌序一首

《肘后》 凡金疮去血，其人若渴，当忍之，常用干食并肥脂之物以止渴，慎勿咸食。若多饮粥辈，则血溢出杀人，不可救也。又忌嗔怒大言笑，思想阴阳，行动作劳，勿多食酸咸，饮酒热羹臛辈，皆使疮痛肿发，甚者即死。疮瘥后犹尔，出百日半年，乃稍复常耳。凡金疮伤天窗、眉角、脑户、臂里跳脉、髀内阴股、两乳、上下心、鸠尾、小肠及五脏六腑输，此皆是死处。不可疗也。又破脑出血而不能言语，戴眼直视，咽中沸声，口急唾出，两手妄举，亦皆死候，不可疗。若脑出而无诸候者，可疗。又疮卒无汗者，中风也。疮边自出黄汁者，中水也。并欲作痉候，可急疗之。又痛不在疮处者，伤经也，亦死之兆。又血出不可止，前赤后黑或白，肌肉腐臭，寒冷坚急者，其疮难愈，亦死也。

金疮预备膏散方三首

《肘后》疗金疮膏散三种，宜预备合，以防急疾之要，续断膏方：蜀续断　蛇衔　防风各三两　上三味切，以猪脂三斤，于东向露灶煎之，三上三下，膏成去滓。若深大疮者，但敷四边，未可使合。若浅小疮者，但通敷便相连，令止血住痛。亦可以酒服如杏子大。

又冶葛蛇衔膏方：蛇衔　蔷薇根　续断　冶葛各二两　当归　附子（去皮）各一两半　防风　黄芩　泽兰各一两　松脂　柏脂各三两　上十一味咬咀，以猪脂二斤煎之。别以白芷纳中，候色黄即膏成。去滓滤，以密器收贮之。以涂疮，无问大小皆瘥，不生脓汁也。

《深师》预备金疮散方：干姜　甘草（炙）　桂心各一两　当归三两　芎䓖四两　蜀椒（汗）三两　上六味捣散，以酒服方寸匕，日三。

金疮方一十一首

《肘后》疗金疮方：割毡方一寸烧灰，研以敷之瘥。又方：杏仁去皮尖，捣如泥，石灰分等，以猪脂和之，淹足合煎。令杏仁黄，绞去滓，以涂疮上，日五六编愈。又方：烧故青布作灰，敷疮上，裹缚之。数日瘥，可解去。又方：以蛇衔草捣敷之，瘥。又方：狼芽草茎叶熟捣，敷贴之，兼止血。又方：五月五日掘葛根，暴干捣末，敷疮上，止血止痛。又方：钓樟根出江南，刮取屑敷疮上，有神验。又方：紫檀末以敷金疮，止痛止血生肌。又方：烧牡蛎末敷之佳，凡裹缚疮，用故布帛，不宽不急，如系衣带即好。

《近效》金疮或压损断裂方：剥取新桑皮作线缝之，又以新桑皮裹之。以桑白汁涂之，极验。小疮但以桑皮裹即瘥。

又金疮、灸疮、火烧疮等方：蜡（如胡桃大）　杏子（烂捣）一抄　槟榔仁一枚

熏陆香半合　上四味和捣，以猪脂煎，即以此药涂帛上贴疮，此方甚效。

金疮续筋骨方三首

《千金》疗金疮粉散，辟风水，续筋骨，止血方：石灰　地松苗　细辛　旋覆根　葛叶　猪膏　青蒿　麦门冬苗　益母草（不限多少切）　上九味捣取汁，和石灰作饼子，暴干末如粉，以敷伤疮上，止血止痛生肌。五月五日合之神效。

《必效》疗被砍筋断者，续筋方：旋覆根捣汁，沥疮中，仍用滓封疮上，即封裹之。十五日即断筋便续矣。更不须开易。

《古今录验》疗金疮中筋骨，续断散方：续断五两　干地黄　蛇衔　地榆　杜衡各四两　干姜　蜀椒（汗）　细辛　桂心各一两　当归　芎䓖　苁蓉　芍药各三两　人参　甘草（炙）　附子（炮去皮）各二两　上十六味捣为散，以酒饮和服方寸匕，日三服。忌海藻、菘菜、生菜、生葱、猪肉、冷水。（一方无杜衡，有牡蛎）

金疮止痛方五首

《范汪》疗金疮内塞，止痛地榆散方：地榆根　白蔹各二分　附子（炮）一分　当归四分　芎䓖　白芷　芍药各三分　上七味捣散，以酒饮服方寸匕，日三服，忌同前方。

又金疮内塞，逐痛方：黄芩　当归各三两　甘草（炙）　细辛　乌头（炮）各二两　干姜一两　白芷四两　上七味捣筛，以酒饮服一钱匕，日三，可至二钱匕，忌同前方。

又金疮止痛方：马蹄烧灰三指撮，以酒和服之。

《千金》凡金疮，若刺疮，痛不可忍者方：葱白一把，水三升，煮数沸，渍洗疮上，痛即止。

《古今录验》疗金疮，止痛牡蛎散方：牡蛎二分（熬）　石膏一分　上二味下筛，以粉疮，痛即止。

金疮生肌方四首

《广济》疗金疮，生肌破血，补劳消疮，轻身，紫葛汤方：紫葛三握，细锉之，以溪流河水三大升，煎取一升二合，去滓，空腹分三服。若冷，以酒一大升、水二升，和煮取一大升。

《范汪》疗金疮内塞，止痛生肌肉散方：当归　甘草（炙）　肉苁蓉　芎䓖　芍药　蜀椒（汗）　吴茱萸　干姜　桂心　白及　黄芪　厚朴　人参　上十三味等分，捣为散，以酒饮服一方寸匕，日三服，忌如前方。

又疗金疮，**生肌白膏方**：白芷一两六钱　干地黄一两半　芎䓖一两六钱　甘草（炙）半两　当归　白蔹　附子（去皮）各十八钱　蜀椒（汗）二合半　上八味㕮咀，以猪脂五斤合煎，三上三下，药成去滓，涂疮上，日再，忌同前方。

《古今录验》疗金疮，**生肌散方**：甘草（炙）一斤　黄柏八两　当归四两　上三味捣末，以封疮上，日再。

金疮去血多虚竭内补方二首

《千金》疗金疮去血多，**虚竭内补方**：当归三两　芍药　细辛各五分　干姜三分　甘草（炙）二分　上五味为散，以酒服方寸匕，日三夜一，忌同前方。

《古今录验》疗金疮去血多，**虚竭内补方**：蜀椒三分　干姜二分　苁蓉　甘草（炙）　芍药　当归　芎䓖　桂心　黄芩　人参　黄芪　厚朴（炙）　吴茱萸　桑白皮各一两　上十四味，捣散，以酒服方寸匕，日三。（一方有白及，无桑白皮）

《苏沈良方》

宋·沈括　苏轼

续骨丸： 腊月猪脂五两　蜡（洗煎）半斤以上　铅丹（罗）　自然铜　密陀僧（均研细）各四两　白矾十二两　麒麟竭　没药　乳香　朱砂（均细研）各一两　上新鼎于冷处，下诸药，用柳篦搅匀，泻入磁瓶内，不停住手搅至凝。圆如弹丸，且用笋皮之类衬之，极冷，收贮。凡伤折，用一丸，入少油，火上化开，涂伤痛处，以油单护之。其甚者，以灯心裹木夹之。更取一丸，分作小丸，热葱酒下，痛即止。如药力尽，再觉痛，更一服，痛止即已。骨折者两上便安，牙疼甚者贴即止。此方小说所载，有人遇异人得之，予家每合以拯人，无不应验。

治伤折内外损神授散： 川当归（洗净，别杵）半两　铅粉（洛粉最上）半两　硼砂二钱　上同研匀细，每服二钱。浓煎苏枋汁调下。若损在腰以上，即先吃淡面半碗，然后服药。若在腰以下，即先服药，后方吃面，仍不住呷苏枋汁。更以糯米为粥，入药末三钱拌和，摊在纸上或绢上，封裹损处。如骨碎，则更须用竹木夹定，外以纸或衣物包之。

《本事方释义》

宋·许叔微

金疮痈疽打扑诸疮破伤风

地黄散：治金疮止血，除疼痛，避风，续筋骨，生肌肉。地黄苗　地菘　青蒿　苍耳苗　赤芍药各五两（入水浸取汁）　石灰三升　生艾叶三合　以前药汁拌石灰阴干，再入黄丹三两，更杵，罗细。凡有金疮伤折出血，用药封裹，勿令动着，十日差，不肿不脓。地黄苗入足少阴、厥阴，能疗恶疮及金疮。地菘即天名精也，入足厥阴、阳明，能养血熄风。青蒿入足少阳、厥阴，能治骨蒸发热及金疮疼痛。赤芍入足厥阴，能行血中之滞。石灰入足厥阴，能疗金疮止血。黄丹入足厥阴，能疗金疮止疼痛。疡科必用之药，此因金疮疼痛筋骨损伤，俱用凉血补血行血、生肌止痛之品药，既中病，病岂有不减者乎。

刘寄奴散：敛金疮口，止疼痛。刘寄奴一味为末，掺金疮口，裹。刘寄奴入足厥阴，能行血止痛去癥瘕，治金疮极有效验，能行走，使气血不致凝滞，则所伤之处，自然止痛生肌耳。

芸薹散：治从高堕下坠损，恶血在骨节间疼痛。荆芥　藕节（阴干）各二两　芸薹子（阴干）　川芒硝　马齿苋（阴干）各一两　上细末，用苏枋木半两，酒一大盏，煎至七分，调下二钱服，不拘时候。荆芥入足厥阴，藕节入足太阴，能消瘀血、散热毒。芸薹子入足厥阴，性能行走消瘀。川芒硝入足厥阴，能行血破瘀。马齿苋入足厥阴，能散血消肿。苏枋木入足厥阴，能和血通瘀。再加酒煎，总欲其行血也。从高坠下跌扑，损伤气血凝滞，以群剂消瘀行血之药，再佐以酒之升降，鲜有不效验者矣。

梦龟散：治腕折伤筋损骨，疼痛不可忍。生地黄（切）一斤　藏瓜姜糟一斤　上都炒，令匀热，以布裹罨伤折处，冷则易之。生地黄入手足少阴、厥阴，藏瓜姜糟入足少阴、厥阴，能引入筋骨也。因打扑而致腕折筋伤，骨损疼痛难忍者甚，气血必凝滞，此方取其行气和血而已。

水仙散：治打扑坠损，恶血攻心，闷乱疼痛。未展荷叶一味，阴干为末。食前以童子热小便一小盏，调下三钱，以利下恶物为度。一方用大干荷叶五片，烧令烟尽，细研作一服，如上服之。荷叶入足少阳、厥阴，使恶血下行，闷乱欲昏者，得以心定神安矣。

　　令内消方：治打扑伤损，及一切痈肿未破。生地黄（研如泥成膏）　木香（细末）

上以地黄膏随肿大小摊于纸上，掺木香末一层，又再摊地黄，贴肿上，不过三五度即愈。

《扁鹊心书》

窦材

扁鹊灸法

涌泉二穴，在足心宛宛中，治远年脚气肿痛或脚心连胫骨痛，或下粗腿肿，沉重少力，可灸此穴五十壮。

腰俞二穴，在脊骨二十一椎下，治久患风腰痛，灸五十壮。

窦材灸法

腰足不仁，行步少力，乃房劳损肾，以至骨痿。急灸关元五百壮。

中年以上之人，腰腿关节作痛，乃肾气虚惫也。风邪所乘之证，灸关元三百壮。若服辛温除风之药，则肾水愈涸难救。

腿脐间发赤肿，乃肾气风邪着骨，恐生附骨疽，灸关元二百壮。

寒湿腰痛，灸腰俞穴五十壮。

行路忽上膝及腿如锥，乃风湿所袭于痛处，灸三十壮。

脚气少力，或顽麻疼痛，灸涌泉穴五十壮。

痹 病

风寒湿三气，合而为痹。走注疼痛，或臂腰足膝拘挛，两肘牵急，乃寒邪凑于分肉之间也，方书谓之白虎历节风。治法，于痛处灸五十壮自愈。汤药不效，唯此法最速。若轻者不必灸，用草乌末二两，白面二钱，醋调，熬成稀糊，摊白布上，乘热贴患处，一宿而愈。（痹者，气血凝闭而不行，留滞于五脏之外，合而为病。又邪入于阴则为痹，故凡治痹，非温不可。方书皆做实治，然属虚者亦颇不少）

脚　气

下元虚损，又久立湿地，致寒湿之气，客于经脉，则双足肿痛，行步少力。又暑月冷水濯足，亦成干脚气。发则连足心腿肭，肿痛如火烙，或发热恶寒。治法，灸涌泉穴，则永去病根。若不灸，多服金液丹亦好。平常药暂时有效，不能全除。其不能行步者，灸关元五十壮。大忌凉药，泄伤肾气，变为中满腹胀而死。久患脚气人，湿气上攻，连两胁腰腹肩臂拘挛疼痛，乃肾经湿盛也，服宣风丸五十粒，微下而愈。然审果有是证者，可服。若虚人，断不可轻用。（脚气有壅疾，言邪气壅滞于下，有如痹证之闭而不行。但此证发则上冲心胸，呕吐烦闷，甚为危险。即《内经》所谓厥逆是也。轻者疏通经脉，解散寒湿，调其阴阳，和其血气，亦易于治。如苏梗、腹皮、木瓜、槟榔、苍术、独活等药皆可用也。其甚者，憎寒壮热，气逆呕，筋急入腹，闷乱欲绝，此邪冲入腹，危险更甚。非重用温化不可。如茱萸姜附等药宜皆用之。至如剥削过度，脉微欲绝，变成虚寒，往往不起。不可谓壅疾而不利于补也）

足痿病

凡腰以下，肾气主之。肾虚，则下部无力，筋骨不用，可服金液丹。再灸关元穴，则肾气复长，自然能行动矣。若肾气虚脱，虽灸无益。（此证，《内经》皆言五脏虚热，故后人有补阴、虎潜、金刚、地黄等丸。东垣又作湿热，而以潜行散为治痿妙药。然不可泥也。虚寒之证亦颇不少，临证审评，自有分晓）

骨缩病

此由肾气虚惫。肾主骨，肾水既涸，则诸骨皆枯，渐至短缩，治迟则死。须加灸艾，内服丹附之药。非寻常草木药所能治也。（凡人年老，逐渐矬矮，其犹骨缩之病乎）

手颤病

四肢为诸阳之本。阳气盛，则四肢实，实则四体轻便。若手足颤摇，不能持物者，乃真元虚损也。常服金液丹五两，姜附汤自愈。若灸关元三百壮，则病根永去矣。（手足颤摇、终身痼疾。若伤寒初起如是者，多难治矣。若过汗伤营而致者，宜以重剂扶阳，加以神气昏乱者亦不治）

《三因极一病证方论》

宋·陈言

三因论

　　夫人禀天地阴阳而生者，盖天有六气，人以三阴三阳而上奉之。地有五行，人以五脏六腑而下应之。于是资生皮肉筋骨、精髓血脉、四肢九窍、毛发齿牙唇舌，总而成体。外则气血循环，流注经络，喜伤六淫。内则精神魂魄志意思，喜伤七情。六淫者，寒暑燥湿风热是。七情者，喜怒忧思悲恐惊是。若将护得宜，怡然安泰。役冒非理，百疴生焉。病疹既成，须寻所自。故前哲示教，谓之病源。经不云乎，治之极于二者，因得之闭户塞牖，系之病者，数问其经，以从其意，是欲知致病之本也。然六淫，天之常气，冒之则先自经络流入，内合于脏腑，为外所因。七情，人之常性，动之则先自脏腑郁发，外形于肢体，为内所因。其如饮食饥饱，叫呼伤气，尽神度量，疲极精力，阴阳违逆，乃至虎狼毒虫，金疮踒折，疰忤附着，畏压溺等，有背常理，为不内外因。《金匮》有言，"千般疢难，不越三条"，以此详之，病源都尽。如欲救疗，就中寻其类例，别其三因，或内外兼并，淫情交错，推其深浅，断其所因为病源，然后配合诸证，随因施治，药石针艾，无施不可。

外所因论

　　夫六淫者，寒暑燥湿风热是也。以暑热一气，燥湿同源，故上经收而为四，即冬伤寒，春病温；春伤风，夏飧泄；夏伤暑，秋痎疟；秋伤湿，冬咳嗽。此乃因四时而序者。若其触冒，则四气皆交能交结以病人。且如温病，憎寒发热，不特拘伤寒也。冒风暑湿，皆有是证。但风散气，故有汗。暑消气，故倦怠。湿溢血，故重着。虽折伤诸证不同，经络传变咸尔，不可不知。飧泄亦然。经曰：寒甚为肠澼，又热湿久客肠胃，滑而下利，亦不止于伤风，痎疟诸证，亦以寒暑风湿互络而为病因，初不偏胜于暑也，《咳论》以微寒为咳，热在上焦，咳为肺痿，厉风所吹，声嘶发咳，岂独拘于湿也。由是观之，则知四气本乎六化，六化本乎一气。以运变而分阴阳，反则为六淫。故经曰：阴为之主，阳与之正。逆之则为病，乃乱生化之常矣，常则天地四塞矣。治之必求其本，当随交络互织而推之。所谓风寒、风温、风湿、寒湿、湿温，五者为并。风湿寒，风湿温，二者为合。乘前四单，共十一变，倘有所伤，当如是而推之。又兼三阳经络亦有并合，能所简辨，甄别脉证，毫厘不滥，乃可论治。非通明淫化邪正之精微，其孰能与于此。

叙中风论

夫风为天地浩荡之气，正须则能生长万物，偏邪则伤害品类。人或中邪风，鲜有不致毙者，故入脏则难愈。如其经络空虚而中伤者，为半身不遂，手脚瘫痪，涎潮昏塞，口眼㖞斜，肌肤不仁，痹瘼挛僻。随其脏气，所为不同。或左或右，邪气反缓，正气反急。正气引邪，㖞僻不遂。盖风性紧暴，善行数变。其中人也卒，其眩人也晕。激人涎浮，昏人神乱，故推为百病长。圣人先此以示教。太医编集，所以首论中风也。然四气皆能中人，在证亦有缓纵挛急，搐搦痹瘼，奄忽不知人者，不可不以脉别。故论曰，寒热诸痹所有证候，皆如风状，须得脉别可也。要知脉浮则为风，紧则为寒，细则为湿，数则为热。外证走注自汗则为风，疼痛无汗则为寒，缓弱热顽则为暑，停着肿满则为湿。随其并合，尤宜历辨。唯详其所因，合以脉诊。在络在经，入腑入脏，依而调之，乃可为治。

叙中湿论

中湿者，脉沉而细，微缓，以湿溢人肌。肌浮，脉则沉细。夫湿者，在天为雨，在地为土，在人脏为脾。故湿喜归脾，脾虚喜中湿。故曰湿流关节。中之，多使人膜胀。四肢关节，疼痛而烦。久则浮肿，喘满，昏不知人。挟风，则眩晕呕哕。兼寒，则挛拳掣痛。治之不得猛发汗及灼艾。泄泻唯利小便为佳。故论云：治湿不利小便，非其治也。大汗大下皆死。

四气兼中证论

风寒暑湿，本乎一气，性中相同，用中相背。风寒既能中五脏，暑湿其可不论。方论有肝著，其人常欲蹈其胸上，未苦时，但欲饮热。脾著，四肢浮肿，身重如石，不能自反身。肾著，身重，腰中冷，如坐水中，形如水状，反不渴，小便自利，食饮如故。心肺不见明文，恐文简脱，难以臆补。或云：湿唯中足三阴，故不及心肺。然五脏有本病，并乘克、胜克、相感、相因而得之。假如风中肝为本病，中脾为胜克，中肺为乘克，中心为相因，中肾为相感，则无所不通。谓湿不及心肺，未为确论。故缺以俟明哲，暑病亦然。

况六淫均被，四气皆能中人。中风则有汗，脉必浮弦，恶风，走注。中寒则无汗，脉必紧数，恶寒，疼痛。中暑则昏愦面垢，脉必虚缓，倦怠。中湿则重著，脉必轻缓，四肢历节疼痛。皆能交络互织。所谓风寒、风湿、风温、寒湿、湿温等，当以人迎脉证别之，令无差误。更有七情内忤，亦能涎潮昏塞，手足瘫曳，一如中风，不可例作六淫气治，其至夭枉。及素蓄痰涎，随气上厥，使人眩晕，昏不知人。半身不遂，口眼㖞斜，手足瘫曳者，故有中气中痰之别。犹当详辨，毋使混滥。

叙痹论

夫风湿寒三气杂至，合而为痹。虽曰合痹，其用自殊。风胜则为行痹，寒胜则为痛痹，湿胜则为着痹。三气袭人经络，入于筋脉皮肉肌肤，久而不已，则入五脏。凡使人烦满，喘而吐者，是痹客于肺。烦心，上气，嗌干，恐噫，厥胀满者，是痹客于心。多饮，数小便，小腹痛如怀妊，夜卧则惊者，是痹客于肝。善胀，尻以代肿，脊以代头者，是痹客于肾。四肢解惰，发咳，呕沫，上为大塞者，是痹客于脾。又有肠痹者，数饮而小便不利，中气喘急，时发飧泄。又胞痹者，小腹按之内痛，若沃以汤，涩于小便，上为清涕。又六腑各有俞。风寒湿中其俞，而食饮应之，故循俞而入，各舍其腑。治之，随其腑俞以施针灸之法，仍服逐风湿寒发散等药，则病自愈。大抵痹之为病，寒多则痛，风多则行，湿多则着，在骨则重而不举，在脉则血凝不流，在筋则屈而不伸，在肉则不仁，在皮则寒，逢寒则急，逢热则纵。又有血痹，以类相从。

历节论

夫历节，疼痛不可屈伸，身体魁羸，其肿如脱，其痛如掣，流注骨节，短气自汗，头眩，温温欲吐者，皆以风湿寒相搏而成。其痛如掣者，为寒多。肿满如脱者，为湿多。历节黄汗出者，为风多。顾《病源》所载，饮酒当风，汗出入水，遂成斯疾。原其所因，虽涉风湿寒，又有饮酒之说，自属不内外因。亦有不能饮酒而患此者，要当推求所因，分其先后轻重为治，久而不治，令人骨节蹉跌，变为癫病，不可不知。

叙脚气论

夫中风寒暑湿与脚气，皆渐、顿、浅、深之不同。中风寒暑湿，得之顿而浅，脚气得之渐而深，以其随脏气虚、实、寒、热发动，故得气名。其如循经络入腑脏，证候虽不一，然三阳多热、躁，三阴多热、烦，亦可类推。但脚气，不专主一气，亦不专在一经，故与中风寒暑湿为异耳。兼有续生诸病，混杂多端，未易分别。治之，须寻其经络病证所在去处，然后以脉察其虚、实、浅、深为治。假如三阳经，其诊多在足外踝及手背。三阴经，其诊多在足内踝及臂内。以此粗分阴阳，可知大概矣。其如风寒暑湿，性用各各不同。所谓风为行，寒为痛，暑为顽，湿为着，乃不刊之说。《千金》方论，与董氏颟门类皆蹈袭旧说，似难凭据，唯留心斯道者，必有至当之论焉。

叙《千金》论

《千金》论，脚气皆由感风毒所致，多不令人即觉。会因他病，乃始发动。或奄然大闷，经三两日，方乃觉之。庸医不识，谩作余疾治之，莫不尽毙。缘始觉甚微，食饮嬉戏，气力如故，唯卒起，脚屈弱为异耳。及论风毒相貌云，夫有脚，未觉异，而头、项、臂、膊已有所苦，诸处皆悉未知，而心腹五内已有所因。或见食呕吐，憎闻食臭，或腹痛下利，或大小便秘涩，或胸中忡悸，不欲见光明，或精神昏愦，语言错乱，或壮热头痛，或身体酷冷疼烦，或觉转筋，或肿，或臀腿顽痹，或时缓纵不随，或复百节挛急。或小腹不仁，皆谓脚气状貌也。乃至妇人产后取凉，多中此毒，其热闷，掣纵，惊悸，心烦，呕吐，气上，脐下冷痞，愊愊然不快，兼小便淋沥，不同生平，皆是脚气之候。顽弱为缓风，疼痛为湿痹。上件《千金》节文，但备叙诸证，不说阴阳经络所受去处，亦不分风湿寒热四气，及内脏虚实所因，后学从何为治？若一向信书，不若无书为愈，此之谓也。

失血叙论

夫血犹水也，水由地中行，百川皆理，则无壅决之虞。血之周流于人身荣、经、府、俞，外不为四气所伤，内不为七情所郁，自然顺适。万一微爽节宣，必至壅闭。故血不得循经流注，荣养百脉，或泣，或散，或下而亡反，或逆而上溢，乃有吐、衄、便、利、汗、痰诸证生焉。十种走失，无重于斯。随证别之，乃可施治。

折伤吐血证治

病者因坠闪肭，致伤五脏，损裂出血，停留中脘。脏热则吐鲜血，脏寒则吐瘀血，如豆羹汁，此名内伤。治之各有方。

加味芎䓖汤：治打扑伤损，败血流入胃脘。呕吐黑血，或如豆羹汁。川芎　当归　白芍药　百合（水浸半日）荆芥穗各等分　上为锉散，每服四钱。水一盏。酒半盏，同煎七分。去滓，不以时服。

折伤瘀血证治

病者有所坠堕，恶血留内。或因大怒汁血洴湿，停蓄不散。两胁疼痛，脚善痿，骨节时肿。气上不下，皆由瘀血在内，治之各有方。

鸡鸣散：治从高坠下，及木石所压，凡产伤损，血瘀凝积，气绝欲死。并久积瘀血。烦躁疼痛，叫呼不得。并以此药利去瘀血，即愈。此药推陈致新，治折伤，神效。大黄（酒蒸）一两　杏仁（去皮尖）三七粒研细　酒一碗。煎至六分，碗裂。去滓，鸡鸣时服。次日取下瘀血，即愈。若便觉气绝，不能言，取药不及。急擘口开，以热小便灌之。

腰痛叙论

夫腰痛，虽属肾虚，亦涉三因所致。在外则脏腑经络受邪，在内则忧思恐怒，以至房劳坠堕，皆能致之。方书五种之说，未为详论。但去圣逾远，文籍简脱，难以讨论。虽是缺文，不可弃置。随其有无，提其纲目。庶几后学以类推寻，为治疗之典据耳。

外因腰痛论

太阳腰痛，引项脊尻骨如重状。阳明腰痛，不可以顾，顾则如有所见，善悲。少阳腰痛，如针刺其皮，循循然，不可俯仰，不可以顾。太阴腰痛，烦热，腰下如有横木居其中，甚则遗溲。少阴腰痛，痛引脊内。厥阴腰痛，腰中强急，如张弩弦状。此举六经，以为外因治备。大抵太阳、少阴多中寒，少阳、厥阴多中风热，太阴、阳明多燥湿，以类推之。当随脉别，其如经中有解脉、散脉。同阴会、阴阳维、衡络、直阳、飞阳、肉里、尻交等穴，皆不出六经流注。但别行，各有所主，不欲繁引。请寻《内经》刺腰痛论，以备明之。准此，从所因，汗下施治。

内因腰痛论

失志伤肾，郁怒伤肝，忧思伤脾，皆致腰痛者。以肝肾同系，脾胃表里，脾滞胃闭，最致腰痛。其证虚羸不足，面目黧黑，远行久立，力不能尽，失志所为也。腹急，胁胀，目视肮肮，所祈不得，意淫于外。宗筋弛纵，及为白淫，郁怒所为也。肌肉濡渍，痹而不仁，欲食不化，肠胃胀满，闭坠腰胁，忧思所为也。准此，从内所因，调理施治。

不内外因腰痛论

肾着腰痛，腰冷如水，身重不渴，小便自利，食饮如故。腰以下冷，重如带五千钱，因作劳汗出，衣里冷湿，久久得之。腰痛者，伛偻肿重。引季胁痛，因于坠堕恶血流滞，及房劳疲力，耗竭精气，致腰疼痛。准此，从不内外因，补泻施治。

腰痛治法：独活寄生汤。夫腰痛，皆由肾气虚弱，卧冷湿地，当风所得，不时速治，喜流入脚膝，为偏枯、冷痹、缓弱、疼重，或腰痛挛，脚重痹，宜急服此。独活三两　桑生（《古今录验》用续断，即寄生，亦名非正续断也）　杜仲（制，炒断丝）　细辛（去苗）　牛膝（酒浸）　秦艽（去土）　茯苓　白芍药　桂心（不见火）　芎䓖　防风（去芦）　甘草（炙）　人参　熟地黄　当归各二两　上为锉散，每服四大钱匕，水二盏，煎七分，去滓，空腹服。气虚下利，除地黄。并治新产腹痛，不得转动，及腰脚挛痛痹弱，不得屈伸，此汤最除风消血。《肘后》有附子（枚）、桑寄生、人参、甘草、当归，近人将治历节风，并脚气流注，甚效。

小续命汤：治风腰痛，最妙。（方见中风门。加桃仁，炒，去皮尖）

牛膝酒：唐筠州刺史王绍颜《传信方》云：顷年予在姑苏，得腰痛，不可忍，医以肾伤风毒攻刺，此方即制一剂，服之，便减五分，步履渐轻。牛膝　川芎　羌活　地骨皮　五加皮　薏苡仁各一两　甘草　生地黄十两　海桐皮二两　上为锉散，帛裹，入无灰酒二斗浸，冬二七日，夏月分数服，旋浸三五宿，每服一杯，日三四杯。长令酒气不绝为佳。一法，入杜仲一两，炒丝断入。

虚损证治

《难经》论损从皮毛至于筋骨者，此乃辨气脉浅深次第也，原其所因，属不内外，或大病未复，便合阴阳。或疲极筋力，饥饱失节，尽神度量，叫呼走气，所以诸证蜂起，百病交作。吐血、衄血、便血、泻血、遗泄、白浊、冷滑、洞泻、白汗、黄汗、呕吐、咯唾、涎沫、痰饮，遂使荣卫走本。虚羸损伤，皆自此始。盖由背于人身常理而致然也。况妇人产蓐，遇于大病，虚损尤多，不可不知，列而论之。证状非一，姑举数条，以为治备。要当考寻脉理，推其元气胃气，资始资成。扶助阴阳，辨别标本。盖不可随证冷热，妄行施治。要论曰：粗工嘻嘻，以为可之。言热未已，寒病复始，同证异形，迷气乱经。学者谨之，精思有灵。

脏腑配天地论

　　韩子曰：形而上者谓之天，形而下者谓之地，介于其两间者谓之人。人受天地之中以生，莫不禀二气以成形。是以六气纬空，五行丽地，人则默而象之。故足厥阴肝居于巳，手厥阴右肾居于亥，巳亥为天地之门户，故风木化焉。足少阴肾居于子，手少阴心居于午，子午得天地之正中，故君火位焉。足太阴脾居于未，手太阴肺居于丑，丑未为归藏之标本，故湿土守焉。足少阳胆居于寅，手少阳三焦居于申，寅申握生化之始终，故相火丽焉。足阳明胃居于酉，手阳明大肠居于卯，卯酉为日月之道路，故燥金行焉。足太阳膀胱居于辰，手太阳小肠居于戌，辰戌为七政之魁罡，故寒水注焉。此三才应奉，二气相须，不刊之说，如指诸掌。至于五行六气，第相资生，亦莫不有自然之序。如厥阴风木生少阴君火，君火生太阴湿土，湿土生少阳相火，相火生阳明燥金，燥金生太阳寒水，顺天道而右旋，所谓运行也。或问君火生土，土复能生相火，火复生金，其义何在，此生成之道也。相火既已发焰，晕晕灰灭，非土不成，未见虚空能聚火。金在矿，非火不能煅出。所以河图火七居西室，金九居南室，盖互显其成能也。若以一性而推之，无所不备。故木焚则为火，绞则为水。石击则为火，溶则为水。洲澶之内，江河竞注，大海之中，火光常起，此皆性之本有也。又何疑土中火，火中金。夫木火土金水，此乃当度，人皆知之。至于风暑湿燥寒，谓之揆度，鲜有能明其状者，故以木比风，以火比暑，以土比湿，以金比燥，以水比寒，仍以上下二气而配手足三阴三阳，则谓之奇度。又况五行各各不同，有正气，有太过，有不及，天地气化既然，人之脏腑亦然。感而为病，或外邪，或本气，或禀赋，必当推类，随三度而调之，非究心明道之士，孰能与此。

《仁斋直指附遗方》

宋·杨士瀛

身体·身疼方论

凡人百骸、四肢、肌肉、皮肤、关节、脉络，总而谓之身。风淫湿滞，血刺痰攻，皆能作痛。至于骨之酸疼，或寒或热，入里彻骨，则倍蓰千万大不侔焉。盖骨为髓之藏。髓者，饮食五味之实秀也。髓虚则骨虚，势所必至矣。痛在于身，风之证以走注知之，湿之证以重着验之，血有筋脉钻刺之证，痰有眩晕咳唾之证。驱风除湿，行血豁痰，对证一投，犹冀可以旦暮，起病入于骨，此劳极损伤之不可救药者也。其能生乎，然则身痛之与骨痛，毫厘千里之差，于此不可以无辨。虽然酒家之府，多为项肿臂痛，盖热在上焦，不能清利，故酝酿日久，生痰涎，聚饮气，流入于项臂之间，不肿则痛耳。然而曰痰曰涎曰饮，又有理一分殊之别。伏于包络，随气上浮，客肺壅嗽而发动者，痰也。聚于脾元，随气上溢，口流出而不禁者，涎也。唯饮生于胃府，为呕为吐。皮则胃家之病，学者不可不知。

身疼证治

人参顺气散：身疼通用，方见风类，更增川芎半两，亦散风邪。

左经丸、麝香丸、增味五痹汤：治风淫身痛。

黄芪建中汤：加川芎、当归，治血刺身痛。

大半夏汤：加辣桂、陈皮，治痰证身痛。

补髓丹：补益真元，治臂痛腰痛。杜仲（去粗炒黑）十两　破故纸（用芝麻五两同炒，候芝麻黑，筛去之）十两　鹿茸（酒炙）二两　没药（别研）一两　上细末，用胡桃肉三十个，汤浸去皮，杵为膏，入面少许，酒煮糊圆，桐子大，每百粒，空心盐汤下。

附诸方

通气防风汤：肩背痛不可回顾者，此太阳气郁而不行，以风药散之。脊痛项强，腰似折，项似拔者，此足太阳经不通也。羌活　独活各一钱　藁本　防风　甘草各半钱　川芎　荆芥各三分　上咀水煎服。

麒麟竭散：治寒湿搏于经络，以致气血凝滞，疼痛不可忍者。血竭　乳香　没药　白芍药　当归　水蛭（炒令烟尽）　麝香各二钱　虎胫骨（酥炙黄）半两　上为末，每三钱，温酒调下，食前。

当归拈痛汤：治湿热为病，肢节烦痛，肩背沉重，胸膈不利及遍身疼痛，下痊于足胫，不可忍。

丹溪方：治上中下疼痛。南星（姜制）　苍术（泔水洗）　黄柏（酒炒）各二两　川芎一两　白芷半两　神曲（炒）一两　桃仁半两　威灵仙（酒炒）三钱　羌活三钱（走骨节）　防己半两（下行）　桂枝（行臂）三钱　红花（酒洗）钱半　草龙胆（下行）半钱　上为末，面糊丸，梧子大，每服一百丸，空心白汤下。

腰痛方论

腰者肾之外候，一身所恃，以转移阖辟者也。盖诸经皆贯于肾而络于腰脊，肾气一虚，凡冲风受湿伤冷，蓄热血沥，气滞水积，堕伤与夫失志作劳种种，腰疼叠见而层出矣。冲风者，汗出乘风，风邪风毒之胚胎也。受湿者，溅雨卧湿，重着肿滞之萌蘖也。腰间如水为伤冷，发渴便闭为蓄热，血沥则转侧如锥之所刺，气滞则郁郁闷闷而不伸。积水沉重则小肠不得宣通，坠堕损伤，则瘀血为之凝结，沮锉失志者，肾之蠹，疲精劳力者，肾之戕。举是数证，肾家之感受如此，腰安得而不为痛乎。《内经》曰：腰者肾之府，转摇不能，肾将惫矣。如是则痛在少阴，必究其受病之原而处之为得，虽然宗筋聚于阴器。肝者，肾之同系也，五脏皆取气于谷。脾者，肾之仓廪也。郁怒伤肝，则诸筋纵驰。忧思伤脾，则胃气不行，二者又能为腰痛之冠，故并及之。

腰痛证治

青娥丸：治肾虚腰痛，益精助阳，乌须壮脚，用安胎饮吞，神效。破故纸（炒香）四两　杜仲（去粗锉，用生姜二两半，擦腌炒干）四两　上为末，用胡桃肉三十个，研膏，入少熟蜜，丸桐子，每服五十丸，顺气散食前下。

乳香趁痛散：治打坠腰痛。虎胫骨（酒炙黄）　败龟（酒炙）各二两　麒麟竭　赤

芍药　当归　没药　自然铜（煅醋淬，细研）　防风　白附子（炮）　辣桂（去粗）　白芷　苍耳子（微炒）　骨碎补（炒去毛）各三两　牛膝　天麻　槟榔　五加皮　羌活各一两　上为末，每服一钱，温酒调下，加全蝎（炒），脚气通用。

茴香酒：治打坠凝瘀腰疼通用。破故纸（炒香）　茴香（炒）　辣桂等分　上为末，每服二钱，热酒调，食前进。故纸主腰痛主行血。

独活汤：治因劳役得腰痛，沉重如水似折。羌活　防风　独活　肉桂　大黄（煨）泽泻三钱　桃仁五十个　当归　连翘半两　甘草二钱　防己　黄连一两　上㕮咀，水一盏，酒一盏，煎至一盏去滓，通口食前服。

补髓丹：升降水火，补益心肾，强筋壮骨，治肾虚腰痛。若湿腰痛如坐水中，盖肾属水，久坐水湿处，或为雨露所着，湿流入肾经，以致腰痛，宜渗湿汤，不效宜肾着汤。若风伤肾而腰疼者，或左右痛无常处，牵引两足，宜五积散，每服加防风半钱，或加全蝎三个。小续命汤、独活寄生汤可选而用。

经验羌活桃仁汤：治坠堕挫闪，气血凝滞，攻刺腰痛神效。桃仁（去皮尖）　红花牛膝（酒洗）　玄胡索　破故纸（炒）　杜仲（炒）　川归尾（酒洗）　羌活　官桂　苍术（泔浸炒）各等分　茴香　乳香少许　上㕮咀，用水一盏，酒半盏，煎至八分，食前温服。

附跌扑损伤。跌扑损伤方论

《袖珍方》云：折伤者，谓其有所伤于身体者也，或为刀斧所刃，或坠堕险地打扑身体，皆能使血出不止，又恐瘀血停积于脏腑，结而不散，去之不早，恐有入腹攻心之患。治疗之法，须外用敷贴之药，散其血，止其痛。内则有花蕊石散之类化利瘀血，然后款款调理生肌，或因折伤，而停郁其气，又当顺之。

花蕊石散：治一切金刃所伤，打扑伤损，身体血出者，急于伤处掺药，其血自化为黄水。如有内损，血入脏腑，热煎童子小便，入酒少许，调一钱服之立效。若牛抵肠出不损者，急送入，和细丝桑白皮尖茸为线，缝合肚皮，缝上掺药，血止立活。如无桑白皮，用生麻缕亦得，并不得封裹疮口，恐掺脓血。如疮干，以津液润之，然后掺药。硫黄（上色明净者，四两捣为细末）　花蕊石（捣为粗末）一两　上二味相拌和匀，先用纸筋和盐泥固济，瓦罐子一个，俟泥干，入药于内，再用泥封口俟干，安在四方砖室，书八卦五行字，用炭一秤，笼叠固匝，自巳午时从下着火，令渐渐上彻，直至经宿火冷炭消，又放经宿，罐冷，取出细研，以绢罗子罗至细，磁盒内盛，依前法服。

《金匮》治马坠及一切筋骨损方（方略见《金匮要略》）。

复元活血汤：治从高堕下，恶血留于胁下，疼痛实不可忍者。柴胡半两　当归

六钱　甘草　川山甲（炮）各二钱　大黄（浸）一两　桃仁（去皮尖）五十个　红花　瓜蒌根各二钱　上件桃仁研烂，余药锉如麻豆大，每服一两，水二盅半，酒半盅，煎至七分去滓，食前大温服，以利为度，得利后，痛或不尽，服乳香神应散。《灵枢》云：坠堕恶血，留于胁下则伤肝，肝胆之经行于胁下，属厥阴、少阳，宜以柴胡为引，用为君，以当归活血脉。又急者痛也，以甘草缓其急，亦能生新血。阳生阴长，故也为臣。川山甲、瓜蒌根、桃仁、红花，破血润血为之佐。大黄酒制，以荡涤败血为之使。

地龙散：治腰脊痛，或打扑损伤，从高堕下，恶血留在太阳经，令人腰脊或胫腨臂腰中痛不可忍。官桂　地龙各四分　羌活二钱　黄柏　甘草各一钱　苏木六分　麻黄五分　桃仁六个　归梢一分　上㕮咀，每服半两，水二盅，煎至一盅，去滓温服。

补损当归散：疗坠马落车，伤腕折臂，疼痛服此药，疼痛即止，筋骨即当相连。泽兰（炒）　附子（炮）各一钱　当归（炒）　甘草（炙）　桂心各三分　芎藭（炒）六分　上为细末，每服二钱，温酒调服，日三。忌生葱、猪肉、冷水、生果。

接骨丹：没药　乳香　当归　川椒　自然铜（醋）　赤芍药　败龟（炙）　虎骨　白芷　骨碎补（炙）　千金藤（郁李仁是也）各等分　又方加龙骨、川芎，上为细末，化蜡半两，丸如弹子大，每服一丸，好酒半升，化开煎，用东南柳枝搅散热服。

秘传止血定痛生肌散：专治跌打损伤，牙咬，刀伤出血，诸般肿毒，出脓后肌肉不生，痛不止者皆治之。

一方：治刀伤斧砍。五倍子一味为末，干贴神效。桑叶阴干为末，干贴，如无热熨，干末贴之妙。

《妇人良方》

宋·陈自明

妇人风痹手足不随方论

夫妇人风痹者，由风、寒、湿三气合而为痹。风多者为风痹，其状肌肤尽痛。诸阳之经，皆起于手足而循行于身体，风寒之气客于肌肤，始为痹。复伤阳经，随其虚处而停滞，与血气相搏。血气行则迟缓，使机关弛纵，帮风痹而复手足不随也。

三痹汤：治血气凝滞，手足拘挛。风痹、气痹等疾皆疗。续断　杜仲（去皮切）姜汁（炒）　防风　桂心　华阴　细辛　人参　白茯苓　当归　白芍药　甘草（炒）各一两　秦艽　生地黄　川芎　川独活各半两　黄芪　川牛膝各一两　上咬咀为末。每服五钱，水二盏，姜三片，枣一枚，煎至一盏，去滓热服，无时候，但腹稍空服。有人病左臂不随，后已痊平，而手指不便，无力，试诸药不验，服此药才半即安。

五痹汤：治风寒湿气客留肌体，手足缓弱，麻痹不仁。片子姜黄　羌活　白术　防己各一两　甘草（炙）半两　咬咀。每四钱，姜七片煎。病在上，食后服；病在下，食前服。

颈项强痛方论

夫颈项之处，乃属足太阳膀胱之经。又许太学云：是足少阴肾之经，盖肾与膀胱为表里故也。以感外邪论之，则有太阳经。先因感风，又感寒湿，致令外证发热恶寒，与伤寒相似。颈项强急，腰身反张如中风状；瘈疭口噤，其身体几几。古人以强直为痉，其脉沉迟弦细。新产血虚多汗出，喜中风，亦有此症。又有挫枕转项不得者，与三五七散、追风散，仍与急风散搽项上。若因被风吹，头目昏眩，太阳并脑俱痛，项背筋脉拘急，可与蝎附散、都梁丸。许太学治项筋强痛，不可转侧者，以木瓜煎。

愚按，东垣云：肩背痛，不可回顾，此手太阳气郁而不行，以风药散之。窃谓前症，若因肝木自旺，用泻青丸；精血不足，六味丸；风热淫肝，加味逍遥散；怒动肝火，加味小柴胡汤；肝经血虚，加味四物汤；肾不能生肝，六味丸；膀胱气滞，羌活胜湿汤；大抵肝火旺，则肝血虚而筋燥，颈项强急，或腰背反张，或四肢蜷挛，或颈项等处结核。

追风散：治年深日近，偏正头疼，又治肝脏久虚，血气衰弱，风毒之气上攻，头痛、头眩、目晕、心忪烦热，百节酸疼，脑昏目痛，鼻塞声重，项背拘急，皮肤瘙痒，面上游风，状若虫行，及一切头风。兼疗妇人血风攻疰，头目昏痛，皆治之。川乌（炮去皮脐尖）　白僵蚕（炒去丝）　防风（去芦）　石膏（煅）　川芎　荆芥穗　甘草（炙）各一两　羌活　天南星（炮）　天麻　地龙　白附子（炮）　全蝎（去尾针）　白芷各半两　没药（研）　乳香（研）　草乌（炮去皮脐尖）　雄黄（研）各一分　上为末，每服半钱，入好茶少许同调，食后及临卧服。常服清头目，利咽膈，消风化痰。

妇人腰痛方论

夫肾主于腰，女人肾脏系于胞络。若肾气虚弱，外感六淫，内伤七情，皆致腰痛。古方亦有五种之说，如风腰痛，宜小续命汤加桃仁、杜仲煎服；脾胃气蔽及寒湿腰痛，宜五积散加桃仁；如虚损及五种腰痛者，青娥丸、神应丸皆可用也。如气滞腰痛，加神保丸、黑牵牛、茴香、橘核，必有功也。

愚按，陈无择先生云：若形体虚羸，面色黧黑，腿足痿软，不能行立，此失志所为也。腹急胁胀，目视眈眈，宗筋弛纵，白淫下注，此郁结所为也。肌肉不仁，饮食不化，肠胃胀满，闭坠腰胁，此忧思所为也，皆属内因。若腰冷作痛，身重不渴，小便自利，饮食如故，因劳汗出，腰瘘胁痛，或坠堕血滞，或房劳精竭，皆属内外因也。窃谓前症失志，肾虚热者，六味丸；肾虚寒者，八味丸。郁怒伤肝，实用龙胆泻肝汤，虚用六味丸、补肝散。忧虑伤脾者，归脾汤、逍遥散。肾着者，寒则术附汤，虚则肾着汤。腰膝痛者，寄生汤、养肾散。瘀血滞者，如神汤、舒筋汤。房劳腰痛者，青娥丸、十补丸。

如神汤：治男子、妇女腰痛。延胡索、当归、桂心等分，上为末，温酒调下二钱，甚者不过数服。

舒筋散：治腰痛神效，闪挫亦良。玄胡索　杜仲　官桂　羌活　芍药　等分为末，酒调下。

又方：橘核炒香，研酒除渣，下青木香丸。又方：天罗布瓜子仁炒焦，擂酒热服。留渣炒热，封痛处，效。

妇人腰脚疼痛方论

夫肾主于腰脚，女人肾脏系于胞络。若劳伤肾气虚弱，而风冷客于胞络，邪气与真气交争，故令腰脚疼痛也。

愚按，前症若真阳衰败，寒邪乘袭，手足俱冷，头痛恶寒，或呕吐腹痛等症，宜用本方；若气血虚弱，寒邪所感，恶寒发热，头痛作渴，或呕吐腹痛等症，宜用五积散；若元气虚弱，湿热所伤，两胫肿痛，寒热身疼，或呕吐不食等症，宜用槟苏败毒散；若脾胃虚弱，元气下陷，寒热呕吐，发热头痛，喘渴体倦等症，宜用补中益气汤；若足三阴精血亏损，阴火内动，内热晡热，作渴痰甚，小便频数等症，宜用六味地黄丸；若足三阴阳气虚败，恶寒发热，手足俱冷，吐痰不食，二便滑数等症，宜用八味地黄丸。

妇人鹤膝风方论

妇人鹤膝风症，因胎产经行失调，或郁怒亏损脾肝，而为外邪所伤。或先腿脚牵痛，或先肢体筋挛，既而膝渐大，腿渐细，如鹤之膝，故名之也。若肿高赤痛者易治，漫肿不赤痛者难治，二三月溃而脓稠者易治，半载后溃而脓清者难治。设用攻伐，已损元气，尤为难治也。大要当固元气为主，而佐以大防风汤。若食少体倦者，六君子汤为主。晡热内热者，逍遥散为主。寒热往来者，八珍汤为主。发热恶寒者，十全大补汤为主。少寐惊悸者，归脾汤为主。月经过期者，补中益气为主。月经先期者，加味逍遥散为主。凡溃后当大补脾胃，若脓出反痛，或寒热烦渴等症，皆属气血亏损，一于培补，庶保终吉。

《东垣试效方》

金·李杲

腰痛门·腰痛论

《六元正纪论》曰：太阳所致为腰痛。又云：巨阳（即太阳也）虚，则腰背头项痛。足太阳膀胱之脉，所过还出别下项，循肩膊内挟脊抵腰中，故为病者项如拔，挟脊痛，腰似折，髀不可以曲，是经气虚，则邪客之，痛病生矣。夫邪者，是风热寒湿燥皆能为病，大抵寒湿多而风热少。然有房室劳伤，肾虚腰痛者，是阳气虚弱，不能运动故也。经言：腰者肾之府，转摇不能，肾将败矣。宜肾气圆、鹿茸茴香丸类，以补阳之不足也。如膏粱之人，久服阳药，醉以入房，损其真阴肾气热，肾气热则腰脊痛而不能举，久则髓减骨枯，骨枯发为骨痿，宜六味地黄圆、温肾圆、封髓丹之类，以补阴之不足也。腰痛上寒，取足太阳、阳明。腰痛上热，取足厥阴。不可以俯仰，取足少阳，盖足之三阳从头走至足，足之三阴从足走入腹，经所过处皆能为痛。治之者当审其何经所过分野，循其空穴而刺之，审其寒热而药之。假令足太阳令人腰痛，引项脊尻背如重状，刺其郄中太阳二经出血。余皆仿此，彼执一方。治腰痛者，固不通矣。

《医学发明》

金·李杲

中风同从高坠下

夫从高坠下，恶血留于内，不分十二经络，圣人俱作风中肝经，留于胁下，以中风疗之。血者皆肝之所主，恶血必归于肝。不问何经之伤，必留于胁下，盖肝主血故也。痛甚则必有自汗，但人有汗出，皆为风证。诸痛皆属于肝，木既败血，凝泣从其属，入于肝也。从高坠下，逆其上行之血气，非肝而何，非伤风无汗，既自汗，必是化也。以破血行经之药治之。

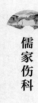

《疮殇经验全书》

作者窦杰，字汉卿，后改名为默，字子声（公元 1196—1280 年），广平肥乡（今河北省邯郸市肥乡）人，为金元时期的针灸医家。此书又名《窦氏外科全书》，原题"宋·窦汉卿撰"，而现书为明·窦梦麟所辑，成于公元 1569 年。

麦斗金接骨，其效如神

用古老钱廿个，背上有字者佳，好朱砂一钱、自然铜五分、没药三分，先将古老钱烧红，擂碎为极细末，以后药碾，罗为细末，和匀。用甜瓜子壳擂碎，酒送下一麦斗，又用酒送下一麦斗，良久不见响声，再服甜瓜子一麦斗，酒下催之，不可多服。（一麦斗即今一茶匙也）

接　骨

用大蝦暮生研似泥，缚定其骨自然瘥。

折伤骨损

用阡阡活老鸦眼睛藤，浓煎汤洗之骨白上。

人被枪刀所伤

用匾柏捣烂，加白蜜和匀，傅患处，缚紧，干自愈矣。
又方，用何首乌捣烂，加糟少许，缚定骨折处。

刀　伤

用未出毛老鼠，同陈石灰、楝树根、上白皮、车前子同捣烂作饼，阴干为末，掺之即效。

救木石压死并跌�𫏋伤，从高坠下跌死，气绝不能言语者，急拍开口，以热小便灌之（童便尤良）。

又方，扑打坠损，恶血攻心，闷乱疼痛，用干荷叶五片烧令烟尽，空腹以童便温一钟，调下三钱，日三服。

《永类钤方》

元·李仲南

风损伤折

头目鼻耳伤

凡脑骨伤碎，轻轻用手搏捺平正，若皮不破，用黑龙散敷贴；皮若破，用风流散填涂疮口，用绢帛包，不可见风著水，恐成破伤风，如水及风入脑，成破伤风，必发头疼，则难治，急用玉真散贴服。

凡脑骨伤碎在硬处，可治。若伤太阳穴，不可治。如在发际，须剃去发用药。内又看皮破不破，依上用药敷或填。若欲洗，只可用熟油洗，髓出多，用脑射末揿。

凡面目伤青黑，用热酒调一黄散贴。如黑不散，酒调桂末贴，作热用茶调贴。

凡脑两角及后枕或两眉有伤，可治。眼睛伤不突，瞳人不碎，可治。头顶心有损，难治。

凡鼻两孔伤凹者，可治，有血出无妨。

凡耳或折落，上脱下粘，下脱上粘，用封口药封贴，却以线对缚住，看脱落所向，用鹅翎横夹定，却用竹夹子直上，横夹定鹅翎，用药封其耳后。

唇口喉齿腮伤

凡口唇开破，用药两头封贴，却以帛片，看损横直，加封药于上，再贴上，牵住所封药，不令开落，仍少言语。

凡上下腮口唇齿伤，或内外横直昏破有臭脓，莫出光处，少言语，或齿伤，且先安疮止痛。金井骨在唇下有损，不可束缚，只捺令平正，用黑龙散敷贴，绵片贴缚，两肋骨亦然。

凡割喉者，用脚骑患人头项，以丝线先缝内喉管，却缝外喉管，用封血药。或喉被人打扁了，以手摇圆之，手巾吊项，见急济方中。若喉结伤重，软喉断不治，结下食喉管断，以汤与之，得入肠可治，若并出，不可治。封口药，用江边厚蚌壳烧存性，入赤石脂、国丹，油调涂，消肿散血。合口，加血竭、国丹干掺。

肩胛颈骨及手挣脱手盘手指骨伤

凡摔进颈骨，用手巾一条，绳一茎，系在枋上垂下来，以手巾兜缚颏下，系于后脑，杀缚接绳头，却以瓦罂一个五六寸高，看捺入浅深，斟酌高低，令患人端正坐于其罂上，令伸脚坐定，医用手采捺平正，说话不觉，以脚一踢，踢去罂子。如在左，用手左边掇出；在右边，右边掇出。又一法，令患人卧床，以人挤其头，双足踏两肩即出。

凡左右两肩或颠坠失落，若骨脑叉出在前，可用布袋腕系在前；如出在后，腕系手在背后；若左出摺向右肱，右出摺向左肱，骨即入，接左摸右髻，接右摸左髻。

凡背上被打伤处带黑，单调肉桂末贴；热肿，用一黄散；血不出，内疼痛者，乳香、没药，酒调一黄散贴，却下破血药。

凡手揪腕骨被绷直拽出，医用手抬起手揪腕，以患人本揣膝头固定，医用手于颈肩处按下，其骨还臼，却用药敷贴。若手腕失落，或在上在下，用手拽伸，却使手捻住，方可贴药夹缚。若手揪骨出，用圆木椅横翻向上，医用足踏定，将病手在椅横内，校曲入腕内，以文书贴定平稳，用绢兜缚兜时，要手掌向上。若手盘出臼，不可牵伸，用衣服向下承住，用手搏按入臼，摇三次，却用夹缚，下用衬夹开手。骨出向左，则医以右手拔入；骨出向右，则左拔之。一伸一折，摇动二三次。

凡手与脚骨皆有两胫，前一胫断可治，若皆断，不可治。

凡手足骨断者，中间一坐，缚可带紧，两头放宽些，庶气血流荫。又法：肿若如截竹断，却要两头紧，中间带宽，使血气聚断处。又手盘出向下，将掌向上，医用手托损动处，将掌面向外，用夹向背一片长，托在手背后；向面一片短，在掌按处；向小指一片长，在指曲处，向大指一片短，在高骨下，三度缚，却贴药。

凡两手臂骨折断有碎骨，跌断骨无碎骨。

凡手指打碎，用油润，以薄笋箨夹定，看冷热，用一黄散或黑龙散贴之。

胸胁肠伤

凡胸前跌出，骨不得入，令患人靠突处立，用两脚踏患人两脚，却入手于其肩，掬起其胸脯，其骨自入。用药封缚，亦在随机应变。

凡胸蒲（脯）有拳捶伤，外有肿，内有痛，外用贴药，内服化血药。如刀伤，可用安骨定皮合口，外用贴药糁口，内服吃药。

凡胸骨肋断，先用破血，却用黄云膏贴。胸胁伤，血作不通，用和生绿豆汁、生姜自然汁和服，以一壮力，在后挤住，自吐出其血也。

凡肠出，可以病手搭在医肩背，随其左右狩起，以热油润疮口整入腹，却打喷嚏一个，却用桑白皮为线，打曲针向皮内缝合后，用断血合口药同济，用绢袋缚定，再贴绢上再缚。若秋冬间有此证，先用断血合口药，后用狗仔一只，割取腹口皮贴疮口，割喉封药，联口同用。若肠上有损针鼻大，以灯火照之，肠中有气射灯不可治。又一法，肠出，吊起病人手，用醋煎山豆根汁，服一口至二口，却以针于病人颈上一刺，肠自入。

凡肠上必有黑紫斑及有曲缝痕者，乃肠也。如土有膏，一重黄，一重肉，更有胰子肉出也，肠若出，不可割，如实是膏，不得入，可割除，须详下认。

腰脚臀股两腿膝伤

凡腰骨损断，先用门扉一片，放斜一头，令患人覆眠，以手捍止，下用三人拽伸，医以手按损处三时久，却用贴药，病人浑身动作一宿，至来日患处无痛，却可自便左右翻转，仍用通贴药。若前后不便，听其施溺，更用内外住痛神授乳香散在后。

凡臀股左右跌出骨者，右入左，左入右，用脚踏进。如跌入内，令患人盘脚，按其肩头，用膝抵入，虽大痛，一时无妨，却用贴药，以缓仰卧，用手捺衬入，再加贴药、吃药，患人未可翻卧，大动后恐损，腰腿伤，全用酒佐通气血药。

凡胯骨从臀上出者，用二三人捉定腿拔伸，仍以脚捺送入，如在裆内出者，则难整。凡脚骨伤其难整。

凡两腿左右或打或跌断者，多用葱，打断者不用姜葱，以手法整其骨，在上于前，在下于后，以手拽正，上拽七分，下拽五分，整定用贴药，后以杉皮夹缚，缚时先缚中，坐后缚上下，外用副夹竹绳。若上下有肿痛，毋虑，五日方可解外缚，约一七方可转动，解外缚未可换药，仍浑用酒服药。

凡辨腿胯骨出，以患人膝比并之，如不粘膝，便是出向内；如粘膝不能开，便是出外。

凡脚盘出臼，用人以脚从腿上一踏一搬，双手一搏摇二三次，却以药夹。

凡膝盖或左右损断，用手按直，用贴药夹一月，若肿痛，须用针刀去血，却敷贴用夹。或外胫踝骨兀折，左右脚盘，用脚踏直，或针患处，却敷贴，吃住痛药，不得令冷。

若膝头骨跌出臼，牵合不可大直，不可大曲，直则不见骨棱，曲亦然，可半直半曲，以竹笩笩住，以帛缚之。

阴囊阴门伤

凡阴囊被人扯脱者，用合口封贴，绢袋兜缚。凡阴囊处有青肿紫黑色，不用姜汁，可用赤芍药细末，入贴损药内，仍加良姜、肉桂打和，用韭菜叶打烂，同药贴，如无韭叶，及葱亦可。仍服八正散利水道。

凡妇人腿骨出进阴门边，不可踏入，用凳一条，以绵衣覆之，移患人在上，以手拿患人脚，用手一搏上在好脚一边上，其腿自入。凡下近腿胯、阴囊等处，不用通药，但贴不令血荫。

筋骨伤

凡断筋骨者，先用手寻采伤处，整顿其筋，如前方用贴药，及用正副夹，正用杉皮，副用竹片。

凡骨断皮破者，不用良姜、肉桂，止用葱汁调贴。或损在内，可用童便、姜、葱、生油和通药服。如通气已过，只用顺气止血药。或余血在腹作胀，更进前药，无事后方用损药。仍看病人虚实，若骨断、皮不破，整其骨，先用贴药，加良姜、肉桂在贴药内，葱姜汁调涂（以上皆郡氏口教）。

凡皮破骨出差爻，拔伸不入，搏捺皮相近三分，用快剐刀割开些，捺入骨，不须割肉，肉自碎了。可以入骨，骨入后，用黑龙散敷贴疮四旁肿处，留疮口，用风流散填之。若不破，用黑龙散敷贴；破用风流散。破者必有血出，用力整时，最要快便。

凡骨碎，看本处平正如何。大抵骨低是不曾损左右骨，高骨定损，要拔伸捺平，用药敷贴，束缚要平正，捺正了；曲处要时时曲转，使活处不强。

凡敷贴，用板子一片，就板子上，将皮纸或油单纸摊黑龙散在上，移在损处。皮内有碎骨，后来皮肉自烂，碎骨自生。若破断皮肉，用风流散填涂，用线缝合，用黑龙散敷贴。

凡拔伸捺正，要毡绢软物单正，仍拔伸骨近，在骨损处，不得前去一节骨上，仍拔伸相度左右骨，有正拔者，有斜拔者，搏捺要手法快便，要皮骨相就平正，整拔亦要相度难易，或用一人、二人、三人（以上彭氏口教）。

束缚敷贴换药

凡束缚，夏二三日，冬五日或四日，缚处用药水泡洗去旧药，不可惊动损处，洗了仍用黑龙散敷缚。束缚要杉木皮浸软，或加绵，或纸缠令软，约手指大片，疏排周匣，以小绳三度，缚时相度高下远近，使损续气血相通，有紧有宽，说见前，三日一次，洗换涂贴。

凡损大小便不通，未可便服损药，盖药热加酒，涩秘愈甚。看患人虚实，实者下大承气汤加木通，尚未通，加芒硝。

凡损不可服草药，服之所生骨必大，不得入臼。损一月之内可整，久则难整。

凡损药必热，能生气血，以接骨也。更忌用火灸，如治不效，服药亦不效。

凡损药用酒，用酒不问红白，忌灰酒，且重伤不可便用酒，反引起气作肠胀胸满，切记。此大口功。如稍定贴，却用酒、水煎或汤浸酒。

凡肿是血作，用热药水泡洗黑龙散敷贴。

凡用夹，须摊药于纸上，平两头，要带薄搭头，搭得有厚不碍肉，平坦者，无高低不匀之患，如四岸高低不匀，此上便有空缺，不着肉处生泡也，此大大口功。如换药，不可生脱药，用手巾打湿搭润，逐片取脱，如取脱一片，随手上药贴了，脱一片，上一片药，切不可经停一时，便生泡为害，此大节，病累遭害，切记，仍先摊下换药，应手用，切记。

凡用生姜一节，有用有不用，良姜鲜姜毒，故秉有毒，常能作梗。且如用姜，与同门在病家治疗，不可不用姜。讨姜一斤，砸烂分作数处，却以热汤泡开，令冷，候澄得滓在下，却以其滓调药。此热汤去其热，在上去了，不必虑其作便，莫若不用姜为上，切记切记。

凡伤重其初麻而不痛，应拔伸捺正，或用刀取开皮，二三日后方知痛，且先匀气血。

凡打伤在两胁、两胸、两肋，却用通气通血药。又看病人虚实不同，虚者通药须兼补药，实者补药放缓，且用贴药在前，通药在后。凡用通药反不通者，后用顺气药，腹肚全无膨胀而得安，此为不于血作，乃是气闭不通。如腹肚果有血作，一通便下，亦须以顺气药兼之。庶胸膈腹肚不致紧闷，气顺后却用损药，无不愈，须先顺气药故也。有人醉卧跌未下，脾胃痛不可屈伸，损药不效，服刀豆酒数日愈，豆下气所损轻也。有小儿误跌凳角上，止用兼白子煎汤愈，亦顺气也。

整作之法，除头脑上不可用药水洗，恐伤风，余可用油同药水避风洗之，且与住痛。整时，先用热酒调寻痛药，加草乌方整，整后气绝，用苏合香丸灌苏，未醒，以大豆汁冷服，或淡豆豉煎，不可用盐解之，如吐，加生姜汁。

用药次第发散寒邪通气通血

用药先看病有轻重。若有破伤，未可便用洗药，恐成破伤风。被伤之进，岂无外感风寒之证，且先用三四服疏风顺气药，却看患人虚实，有何证候轻重。若伤重，气血潮作，昏闷胀痛，亦先通气，而后通血，盖血随气行。虚弱者药用温通，壮实者药可峻通，或通气血兼用，斟酌只在此。亦须看脉之强弱加减。经云：坠压内伤忧小弱，坚强之脉可求安。

《和剂》五积散、疏风顺气、五劳七伤及伤损头疼，伤风发汗，姜葱煎热服，下元有伤，可加木通、茴香、苏木、乌药、何首乌；弱者无汗，亦可三四服；伤重昏闷不省，酒调苏合香丸；壮者热童便更佳。《和剂》七气汤亦匀气。

《彭氏》匀气散：治同上证。茴香　青皮　制厚朴　杜乌药　白芷各半两　陈皮麦芽　前胡　桔梗　苍术　粉草　枣仁各一两　咬咀，姜酒煎。

邵氏用《和剂》乌药顺气散，每服加苏木、桃仁、生香附子饼，贴水败荷末六钱、水蛭一分、炒茴香一分，水煎服。停血胀，加毛蛇藤根，生研自然汁，酒汤各半浸服。

若心头紧痛，通气通血，壮盛人，槐花散：槐花　黄连各半两　熟枳壳　生大黄各三钱　黄芩二钱　朴硝　苏木各一钱　咬咀杯作二服。灯蕊百茎，滤后加清油一平杯，又姜、蜜、小便、酒入，空心服即通。

诸伤损血气并心不省：白芷一两　大黄　木通各一两　山栀十个　百草霜一钱细末，每三钱，苏木汤下。

血作潮热，大艾煎醋汤调。

诸伤气血膨胀，大便不通，腹肚痛：雄黄　腻粉各一钱　巴豆十粒（五粒去油生用，五粒清油灯烧存性）真蒲黄一钱　为末，饭丸绿豆大，每二丸，冷茶下。过一时未通，用水边乌臼根研汁，吞十五丸即通。

诸伤小便不通：生苓　滑石　车前子各半两　天花粉三钱　海金沙二钱半（细末）麦门冬　煎汤。

大小便俱不通：生大黄末二钱　当归尾二钱　红花二钱　苏木三钱　熟枳壳半两煎熟，入大黄末，加童便酒煎，有潮热，除酒用水。

《三因》鸡鸣散：治坠压内伤，血瘀凝积，痛不可忍，推陈致新。大黄一两（酒蒸）杏仁二十七粒（去皮尖）上研烂，酒一碗，煎六分去滓，鸡鸣时服，至晓下瘀血愈。若气绝不能言，先劈开口，以热童便灌苏，加芎、归、芍药，酒煎更妙。

《济生》夺命散：治从高坠下，木石压损及刀刃伤，瘀血凝滞，心腹胀痛，大小便不通，欲死。红蛭（石灰慢火炒令干黄色）半两，大黄　黑牵牛头末各二两　细末，每二分，热酒调下，约行四五里，再以热酒调牵牛末二钱，催之，即下恶血或块以尽为度。

邵氏用水蛭、茴香各一两，先以茴香三分同水蛭炒，去茴香，又以茴香七分，微炒黄为末，用水煎苏木，加酒和调乌药顺气散一贴，作三服。

又一法：硇砂、水蛭、竹膜、丝头四味，将砂炒蛭，去砂，用蛭为末，竹丝烧灰，和匀酒调服。（《和剂》花蕊石散治证同上）

邵氏骗通之法：打扑伤损，得三五日，水食不入口者，用生猪肉二大分，口中嚼烂，或用刀打烂，却以温水洗去血水；又再擂烂，用阴阳汤打和，却用半分多入碗中，以鸡毛送入喉内，闭口，以阴阳汤灌下之。其食虫闻此肉香，实开，瘀血寻上，贪食，胸中自然开解，却用通药。此损血凝聚心间，其虫食血，病人心膈闷。食虫不来，故用此治法。

敷贴药

《三因》集胡氏夺命散，又名玉真散：治打扑金刃伤及破伤风湿如痉者，至危、至效。

南星、防风各等分，细末，疮口破伤风，依上敷贴疮口，仍以温酒调服一分。牙关紧闭，角弓反张，或死而心尚温者，热童便调下一分。斗殴内伤坠压，并酒和童便调，速进三服苏，南星为防风所制，服之为麻，追出黄水尽为度。

《瑞竹堂》方：治前证，又用黄腊一块，热酒化开，服立效，与玉真散一对，速服神效。

邵氏贴诸伤损：生独活一两　草乌三钱　南星半两　紫荆皮　粉葛尖尾　黄橙叶（又名大口，叶能散血，麦菜生者佳，蓝菜能住痛）　此五味焙用，不拘等份，细末。如打损伤，有大紫赤色，未破肉，可加良姜、山桂皮，生姜自然汁调贴，无姜水亦可；若紫黑色已退，除姜、桂、姜汁，却用后药煎汤泡洗。上用前药，以葱汁、茶清调放温贴；或有痛，可用饼酒麸调，不用姜，痛肿即除，仍吃药消之。若伤损跌磕，骨酸痛，仍加前姜、桂坐热贴之，药口透，骨痛止。

桃红散：贴损折筋骨肿痛。草乌三个去皮，见血者不可用　飞罗面半两　国丹二钱　贝母半两　天南星半两　细末，生姜自然汁调贴，加作潮热，茶清调贴。如皮破见血者，去草乌，恐坏皮肉。若轻者血聚，以飞罗白叶研罨患处，帛缚之。

骨断者，可用肥株去皮弦子膜，以童便煮生姜二味，打烂，入飞罗面，加入前独活八味，打烂，用杉木皮，却用前后正副夹，须仔细整顿其骨，紧缚后，看上下肿痛消者，方可换药。肿痛不消，不可损药，仍服住痛药，且贴了此肥株一番，便如铁钳牢了，宜斟酌日子，看有肿痛消，方可换药。

诸伤至重，但不透膜者，以海味中咸白鳔，拣大片色白而干净者，成片敷在伤处，以帛扎之，血即止。如膏脂出，不伤肉膜者，即剃去患人头心发，不令患人知，以热熨斗于顶上一熨，膏脂自入，以桑白皮线缝合，用血结草、木腊叶、磁石为末，干掺之即合。

《彭氏》黑龙散：治诸扑伤损，筋骨碎断，差爻生田，先煎葱汤药水淋洗，整拨平正，看热冷，用姜汁或地黄汁调，或纸、或帛，随大小裹贴，有破留口，别用歒药。

如骨断碎，斟酌夹缚，三日一次，淋洗换药，不可去夹，以待骨续。如刀箭兽啮，成疮坏烂；擦磕肿痛，用姜汁和水调贴。有破留口。川山甲六两　丁皮六两　当归二两　百草霜　枇杷叶略用些　为细末，姜汁和水调贴。

《经验方》走马散：治折伤接骨。生柏叶少用，生败荷叶，生皂角多用，骨碎补（去毛）各等分，为末，整骨入臼平正，以姜汁调药，摊纸上，贴骨断处，却用夹缚，不得摇动，三五日后，依类法取开，温葱汤洗，再贴再夹七日，后如痛，加入没药。

《澹寮》治打扑折伤手足：绿豆粉，新铁铫炒令紫色，以井水冷调敷，夹缚。

《百选》治打扑接骨：夜合树（即合欢花，越人呼为乌颗树，去粗皮炒黑）四两　芥菜子炒一两　为末，酒调二钱，澄清，临卧服，以滓罨疮，上夹缚之。

一方用葱、白砂糖二味等分，烂研敷痛处，立止，仍无瘢痕。

《经验方》伤损打扑，伤筋骨：胡孙姜即骨碎补，石上生者补损，樟树上生者通气。治风损，各用一半，研烂取汁，以酒煎或调服，留滓敷伤处。制法：去皮毛，切片微炒，常用煮酒窨者，七日后饮之。

打扑有痕伤，瘀血流注：半夏末水调，涂伤处一宿，不见痕。作潮热者：大黄末，姜汁调涂一夜，一次上药，一宿黑者紫，二宿紫者白矣。

指甲伤，劈裂：用炭火煨热葱汁，剥去皮，取其中忽涎涕，罨损处，仍陆续煨易热者，痛止而安。

续筋：金沸草根，研和滓汁，以筋相对，涂而封之，即续。蜀几逃去，多刻其筋，用之验。

金刃及打伤，血出不止：降真末，五倍子末，镜面上削下铜末，细研，等分，敷伤处。

金刃箭伤：桑叶阴干为末贴。

刀斧伤：隔年四月，苎麻叶揉软覆伤处，缚定血即止，野苎叶亦可。又陈年苏叶，和血揉匀，封缚神效。五倍末亦佳。

伤损皮肉破及刀刃伤：急用未经水葱白，细切，炒极热，裹伤处，血止痛定。或用晚蚕蛾为末，和石灰罨伤处，住痛止血合口。

伤筋肉骨痛楚，寻生龟取甲入损药，梦龟授方：用生地黄一斤　藏姜瓜旧糟一斤　生姜四两　赤小豆二斤　研烂，同炒令热，以帛裹罨伤处，夹缚不过三日。（《医说》）

胸胁诸骨伤断，东云膏：木菖蒲炒　常用红内消，如肿，加生者五两，即何首乌　白芷（生用），令加一两　赤芍（生）二两，痛亦加　土独活（生）三两　常用为末，热酒调涂。

诸损敷贴：当归三两　白芷三两　肉桂半两　熏清香　没药各二两　为末，姜汁调，白芷一味自佳。

欧阳氏贴损：白芷　赤芍　南星　天花粉　木蜡叶　牡丹皮少许　为末，姜汁调贴。

干掺药

彭氏风流散：石膏十两（固济，火锻）　白矾（飞）二两　枇杷叶少许　松脂　黄丹各一两　为末。伤经久者，药水洗后用，疮干，用油调敷，新破伤，忌风湿。

邵氏破伤血不止：真血竭（或用番降节中油代亦可）三钱　五倍子一两　陈紫苏叶三钱　白芷半两　海金沙一两　细末掺之。军前急救，不可着水至效。

淋洗药

彭氏用：生葱切　荆芥　桂　当归等分　煎沸汤放温洗，或加连翘、防风、白芷、黄连。

邵氏用：南蓼杜　独活　藁本　黄柏　生姜　煎洗，如有口，除姜、蓼；损而青肿，用此二味。若肉冷痹痛，骨断而肿，不可洗伤口。有脓水，别用。合口药如前，风流散。

凉血消肿：千金草（即荆芥）　山桂皮　藁本　石南藤　皂角连根　葱煎水洗。

《御药院》淋渫顽散：治诸坠压伤折、筋骨，瘀血结痛，淋洗宜透风。顽荆叶两半　蔓荆子　白芷　细辛　防风　桂心　川芎　丁皮　羌活各一两　为末，每二两加盐半匙、葱（连根）五个、浆水五升，煎五七沸去滓，手淋痛处，冷却再温热。

又方：桑白皮　赤芍　白芷　乌药　左缠藤　臭橘叶　金疮去乌药，加荆芥、防风；如疮臭，加藿香；如毒，加乌柏叶或橡根皮、黄桑叶；如有脓，去荆芥，加五倍子、白芷、黄连。

风损药

《和剂方》：花蕊石散　没药降圣丹　接骨散　补损当归散，四方见前《和剂方》。

《御药院方》没药乳香散：治打扑伤损，痛不可忍。白术（炒）五两　当归（焙）甘草（炒）　白芷　没药（别研）　肉桂　乳香（别研）各一两　为末，每二钱，温酒调下，不拘时。

《杨氏家藏》紫金散：治诸伤，内损肺肝，呕吐不止，并瘀血停滞，心腹胀闷。紫金藤皮二两　番降油　续断　补骨脂（无名异煅，酒淬七次）　琥珀（别研）　蒲黄　牛膝（酒洗）　当归（洗焙）　桃仁（去皮炒）各一两　大黄（煨）　朴硝（别研）各一两半　为末，每钱浓煎苏木当归酒调下，并进三服，利即安。

《本事方》打扑内损，筋骨疼痛：没药　乳香　芍药　川芎　川椒（去子及合口者）　当归各二两　自然铜（醋淬）半两　为末，黄蜡二两溶开入药末，不住手搅匀，丸如弹大，每二丸，好酒煎开，热服，随痛处，卧片时，连进有效。

杨氏内托黄芪丸：治针灸伤经络，流脓不止：黄芪八两　当归三两　肉桂　木香　乳香（别研）　沉香各一两　为末，绿豆粉四两，姜汁煮糊丸梧子大，每五十丸，热水送下，不拘时。

《百选》治老弱坠压折伤：当归　肉桂　甘草　川椒（炒去子及合口者）各三分　川芎两半　附子（包）　泽兰（炒）各一两　为末酒调，忌葱、冷水等物。

《经验方》应痛丸：治诸伤损及损后为血气所侵，手足疼痛，忌热食二时。生苍术一斤　破故纸（炒）斤半　舶茴（炒）二两　骨碎补（去毛）一斤　川山甲（去膜，以紫灰炒胀）　生草乌（锉如麦大）一斤　上除草乌，用生葱二斤、连皮生姜二斤捣烂，将草乌一处淹二宿，焙干，连前药焙为末，酒煮面糊丸，如梧子大，每三十丸，汤酒任下。

《经验》治诸折伤：乳香　没药　苏木　番降节　川乌（去皮尖）　松明节　自然铜（醋淬，水飞过）各一两　地龙（洗腥，净米两略炒）　水蛭（油炒）　龙骨各半两　血竭四钱　土狗（油浸火，《本草》名蝼蛄）十个　为末，每五钱酒调，看病上下服，一身上下飒飒有声。

邵氏诸风损伤折：干姜（洗）一两半　僵蚕生（水洗）二两　木鳖（水浸去壳）二两　杜独活三两　藁本二两　乳香（水浸）半两　没药（水浸，二味别研）一两　川芎　制枳壳　赤芍　破故纸（炒）　续断（酒浸，炒）　黑牵牛（炒）　川山甲（灰炒）各二两　白芷　肉桂　独活　良姜　净细辛　当归（酒浸）　川牛膝（酒浸，焙）各一两　草乌（去皮尖）三两　羌活半两　骨碎补（炒去毛）三两　苍术（炒）半斤　海桐皮（酒浸炒）三钱　附子　川乌（炮）各一个　后二味看虚实加，上末，每药末一斤，用面二两，酒水煮糊丸，梧子大，每二十丸，壮实者加二十五丸。有臂肿头痛，生葱、姜酒细嚼吞下；两胁腰腿疼痛，茴香、姜酒空心下；脚膝痛肿，木瓜姜酒下。四五月加荆芥，春月去破故纸，夏月去牵牛。

治损接骨，活血住痛，虚弱及经久未定：附子八钱（炮）　泽兰一两　川椒（去目及第二重皮炒，放冷）半两　甘草半两　当归　川芎　独活各半两　白芷一两　川乌八钱　细末，细嚼生姜酒调。如刀伤，不用酒，骨断皮不破，加乳、没浸酒调，体弱伤损气痛，茴香姜酒调，看虚实，每服加少草乌末。

脑上有伤，头痛不止：荆芥　川芎各半两　白芷一两　荜澄茄二钱　为末，热酒调。

诸损伤，草药捷径：毛蛇藤（有血瘀，多加一两）　大青根（打破）半两　化气矮樟根半两　熟骨草半两　柞草七寸长七茎　住痛多加紫金藤（又名山甘草），用一两，可加姜三两拌和，牛膝根半两。消血瘀，加用过路蜈蚣（即过墙枫）一两　松青一两　左缠藤　接骨草一两　上生研，酒浸开，去滓，加童便温服，体弱温热服。有瘀血在内，用麻油葱同酒后入，以淬合伤处，皮破出血者，不用贴。

凡伤重，用姜半斤，坛一口，酒水各半，用前药擂烂，先用猪蹄筒骨熬汁，加前药同煎至半坛，日夜服尽偃卧安。此法是戈法，打损遍身难贴，边吃边搽尤妙。

诸伤损筋折骨，先用趁痛散住痛：川独活　川五灵脂　乳香（别研）　白芷　茴香各一两　防风　百草霜　没药各半两　净生地黄二两半　赤芍二两　当归二两　杜白芷三两　桔梗三两　草乌（小麦煮透，去皮尖，焙）二钱　为末，每六钱，煨葱头，酒或炒松节姜酒调下。

接骨散：诸伤筋折肿痛服之住痛消肿。白芍二两　故纸（炒）一两　自然铜（醋淬）　没药（别研）　羊胫骨炭各一两　白茯苓　骨碎补（去毛）各二两　川乌（炮）　木鳖（去壳并油煨）各半两　虎骨（随多少，醋煮别研）　上细末，每一大钱，依前汤使调下。烧羊胫炭法：四五月收集羊粪，用灰一层又加粪一层，尽意烧之存性，令了烟作炭，先姜汁、童便，候炭成，将入汁内淬晒干为末。

筋骨散：治新旧损：除痛壮筋骨，可常用。生地黄　赤芍　当归　石南藤各二两　杜白芷　骨碎补（炒去毛）各三两　五灵脂　肉桂　山桂皮　荆芥穗各一两　桔梗四两　川乌（炮）　草乌（制）各半两　雄黑豆（煮去皮）四两　为末，姜汁和酒调，妇人风损痹痛，煨葱酒调。

接骨续筋，住痛生血，周竹传，甚神秘之内□□□□□又胜诸方（□注：字迹难辨）：乳香　没药　自然铜（醋淬七次）　南木香　生地黄　熟地黄　川羌活　川独活　川芎　当归　防风　南星　松嫩心（去毛）　粉草　侧柏叶（醋煮加倍用）　草乌（制去皮尖）数个　痛甚，加作五十个，柘木炉火中煨，存性作炭，前药各三分，松心、侧柏炭加倍，用细末，生姜自然汁调下，或蜜丸弹大，生姜汁和酒调嚼下。

应痛乳香丸：治诸损。乳香　没药　米（别研）各半两　白胶香（同乳香溶）一两　草乌（制）四钱　石南藤二两　骨碎补（炒去毛）　桔梗　白芍药各二两　熟地黄一两　川乌二钱　荆芥穗一两　松节（烧过存性）一两　细末，醋糊丸橘子大，每三十丸，煨葱或葱或松节酒下。

接骨丹：骨断八方，加用此药，当归二两　川独活二两　乳香　白胶香（溶过）半两　生熟地黄各一两　自然铜（醋淬）半两　侧柏叶（□□焙）四两　肉桂半两　石南藤二两　细末，糯米糊弹大，国丹为衣，每一丸，炒松节或番降真节酒下。看损上下服亦可，梧子大丸，每三十丸。前药加松条、松节、好土珠、荆芥、桔梗各二两，脚气入骨痛，木瓜浸酒，黑豆炒，浸酒。

彭氏活血丹：治打扑伤损，折骨碎筋，瘀血肿痛烦闷，风痰，瘫痪、顽痹，妇人血风，产后败血浮肿，血气瘀痛，风劳发动，四肢酸痛，孕妇勿服。青桑灰（好醋杀火）一斤　大栗间（焙）　骨碎补（制焙）　南星（姜汁浸一宿，焙）　赤白芍（并焙）牛膝（洗焙）　川乌（炮）　雄黑豆各一两六钱　自然铜（醋淬）　木鳖子肉（切和面炒赤）各八钱　净细辛（焙）一两　没药四钱　乳香（并别研）六钱　白胶香三钱　血竭（或番降节代）六钱　为末，糯米粉醋煮糊丸，杵千下，集手丸，缓则发裂，大丸重六钱，湿中丸三钱，温候干，以潦搽手上，将匀三丸，挪漆为衣，收用。每半丸，无灰酒磨化，渐煎三五沸，温服，无时。以纱菖袋收，挂净处，经久不坏。

小红丸：治诸伤劳损，痿折筋骨，风湿挛拳，壮筋骨，活经络，生气血。川乌何首乌　苍术　蛇床子　五灵脂　白胶香　赤小豆　牛膝　当归（各制净）一两　乳香一钱　酒糊丸，绿豆大，每三五十丸，酒下。

大红丸：治证同上。不问新旧经年，诸伤损，孕妇勿服。赤白芍药兼用一斤　何首乌（焙）一斤　川乌（炮）一斤十两　南星一斤七两　当归十两　骨碎补（姜制）一斤　牛膝十两　净北细辛八两　青桑灰（或不用）三斤　赤小豆二升　自然铜（醋淬）二两　细末，醋糊丸，梧子大，信州朱为衣，每二十丸，温酒下。

星神丸：治证同上。白蔹一斤　白及四两　当归四两　白薇　制南星六钱　川乌二钱　骨碎补（制）八钱　牛膝九钱　百草霜半钱　赤小豆一升　为末，醋糊丸梧子大，汤使同上。一方加细辛或白鲜皮。

当归散：治诸风损、折伤或作痈疽，或因损中风瘫痪、劳役所损。泽兰　当归牛膝　续断各十两　芍药　白芷　川芎　肉桂　细辛各五钱　白杨皮（或不用）三钱为末，酒调下。

乳香散：治证同上。干姜　肉桂各三两　牛膝　羌活　川芎　杜细辛　姜黄　芍药　草乌　川乌各四钱　骨碎补　当归　苍术　木鳖各六钱　没药五钱　何首乌四钱　桔梗十钱　乳香半钱　赤小豆一升　白芷三钱　海桐皮（不用亦可）二钱　为末，酒调。

鳖甲散：治五劳七伤，四时伤寒壮热，骨节烦痛，痰嗽岚瘴，心腹积气，一切风痤，妇人血风，产前产后诸疾并治。鳖甲（醋浸，炙令赤）　肉桂　紫菀　川芎　白芷　秦艽　羌活　当归　干姜　陈皮各四两　乌药　五味子　芍药　柴胡各七两　苍术　川乌（炮）四十个　桔梗二斤半　拣净，细末，每二钱，姜二片，乌梅半个，煎热服，伤寒加葱白，劳损加酒。

黑虎丹：治诸损，男女头风，手足麻痹。川乌　木鳖肉各一斤　地龙（净洗去土）十两　黑小豆半斤　五灵脂二两　为末，以五灵脂同面糊为丸。一丸至三丸，温酒薄荷茶皆可下。

何首乌丸：宽筋治风损。何首乌十斤　生黑豆（同煎）半斤　薄荷二十两　青木香　牛膝各五两　皂角一斤（烧存性）　牵牛（炒取头末）七两　川乌（炮）二两　酒糊丸，葱汤薄荷下三十丸。

欧阳氏治诸损，红黑二散：当归　川芎　白芷　陈皮　赤芍　牡丹皮　茴香　柳桂各一两　嫩松香（蒸过去毛）杜当归各四两　生地黄（研细末）二两　草乌（醋炒）自然铜（酒醋淬）各一钱　苍术　良姜　骨碎补（制）各二两　杜独活四两　柘木炭　松香（加倍作黑）七钱　二药各细末，随病轻重，打和茴香汤或姜葱酒调，常合《和剂》石南丸兼服。

又方：草乌　细辛　羌活　独活　白芷　牛膝　白胶香　五灵脂　川芎　甘草　藁本　茴香　藿香各二两　石南藤　木瓜　自然铜　骨碎补　干姜　当归　肉桂等分细末，酒调通用。

如伤重，去石南藤，加杜当归；脚伤重加木瓜；手伤重加木鳖子；腰伤重加茴香、牵牛、狗脊，减去桂，加百药煎、石南藤。

秋担接骨散：姜黄　薄荷　骨碎补（炒）无名异（煅）生地黄　葱、姜各自然汁一两　为末，酒调。外用生癞蛤蟆一个，研如泥，敷贴。

《集验》打伤肿痛：无名异细末，热酒服赶下，手末血皆散失。

四妙散：治打破跌损内伤。骨碎补（制）生姜　乳香　当归　糯酒热服，接骨加自然铜。

《本草》打伤，只以骨碎补末和黄米粥裹伤处。打跌骨断，只白及一味为末，酒调服，神效，其功不减自然铜与左五铢钱。

《直指》打跌血滞腰胁疼：故纸、茴香各炒，辣桂，等分为末，热酒调。

小儿五足伤肿，小便少：当归尾煎汤，磨大黄通，仍用《和剂》泽兰散，姜酒调服安。

《集验拣要》治诸风损伤折，疏风顺气，匀血住痛：当归一两半　川芎一两　白芷　杜乌药　木瓜　牛膝各一两半　京芍　牡丹皮（净）陈皮（净）细辛　玄胡索（炒）川续断　茴香（炒）破故纸（炒）石菖蒲（洗炒）浙术　穿山甲　蚌粉（炒）各一两　交趾精七钱　桃仁（炒去皮）半两　粉草一两　五加皮二两　酒浸，或加入槟榔、枳壳制各一两，咬咀，姜煎，酒浸，乳没各半两加入，或加老松节炒、乌豆、老姜，煮酒服。

《集要》治诸损丸子药，健筋骨，生气血，养百脉，疏风顺气，升降阴阳，虚弱常宜。长条川牛膝　木瓜　天麻　苁蓉　当归　川续断（酒浸焙）何首乌（酒蒸）杜乌药　白芷　五加皮（酒浸）狗脊（制）淮乌（姜葱炒）骨碎补（去毛，酒浸炒）川独活二两　净大川乌　附子（炮）各一两　乳香　没药（别研）嫩茸酥（炙）自然铜（碎淬）川芎（净）各一两　菟丝子（净淘，酒蒸）杜仲（净，姜炒）四两　苍术（半生半熟）上三味各四两　全蝎（炒）半两　破故纸（酒浸）三两　虎骨（酥炙）北五味　威灵仙（水洗酒浸）京芍药　川山甲　蚌粉（炒）茴香（炒）净细辛　龟板（酥炙）各一两半　细米酒糊丸，常服即补。

下丸药：破伤水肿。糯米末生用三分之二，甘草末三分之一，用沙糖调搽肿处，先自肿赤尽处搽起至疮口，水皆自疮口出，即安。

治诸伤瘀血不散：五六月收野苎、苏叶擂烂，金疮止。如瘀血在腹，用顺流水擂烂服即通，血皆化水，以死猪血试之可验。秋月恐无叶，早败。

伤紫眼：紫金皮，小便浸一七，晒作末。眼青肿、黑紫色，用生地黄，姜汁调；不肿，用葱汁。

闪腰痛：神曲，火煅红，酒淬温服，或米醋和平胃散罨痛处，或杜仲（制）及时蔓末酒调服。

杖疮：不问轻重，先逐寒邪，方治疮口，切不可与酒，则寒酥邪不散，生他证，不能便愈。看老弱，先服香苏散丸；有热，服败毒散三四服，然后服十宣散，除桂，疮上用水调膏，用绿豆粉，清油、白水各半调涂。住痛用一黑散：赤龙鳞，煅存性，即古松皮；退肿用一黄散：郁金四钱　赤石脂三钱　白芷二钱　天花粉三两；肿甚加荆芥，一方红内消；如不用白芷，加独活，并用茶调贴疮口，外留口。其他疮如无热酒调贴。如有脓，姜汁三分、茶清七分调。

杖疮：用乳香煎油调敷，疮口内外皆可用，仍加善应等膏药贴；肉溃烂，用生肉药掭换。或肿不消，用破血药，外以针刺去瘀血，用一黄散敷贴。一黄散逐时调，不可调下，则不验。如臭，洗药中加藿香。或杖后被人施毒药，急烧百沸汤，候温，以芒扫梗五六寸二百茎干净，一横一直，拓病臂上，用二人于病腿上压出瘀血，扛出，于熟冷水中洗净，至无血为度。忌毒食行房，不净席卧，登厕熏焜。或打仗后苦痛，只加乳没二药。

诸伤疮，封口住痛：白芷　五倍子（炒）　赤石脂　乌贼骨　生血封口，需研细末，不然及作痛不止。此药治诸般恶气及脚上臁疮，蛇头指痛。一方加乳香、雄黄、白芷、一黑散为末，掭清油，蒸熟去滓，用鸡毛洗疮口，却用上药擦干，用油调涂，治秽气，加国丹。

□□生肌桃花散：国丹　白芷　滑石　兼上药味。通用疮口水不干：枯白矾　川山甲（烧灰炒焦），更加龙鳞，掭。白芷一味，疮中圣药。

《丹溪治法心要》

元·朱震亨

腰 痛

肾虚、瘀血、湿热、痰积，闪挫。腰痛之脉，必弦而沉。弦者，为虚；沉者，为滞。若脉大者，肾虚涩者，是瘀血；缓者，是湿；滑与伏者，是痰。肾虚者，用杜仲、龟板、黄柏、知母、枸杞、五味，一加补骨脂、猪脊髓，丸服。瘀血作痛者，宜行血顺气，补阴丸加桃仁、红花之类，更刺委中穴出血，以其血滞于下也。湿热作痛者，宜燥湿行气，用苍术、杜仲、川芎、黄柏之类，宜子和煨肾散。因痰作痛者，二陈加南星，佐以顺气药，使痰随气运。闪挫诸实痛者，当归、承气等下之。肾着为病，腰冷如水，身重不渴，小便自利，饮食如故，腹重如有物在腰，治宜疏湿，兼用温暖药以散之。寒湿作痛者，摩腰膏治之。腰痛不能立者，针人中穴。久患腰痛，必官桂以开之，方止腰痛，胁痛亦可用。诸痛，用参补气，气不通则愈痛。凡诸痛多属火，不可峻用寒凉药，以温散之可也。湿痰腰痛作泄：龟板（炙）一两　樗皮（炒）苍术　滑石各五钱　炒芍　香附各四钱　上粥丸。如内伤，用白术山楂汤下。腰腿湿痛：酒炙龟板　酒炙柏各五钱　青皮三钱　生甘草一钱半　上末之，捣姜一片，入药末二钱重，研细，以苍耳汁调，荡起令沸服之。腰脚湿痛：龟板末（酒炙）二两　酒炙柏苍耳　苍术　威灵（酒洗）各一两　扁柏半两　上末之，以黑豆汁煎四物汤、陈皮、甘草、生姜，去渣调服前药二钱。摩腰膏治老人、虚人腰痛，并治白带：乌附　南星各二钱半　雄黄　朱砂各一钱　樟脑　丁香　干姜　吴茱各钱半　麝五粒　上为末，蜜丸，如龙眼大，每一丸，姜汁化开，如粥，厚火烘热，放掌中摩腰上，候药尽粘腰上为度，烘绵衣缚定，腰热如火，间二日用一丸。治湿热腰腿疼痛，两胁搐急，露卧湿地，不能转侧。苍术汤：苍术　黄柏　柴胡　防风　附子　杜仲　川芎　肉桂　作汤服之。若寒湿气客身，体沉重肿痛，面色痿黄，加麻黄。一人年六十，因坠马，腰疼不可忍，六脉散大，重取则弦小而长稍坚，此有恶血，未可逐之，且以补接为先，以苏木煎参、归、芎、陈皮、甘草服之。半月后，脉渐敛，食渐进，遂以前药调下自然铜等药，一旦而安。治腰痛并筋骨冷痛：当归　赤芍药　羌活　酒炒黄柏　酒炒杜仲各一钱　白术　川芎　木香　槟榔　防风　白芷　苍术　八角茴香各半钱　甘草三

分 作汤，调乳香一钱，食前服。外用摩腰膏亦好。

胕 疮

膏药方：乳 没 水银 当归各五钱 川芎 贝母各一两 黄丹二两半 麻油六两 上咬咀，除黄丹、水银外，先将余药用麻油熬黑色，去粗，下黄丹、水银，又煎黑色，用桃柳枝搅成膏。又方：用生龙骨、血竭、赤石脂三味共一两，血竭如指大，黄蜡一两，白胶香一两，香油量用。上先以香油煎三五沸，去血竭，入黄蜡、白胶香，却入龙骨、血竭、赤石脂，搅匀，安在水盆内，候冷取起，以磁器盛之。每遇一疮，捻一薄片贴疮口，以竹箸贴在外，三日后翻过再贴，仍服活血药。又方：用沙糖水煮冬青叶，三五沸捞起，石压干，将叶贴在疮上，日换二遍。又方：以头垢烧灰，和枣肉捣作膏，先以葱椒汤洗净，以轻粉糁上，却用前药膏，以雨伞作膏贴之。又方：蛤粉 腊茶 苦参 青黛 密陀僧 上先以河水洗净疮，却以腊月猪脂调敷。又方：地骨皮一两 甘草节半两 白蜡半两 上以香油四两，入地骨、甘草，文武火熬熟，去粗，入黄丹一两半并白蜡，紧火熬黑，白纸摊贴。又方：用冬青叶，醋煮过，贴之。妇人脚胫胕闻，多主血凝，服《局方》中补损黄芪丸。脓疮方：轻粉 定粉 瓦粉玄明粉 上等分为末，无根水调涂碗底，以北熟之艾五两熏之，艾尽为度。上为细末，用羯羊脚筒骨髓，调涂油纸上，葱椒汤洗过贴之，绯帛缠定。又方：黄连（切）一两水二盏，煎一盏，去粗，用油纸一张，入内煮干取出，以黄蜡磨，刷过，缚疮止。

颠扑损疮

姜汁 香油各四两 入酒调服。用苏木以活血，黄连以降火，白术以和中，童便煎服妙。在下者可下，但见水寒则凝，但一丝血入心即死。接骨散：没药五钱 自然铜（醋淬）五两 滑石二两 龙骨三钱 赤石脂三钱 麝香（另研）一字 上为末，好醋没头，煮多为上，俟干就炒燥为度，临时入麝香在内，抄放舌上，温酒下，病分上下，分食前后。若骨已接尚痛，去龙骨、赤石脂，而服多尽好，极效。又方：冬瓜皮 阿胶等分 炒干为末，以酒调服，醉为度。治颠伤骨折入血黯者：滑石六分、甘草一分，为末，人参汤调饮之。次用生姜、自然汁一盏，好米醋一盏，用独子肥皂四个，敲破入于姜汁、米醋中，以纱滤去粗，煎成膏药贴之，遍身者亦可。

杖 疮

黄柏 生地黄 紫荆皮 皆要药也，治血热作痛。凉药，去瘀血为先，鸡鸣散之类，生地黄　黄柏　为末，童便调敷，或加韭汁。不破者，以韭菜、葱头捣碎，炒热贴，冷则易之。膏药，用紫荆皮、乳香、没药、生地黄、黄柏、大黄之类。又方，以木耳盛于木杓内，沸汤浸烂，搅水干，于沙盆擂细，敷疮上。又方：以生苎麻根嫩者，不拘多少，洗净，同盐擂，敷疮上，神效。伤重者多用盐。又方：以大黄、黄柏为末，生地黄汁调敷，干再敷上，甚妙。

金　疮

治金疮并治狗咬方：五月五日午时，用石灰一斤、韭一斤　同捣细，研作汁，和成饼，为末敷之。又方：治金疮。五倍子　紫苏　各等分，为末敷之。又方：白胶香三钱　龙骨一钱　为末敷之。又方：五倍子　灯心草　各烧灰存性，等分为末敷之。一方，用大粉草锉碎，入青竹中，浸粪缸内，干末敷之。

《金匮钩玄》

元·朱震亨

腰 痛

　　湿热腰疼者，遇天阴或坐久而发者是肾虚者，疼之不已者是也。瘀血者，日轻热重是也。脉大者肾虚，用杜仲、龟板、黄柏、知母、枸杞、五味之类，用猪脊髓丸。脉涩者，瘀血，用补阴丸加桃仁、红花。湿热者，用苍术、杜仲、黄柏、川芎。痰者，用南星。凡诸痛皆属火，寒凉药不可峻用，必用温散之药。诸痛不可用人参，盖人参补气，气旺不通而痛愈甚矣。

《格致余论》

元·朱震亨

痛风论

气行脉外，血行脉内，昼行阳二十五度，夜行阴二十五度，此平人之造化也。得寒则行迟而不及，得热则行速而太过。内伤于七情，外伤于六气，则血气之运，或迟或速，而当风寒凉外搏，热血得寒，汗浊凝涩，所以作痛。夜则痛甚，行于阴也。治法以辛热之剂，疏散寒湿，开发腠理，其血得行，与气相和，其病自安然。亦有数种治法稍异，谨书一二，以证余言。东阳傅文，年逾六十，性急作劳，患两腿痛甚，动则甚痛，余视之曰：此兼虚证，当补血温血，病当自安。遂与四物汤加桃仁、陈皮、牛膝、生甘草，煎入生姜，研潜行散热，饮三四十贴而安。

《证治要诀》

明·戴思恭

颠扑（附刀伤）

仆踣不知曰颠，两下相碰曰扑，其为一损也。因颠扑而迷闷者，酒调苏合香丸，或鸡鸣散，或和气饮加大黄，入醋少许煎，或童便调黑神散，不用童便，用苏木煎酒调亦得。颠扑伤疼，酒调琥珀散极佳，再有乌药顺气散，用以治之风腰疼尤宜。有颠扑人，服药并熏洗搽药皆不效，自若或教以用白芍药、赤芍药、威灵仙、乳香、没药各等分，为细末，和匀，酒调服之，随即痛减其半。

刀伤血不止，一味白芍药散，白酒调服，即以散掺伤处，或其血出不透，致恶血壅滞，伤处赤肿，或攻四肢头面，并鸡鸣散，或煎红花调黑神散。其有血出不止，势难遏者，用龙骨、乳香等分研末，罨患处，蛇鱼草捣塞尤妙，非特可治刀伤，扑血不止亦可。

中风（附破伤漏风）

筋骨疼者，俗呼为痛风，或痛而游走不定，俗呼为走注风，并宜乌药顺气散和煎复元通气散，咽地仙丹或青龙丸，未效，用大防风汤，或五积散调乳香末。

遍身骨节疼痛，昼静夜剧，如虎之啮，名曰白虎历节风，并宜加减地仙丹，或青龙丸、乳香丸等。

中 湿

风寒暑湿皆能中人，唯湿气积久，留滞关节，故能中湿，如风寒暑之有暴中也。中湿之证，关节痛肿，浮肿喘满，腹胀烦闷，昏不知人，宜白术酒，有破伤处，因澡浴湿气从疮口中入，其人昏迷沉重，状类中湿，名曰破伤，宜白术酒。

伤湿（附痹）

伤湿为病，发热恶寒，身重自汗，骨节疼痛，小便秘涩，大便多泄，腰脚痹冷皆身卧寒湿，或冒雨露，或着湿衣所致，并除湿汤。

又前诸证而腰痛特甚，不可转侧，如缠五六贯重，皆由湿气入肾经，肾属水，从其类也，宜肾著汤或渗湿汤煎服。

《玉机微义》

明·徐彦纯

损伤门

叙坠堕为病

《内经》云：人有所堕坠，恶血留内，腹中胀满，不得前后，先饮利药。此上伤厥阴之脉，下伤少阴之络。刺足内踝之下、然骨之前出血，刺足跗上动脉。不已，刺三毛上各一痏，见血立已，左刺右，右刺左。《灵枢》云：有所堕坠，恶血留于内，若有所大怒，气上而不下，积于胁下，则伤肝。又中风及有所击打，若醉入房，汗出当风，则伤脾。又头痛不可取于腧者，有所击堕，恶血在于内。若内伤痛不已，可侧刺，不可远取之也。

按：《发明》经云：夫从高坠下，恶血留于内，不分十二经络，圣人俱作风中肝经，留于胁下，以中风疗之。血者，皆肝之所主，恶血必归于肝，不问何经之伤，必留于胁下，盖肝主血故也。痛甚则必有自汗，但人汗出，皆为风证，诸痛皆属于肝木，况败血凝涩，从其所属，入于肝也。从高坠下，逆其所行之血气，非肝而何？以破血行经药治之。

伤损脉法

《内经》云：肝脉搏坚而长，色不青，当病堕，若搏，因血在胁下，令人呕逆。

《金匮》云：寸口脉浮微而涩，然当亡血，若汗出。设汗不出者，当身有疮，被刀斧所伤，亡血故也。

《脉经》云：金疮出血太多，其脉虚细者生，数实大者死。金疮出血，脉沉小者生，浮大者死。

砍疮出血一二石，脉来大者，二十日死。

砍刺出血不止者，其脉止。脉来大者，七日死。滑细者生。

从高颠仆，内有血，腹胀满，其脉坚强者生，小弱者，死。

按：破伤有瘀血在内，脉坚强实者生，虚小弱者死。若亡血过多，脉虚细小者生，浮大数实者死，皆为脉病不相应故也。

论伤损宜下

子和云：诸落马坠井，打扑伤损，闪肭损折，杖疮肿发，焮痛不止者，可峻下二三十行。痛止肿消，宜以通经散、导水丸等药，或加汤剂泻之，后服活血消肿散毒之药。

按：子和于堕车落马、杖疮闪肭者，俱用峻下。其有心恙，牙关紧急者，云是惊涎堵塞于上，俱用三圣散先吐后下。其法虽峻，然果有惊涎瘀血停留于内，焮痛肿胀发于外者，亦奏捷功。但于出血过多、老弱之人脉虚大者，亦当求责。

谨按：打扑金刃损伤，是不因气动而病生于外，外受有形之物所伤，乃血肉筋骨受病，非如六淫七情为病，有在气在血之分也。所以，损伤一证，专从血论，但须分其有瘀血停积。而亡血过多之证，盖打扑坠堕，皮不破而内损者，必有瘀血。若金刃伤皮出血，或致亡血过多，二者不可同法而治。有瘀血者，宜攻利之。若亡血者，兼补而行之。又察其所伤，有上下、轻重、浅深之异，经络气血多少之殊。唯宜先逐瘀血，通经络，和血止痛，然后调气养血，补益胃气，无不效也。顷见围城中军士被伤，不问头面、手足、胸背轻重，医者例以大黄等药利之，后大黄缺少，甚者，遂以巴豆代之，以为不于初时泻去毒气，后则多致危殆，至于略伤手指，亦悉以药利之。殊不知大黄之药，唯与有瘀血者相宜，其有亡血过多，元气胃气虚弱之人，不可服也。其巴豆大热有毒，只能破坚逐积，用于此疾，尤非切当。所以，有服下药过后，其脉愈见坚大，医者不察，又以为瘀血未尽，而复下之，因而夭折人命，可不慎欤。

攻下瘀血之剂

《金匮》：治马坠及一切筋骨损伤。大黄（切，浸成汤下）一两　绯帛（如手大，烧灰）　乱发（如鸡子大，烧灰）　炊单布（烧灰）一尺　败蒲一把三寸　桃仁（去皮尖，熬）四十九个　甘草（如中指节，炙锉）　上七味，以童子小便，量多少煎汤成，内酒一大盏，次下大黄，去滓，分温三服，先锉败蒲席半领煎汤，浴衣被处，斯须，通利数行，痛楚立差。

《发明》复元活血汤：治从高堕下，恶血留于胁下，疼痛不可忍。柴胡五钱　当归六钱　甘草二钱　川山甲（炮）三钱　大黄（酒浸）一两　桃仁（去皮尖）五十个　红花　瓜蒌根各二钱　上件，桃仁研烂，余药锉如麻豆大。每服一两，水二盏半，酒半盏，煎至七分，去滓，食前，大温服，以利为度。得利后，痛或不尽，服乳香神应散。《灵枢》云：坠堕，恶血留于胁下，则伤肝。肝胆之经行于胁下，属厥阴、少阳，宜以柴胡为引，用为君，以当归活血脉。又急者痛也，以甘草缓其急，亦能生新血，阳生阴长故也，为臣。川山甲、瓜蒌根、桃仁、红花，破血润血，为之佐。大黄酒制，以荡涤败血，为之使。

当归导气散：治损伤瘀血，大便不通，红肿暗青，疼痛昏闷，蓄血内壅欲死。大黄一两　当归三钱　麝香少许　上三味，除麝香另研外，为极细末，入麝香合匀。每服三钱，热酒一盏调下，食前，内瘀血去。或骨节伤折疼痛，接骨紫金丹治之。

《三因》鸡鸣散：治从高坠下，及木石所压，凡是损伤，瘀血凝滞，疼痛欲死，兼以此药推陈致新，神效。大黄（酒浸）一两　杏仁（去皮尖）三七粒　上研细，酒一碗，煎至六分，去滓。鸡鸣时服至晚，取下瘀血即愈。若便觉气绝，急擘开口，以热小便灌之。

按：已上四方，虽皆荡逐恶血之药，前三方，所以治血在肝经血分者也。后一方，所以治血在肺经气分者也。当以脉之浮沉表里别之。又海藏云：若登高坠下撞打，及伤心腹，胸中积血不散，以上中下三焦部分分之，以易老犀角地黄汤、桃仁承气、抵当汤之类下之。亦有以小便同煎治之者，更有内加生地黄、当归煎服者，亦有加大黄者，唯智者能择之。

破血止痛行经之剂

秘藏破血散：治乘马损伤，跌其脊骨，恶血流于胁下，其痛若楚，不能转侧。羌活　防风　桂各一钱　柴胡　连翘　当归梢　水蛭（炒，烟尽，研）各二钱　麝香（少许，另研）　一方有苏木一钱半。上件，分作二服，生煎取二大盏，酒水一盏，除水蛭、麝香外，另研如泥，煎余药一大盏，去滓，上火合，稍热，调二味，饥服之。

按：此太阳、阳明、少阳经药也。

地龙散：治腰脊痛，或打扑损伤，从高坠下，恶血留在太阳经中，令人腰脊或胫腨臂腰中痛不可忍。中桂　地龙各四分　黄柏　甘草各一钱　羌活二钱　苏木六分　麻黄半钱　桃仁六个　当归梢一分　上㕮咀，每服五钱，水二盏，煎一盏，去滓，温服。

按：此足太阳经药也。

发明乳香神应散：治从高坠下，疼痛不可忍，及腹中疼痛。乳香　没药　雄黑豆　桑白皮　独科栗子各一两　破故纸（炒）二两　上为末，每服五钱，醋一盏，砂石器内煎至六分，入麝香少许，温服。《宝鉴》有当归一两，水蛭（炒）半两。

圣灵丹：治一切打扑折伤，疼痛不可忍者。乳香五钱　乌梅（去核）五个　白米（《秘藏》作粟）一捻　莴苣子（一盏，炒黄）二两八钱　上为细末，炼蜜丸，弹子大。每服一丸，细嚼，热酒送下，一服时，痛不止，再服。

按：此二方，少阴经药也。

《三因》加味芎䓖汤：治打伤，败血入胃，呕吐黑血。川芎　当归　白芍　百合（浸半日）　荆芥穗各等分　上锉，每服四钱，水、酒各半煎。

元戎加味四物汤：治虚人损伤，不禁下之者。四物汤加川山甲煎服。

按：已上二方，厥阴例药，通前六方，皆温平之剂。

《局方》花蕊石散：治金刃伤，及打扑损伤，猫狗咬伤，或至死者，急于伤处擦药，其血化为黄水。如内损，血入脏腑，煎童子小便，入酒少许，调一钱服之，立效。妇人产后，恶血奔心，胎衣不下，以小便调一钱，取下恶物，效。硫黄（明净者）四两　花蕊石一斤　上二味，粗末，拌令匀，用纸筋和胶泥固济瓦罐子一个，入药在内，蜜泥封口了，焙干，安在四方砖上，上画八卦五行字，用炭一秤围烧，自巳午时，从下生火，直至经宿火尽，又经宿，已冷，取研极细，磁盒内盛。

按：此厥阴硫黄例药也。海藏云：有用此药以童便煎服，或酒调服之者，与寒药正分阴阳，不可不辨也。

补损当归散：治坠马落车，伤腕折臂疼痛，服此药疼痛即止，节骨即当相连。泽兰（炒菜）　附子（炮）各一钱　当归（炒）　蜀椒（炒）　甘草（炙）　桂心各五分　芎劳（炒）六分　上为细末，每服二钱，温酒调服，日三。忌生葱、猪肉、冷水、生菜。

按：此少阴、厥阴经药也。已上二方，皆温热之剂。

接骨之剂

发明紫金丹：定痛接骨。川乌（炮）　草乌（炮）各一两　灵脂（去土）半钱　木鳖子（去壳）　黑牵牛（生）　骨碎补　威灵仙　金毛狗脊　防风　自然铜（火煅醋淬七次）　地龙（去土）　乌药　青皮　陈皮　茴香各半钱　禹余粮（火煅醋淬）四两　没药　红药子　麝香各二钱半　上细末，醋糊为丸，如梧子大。每服十丸，至二十丸，温酒送下。病上，食后；病下，食前。

元戎接骨丹：没药　乳香　当归　川椒　自然铜（醋淬）　赤芍　骨碎补（炙）　败龟（炙）　虎骨　白芷各等分　千金藤（郁李仁是也）亦等分　又方加龙骨、川芎。上细末，化蜡半两，丸如弹子大。每服一丸，好酒半升，化开煎，用东南柳枝搅散，热服。

经验方：治打颠折骨损断，服此药，自顶心寻病至下，遇受病处则飒飒有声，觉药力习习往来则愈。自然铜（煅，醋淬，七次）一两　川乌（去皮尖）　松明节　乳香　血竭各三钱　龙骨（生）半两　地龙（去土，炒）半两　水蛭（炒）半两　没药　苏木各三钱　降真香半两　土狗（油浸，焙干）十个　上为末，每服五钱，无灰酒调下。病在上，食后；在下，食前。

按：以上三方，并出少阴，折全国各地例药也。其用毒药以行诸经，亦是瘀血已去者方可用。丹溪云：世以自然铜为接骨药，然此等方尽多，大抵在补气补血补土。俗工唯在速效以罔利，迎合病人之意。而铜非煅不可服，若新出火者，其火毒金毒相扇，挟香挟药毒，虽有接伤之功，而燥散之祸甚于刀剑，戒之。

杂　方

机要刀箭药：止血定痛没药散。定粉　风化灰各一两　乳香（另研）五分　枯矾（另研）三钱　没药（另研）一钱　上件各研为细末，同和匀，再研，掺用之。

《本事》地黄散：治金疮，止血除疼痛，避风，续筋骨，生肌肉。地黄苗　地菘青蒿　苍耳苗　生艾汁三合　赤芍（入水取汁）各五两　石灰三分　上五月五、七月七午时修合。以前药汁拌石灰阴干，入黄丹三两，更杵，罗细。凡金疮出血，用药封包不可动，十日差，无脓肿。

经验方：治打扑损筋伤骨折。吕显谟传。黄柏一两　半夏半两　上为细末，每用半两，生姜自然汁调如稀糊敷，用纸花贴，如干再敷。骨折先用绢帛封缚，次用沙木扎定，良久痛止。即痒觉热，乃是血活，筋骨复旧。轻者三五日，重者不过旬月。又方：治打扑损，肿痛不止。生姜自然汁、米醋、牛皮胶同熬，入马屁勃末不以多少，调如膏。以纸摊，傅肿处。

治刀伤斧斫：五倍子一味为末，干贴，神效。桑叶，阴干为末，干贴。如无，旋熨干贴之妙。

痹证门

《内经》叙痹

经云：风寒湿三气杂至，合而为痹，其风气胜者为行痹，寒气胜者为痛痹，湿气胜者为著痹，以冬遇此为骨痹，以春遇此为筋痹，以夏遇此为脉痹，以至阴遇此为肌痹，以秋遇此为皮痹。

按：本论备五脏等痹甚详，宜玩本文。

脉　法

《脉经》曰：脉涩而紧，痹病。

论痹证所因不同

陈无择云：虽三气合痹，其用不同，三气袭入经络，入于筋脉皮肉肌骨，久而不已，则入五脏。烦满喘而呕者，是痹客于肺；烦心上气嗌干，恐噫厥胀满者，是痹客于心；多饮，数小便，小腹痛如怀妊，夜卧则惊者，是痹客于肝；善胀尻，以代踵脊，以代头者，是痹客于肾；四肢懈惰，发渴呕沫，上为大寒者，是痹客于脾。又有肠痹胞痹，及六腑各有俞，风寒湿所中，治之随其腑俞，以施针灸之法，仍服逐三气发散等药，则病自愈。大抵痹之为病，寒多则痛，风多则行，湿多则著，在骨则重而不举，在脉则血凝不流，在筋则屈而不伸，在肉则不仁，在皮则寒。逢寒则急，逢热则纵。又有血痹，以类相从，外有支饮作痹。

谨按：痹之为证，有筋挛不伸，肌肉不仁者，与风证绝相似，故世俗多于风、痿、痹证通治，此千古之弊也。徐先生已于卷首分出痿证一门，大抵固当分其所因。风则阳受之，痹感风寒湿之气则阴受之，为病多重痛沉著，患者易得难去。如钱仲阳为宋之一代名医，自患周痹，止能移于手足，为之偏废，不能尽去，可见其为难治也。况今世俗，多类于风证通治，宜乎不能得其病情也。

论痹因虚所致

严氏曰：痹证因体虚，腠理空疏，受之而成，逢寒则急，逢热则纵，随所受邪气而生证也。诊其脉，大而涩为痹，脉来急亦为痹，又有风血痹，阴邪入于血经故也。

谨按：人感三气为痹者，正因形虚血虚尔，但有在肌皮血脉浅深之异，故入脏者死。虽陈氏具经论颇详，而其方未能以尽其变，学者自宜充扩。

温经胜湿之剂

《三因》附子汤：治风寒湿痹，骨节疼痛，皮肤不仁，肌肉重著，四肢缓纵。附子（生）　白芍　桂心　甘草　白茯苓　人参各三分　白术一两　上咬咀，每服四钱，水煎服。

按：此太阳例药，温中解表之剂。

疏风养血之剂

《三因》黄芪五物汤：治人骨弱肌重，因疲劳汗出，卧不时动摇，加以微风，遂作血痹，脉当阴阳俱微，尺中少紧，身体如风痹状。黄芪　芍药　桂心等分　上咬咀，每服四五钱，入姜枣煎。

严氏蠲痹汤：治身体烦疼，项背拘急，或痛或重，举动艰难，手足冷痹，腰腿沉重，筋脉无力。当归　芍药　黄芪　片子姜黄　羌活各一两半　甘草（炙）半两　上咬咀，每服四五钱，入姜枣煎。

黄芪酒：治风湿痹，身体顽麻，皮肤瘙痒，筋脉挛急，言语謇涩，手足不遂，时觉不仁。黄芪　防风　桂　天麻　萆薢　石斛　虎骨（炙）　白芍　当归　云母粉　白术　茵芋叶　木香　仙灵脾　甘草　川续断各等分　上锉，如麻豆大，以生绢袋盛好酒一斗浸之。春五、夏三、秋七、冬十日，每服一盏，温服之，不拘时。

防风汤：治血痹，皮肤不仁。防风二两　川独活　川当归　赤茯苓　秦艽　赤芍

黄芩各一两　桂心　杏仁　甘草（炙）各半两　上咬咀，每四五钱，入姜煎。

独活寄生汤：治肝肾虚弱，感风湿致痹，两胫缓纵，痹弱不仁。方见脚气门。

谨按：已上方多太阳例药也。大抵痹证有兼风兼湿，寒热独胜，腑脏所受不同，用者自宜扩充。然此证因虚而感，既著体不去，须制对证药，日夜饮之。虽留速不愈，能守病禁，不令入脏，庶可扶持也。如钱仲阳取茯苓，其大如斗者，以法啖之，阅月乃尽，由此虽偏废，而气骨坚悍如无疾者，寿八十二而终，惜乎其方无传。

治痰饮之剂

茯苓汤：治痰饮，手足麻痹，多唾眩晕。半夏　赤茯苓　橘红各一两　枳实　桔梗　甘草各半两　上咬咀，每服四五钱，入姜七片，水煎。

按：此言支饮能为痹证，即饮能为脚气证是也。大抵因虚而传注，邪客日久，荣卫壅郁，多致湿热，经缓不能自收持，如逢热则纵也。已上方未能尽其例，用者自宜通变也。

腰痛门

《内经》叙诸经腰痛

经曰：足太阳脉令人腰痛，引项脊尻痛如重状。少阳令人腰痛，如以针刺其皮中，循循然不可以俯仰，不可以顾。阳明令人腰痛，不可以顾，顾如有见者善悲。足少阴令人腰痛，痛引脊内廉。厥阴之脉令人腰痛，腰中如张弓弩弦。太阴散腰痛，下如有横木居其中，甚则遗溲。

按：本论备言诸经，及奇经同阴解脉等为痛，并刺法甚详，宜玩本文。

又曰：太阳所至为腰痛，巨阳虚则腰、背、头、项痛。是动，则项如拔夹，脊痛腰似折，髀不可以曲。腰者肾之府，转摇不能，肾将惫矣。

《脉经》曰：凡有所用力举重，若入房过度，汗出如浴水，则伤肾。肾胀者，腹满引背央央然腰髀痛。肾着之为病，从腰以下冷，腰重如带五千钱。

按：此云用力已下为内伤，肾着是外因也。

脉　法

《脉经》曰：尺脉沉，腰脊痛。腰痛，时时失精，饮食减少，其脉洪滑而迟，此为可治。

刘三点曰：腰痛之脉，皆沉而弦，沉弦而紧者为寒，沉弦而浮者为风，沉弦而濡细者为湿，沉弦而实者为闪朒。

论腰痛为虚宜补

东垣曰：太阳气虚，则邪客之痛病生矣。夫邪者是风热寒湿燥皆能为病。大抵寒湿多而风热少，然有房室劳伤，肾虚腰痛者，是阳气虚弱，不能运动故也，阳之不足宜补阳。如膏粱之人，久服阳药，醉以入房，损其真阴，肾气热则腰脊痛而不能举，久则髓减骨枯，骨枯发为骨痿。阴不足宜补阴。

论腰痛宜刺

经云：腰痛上寒不可顾，取足太阳阳明，上热取足厥阴，不可以俯仰，刺足少阳。东垣曰：盖足之三阳从头走足，足之三阴从足入腹，经所过处，皆能为痛，治之者当审其何经所过，分别循其空穴而刺之，审其寒热而药之。假令足太阳令人腰痛，引项脊尻背如重状，刺其郄中，太阳二经出血，余皆仿此。

按：本篇论刺法甚详，宜玩本文。然太阳腰痛，刺委中出血效速，王注经中更言灸，疑误。灸者，宜肾俞、腰俞穴。

论腰痛宜下

子和云：腰者肾之府，为大关节，血气不行，则沉痛不能转侧，世人多服补肾药，鲜有效者，唯用牵牛、甘遂等药大泻其湿，其痛自可。

按：此论治，只是谓气郁气挫，经壅血瘀及湿热甚者，宜行此法。至于气血不足、肾虚之类，皆未宜轻举，宜以脉体别之。丹溪有曰：腰痛脉大者，肾虚。脉涩者，瘀血。有湿热或痰者，不可不辨。

论腰痛分三因

陈无择云：六经腰痛皆外因，大抵太阳少阴多中寒，少阳厥阴多中风热，太阴阳明多燥湿，以类推之。失志伤肾，郁怒伤肝，忧思伤脾，皆致腰痛者。以肝肾同系，脾胃表里，脾滞胃闭，最致腰痛，其证虚赢不足，面目黧黑，远行久立，力不能尽，失志所为也。腹急胁胀，目视晄晄，所祈不得，意淫于外，宗筋弛纵及白淫郁怒所为也。肌肉濡渍，痹而不仁，饮食不化，肠胃胀满，闭坠腰胁，忧思所为也，此属内因。肾著腰痛，腰冷如冰，身重不渴，小便自利，食饮如故，腰以下冷重，如带五千钱，因作劳汗出，衣裹冷湿，久久得之。臀腰伛偻，肿重引季胁痛，因于坠堕，恶血流滞，房劳疲力，耗竭精气，致腰疼痛，此属不内外因，补泻施治。

按：此所论病机甚详，惜乎方治所略，今聊具其例一二于左，学者自宜推格。

治风之剂

小续命汤：治因风腰痛。

《三因》独活寄生汤：治肾虚，卧冷湿当风所得。独活三两　桑寄生　杜仲（炒）细辛　牛膝　秦艽　茯苓　白芍　桂心　川芎　防风　甘草（炙）人参　熟地黄　当归各等分　上㕮咀，每四钱，水煎，空心服。

按：此足少阴、厥阴药也。

牛膝酒：治伤风毒，腰痛。牛膝　川芎　羌活　地骨皮　五加皮　薏苡仁各一两　甘草生　地黄各十两　海桐皮二两　杜仲一两　上㕮咀，帛裹，入无灰酒浸，冬二七日，夏三五日，每服一杯，日三五次。

按：此足太阳、少阴药也。

治寒湿之剂

济生术附汤：治湿伤肾经，腰重冷痛，小便自利。附子　白术各一两　杜仲（炒）半两　上㕮咀，每四钱，入姜煎。

《三因》肾著汤：治肾虚为病，身重腰冷，如水洗状，不渴，小便自利，食如故，腰以下冷痛，如带五千钱。茯苓　白术各四两　干姜　甘草（炙）各二两　上㕮咀，每四钱，水煎，空心冷服。本方姜、苓各四两。

按：此二方足少阴药也。

治风寒湿之剂

《局方》五积散：治外感寒湿，脾胃气闭，腰痛。

东垣川芎肉桂汤：治冬月露卧，感寒湿，腰痛，用此代针。羌活一钱半　柴胡　肉桂　桃仁　当归尾　苍术　甘草（炙）川芎各一钱　独活　神曲各半钱　防风　汉防己（酒制）各三分　上㕮咀，作一服，好酒三盏，煎至一盏，食前暖处温服。

麻黄苍术汤：治寒湿所客，身体沉重，腰痛，面色痿黄。麻黄　泽泻　白茯苓　炒曲　陈皮各一钱　苍术二钱　杏仁十个　桂枝　草豆蔻　半夏　猪苓各半钱　黄芪三分　甘草（炙）二钱　上㕮咀，作一服，水煎，食前温服。

按：此足太阳、少阴药也。

治湿热之剂

东垣独活汤：治因劳役湿热自盛，腰痛如折，沉重如山。羌活　防风　独活　桂　大黄（煨）泽泻各三钱　甘草（炙）二钱　当归　连翘各半两　防己　黄柏（酒制）各一两　桃仁三十个　上㕮咀，每半两，酒水各半盏煎，空心热服。

按：此足太阳、少阴表里药也。

苍术汤：治湿热腰腿疼痛。苍术三钱　柴胡二钱　黄柏　防风各一钱　上作一服，水煎，空心温服。

健步丸：治下虚湿热，腰腿疼痛。

谨按：腰痛亦有内因寒热致者，详见《妇人门·师尼寡妇之治》论中，宜随证为治，故其例不复具也。

攻下之剂

《三因》**热大黄汤：**治坠堕闪肭，腰痛不能屈伸。大黄（炒）　生姜各半两　上㕮咀，水浸一夜，五更去滓，顿服之。

按：此阳明例药也。

子和益肾散：甘遂，上为末，每三钱，猭猪腰子细劈开，以盐、椒等物淹透，烂切，掺药在内；荷叶裹，烧熟，酒送嚼下。

按：此足少阴例药也。

理气之剂

《局方》**小七香丸：**治郁怒忧思，或因闪挫颠扑，一切气滞腰痛。丁皮　香附　甘草各一两二钱　蓬术　砂仁各二钱　甘松八钱　益智仁六钱　上为末，水浸蒸饼，丸如绿豆大。每三二十丸，米饮下。

《易简》**枳壳汤：**治腰背气动发痛。枳壳五两　甘草一两　上为末，葱白汤调下一二钱，服讫，即卧少时。

按：已上并太阴例药也。

理血之剂

《元戎》**加味四物汤：**治瘀血腰痛。本方加桃仁、红花。

按：此厥阴例药也。

东垣地龙散：治打扑伤损，从高坠下，恶血在太阳经中，令人腰脊或胫臑臂痛，股中痛不可忍，鼻壅塞不通。中桂四分　桃仁六个　羌活二钱　独活　黄柏各一钱　麻黄半钱　当归一分　地龙四分　甘草一钱　苏木六分　上㕮咀，每五钱，水煎服。

按：此出太阳例药也。

通关节之剂

《济生》**庵䕡丸：**治坠堕闪肭，血气凝滞，腰痛。庵䕡子半两　没药　乳香各二钱半　补骨脂（炒）　威灵仙　杜仲（炒）　桂　当归各半两　上为末，酒糊丸如桐子大。

每七十丸，空心，盐酒、盐汤任下。

东垣趁痛丸：治打扑闪损，腰痛不可忍。白萆苢子（炒黄）　白粟米（炒）　乳香　没药各一钱　乌梅一个　上为末，蒸饼为丸，如弹子大。每服一丸，细嚼，用温酒空心下。

按：此出厥阴例药也。

补　剂

《局方》青娥丸：治肾虚腰痛，或风寒乘之，血气相搏为痛。杜仲（姜炒）一斤　破故纸（炒）八两　胡桃二十个　上为末，蒜四两为膏，和丸如梧子大。每三十丸，空心温酒送下。一法：酒糊丸，不用蒜。

黄芪建中汤：治男女诸虚不足，身重短气，腰背强痛。（方见补虚门）

《三因》安肾丸：治肾虚腰痛。破故纸（炒）　胡芦巴（炒）　茴香（炒）　川楝子（炒）　续断（炒）各三两　桃仁（炒）　杏仁（炒）　山药　茯苓各二两　上为末，蜜丸梧子大。每五十丸，空心盐汤下。

《百一选方》补髓丹：治老人虚弱，肾伤腰痛，不可屈伸。杜仲（炒）　破故纸（用芝麻五两同炒，以芝麻黑色、无声为度，筛去芝麻不用）各十两　鹿茸（燎去毛，酒浸，炙）一两　没药（另研）二两　上为末，和匀，用胡桃肉三十个，浸去皮，杵为膏，入面少许，煮糊丸，如梧子大。每百丸，温酒、盐汤任下。

摩腰膏：治伤寒湿腰痛。附尖　乌头尖　南星各二钱半　炒姜一钱　雄黄　樟脑　丁香各一钱半　麝香五粒　上末，炼蜜为膏，姜汁化如弹大，放掌中，火上烘热摩之。

按：此法以代灸之意，灸者宜肾俞二穴、腰俞一穴，见《资生经》。

《奇效良方》

明·董宿

正骨兼金镞门附论

《内经》云：人有所堕坠，恶血留内，腹中胀满，不得前后，先饮利药。此上伤厥阴之脉，下伤少阴之络，刺足内踝之下、然谷之前血脉出血，刺足跗上动脉，不已，刺三毛上各一痏，见血立已。左刺右，右刺左。《灵枢》云：有所堕坠，恶血留于内，若有所大怒，气上而不下，积于胁下则伤肝。又中风及有所击打，若醉入房，汗出伤风则伤脾。又头痛不可取于腧，有所击堕恶血。恶血在于内，痛不已，可侧刺，不可远取也。《内经》又云：肝脉搏坚而长，色不青，当病堕。若搏因血在胁下，令人呕逆。《金匮》云：寸口脉浮微而涩，皆当亡血。设不出汗者，其身有疮，亡血故也。子和云：诸落马坠井，打扑伤损，闪肭伤折，杖疮肿散，焮痛不止者，可峻下之，痛止肿消。宜以通经散等药治之。此堕坠之病，《内经》《灵枢》《金匮》、子和，所论其详。独正骨兼金镞科，唯危氏言整顿手法。折伤手足，各有六出臼，四折骨，背脊骨折法，十不治，并用药法，则至矣尽矣。后田马骑启发前人之书，补其阙略，经义大同小异。此科之书，当重危氏。今之学者，专攻治外，不行诊视，不明其脉焉。知内伤轻重，因此之误，不浅浅哉。若能识折伤出臼，出臼处搦入其窠，折伤处依法夹缚，明脉理在何经受证，用后项次序之药，终无夭阙之祸，可不谨乎。

《医学正传》

明·虞抟

腰 痛

论《内经》曰：足太阳脉令人腰痛，引项脊尻背如重状。少阳腰痛，如以针刺其皮中，循循然不可以俯仰，不可以顾。阳明腰痛，不可以顾，顾如有见者，善悲。足少阴腰痛，痛引脊内廉。厥阴腰痛，腰中如张弓弩弦。太阴腰痛，热甚生烦，腰下如有横木居其中，甚者遗溲。又曰：太阳所至为腰痛。巨阳虚则腰背颈项痛，是动则病项如拔，脊痛腰似折，髀不可以曲。又曰：腰者肾之府，转摇不能，肾将惫矣。《脉经》曰：凡有所用力举重，若入房过度，汗出如浴水，则伤肾。肾胀者，腹满引背央央然，腰髀痛。又有肾著之病，从腰以下冷，腰重如带五千钱。若夫腰痛之证，虽有六经见候之不同，挫闪肾著之或异，或瘀血，或风寒，或湿痰流注，种种不一，原其所由，未必不因房室过度、负重劳伤之所致也，经曰：邪之所凑，其气必虚是也。治法，虚者补之，杜仲、黄柏、肉桂、当归、五味、菟丝子、天门冬、熟地黄之类。风者散之，麻黄、防风、羌活、独活之类。寒者温之，肉桂、附子、干姜之类。挫闪者行之，当归、苏木、乳香、没药、桃仁、红花之类。瘀血者逐之，大黄、牵牛、桃仁、水蛭、虻虫之类。湿痰流注者消导之，苍术、川芎、香附、白芷、枳实、橘红、半夏、茯苓之类。宜各类推而治之，不可执一论也。

脉 法

《脉经》曰：尺脉沉，腰背痛。凡腰痛时时失精，饮食减少，其脉沉滑而迟，此为可治。腰痛之脉皆沉弦，沉弦而紧者为寒，沉弦而浮者为风，沉弦而濡细者为湿，沉弦而实者为挫闪。

丹溪曰：脉必沉而弦，沉为滞，弦为虚，涩者是瘀血，缓者是湿，滑者伏者是痰，大者是肾虚也。

方 法

丹溪曰：有肾虚，有瘀血，有湿热，有挫闪，有痰。诸腰痛不可用补气药，亦不宜峻用寒凉药。

肾虚腰痛，用杜仲、黄柏、龟板、知母、枸杞子、五味子、猪脊骨髓丸服。

瘀血宜行血顺气，用补阴丸加桃仁、红花，外用三棱针于委中穴出血，以其血滞于下也。湿宜燥湿行气，用黄柏、杜仲、苍术、川芎之类。

戴氏曰：疼之不已，为肾虚也。日轻夜重者，是瘀血也。遇天阴及久坐而发者，是湿也。痰宜南星、半夏，加快气药佐之，使痰随气运。腰曲不能伸者，针委中立愈。肾著为病，其体重，腰冷如冰，饮食如故，小便自利，腰以下冷痛而重，治宜流湿兼用温药。

麻　木

《内经》曰：风寒湿三气，合而为痹。故风气胜者为行痹，寒气胜者为痛痹，湿气胜者为著痹。河间曰：留著不去，四肢麻木拘挛也。经又曰：痛者，寒气多也，有寒故痛也。其不痛不仁者，病久入深，荣卫之行涩，经络时疏，故不痛；皮肤不营，故为不仁。夫所谓不仁者，或周身或四肢，唧唧然麻木，不知痛痒，如绳扎缚初解之状，古方名为麻痹者是也。丹溪曰：麻是气虚，木是湿痰死血，然则曰麻曰木者，以不仁中而分为二也。虽然，亦有气血俱虚，但麻而不木者。亦有虚而感湿，麻木兼作者。又有因虚而风寒湿三气乘之，故周身掣痛兼麻木并作者，古方谓之周痹，治法宜先汗而后补也。医者宜各以类推而治之，不可执一不见。

脉　法

脉浮而濡属气虚。关前得之，麻在上体；关后得之，麻在下体也。

脉浮有缓，属湿，为麻痹。脉紧而浮，属寒，为痛痹。脉涩而芤，属死血，为木，不知痛痒。

方　法

丹溪曰：十指麻木，是胃中有湿痰死血，宜二陈汤加苍术、白术、桃仁、红花，少加附子行经。

痛风（古名痛痹）

《内经》曰：诸风掉眩，强直支痛，緛戾里急筋缩，皆足厥阴风木之位，肝胆之气也。又曰：风寒湿三气杂至，合而为痹。其风气胜者为行痹，寒气胜者为痛痹，湿气胜者为著痹。以冬遇此为骨痹，以春遇此为筋痹，以夏遇此为脉痹，以至阴（六月也）遇此为肌痹，以秋遇此为皮痹。夫古之所谓痛痹者，即今之痛风也。诸方书又谓之白虎历节风，以其走痛于四肢骨节，如虎咬之状，而以其名名之耳。丹溪曰：大率因血虚受热，其血已自沸腾，或加之以涉水受湿，热血得寒，污浊凝滞，不得运行，所以作痛。夜则痛甚，行于阴也。治以辛温，监以辛凉，流散寒湿，开通郁结，使血行气和，更能慎口节欲，无有不安者也。

脉　法

《脉经》曰：脉涩而紧者痹。少阴脉浮而弱，弱则血不足，浮则为风，风血相搏，则疼痛如掣。盛人脉涩小，短气自汗出，历节痛不可屈伸，此皆饮酒汗出当风所致也。

寸口脉沉而弦，沉则主骨，弦则主筋，沉则为肾，弦则为肝，汗出入水中，因水伤心，历节痛而黄汗出，故曰历节风也。

味酸则伤筋，筋伤则缓，名曰泄；味咸则伤骨，骨伤则痿，名曰枯；枯泄相搏，名断泄。荣气不通，卫不独行，荣卫俱微，三焦无御，四属断绝，身体羸瘦，独足肿大，黄汗出，胫冷，假令发热，变为历节风，疼痛不可屈伸。

方　法

丹溪曰：因湿痰浊血流注为病，以其在下焦，道路远，非乌附气壮不能行，故用为引经，若以为主治之，非唯无益而有杀之毒。此病必行气流湿舒风，导滞血，补新血，降阳升阴。治有先后，须明分肿与不肿可也。不可食肉，肉属阳，大能助火。素有火盛者，小水不能制，若食肉厚味，下有遗溺，上有痞闷，须将鱼腥、面酱、酒醋皆断去之。先以二陈汤加酒浸白芍药，少佐以黄连降心火，看作何应，又为区处也。

大法用苍术、南星、川芎、白芷、当归、酒芩，在上者加羌活、桂枝、桔梗、威灵仙，在下者加牛膝、防己、木通、黄柏。

《外科正宗》

明·陈实功

跌 扑

跌扑者，有已破、未破之分，亡血、瘀血之故。且如从高坠堕而未经损破皮肉者，必有瘀血流注脏腑，人必昏沉不省，二便必难，当以大成汤通利二便，其人自苏，不醒者，独参汤救之。寻常坠堕，轻者以复元活血汤调之，又如损伤骨节，筋断血流不止者，独胜散止之，次用花蕊石散搽之。又有跌断骨节大损等症。此则另有专门接骨扎缚，未及详注也。

金 疮

金疮乃刀刃所伤，或有磁锋割损，浅者皮破血流而已，深者筋断血飞不住。皮破者，桃花散掺之，其血自止；筋断者，如圣金刀散掺札。止复又流者，此症急用玉红膏涂伤处，膏盖长肉，盖筋、骨、肉方断，斯人面色必黄，外避风寒，内忌冷物，终保无妨。有失血过多者，独参汤、八珍汤补助为要，此无外法矣。

附骨疽（附：鹤膝风）

夫附骨疽者，乃阴寒入骨之症也。但人之气血生平壮实，虽遇寒冷则邪不入骨。凡人者，皆由体虚之人，夏秋露卧，寒湿内袭；或房欲之后，盖复单薄，寒气乘虚入里，遂成斯疾也。初起则寒热交作，稍似风邪，随后臀腿筋骨作痛，不热不红，疼至彻骨，甚者曲伸不能转侧。日久阴变为阳，寒化为热，热甚而腐肉为脓，此疽已成也。凡治此症，初起寒热作痛时，便用五积散加牛膝、红花，发汗散寒，通行经络，或万灵丹发汗亦可；次以大防风汤行经活血、渗湿补虚。

以上之症，皆由元气不足中来，不可误用损脾、泄气、败毒等药，外禁寒凉等法，如误用之，必致气血冰凝，内肉瘀腐，日久化为污水败脓，流而不禁者终死。又有鹤膝风，乃足三阴亏损之症。初起寒热交作时，亦宜五积散加牛膝、红花，或万灵丹发汗俱可；如汗后肿痛仍不消减，此阴寒深扰，以大防风汤温暖经络，重者兼灸膝眼二穴，敷以琥珀膏，亦可渐渐取效。又如以上之法俱不效者，终成痼疾，不必强药消之，只宜先天大造丸、史国公酒药每常服之，终年亦可转重就轻，移步行履，尚可图也。

附骨疽看法

初起身微寒热，饮食如常，结肿微红，疼不附骨者顺。已成举动自便，结肿成囊，疼痛有时，脓易成者为吉。已溃脓稠，肿消痛减，身体轻便，醒苏肿隐，不热者吉。溃后元气易复，饮食易进，内肉易实，脓水易干者吉。

初起身发寒热，漫肿色白，肢体牵强，疼痛附骨者险。已成举动不便，通腿漫肿，不热不红，不作脓者为险。

附骨疽治法

初起发热恶寒，身体拘急，腿脚肿痛，脉浮紧者散之。已成腿脚肿痛，皮色不变，上下通肿者，散寒、温经络。寒热作肿，色白光亮，按之如泥不起者，宜健脾渗湿。身体无热恶寒，脉迟而涩，腿肿不热者，养血、温经络。暑中三阴，脉洪而数，腿脚焮肿，口干便燥者，宜下之。已溃脓水清稀，饮食减少，形体消瘦者，补中健脾胃。溃后肿痛不减，脓水不止，虚热不退者，温中养气血。愈后筋骨牵强，屈伸不便者，宜滋养气血，通利关节。

《韩氏医通》

明·韩懋

诸论章

天地万物，气成形也。不位不育，病之时也。人之养气践形而致中和者，医之道也。失而至于针砭药饵，第二义矣。易无妄九五曰：无妄之疾，勿药有喜。孔子曰：无妄之药，不可试也。此最上义也，得医之最上义者，气之冲，神之化，皆此身之真息以踵也。卢扁指竖子，华佗剖肠腑，白玉蟾呵臀痈，药饵云乎哉，针砭云乎哉。

土为冲气，脾胃为谷气，冲气寄旺，谷气辅运，无一刻之停，此所谓真息也，而以踵焉。至虚之地，气之枢而神之舍也。故曰：万物负阴而抱阳，冲气以为和。夫然后知医之造化裁成，胥此焉出矣。易曰：神而明之，存乎其人。

神农尝百草，虽非经见，理或有之。轩岐尹咸多古书，要难尽信。周礼大司巫掌医卜，则医之为道也，技焉尔矣。

秦汉以前，有说无方，故风经诸书，郑重觇缕，亦多累世附会，窜杂之言。汉魏而下，有方无说。非无说也，言愈多而理愈晦也。自张、刘、戴、李诸君子出，立法分类，原病处方，而后经旨灿然。丹溪朱彦修乃集名医之大成，尊《素》《难》如六经，以诸子为羽翼，医之为技，庶乎其显著矣。今之日诸书充栋，学者望详，安得起群公而就正，删述一番，有经有传有史，俾医道不沦于远泥，而有以达中和极致之功，然后为快耶。

药性裁成章

标病攻击，宜生料，气全力强。本病服饵，宜制炼调剂。太成病在元气，宜醇澹。味性纯一，醇也。出五味外，澹也。太羹元酒。

人参炼膏，回元气于无何有之乡，王道也。黑附子回阳，霸功赫奕。甘草调元，无可无不可。

当归主血分之病，川产力刚可攻，秦产力柔宜补。凡用，本病酒制，而痰独以姜汁浸透。导血归血之理，熟地黄亦然。血虚以人参、石脂为佐。血热以生地黄、姜黄、条芩，不绝生化之源。血积配以大黄。妇人形肥，血化为痰，二味姜浸，佐以利水道药，要之。血药不容舍当归，故古方四物汤以为君，芍药为臣，地黄分生熟为佐，川芎为使，可谓典要云。

香附主气分之病，香能窜，苦能降，推陈致新，故诸书皆云益气，而谷有耗气之讥。女科之专非也。治本病略炒，兼血以酒煮，痰以姜汁，虚以童便浸，实以盐水煮，积以醋浸水煮。妇人血用事，气行则无痰。老人精枯血闭，唯气是资。小儿气日充，形乃日香，无不升降。以小茴香，可行经络，而盐炒则补肾间元气。香附为君，参芪为臣，甘草为佐，治气虚甚速。佐以厚朴之类，快壅积。莪棱之类，攻其甚者。予常避诸香药之热，而用檀香佐附，流动诸气，极妙。

《外科发挥》

明·薛己

伤损脉法

《内经》云：肝脉搏坚而长，色不青，当病堕。若搏，因血在胁下，令人呕逆。

《金匮》云：寸口脉浮微而涩，然当亡血，若汗出。设不汗出者，当身有疮被刀斧所伤，亡血故也。

《脉经》云：金疮出血太多，其脉虚细者生，数实者死。金疮出血，脉沉小者生，浮大者死。砍刺出血不止者，其脉来大者七日死，滑细者生。从高颠仆，内有瘀血腹胀，脉坚强者生，小弱者死。破伤有瘀血在内，脉坚强实则生，虚小弱者死。若亡血过多，脉细小者生，浮大数实者死，皆为脉病不相应，故也。

一妇人臀痈将愈，患破伤风，发热搐搦，脉浮数，余以当归地黄汤治之。彼不信，乃服发散败毒药，果甚，始信而服之，至数剂而痊。夫破伤风之症，须分表里，别虚实，不可一概治之。《原病式》云：夫破伤中风之由者，因疮热甚郁结，而荣卫不得宣通，怫热因之遍身，故多白痂，是时疮口闭塞，气难通泄，热甚则生风，不已，则表传于里者也。但有风热微甚，兼化，故殊异矣。大凡破伤中风，风热燥甚，怫郁在表，而里气尚平者，善伸数欠，筋脉拘急，时或恶寒，或筋惕而翻，脉浮数而弦者，宜以辛热治风之药，开冲结滞；是与伤寒表热怫郁，而以麻黄汤辛热发散者同也。凡用辛热开冲风热结滞，宜以寒药佐之则良，免致药中病而风热转甚也。如治伤寒发热，用麻黄、桂枝，加黄芩、石膏、知母之类是也。若世以甘草、滑石、葱、豉寒药发散甚妙。若表已，渐伤入里，里入未大甚，而脉在肌肉者，宜以退风热、开结滞之寒药调之，或微加治风，辛热亦得，犹伤寒在半表半里，而以小柴和解之意也。若里热已甚而舌强口噤，项背反张，惊搐惕搦，涎唾稠黏，胸腹满塞，而或便溺闭结，或时汗出，脉洪数而弦也。然出汗者，由风热郁甚于里，而表热稍罢，则腠理疏泄，而心火热甚，故汗出也，法宜除风散结，寒药下之，后以退风热、开郁结之寒药调之，而热退结散，则风自愈矣。凡治此，亦宜按摩导引及以药撬开牙关，勿令口噤，使粥药得下也。

《病机》云：破伤风者，有因卒暴伤损风袭之间，传播经络，致使寒热更作，身体反张，口噤不开，甚者邪气入藏。有因诸疮不瘥，荣卫俱虚，肌肉不生，疮眼不合，邪亦能外入于疮，为破伤风之候。有诸疮不瘥，举世皆言著灸为上，是为热疮，而不知火热客毒，遂经诸变，不可胜数。微则发热，甚则生风而搐，或角弓反张，口噤目斜，亦有破伤，不灸而病，此者因疮着白痂，疮口闭塞，气难通泄，故阳热易为郁结，热甚则生风也。徐用诚云：此论所因有四：二者，因疮口入风，似属外因；一者因灸逐热，似属不内外因；一者因疮口闭塞，内热生风，似属内因也。又云：破伤风证，古方药甚论少，岂非以此疾，与中风同论，故不另立条目也。唯河间论与伤寒表里中三法同治，用药甚详。其言病因，有因外伤于风；有因灸及内热所作者，然与中风相似也。但中风之人，尚可淹延岁月，而破伤风者犯之，多致不救。盖中风在经、在脏、在腑之异，独入脏者最难治。破伤风，或始而出血过多，或疮早闭合，瘀血停滞，俱是血，受病属五脏之所主，故此风所伤，始虽在表，随即必传入脏，故多死也。此病或疮口坦露，不避风寒而有所伤，或疮口闭合，密避风邪而及，病已十分安全，而忽有此，大抵皆由内气虚，而有郁热者得之。若内气壮实，而无郁热者，虽伤而无所害也。

《外科枢要》

明·薛己

论附骨疽

附骨疽有因露卧，风寒深袭于骨者；有因形气损伤，不能起发者；有克伐之剂，亏损元气，不能发出者；有因外敷寒药，血凝结于内者。凡此皆宜灸熨患处，解散毒气，补接阳气，温补脾胃为主。若饮食如常，先用仙方活命饮解毒散郁，随用六君子汤补托荣气。若体倦食少，但用前汤，培养诸脏，使邪不得胜正。若脓已成，即针之，使毒不得内侵。带生用针亦无妨，如用火针，亦不痛，且使易敛。其隔蒜灸能解毒行气，葱熨法能助阳气行壅滞，此虽不见于方书，余常用之，大效。其功不能尽述，唯气血虚脱者，不应。

南司马王荆山腿肿作痛，寒热作渴，饮食如常，脉洪数而有力。此足三阳经湿热壅滞，用槟苏败毒散，一剂而寒热止，再剂而肿痛消，更用逍遥散而元气复。两月后因怒，肿痛如锥，赤晕散漫，用活命饮二剂而痛缓；又用八珍汤，加柴胡、山栀、丹皮而痛止。复因劳役，倦怠懒食，腿重头晕，此脾胃气虚而不能升举也。用补中益气加蔓荆子而安。

一儒者左腿微肿，肉色如故，饮食少思，此真气虚而湿邪内袭也。盖诸气皆禀于胃，法当补胃壮气，遂用六君加藿香、木香、当归，数剂饮食渐进；更以十全大补，元气渐复而愈。

一儒者两腿肿痛，肉色不变，恶寒发热，饮食少思，肢体倦怠，脾气不足，湿痰下注也。以补中益气加茯苓、半夏、芍药二剂，寒热退而肿痛消；又十余剂，脾胃壮而形体健。

一男子患此入房，两臂硬肿，二便不通。余谓：肾开窍于二阴，乃肝肾亏损也。用六味丸料加车前、牛膝而二便利；用补中益气而肿硬消。喜其年少得生。

一上舍内痛如锥，肉色如故，面黄懒食，痛甚作呕，此痛伤胃也。用六君子以壮其脾胃，用十全大补以助其脓而针之。更用前汤，倍加参、芪、芎、归、麦门、五味、远志、贝母而疮敛。

一男子因负重，饮食失节，胸间作痛，误认为疮毒。服大黄等药，右腿股肿，肉色如故，头痛恶寒，喘渴发热，脉洪大而无力。此劳伤元气，药伤胃气而然耳。用补中益气汤四剂，又用十全大补汤数剂，喜其年少而得愈。

论多骨疽

多骨疽者，由疮疡久溃，气血不能营于患处，邪气陷袭，久则烂筋腐骨而脱出，属足三阴亏损之症也。用补中益气汤以固根本。若阴火发热者，佐以六味丸，壮水之主，以镇阳光。阳气虚寒者，佐以八味丸，益火之源，以消阴翳。外以附子饼葱熨法，祛散寒邪，补接荣气，则骨自脱，疮自敛也。夫肾主骨，若肾气亏损，其骨渐肿，荏苒岁月，溃而出骨，亦用前法。若投以克伐之剂，复伤真气，鲜有不误者。

治 验

举人于廷器，腿患流注，年余出腐骨少许。午前畏寒，午后发热，口干痰唾，小便频数。余以为足三阴亏损，朝用补中益气汤，夕用六味丸料，加黄芪、当归、五味子，各三十余剂，外用豆豉饼，诸症渐愈。又以十全大补之类，喜其慎疾而愈。

一儒者患附骨疽，失于调补，疮口不敛，日出清脓少许，已而常出三腐骨。其脉但数而无邪，此气血虚，疮结脓管，而不能愈。纴以乌金膏，日服十全大补汤而愈。

上舍王廷璋，患前症，三年未愈。肢体消瘦，饮食难化，手足并冷，大便不通，手足阴冷。余谓：此阳气虚寒。用补中益气、八味丸，及灸其患处而痊。

一男子上腭肿硬，年余方溃，内热作渴，肢体消瘦，六脉洪大，左手尤甚。用补中益气汤、六味丸，出腐骨一块。仍服前药，诸症悉去，疮口亦敛。

一男子十六岁，间足肿黯，溃而露骨，体瘦盗汗，发热口干。用十全大补汤、六味地黄丸，各五十余剂而愈。不然，多变瘵症，或沥尽气血而亡。

一妇人年三十余素弱，左手背渐肿，一年后溃出清脓，肿黯连臂，内热晡热，自汗盗汗，经水两月一至。此肝脾气血亏损，朝用归脾汤，夕用逍遥散，肿处频用葱熨法，两月余，诸症渐愈。疮出腐骨，仍服前药，前后共三百余剂得痊。

《幼科类萃》

王 銮

作者王銮,字文融,号容湖(生活于十六世纪),乌程(今浙江省湖州市)人,为明代医家。此书约成于公元 1502—1534 年。

鹤节证治

小儿禀受不足,血气不充,故肌肉瘦薄,骨节呈露如鹤之膝,抑亦肾虚得之。肾虚则精髓内耗,肤革不荣,易为邪气所袭,日就枯悴,其殆鹤膝之节乎。钱氏地黄丸,本方加鹿茸酥、炙牛膝各三钱,合服饵一同,三岁以上与十五丸。

行迟证治

骨者,髓之所养,小儿血气不充,则髓不满骨,故软弱不能行,抑亦肾肝俱虚得之。肝主筋,筋弱而不能束也。

地黄丸加牛膝、五加皮、酒炙鹿茸。

虎胫骨(酒炙) 生干地黄 酸枣仁(酒浸,去皮,炒香) 辣桂 白茯苓 防风 当归 川芎 牛膝等分 上末,每服一钱半,以粥饮调,次入好酒二点再调,食前服,日二剂。

《幼科发挥》

明·万全

万全，字密斋（公元1495—1573年），湖北省罗田县人，为明代医学家。此书成于公元1549年。

肾脏主病

肾主虚无实，地黄丸主之。

"唯疮疹肾实则黑陷"，此非钱氏之语，乃记者之误焉，而不详者也。以启后人之疑，有泻肾之方，如百祥丸之类，有补肾泻肾之论，令儿夭折，尽信书则不如无书也。盖人之一身，肺主皮毛，心主血脉，脾主肌肉，肝主筋，肾主骨髓。五脏之有肾，犹四时之有冬也。疮疹之毒，乃自骨髓出现于筋肉、血脉、皮肤之外，如品物之翕聚于冬者，发散而为春之生、夏之长、秋之收也。变黑归肾则不能发散于处，而反陷于内，此肾中真气之虚，邪气之实，所以立百祥丸、牛李膏以泻肾中之邪气，非泻肾之真气也。况肾中之水，润泽光壮，由津液之充满也。疮疹黑陷者，正肾主虚，水不胜火，津液干枯，故变为黑，倒陷入里。所谓泻之者，泻火救水之良法。

肾脏兼证

诸虚不足，胎禀怯弱者，此肾之本脏病也。

五脏病后成肾虚者，各用地黄丸加减随证。唯疮疹归肾，有补有泻。变黑倒陷者，宜百祥丸、牛李膏泻之。泄泻灰白痒塌者，宜陈氏异功散补之。

兼见肝证，惊风及手足瘛者，宜地黄丸加牛膝、当归、续断各二两，肉桂一两，为末，蜜丸服。

兼见心证，惊风及失音不语者，宜地黄丸加石菖蒲、柏子仁、远志各二两，为末，蜜丸服。

兼见脾证，吐泻及变痢疾者，宜地黄丸加黄连、黄柏各酒炒二两，干姜（炒）、车前子、肉豆蔻（面煨）各一两，为末，蜜丸服。

兼见肺证，咳嗽痰中有血，宜地黄丸加天门冬、麦门冬、焙知母、黄柏（蜜水炒）、阿胶（炒）各二两，蜜丸服。

陈氏异功散： 木香　人参　当归　陈皮　肉豆蔻（煨）　丁香　厚朴各钱半　肉桂

茯苓　白术各二钱　半夏　附子（炮）各一钱　上锉，姜二片，枣二枚，煎服。

肾所生病

钱氏曰：肾主虚，即胎禀不足之病也。

按经云：肾主骨，骨会大杼，大杼以上喉骨也。项者头之茎，茎弱则头倾矣。大杼以下脊骨也，脊者身之柱，脊弱则身曲矣。脊之下尻骨也，尻骨不成，则儿坐迟矣。尻骨之下则胯骨也，胯骨弱，则不能立矣。胯之下膝骨也，膝骨弱，则不能行矣。齿者骨之余，骨气不足，则齿生迟矣。发者血之余，肾之主血，血不足则发不生矣。皆胎禀不足之病也，谓之五软。此儿难养，并宜六味丸加当归、杜仲、牛膝、川续断主之。

肾肝在下，母子也。肾主骨，肝主筋，骨属于筋，筋束乎骨，二者相为依附也。肝虚筋弱者，亦宜地黄丸主之，乃虚则补其母也。

肾主骨髓，脊者髓之路，脑者髓之海也。肝之脉与肾脉内行于脊骨之中，上会于脑，故头破解颅脊疳之病，乃肝肾之风热，子传于母之病也。

五脏虚实补泻之法

按五脏虚实补泻之法，引经解之。经云：邪气盛则实，真气夺则虚。所谓实则泻之者，泻其邪也。虚则补之者，补其真气也。如真气实则为无病儿矣，岂有泻之者乎。云肝常有余，脾常不足者，此却是本脏之气也。盖肝乃少阳之气，儿之初生，如木方萌，乃少阳生长之气，以渐而壮，故有余也。肠胃脆薄，谷气未充，此脾所以不足也。

小儿热证有七：面腮红、大便秘、小便黄、渴不止、上气急、脉弦急、足胫热。

小儿寒证有七：面㿠白、粪青色、腹虚胀、眼珠青、呕奶乳、脉微沉、足胫冷。

此热证者，邪气实也，宜用寒凉泻之，如服热药，谓之实实。寒证者，真气虚也，宜用温热补之，如服寒药，谓之虚虚。经云：毋实实，毋虚虚，毋夭人长命，此之谓也。

《本草纲目》

明·李时珍

跌扑折伤

内治活血

大黄：同当归煎服，或同桃仁。玄胡索：豆淋酒服。刘寄奴：同玄胡索、骨碎补，水煎服。土当归：煎酒服，或同葱白、荆芥，水煎服。三七：磨酒。虎杖：煎酒。蒲黄：酒服。黄葵子：酒服。五爪龙：汁，和童尿、酒服。婆婆针袋儿：擂水服，并傅。即萝摩。何首乌：同黑豆、皂角等丸服，治损宽筋。黑大豆：煮汁频饮。豆豉：水煎。寒食蒸饼：酒服。红曲：酒服。生姜：汁，同香油，入酒。补骨脂：同茴香、辣桂末，酒服。干藕：同茴香末，日服。荷叶：烧研，童尿服，利血甚效。白莴苣子：同乳香、乌梅、白术服，止痛。胡桃：擂酒。杏枝、松节、白杨皮：并煎酒服。甜瓜叶、琥珀、没药、桂：并调酒服。枕槟木皮：浸酒。夜合树皮：擂酒服，并封之，和血消肿。松杨：破恶血，养好血。当归、蓬莪术、三棱、赤芍药、牡丹皮、苏方木、马兰、泽兰、败蒲：灰。童尿：酒服，不拘有无瘀血，推陈致新，胜于他药。白马蹄：烧研，酒服，化血为水。羊角：沙糖水炒焦，酒服，止痛。鹿角：恶血骨痛，酒服，日三。黄明胶：同冬瓜皮炒焦，酒服，取汗，亦治多年损痛。雄鸡血：和酒热饮至醉，痛立止也。鸦右翅：瘀血攻心，面青气短，七枚，烧研酒服，当吐血愈。鲍鱼：煎服，主损伤，瘀血在四肢不散者。水蛭：酒服，行血。或加大黄、牵牛取利。麻油：入酒服，烧热地卧之，觉即疼肿俱消。黄茄种：消青肿，焙末，酒服二钱，一夜平。重阳收，化为水服，散恶血。猪肉：伤损，血在胸膈，不食者，生剁，温水送下半钱，即思食。

内治接骨

骨碎补：研汁和酒服，以滓傅之，或研入黄米粥裹之。地黄：折臂断筋损骨，研汁和酒服，一月即连续，仍炒热贴。白及：酒服二钱，不减自然铜也。黄麻灰：同发灰、乳香，酒服。接骨木：煎服。卖子木：去血中留饮，续绝补髓。自然铜：散血止痛，乃接骨要药。铜屑：酒服。古文钱：同珍珠、甜瓜子末，酒服。铜钴鉧：水飞，酒服二钱，不过再服。生铁：煎酒，散血。铁浆粉：闪朒脱臼，同黍米、葱白炒焦，酒服，仍水、醋调傅。无名异：酒服，散血。人乳、没，接骨。乌古瓦：煅研酒服，接骨神方。胡粉：同当归、莪术末、苏木，汤服。䗪虫：接骨神药，擂酒服。或焙存性，酒服三钱。或入自然铜末。一用乳、没、龙骨、自然铜等分，麝香少许，每服三分，入干䗪末一个，酒服。又可代杖。秘方。又土鳖炒干、巴豆霜、半夏等分，研末，每黄酒服一二分，接骨如神。龟血：酒服，捣肉封之。蟹：擂酒，连饮数碗，以滓封之，半日骨内有声，即接。干者，烧研酒服。鳄骨：烧研，同煅过古钱等分，每酒服一钱，接骨极效。雕骨：烧末，酒服二钱，随病上下。鹰骨：同上。人骨：同乳香、红绢灰，酒服。少妇发：一团，包乳香一块，烧过，酒服一字，妙。

外治散瘀接骨

大黄：姜汁调涂，一夜变色。凤仙花叶：捣涂频上，一夜即平。半夏：水调涂，一夜即消。附子：煎猪脂、醋涂。糯米：寒食浸，至小满晒研，如用，水调涂之。白杨皮：血沥在骨肉间，痛不可忍，杂五木煎汤服之。黄土：瘀血凝，痛欲死，蒸热布裹，更互熨之，死者亦活也。白矾：泡汤熨之，止痛。闪出骨窍，同绿豆、蚕沙炒傅。乌鸡：一切折伤，兽触胸腹者，连毛捣烂醋和，隔布揭之，待振寒欲吐，徐取下，再上。牛马血：折伤垂死，破牛或马腹纳入，浸热血中，愈。苎叶：和石灰捣收。地黄：炒热杵泥。灯心：嚼。牛膝、旋花根、紫苏、三七、葭菼子、蛇床、栝楼根、白蔹、土瓜根、茜根、地锦、骨碎补、水萍、威灵仙、何首乌、稻瓢、黍米：烧。麦麸：醋炒。麦面：水和，并服。稗草、绿豆粉：炒紫。豆黄、豆腐：贴，频易。酒糟、葱白：煨。萝卜、生姜：同葱白、面炒。汁，同酒调面。桃仁、李核仁、肥皂：醋调。盐杨梅：和核研。桑白皮：煎膏。降真香、麒麟竭、水桐皮、乳香、没药、落雁木、质汗、桑叶、栀子：同面捣。蜜栗子、石膏、故绯、炊单布、蛤蚧、吊脂、海螵蛸、鳔胶：水煮。鳖肉：生捣。龟肉、摄龟：并生捣。熊肉：贴。羊脂、野驼脂、犛（牦）牛酥、牛髓、猪髓：并摩。黄牛屎：炒罨。白马屎：炒罨。诸朽骨：唾磨涂。猪肉：炙贴。牛肉：炙贴。乌毡：盐、醋煮热裹，并消瘀血青肿。紫荆皮：伤眼青肿，童尿浸研，和姜、芐汁，涂之。釜底墨：涂手搔疮肿。母猪蹄：煮，洗伤挞诸败疮。栗子：筋骨断碎，瘀血肿痛，生嚼涂之，有效。蟹肉：筋骨折伤断绝，连黄捣泥，微纳罨，筋即连也。五灵脂：骨折肿痛，同白及、乳、没，油调涂。接骨，同茴香，先傅乳香，次涂小米粥，乃上药，帛裹木夹，三五日效。狗头骨：接骨，烧研，热醋调涂。牛蹄甲：接骨，同乳、没烧研，黄米糊和傅。苔子：同黄米、龙骨，接骨。鞋底灰：同面和。

打扑损伤

打扑损伤，骨碎及筋伤烂。用生地黄熬膏裹之。以竹简编夹急缚，勿令转动。一日一夕，可十易之，则瘥。（卷六十，地黄条）。

黄葵子研，酒服二钱。（卷十六，黄蜀葵条，引《海上方》）

打扑伤损诸疮。寒食日浸糯米，逐日易水，至小满取出，日干为末，用水调涂之。（卷二十二，稻条，引《便民图纂》）

用绿豆粉新铫炒紫，新汲井水调傅，以杉木皮缚定，其效如神。此汀人陈氏梦传之方。（卷二十四，绿豆条，引《澹寮方》）

打扑伤损

打扑伤损，闪肭骨节。用接骨草叶捣烂罨之，立效。（卷十五，续断条，引《卫生易简方》）

打扑伤损，瘀血混闷，身体疼痛。辣桂为末，酒服二钱。（卷三十四，桂条，引《直指方》）

跌扑伤损

半两钱五个，火煅醋淬四十九次；甜瓜子五钱，珍珠二钱。研末，每服一字，好酒调，随上下，食前后。（卷八，古文钱条，引《青囊》）

五爪龙捣汁，和童尿热酒服之，取汗。（卷十八，乌蔹莓条，引《简便方》）

姜汁和酒，调生面贴之。（卷二十六，生姜条）

用干冬瓜皮一两，真牛皮胶一两，锉入锅内炒存性，研末。每服五钱，好酒热服。仍饮酒一瓯，厚盖取微汗。其痛即止，一宿如初，极效。（卷二十八，冬瓜条，引《摘玄方》）

水桐树皮，去青留白，醋炒捣傅。（卷三十五，桐条，引《集简方》）

跌扑伤损、扭闪出骨窍等证，蚕沙（炒黄）四两　绿豆粉（炒黄）四两　枯矾二两四钱　为末，醋调傅之，绢包缚定。换三四次即愈……（卷三十九，原蚕条，引《邵真人经验良方》）

跌扑伤损，瘀血凝滞，心腹胀痛，大小便不通，气绝欲死。用红蛭（石灰炒黄）半两　大黄　牵牛头末各二两　为末。每服二钱，热酒调下。当下恶血，以尽为度。名夺命散。（卷四十，水蛭条，引《济生》）

颠扑伤损

紫苏捣傅之，疮口自合。（卷十四，苏条，引《谈野翁试验方》）

松节煎酒服。（卷三十四，松条，引《谈野翁方》）

压扑伤损

胡桃仁捣，和温酒顿服便瘥。（卷三十，胡桃条，引《图经本草》）

坠伤扑损

坠伤扑损，瘀血在内，烦闷者。蒲黄末，空心温酒服三钱。（卷十九，香蒲、蒲黄条，引《塞上方》）

坠损跌扑

坠损跌扑，散血止痛。重阳日收老茄子百枚，去蒂四破切之，消石十二两捣碎，以不津器，先铺茄子一重，乃下消石一重，如此间铺令尽，以纸数层密封，安置净处，上下以新砖承覆，勿犯地气。至正月后取出，去纸两重，日中曝之。逐日如此，至二三月，度茄已烂，开瓶倾出，滤去滓，别入新器中，以薄绵盖头，又曝，至成膏乃可用。每以酒调半匙，空腹饮之，日再，恶血散则痛止而愈矣。若膏久干硬，即以饭饮化动用之。（卷二十八，茄条，引《图经本草》）

坠马拗损

桑根白皮五斤为末，水一升，煎膏傅之便止。已后亦无宿血，终不发动。（卷三十六，桑条，引《经验后方》）

坠跌打击

内伤神效方：水蛭、麝香各一两，剉碎，烧令烟出，为末，酒服一钱，当下畜血。未止再服，其效如神。（卷四十，水蛭条，引《古今录验方》）

从高坠下

从最坠下欲死者。取老鸦眼睛草茎叶捣汁服，以渣傅患处。（卷十六，龙葵条，引《唐瑶经验方》）

一切损伤

一切损伤，止血生肌，令无瘢痕。用盐藏杨梅和核捣如泥，做成挺子，以竹筒收之。凡遇破伤，研末傅之，神圣绝妙。（卷三十，杨梅条，引《经验后方》）

打扑伤肿

熟麻油和酒饮之，以火烧热地卧之，觉即疼肿俱消。松阳民相殴，用此法，经官验之，了无痕迹。（卷二十二，胡麻条，引《赵葵行营杂录》）

磕扑青肿

老黄茄极大者，切片如一指厚，新瓦焙研为末。欲卧时，温酒调服二钱匕，一夜消尽，无痕迹也。（卷二十八，茄条，引《胜金》）

打伤肿痛

无名异为末，酒服，赶下四肢之末，血皆散矣。（卷九，无名异条，引《集验方》）

损伤瘀肿

泽兰，捣封之，良。（卷十四，泽兰条，引《集简方》）

损伤瘀血

牡丹皮二两　虻虫二十一枚　熬过同捣末。每旦温酒服方寸匕，血当化为水下。（卷十四，牡丹条，引《贞元广利方》）

治跌压瘀血在内胀满。大黄　当归等分，炒研。每服四钱，温酒服，取下恶物愈。

（卷十七，大黄条，引《和剂方》）

坠扑瘀血

坠扑瘀血在内，烦闷者。用东引杏树枝三两，细剉微熬，好酒二升煎十余沸，分二服。（卷二十九，杏条，引《塞上方》）

扑坠瘀血

虻虫二十枚　牡丹皮一两　为末。酒服方寸匕，血化为水也。若久宿血在骨节中者，二味等分。（卷四十一，蜚虻条，引《备急方》）

打扑瘀血

打伤瘀血。姜叶一升　当归三两　为末。温酒服方寸匕，日三。（卷二十六，生姜条，引《范汪东阳方》）

瘀血作痛

赤雹儿烧存性，研末。无灰酒空心服二钱。（卷十八，王瓜条，引《集简方》）

打扑伤痕

打扑伤痕，瘀血滚注，或作潮热者。大黄末，姜汁调涂。一夜，黑者紫；二夜，紫者白也。（卷十七，大黄条，引《濒湖集简方》）

打扑血聚

打扑血聚，皮不破者。用萝卜或叶捣封之。（卷二十六，莱菔条，引《邵氏方》）

瘀血不散

瘀血不散，变成痈肿。生菴䕡蒿捣汁一升，服之。（卷十五，菴䕡条，引《广利方》）

打扑伤痛

羊角灰，以沙糖水拌，瓦焙焦为末。每热酒下二钱，仍揉痛处。（卷五十，羊条，引《简便方》）

坠损呕血

坠跌积血心胃，呕血不止。用干荷花为末，每酒服方寸匕，其效如神。（卷三十三，莲藕条，引杨拱《医方摘要》）

惊忤不语

打扑惊忤，血入心窍，不能言语。朱砂为末，以雄猪心血和丸麻子大。每枣汤下七丸。（卷九，丹砂条，引《直指方》）

按：原书卷二十六方名为"朱砂圆"，每服七圆，石菖蒲煎汤下，枣汤亦可。

打伤金疮

夏枯草口嚼烂，（四音）上即愈。（卷十五，夏枯草条，引《卫生易简》）

金疮扑损

用青蒿、麻叶、石灰等分，五月五日捣和晒干。临时为末，搽之。（卷十五，青蒿条）

金疮伤损

金疮伤损，生肌破血。用紫葛二两，顺流水三盏，煎一盏半，分三服。酒煎亦妙。（卷十八，紫葛条，引《经验方》）

刀斧伤损

白及　石膏煅等分，为末。掺之，亦可收口。（卷十二，白及条，引《济急方》）

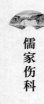

金刃斧伤

用独壳大栗研傅，或仓卒嚼傅亦可。（卷二十九，栗条，引《集简方》）

金刃所伤

金刃所伤，未透膜者。乳香、没药各一钱，以童子小便半盏，酒半盏，温化服之。为末亦可。（卷三十四，没药条，引《奇效良方》）

刀箭伤疮

香白芷嚼烂涂之。（卷十四，白芷条，引《集简方》）

刀斧伤疮

荷叶烧研，搽之。（卷三十三，莲藕条，引《集简方》）

金刃伤疮

新桑白皮烧灰，和马粪涂疮上，数易之。亦可煮汁服之。（卷三十六，桑条，引《广利方》）

刀斧金疮

白矾　黄丹等分为末。傅之最妙。（卷十一，矾石条，引《救急方》）

生姜嚼傅勿动。次日即生肉，甚妙。（卷二十六，生姜条，引《扶寿方》）

端午午时，取晚蚕蛾、石灰、茅花，捣成团，草盖令发热过，收贮。每用，刮下末掺之。（卷三十九，原蚕条）

刀疮伤湿

刀疮伤湿，溃烂不生肌。寒水石（煅）一两，黄丹二钱，为末，洗敷。甚者，加龙骨一钱，孩儿茶一钱。（卷九，石膏条，引《积德堂方》）

刀疮神药

古石灰　新石灰　丝瓜根叶（初种放两叶者）　韭菜根各等分　捣一千下作饼，阴干为末，擦之。止血定痛生肌，如神效。侍御苏海峰所传。（卷二十八，丝瓜条，引《董炳集验方》）

刺疮金疮

刺疮金疮，百治不效。葱煎浓汁渍之，甚良。（卷二十六，葱条）

一切金疮

五倍子　降真香等分，炒，研末。傅之，皮肉自痊。名啄合山。（卷三十九，五倍子条，引《拔萃方》）

金疮作痛

生牛漆捣敷，立止。（卷十六，牛膝条，引《梅师方》）
桑柴灰筛细，傅之。（卷三十六，桑条，引《梅师方》）

金疮肿痛

蔷薇根烧灰。每白汤服方寸匕，一日三服。（卷十八，营实墙蘼条，引《抱朴方》）

金疮出血

金疮出血，不可以药速合，则内溃伤肉。只以黄丹滑石等分，为末傅之。（卷八，铅丹条，引《集玄方》）
云母粉傅之绝妙。（卷八，云母条，引《事林广记》）
寒水石、沥青等分，为末。干掺，勿经水。（卷九，石膏条，引《积德堂方》）
急以石炭末厚傅之。疮深不宜速合者，加滑石。（卷九，石炭条，引《医学集成》）
刮末敷之即合。仍不作脓。（卷十，花乳石条，主治下）
金疮出血不止。小蓟苗捣烂涂之。（卷十五，小蓟条，引孟诜《食疗本草》）

韭汁和风化石灰日干。每用为末，傅之效。（卷二十六，韭条，引《濒湖集简方》）

金疮出血不止。取葱炙热，揽汁涂之即止。（卷二十六，葱条，引《梅师方》）

榴花半斤　石灰一升　捣和阴干。每用少许傅之，立止。（卷三十，安石榴条，引《崔元亮方》）　沥青末，少加生铜屑末，掺之，立愈。（卷三十四，松条，引《唐瑶经验方》）

降真香　五倍子　铜花等分　为末，傅之。（卷三十四，降真香条，引《医林集要》）

麒麟竭末，傅之立止。（卷三十四，骐麟竭条，引《广利方》）

金疮出血不止者。五倍子末贴之。若闭气者，以五倍子末二钱，入龙骨末少许，汤服，立效。（卷三十九,五倍子条，引《谈野翁方》）

金疮血出

金疮血出不止。以故布蘸热汤盦之。（卷五，热汤条，引《延寿书》）

金疮血出甚多，若血冷则杀人。宜炒盐三撮，酒调服之。（卷十一，食盐条，引《梅师方》）

白薇为末，贴之。（卷十三，白薇条，引《儒门事亲》）

白芍药一两　熬黄　为末，酒或米饮服二钱，渐加之，仍以末傅疮上即止，良验。（卷十四，芍药条，引《广利方》）

破伤出血

灯心草嚼烂傅之，立止。（卷十五，灯心草条，引《胜金方》）

跌破出血

乌贼鱼骨末，傅之。（卷四十四，乌贼鱼条，引《直指方》）

打伤出血

竹节草即马兰，同旱莲草、松香、皂子叶即柜子叶，冬用皮，为末，搽入刀口。（卷十四，马兰条引《摘玄方》）

破伤血出

何首乌末，傅之，即止，神效。（卷十八，何首乌条，引《笔峰杂兴方》）

损伤血出

损伤血出，痛不可忍。用篱上婆婆针袋儿，擂水服，渣罨疮口，立效。（卷十八，萝摩条，引《袖珍》）

止血生肌

蚕蛾散：治刀斧伤创，血出如箭。用晚蚕蛾炒为末，傅之即止，甚效。（卷三十九，原蚕条，引《胜金方》）

折　伤

水獭一个支解，入罐内固济，待干，煅存性为末。以黄米煮粥摊患处，糁獭末于粥上，布裹之。立止疼痛。（卷五十一，水獭条，引《经验后方》）

跌扑折伤

跌扑折伤疼痛。接骨方：黄麻烧灰、头发灰各一两，乳香五钱，为末。每服三钱，温酒下，立效。（卷二十二，大麻条，引《王仲勉验试方》）

扑损折骨

夜合树皮即合欢皮，去粗皮，炒黑色四两，芥菜子炒一两，为末。每服二钱，温酒卧时服，以滓傅之，接骨甚妙。（卷三十五，合欢条，引王璆《百一选方》）

打跌骨折

酒调白及末二钱服，其功不减自然铜、古铢钱也。（卷十二，白及条，引《永类方》）

折伤筋骨

接骨木半两　乳香半钱　芍药　当归　芎䓖　自然铜各一两　为末。化黄蜡四两，投药搅匀，众手丸如芡子大。若止伤损，酒化一丸。若碎折筋骨，先用此傅贴，乃服。（卷三十六，接骨木条，引《卫生易简》）

筋骨损伤

米粉四两炒黄，入没药、乳香末各半两，酒调成膏，摊贴之。（卷三十四，没药条，引《御药院方》）

按：原书卷十方名"至圣黑龙膏"。

筋骨折伤

急取雄鸡一只刺血，量患人酒量，或一碗，或半碗，和饮，痛立止，神验。（卷四十八，鸡条，引《青囊》）

折伤闪肭

杜牛膝捣罨之。（卷十六，牛膝条，引《卫生易简方》）

折腕损伤

卓氏膏：用大附子四枚，生切，以猪脂一斤、三年苦醋同渍三宿，取脂煎三上三下，日摩傅之。（卷十七，附子条，引《深师方》）

骨折肿痛

五灵脂　白及各一两　乳香　没药各三钱　为末，熟水同香油调，涂患处。（卷四十八，寒号虫条，引《乾坤秘韫》）

折伤疼痛

水蛭，新瓦焙为细末，酒服一钱。食顷作痛，可更一服。痛止，便将折骨药封，以物夹定，调理。（卷四十，水蛭条，引经验方）

金疮跌折

通草煮汁酿酒，日饮。（卷十八，通草条）

损伤接骨

无名异　甜瓜子各一两　乳香　没药各一钱　为末。每服五钱，热酒调服，小儿三钱。服毕，以黄米粥涂纸上，掺左顾牡蛎末裹之，竹篾夹住。（卷九，无名异条，引《多能鄙事》）

芸薹子一两　小黄米炒二合　龙骨少许　为末，醋调成膏，摊纸上贴之。（卷二十六，芸薹条，引《乾坤秘韫》）

五灵脂一两　茴香一钱　为末。先以乳香末于极痛处傅上，以小黄米粥涂之，乃掺二末于粥上，帛裹，木片子夹定，三五日效。（卷四十八，寒号虫条，引《儒门事亲》）

牛蹄甲一个　乳香　没药各一钱　为末，入甲内烧灰，以黄米粉糊和成膏，傅之。（卷五十，牛条，引《秘韫》）

打损接骨

狗头一个，烧存性为末。热醋调涂，暖卧。（卷五十，狗条，引《卫生易简》）

折伤接骨

官粉　硼砂等分，为末。每服一钱，苏木汤调下，仍频饮苏木汤，大效。（卷八，粉锡条，引《接骨方》）

用土鳖焙存性，为末。每服二三钱，接骨神效。（卷四十一，䗪虫条，引《杨拱摘要方》）

生者擂汁酒服。（卷四十一，䗪虫条）

用蛣蚾（即土鳖）六钱（隔纸，砂锅内焙干），自然铜二两（用火煅，醋淬七次），为末。每服二钱，温酒调下。病在上食后，病在下食前，神效。（卷四十一，䗪虫条，引《袖珍方》）

用土鳖阴干一个，临时旋研入药。乳香、没药、龙骨、自然铜（火煅醋淬）各等分，麝香少许为末。每服三分，入土鳖末，以酒调下。须先整定骨，乃服药，否则接挫也。此乃家传秘方，慎之。又可代杖。（卷四十一，䗪虫条，引《董炳集验方》）

大蛤蟆生研如泥，劈竹裹缚其骨，自瘥。（卷四十二，蟾蜍条，引《奚襄备急方》）

折伤止痛

白矾末一匙，泡汤一碗，帕蘸乘热熨伤处。少时痛止，然后排整筋骨，点药。（卷十一，矾石条，引《灵苑方》）

折伤瘀损

白面　栀子仁　同捣，以水调，傅之即散。（卷二十二，小麦条）

接骨续筋

接骨续筋，止痛活血。定粉、当归各一钱，硼砂一钱半，为末。每服一钱，苏木煎汤调下，仍频饮汤。（卷八，粉锡条，引《卫生易简方》）

金疮接指

凡指断及刀斧伤。用真苏木末傅之，外以蚕茧包缚完固，数日如故。（卷三十五，苏方木条，引《摄生方》）

解颐脱臼

解颐脱臼，不能收上。用南星末，姜汁调涂两颊，一夜即上。（卷十七，虎掌天南星条，引《医说》）

闪肭脱臼

闪肭脱臼，赤黑肿痛。用黍米粉、铁浆粉各半斤，葱一斤，同炒存性，研末。以醋调服三次后，水调入少醋贴之。（卷二十三，黍条，引《集成》）

闪拗手足

生姜　葱白捣烂，和面炒热，盦之。（卷二十六，生姜条）

打坠腰痛

打坠腰痛，瘀血凝滞。破故纸、炒茴香、炒辣桂等分，为末，每热酒服二钱。故纸主腰痛行血。（卷十四，补骨脂条，引《直指方》）

损伤腰痛

冬瓜皮烧研，酒服一钱。（卷二十八，冬瓜条，引《生生编》）

闪肭腰痛

用猭猪肾一枚批片，盐椒淹过，入甘遂末三钱，荷叶包煨熟食，酒送下。（卷五十，豕条，引《儒门事亲》）

闪挫腰痛

橙子核炒研，酒服三钱即愈。（卷三十，橙条，引《摄生方》）
西瓜青皮，阴干为末，盐酒调服三钱。（卷三十三，西瓜条，引《摄生众妙方》）
神曲酒，治闪肭腰痛。神曲烧赤，淬酒饮之。（卷二十五，附诸药酒条）

《外科活人定本》

折　伤

折伤者，谓其有所损伤于身体也，或为刀斧所伤，或坠堕险地，或扑身体，损伤筋骨皮肉，皆能使出血不止，或瘀血停积于脏腑，结而不散，去之不早，则有入腹攻心之患。

当视其所损轻重，若血不止者，外宜敷贴之药，内宜和散之剂。血蓄于内者，宜下去之，然后调理，必以顺气活血，止痛和经，使无留滞气血之患，此其要也。

大凡打扑损伤坠堕，或刀斧所伤，皮未破而内损者，必有瘀血停积，先宜逐去瘀血，然后和血止痛。若肌肉破而亡血过多者，宜调气养血，带补脾胃为主。如腹痛者，乃瘀血者也，宜桃仁承气汤加当归、红花、苏木，入童便和酒煎服。

《医宗必读》

明·李中梓

古今元气不同论

善夫古人有言曰：用古方疗今病，譬之拆旧料、改新房，不用经匠之手，其可用乎？是有察于古今元气之不同也。尝考五帝之寿，咸逾百岁，三王之后，及百者鲜矣。夫人在气交之中，宛尔一小天地，当天地初开，气化浓密则受气常强，及其久也，气化渐薄则受气常弱。故东汉之世，仲景处方，辄以两计。宋元而后，东垣丹溪，不过钱计而已。岂非深明造化，与时皆行者欤。今去朱李之世又五百年，元气转薄，乃必然之理，所以抵当、承气，日就减削，补中、归脾，日就增多，临症施治，多事调养，专攻克伐，多事温补，痛戒寒凉，此今时治法之变通也。假令病宜用热，亦当先之以温。病宜用寒，亦当先之以清。纵有积宜消，必须先养胃气，纵有邪宜祛，必须随时逐散，不得过剂，以伤气血。气血者，人之所赖以生者也，气血克盈，则百邪外御，病安从来。气血虚损，则诸邪辐辏，百病从集。嗟呼！世人之病，十有九虚，医师之药，百无一补，宁知投药少差，实者即虚，虚者即死，是死于医药，非死于疾病也。古语为之戒曰：病犹可疗，药伤最难医。故夫其难其慎，属诸司命临症之倾，宜加战兢，若执成方，或矜家秘，唯知尽剂，不顾本元，唯知古法，不审时宜，皆读书而过，未窥元会运世之微者也。

富贵贫贱治病有别论

尝读张子和《儒门事亲》，其所用药唯大攻大伐，其于病也所在神奇。又读薛立斋十种，其所用药唯大温大补，其于病也亦所在神奇。何两公之用药相反，而收效若一耶。此其说在《内经》，《徵四失论》曰：不适贫富贵贱之居，坐之薄厚，形之寒温，不适饮食之宜，不别人之勇怯，不知比类，足以自乱，不足以自明。大抵富贵之人多劳心，贫贱之人多劳力，富贵者高粱自奉，贫贱者藜藿苟充，富贵者曲房广厦，贫贱者陋巷茅茨。劳心则中虚筋柔骨脆，劳力则中实而骨劲筋强。膏粱自奉者脏腑恒娇，藜藿苟充者脏腑恒固。曲房广厦者，玄府疏而六淫易客。茅茨陋巷者，腠理密而外邪难干。故富贵之疾，宜于补正，贫贱之疾，利于攻邪，易而为治，比之操刃。子和所疗多贫贱，故任受攻。立斋所疗多富贵，故任受补。子和一生岂无补剂成功，立斋一生宁无攻剂获效，但著书立言则不之及耳，有谓子和北方宜然，立斋南方宜尔，尚属偏见。虽然，贫贱之家亦有宜补，但攻多而补少。富贵之家亦有宜攻，但攻少而补多。是又当以方宜为辨，禀受为则，老壮为衡，虚实为度，不得胶于居养一途，而概为施治也。

肾为先天本脾为后天本论

经曰：治病必求于本，本之为言根也源也。世未有无源之流，无根之木，澄其源而流自清，灌其根而枝乃茂，自然之经也，故善为医者，必责根本，而本有先天、后天之辨。先天之本在肾，肾应北方之水，水为天一之源。后天之本在脾，脾为中宫之土，土为万物之母。肾何以为先天之本？盖婴儿未成，先结胞胎，其象中空，一茎透起，形如莲蕊，一茎即脐带，莲蕊即两肾也，而命寓焉。水生木而后肝成，木生火而后心成，火生土而后脾成，土生金而后肺成。五脏既成，六腑随之，四肢乃具，百骸乃全。仙经曰：借问如何是玄牝，婴儿初生先两肾。未有此身，生有两肾，故肾为脏腑之本，十二脉之根，呼吸之本，三焦之源，而人资之以为始者也，故曰：先天之本在肾。脾何以为后天之本？盖婴儿既生，一日不再食则饥，七日不食则肠胃涸绝而死。经曰：安谷则昌，绝谷则亡，犹兵家之饷道也，饷道一绝，万众立散，胃气一败，百药难施。一有此身，必资谷气，谷入于胃，洒陈于六腑而气至，和调于五脏而血生，而人资之以为生者也，故曰：后天之本在脾。上古圣人见肾为先天之本，故著之脉曰：人之有尺，犹树之有根，枝叶虽枯槁，根本将自生。见脾胃为后天之本，故著之脉曰：有胃气则生，无胃气则死。所以伤寒，必诊太溪，以察肾气之盛衰；必诊冲阳，以察胃气之有无。两脉既在，他脉可弗问也。治先天根本，则有水火之分。水不足者，用六味丸壮水之源，以制阳光。火不足者，用八味丸益火之主，以消阴翳。治后天根本，则有饮食、劳倦之分。饮食伤者，枳壳丸主之。劳倦伤者，补中益气主之。每见立斋治症，多用前方，不知者妄议其偏，唯明于求本之说，而后可以窥立斋之微耳。王应震曰：见痰休治痰，见血休治血，无汗不发汗，有热莫攻热，喘生勿耗气，精遗勿一泄，明得个中趣，方是医中杰。此真知本之言矣。

天地造化之机，水火而已矣。宜平不宜偏，宜交不宜分。火性炎上，故宜使之下。水性就下，故宜使之上。水上火下，名之曰交。交则为既济，不交则为未济，交者生之象，不交者死之象也。故太旱物不生，火偏盛也。太涝物亦不生，水偏盛也。煦之以阳光，濡之以雨露，水火和平，物将蕃滋，自然之理也。人身之水火，即阴阳也，即气血也。无阳则阴无以生，无阴则阳无以化。然物不伏于阴而生于阳，譬如春夏生而秋冬杀也。又如向日之草木易荣，潜阴之花卉善萎也。故气血俱要，而补气在补血之先。阴阳并需，而养阳在滋阴之上，是非昂火而抑水，不如是不得其平也。此其义即天尊地卑、夫唱妇随之旨也。若同天于地，夷夫于妇，反中得其平矣。又以雨阳均以生物，晴阳之日常多，阴晦之时常少也。俗医未克见此，而汲汲于滋阴，战战于温补，亦知秋冬之气，非所以生万物者乎，何不以天地之阴阳通之。

疑似之症须辨论

天下皆轻谈医，医者辄以长自许，一旦临疑似之症，若处云雾，不辨东西，几微之间，瞬眼生杀矣。夫虚者补之，实者泻之，寒者温之，热者清之，虽在庸浅，当不大谬。至如至实有赢状，误补益疾。至虚有盛候，反泻含冤。阴症似乎阳，清之必毙。阳症似乎阴，温之转伤。当斯时也，非察于天地阴阳之故，气运经脉之微，鲜不误者。盖积聚在中，实也，甚则嘿嘿不欲语，肢体不欲动，或眩运昏花，或泄泻不实，皆大实有赢状也。正如食而过饱，反倦怠嗜卧也。脾胃损伤，虚也，甚则胀满而食不得入，气不得舒，便不得利，皆至虚者有盛候也。正如饥而过时，反不思食也。脾肾虚寒，真阴症也，阴大盛之极，往往格阳，面目红赤，口舌裂破，手扬足掷，语言错妄，有似乎阳也。正如严冬惨肃，而水泽肤坚，坚为阳刚之象也。邪热未解，真阳症地，阳盛之极，往往发厥，厥则口鼻无气，手足逆冷，有似乎阴也。正如盛夏炎灼，而林木流津，津为阴柔之象也。诸凡疑似之症，不可更仆数，一隅三反。是有望乎智者，大抵症之不足凭，当参之脉理，脉又不足凭，当取之沉候，彼假症之发现，皆在表也，故浮取脉而脉亦假焉。真病之隐伏皆在里也，故沉候脉而脉可辨耳，脉辨已真，犹未敢恃，更察禀之厚薄，症之久新，医之误否，夫然后济以汤丸，可以十全，使诸疑似之症，濒于死而复生之，何莫非仁人君子之遗泽耶。

乙癸同源论

古称乙癸同源，肝肾同治，其说谓何？盖火分君相，君火者居乎上而主静，相火者处乎下而主动。君火唯一，心主是也，相火有二，乃肾与肝。肾应北方壬癸，于卦为坎，于象为龙，龙潜海底，龙起而火随之。肝应东方甲乙，于卦为震，于象为雷，雷藏泽中，雷起而火随之。泽也海也，莫非水也，莫非下也，故曰乙癸同源。东方之木，无虚不可补，补肾即所以补肝。北方之水，无实不可，泻肝即所以泻肾。至乎春升龙不现，则雷无声。及其秋降雷未收，则龙不藏。但使龙归海底，必无迅发之雷。但使雷藏泽中，必无飞腾之龙。故曰肾肝同治，余于是而中其说焉。东方者天地春也，勾萌甲坼，气满乾坤。在人为怒，怒则气上而居七情之升。在天为风，风则气鼓而为百病之长。怒而补之将逆，而有壅绝之忧。风而补之将满，而有胀闷之患矣。北方者，天地之冬也，草黄木落，六宇萧条。在人为恐，恐则气下居七情之降。在天为寒，寒则气惨而为万象之衰。恐而泻之，将怯而有颠狂之虞。寒而泻之，将空而有涸竭之害矣。然木既无虚，又言补肝者，肝气不可犯，肝血自当养也。血不足者濡之，水之属也。壮水之源，木赖以荣，水即无实，又言泻肾者，肾阴不可亏，而肾气不可亢也。气有余者伐之，木之属也。伐木之干，水赖以安。夫一补一泻，气血攸分，即泻即补，水木同府，总之相火易上，身中所苦，泻水所以降气，补水所以制火，气即火，火即气，同物而异名也。故和气有余便是火者，愈知乙癸同源之说矣。

辨治大法论

病不辨则无以治，治不辨则无以痊。辨之之法，阴阳、寒热、脏腑、气血、表里、标本先后、虚实缓急七者而已。阴阳者，病在于阴，毋犯其阳；病在于阳，毋犯其阴。谓阴血为病，不犯阳气之药，阳旺则阴转亏也。阳气为病，不犯阴血为病，阴盛则阳转败也。寒热者，热病当察其源，实则泻以苦寒咸寒，虚则治以甘寒酸寒。大虚则用甘温，盖甘温能除大热也。寒病当察其源，外寒则辛热辛温以散之，中寒则甘温以益之，大寒则辛热以佐之也。脏腑者，经曰：五脏者，藏精而不泻者也，故有补无泻者，其常也。受邪则泻其邪，非泻脏也。六腑者，传导化物糟粕者也。邪客者可攻，中病即已，毋过用也。气血者，气实则宜降宜清，气虚则宜温宜补。血虚则热，补心肝脾肾，兼以清凉。血实则瘀，轻者消之，重者行之，更有因气病而及血者，先治其气，因血病而及气者，先治其血。表里者，病在于表，毋攻其里，恐表邪乘虚陷入里也。病在于里，毋虚其表，恐汗多亡阳也。标本先后者，受病为本，见证为标，五虚为本，五邪为标。如腹胀因于湿者，其来必速，当利水除湿，则胀自止。是标急于本，先治其本。若因脾虚渐成胀满，夜剧昼静，当补脾阴，夜静昼剧，当补胃阳。是本急于标，先治其本。虚实者，虚证如家贫，室内空虚，铢铢累积，非旦夕闲事，故无速法。实证如寇盗在家，开门急逐，贼去即安，故无缓法。以上诸法，举一为例，余可类推，皆道其常也。或症有变端，法无二，是在圆机者神而明之。书家有言曰：学书先定规矩，然后纵横跌宕，唯变所适。此亦医家之规矩也。若不能纵横跌宕，是守株待兔耳，司命运乎哉。

腰 痛

《内经》云：太阳所至为腰痛（足太阳膀胱之脉所过，则下项循肩膊，内挟脊抵腰中，故为病，项如拔挟脊痛，腰不可以曲。是经虚则邪客之，痛病生矣。邪有风热湿燥寒，皆能为病。大抵寒湿多、风热少也）。又云：腰者肾之府，转摇不能，肾将惫矣（房室劳伤，肾虚腰痛，阳气虚弱，故不能运动，惫败也）。愚按：《内经》言太阳腰痛者，外感六气也。言经腰痛者，内伤房欲也。假令作强技巧之官，谨其闭蛰封藏之本，则州都之地，真气布护，虽六气苛毒，弗之能害。唯以欲竭其精，以耗散其真，则肾藏虚伤，膀胱之府，安能独足。于是六气乘虚侵太阳，故分别施治。有寒湿，有风热，有挫闪，有瘀血，有滞气，有痰积，皆标也。肾虚其本也。标急则从标，本重则从本。标本不失，病无遁状矣。

寒： 感寒而痛，其脉必紧，腰间如冰，得热则减，得寒则增（五积散去桔梗，加吴茱萸，或姜附汤加肉桂、杜仲，外用摩腰膏），兼寒湿者（五积散加苍术、麻黄）。

湿： 伤湿如坐水中，肾属水，久坐水湿，或伤雨露，雨水相得，以致腰痛身重，脉缓。天阴必发，渗湿汤、肾著汤；兼风湿者，独活寄生汤。

风： 有风脉浮，痛无常处，牵引两足（五积散加防风、全蝎，或小续命汤），杜仲、姜汁炒为末，每服一钱，酒送。治肾气腰痛，兼治风冷，或牛膝酒。

热： 脉洪数发渴，便闭（甘豆汤加续断、天麻）。

闪挫： 或跌扑损伤（乳香逐痛散及黑神散，和复元通气散酒下），不效，必有恶血（四物汤加桃仁、穿山甲、大黄），劳役负重而痛（十补汤下青莪术）。

瘀血： 脉涩转动，若锥刀之刺，大便黑，小便或黄或黑，日轻夜重（荣活络饮，或桃仁酒调黑神散）。

气滞： 脉沉（为参顺气散或乌梅顺气散，加五加皮、木香），或用降香、檀香、沉香各三钱三分，煎汤空心服。

痰积： 脉滑（二陈汤加南星、香附、乌药、枳壳），脉有力者（二陈汤加大黄）。

肾虚： 腰肢痿弱，脚膝酸软，脉或大或细，按之无力。痛亦攸攸隐隐而不甚。分寒热二候。脉细而软，力怯短气，小便清利（肾丸气、回香丸、鹿茸、羊肾之类）。脉大而软，小便黄，虚火炎（六味丸、封髓丸）。丹溪云：久腰痛，必用官桂开之方止。

痹

《内经》曰：风寒湿三气杂至，合而为痹也（痹者闭也，风寒湿三气杂合，则壅闭经络，血气不行，则为痹也）。其风气胜者为行痹（风者善行而数变，故为行痹行而不定，凡走注历节疼痛之类，俗名流火是也），寒气胜者为痛痹（寒气凝结，阳气不行，故痛楚甚异，俗名痛风是也），湿气胜者为着痹（肢体重着不移，或为疼痛，或为不仁。湿从土化，病多发于肌肉，俗名麻木是也），以冬遇此者为骨痹，以春遇此者为筋痹，以夏遇此者为脉痹，以至阴遇此者为肌痹，以秋遇此者为皮痹（凡风寒湿所为行痹、痛痹、着痹，又以所遇之时，所客之处，而命其名，非行痹、痛痹、着痹之外，别有骨痹、筋痹、脉痹、肌痹、皮痹也）。骨痹不已，复感于邪，内舍于肾。皮痹不已，复感于邪，内舍于心。肌痹不已，复感于邪，内舍于脾。皮痹不已，复感于邪，内舍于肺。各以其时，重感于风寒湿也（舍者邪入而居之也，时者气主之时，五脏各有所应也，病久不去，而后感于邪气必更深，故内舍其合而入于脏）。肺痹者，烦满喘而呕（肺在上焦，其脉循胃口，故为烦满喘而呕也）。心痹者，脉不通，烦则心下鼓暴，上气而喘，嗌干善噫，厥气上则恐（心合脉而痹气居之，故脉不通，心脉起于心中，其支者上挟咽，其直恐者却上肺，故其病如此。厥气阴气也，心火衰则邪乘之，故神怯也）。肝痹者，夜卧则惊。多饮，数小便，上为引如怀（肝藏魂，肝气痹则魂不安，故夜卧则惊。肝脉下者，过阴器，抵小腹。上者循喉咙之后，上入颃颡，故为病如此）。肾痹者善胀，尻以代踵，脊以代头（肾者胃之关，肾气痹则阴邪乘胃，故善胀。尻以代踵，足挛不能伸也。脊以代头，身偻不能直也。肾脉入跟中，上行内出腘内，贯脊触肾，故为是病）。脾痹者，四肢懈惰，发咳，呕汁，上为大寒（脾主四肢，故为懈惰，其脉属脾，络胃，上膈挟咽气。痹不行，故发咳呕汁，甚者上焦客膈，为大寒不过也）。肠痹者，数饮而出不得，中气喘争，时发飧泄（肠者兼大小肠而言，肠间病痹，则下焦之气不化，故虽数饮，而小便不得出，小便不出，则本末俱病，故与中气喘争，盖其清浊不分，故时发飧泄）。胞痹者，少腹膀胱，按之内痛，若沃以汤，涩于小便，上为清涕（胞者膀胱之脬也，膀胱气闭，故按之内痛，水闭则蓄而为热，故若沃以汤，涩于小便也。膀胱之脉，从巅入络脑，故上为清涕）。愚按《内经》论痹，四时之令，皆能为邪。五脏之气，各能受病。六气之中，风寒湿居其半。即其曰杂至，曰合，则知非偏受一气可以致痹。又曰：风胜为行痹，寒胜为痛痹，湿胜为着痹，即其下一胜字，则知但分邪有轻重，未尝非三气杂合为病也。皮肉筋骨脉，各有五脏之合，初病在外，久而不去，则各因其合而内舍于脏。在外者祛之犹易，入脏者攻之实难。治外者散邪为急，治脏者养正为先。治行痹者散风为主，御寒利湿，仍不可废，大抵参以补血之剂。盖治风先治血，血行风自灭也。治痛痹者散寒为主，疏风燥湿，仍不可缺，大抵参以补火之剂，非大辛大温，不能释其凝寒之害也。治着痹者，利湿为主，祛风解寒，亦不可缺，大抵参以补脾补气之剂。盖土强可以胜湿，而气足自无顽麻也。提其大纲，约略如此，分条治法，别列于后。

筋痹即风痹也，游走不定，上下左右，随其虚邪，与血气相搏，聚于关节。或赤或肿，筋脉弛纵，古称走注，今名流火（防风汤主之，如意通圣散、桂心散、没药散、彪丸、十生丹、一粒金丹、乳香应痛丸）。脉痹即热痹也，脏腑移热，复遇外邪，客搏经络，留而不行，故癉痹。肌肉热极，唇口反裂，皮肤变色（升麻汤主之）。肌痹即着痹、湿痹也，留而不行，汗多，四肢缓弱，皮肤不仁，精神昏塞，今名麻木（神效黄芪汤主之）。皮痹者，邪在皮毛，隐疹风疮，搔之不痛（宜疏风养血）。骨痹即寒痹痛痹也，痛苦心切，四肢挛急，关节浮肿（五积散主之）。肠痹者（五苓散加桑皮、木通、麦门冬）。胞痹者（肾着汤、肾沥汤）。五脏痹（五痹汤、肝痹加枣仁、柴胡；心痹加远志、茯苓、麦门冬、犀角；脾痹加厚朴、枳实、砂仁、神曲；肺痹加半夏、紫菀、杏仁、麻黄；肾痹加独活、官桂、杜仲、牛膝、黄芪、萆薢）。脉候：大而涩为痹，脉急亦为痹，肺脉微为肺痹，心脉微为心痹，右寸沉而迟涩为皮痹，左寸急不流利为血痹，右关脉举按皆无力而涩为肉痹，左关弦紧而数浮沉有力为筋痹。

《医门法律》

作者喻昌，字嘉言，别号西昌老人（公元 1585—1664 年），今江西省南昌市人，为明末清初的医家。此书成于公元 1658 年。

风痹

中风四证，其一曰风痹，以诸痹类风状，故名之也。然虽相类，实有不同。风则阳先受之，痹则阴先受之耳。致痹之因曰风、曰寒、曰湿，互相杂合，匪可分属。但以风气胜者为行痹，风性善行故也。以寒气胜者为痛痹，寒主收急故也。以理气胜者为著痹，湿主重滞故也。

邪之所中，五浅五深，不可不察。在骨则重而不举，在筋则屈而不伸，在肉则不仁，在脉则凝而不流，在皮则寒，此五者，在躯壳之间，皆不痛也。其痛者，随血脉上下，寒凝汁沫，排分肉而痛，虽另名周痹，亦隶于血脉之中也。骨痹不已，复感于邪，内舍于肾。筋痹不已，复感于邪，内舍于肝。脉痹不已，复感于邪，内舍于心。肌痹不已，复感于邪，内舍于脾。皮痹不已，复感于邪，内舍于肺。此五者，亦非经入五脏也。五脏各有合病，久而不去，内舍于其合也。盖风寒湿三气，杂合牵制，非若风之善行易入，故任类于中风也。

经论诸痹至详，然有大阙，且无方治，《金匮》补之，一曰血痹，二曰胸痹，三曰肾著，四曰三焦痹。

凡治痹证，不名其理，以风门诸通套药施之者，医之罪也。

痹证非不有风，然风入在阴分，与寒湿互结，扰乱其血脉，致身中之阳，不通于阴，故致痹也。古方多有用麻黄、白芷者，以麻黄能通阳气，白芷能行荣卫，然已入在四物四君等药之内，非制发表明矣。至于攻里之法，则从无有用之者。以攻里之药，皆属苦寒，用之则阳愈不通，其痹转入诸府，而成死症者多矣。可无明辨而深戒软。

《医宗说约》

作者蒋示吉，学仲芳（生活于公元 17 世纪），为明末清初医家。此书成于公元 1663 年。

金 疮

用五倍子炒枯为末，降香屑炒黑色为末，等分和匀，敷伤处，扎定立愈。单方：南星末、半夏末、花蕊石末、陈石灰，用韭菜捣烂，阴干为末。小麦面、红绒灰、旧毡帽灰、香灰、百草霜末，以上诸方敷疮俱效，各随其便也。

损 伤

按堕车落马，打扑闪肭，剑伤刀破，皆损伤也。其证血肉筋骨受病，不在气分，专从血论。大要宜分血之虚实，如皮破而亡血过多者，血虚也，宜兼补而和之。如皮不破而内积瘀血者，血实也，宜破血和伤攻利之。亡血之脉，虚细者生，数实大者死。损伤瘀血胀满，脉坚强者生，小弱者死。俗医损伤，唯指瘀血停滞一证，故余兼载之。

《医贯》

明·赵献可

血症论

客有问于余曰：失血一证，危急骇人，医疗鲜效，或暴来顷刻即逝，或暂止而终亦必死亡。敢问有一定之方，可获万全之利否？余曰：是未可以执一论也，请备言之。

凡血症，先分阴阳。有阴虚，有阳虚。阳虚补阳，阴虚补阴。此直治之法，人所共知。

又有真阴真阳，阳根于阴，阴根于阳。真阳虚者，从阴引阳。真阴虚者，从阳引阴。复有假阴假阳，似是而非，多以误人。此真假二字，旷世之所不讲，举世之所未闻。在杂病不可不知，在血证为尤甚也，汝知之乎。

既分阴阳，又须分三因。风寒暑湿燥火，外因也。喜怒忧思恐，内因也。跌扑闪朒，伤重瘀蓄者，不内外因也。

既分三因，而必以吾身之阴阳为主，或阴虚而挟内外因也，或阳虚而挟内外因也。盖阴阳虚者，在我之正气虚也。三因者，在外之邪气有余也，邪之所凑，其气必虚，不治其虚，安问其余。

客问曰：吐衄血者，从下炎上之火，暑热燥火，固宜有之，何得有风寒之证？曰：此六淫之气，俱能伤人，暑热者十之一二，火燥者半，风寒者半，而火燥之后，卒又归于虚寒矣。

刘河间先生特以五运六气暑火立论，故专用寒凉以治火。而后人宗之，不知河间之论，但欲与仲景《伤寒论》对讲，各发其所未发之旨耳，非通论种种不同之火也。自东垣先生出，而论脾胃之火必须温养，始禁用寒凉。自丹溪先生出，而立阴虚火动之论，亦发前人所未发，可惜大补阴丸、补阴丸二丸中，俱以黄柏、知母为君，而寒凉之弊又盛行矣。嗟乎，丹溪之书不息，岐黄之道不著。余持撰阴阳五行之论，以申明火不可以水灭、药不可以寒攻也。

六淫中虽俱能病血，其中独寒气致病者居多，何也？盖寒伤荣，风伤卫，自然之理。又太阳寒水，少阴肾水，俱易以感寒，一有所感，皮毛先入。肺主皮毛，水冷金寒，肺经先受，血亦水也。故经中之水与血，一得寒气，皆凝滞而不行。咳嗽带痰而出，问其人必恶寒，切其脉必紧，视其血中间必有或紫或黑数点，此皆寒浮之验也，医者不详审其证，使以为阴虚火动，而概用滋阴降火之剂，病日深而死日迫矣。余尝用麻黄桂枝汤而愈者数人，皆一服得微汗而愈。盖汗与血一物也，夺血者无汗，夺汗者无血。余读《兰室秘藏》而得此意，因备记，以广其传。

凡失血之后，必大发热，名曰血虚发热，古方立当归补血汤，用黄芪一两、当归六钱，名曰补血。而以黄芪为主，阳旺能生阴血也。

有坠车坠马，跌扑损伤，失血瘀蓄肿痛发热者，先以桃仁、大黄、川芎、当归、赤芍、丹皮、红花，行血破瘀之剂，折其锐气，而后区别治之以和血消毒之药。张子和尝以通经散、神佑丸，大下数十行，病去如扫，不致有癃残破癥之患。又尝以此法治杖疮痛肿发热绝者，十余行而肿退热消，真不虚语也。

有怒气伤肝而成吐衄者，其人必唇青、面青、脉弦，须用柴胡栀子清肝散。

有郁气伤脾者，须用归脾汤，加丹皮、山栀。推而广之，世人因郁而致血病者多，凡郁皆肝病也。木中有火，郁甚则火不得舒，血不得藏而妄行。但郁之一字，不但怒为郁，忧为郁，怒与忧固其一也。若其人素有阴虚火证，外为风寒暑湿所感，皮毛闭塞即为郁，郁则火不得泄，血随火而妄行。郁于经络，则从鼻而出；郁于胃脘，则从吐而出。凡系郁者，其脉必涩，其人必恶风恶寒，不知者便以为虚而温补之，误矣，须视其面色必滞，必喜呕，或口苦，或口酸，审有如是证，必当舒散其郁为主，木郁则达之，火郁则发之是也。其方唯逍遥散为的药，外加丹皮茱连，随手而应，血止后，若不用六味地黄以滋其阴，翌日必发。余于五郁论中，言之详矣。

《张氏医通》

明·张璐

腰痛、腰酸、腰软、腰胯痛

经云：腰者肾之府，转摇不能，肾将惫矣。巨阳虚则头项腰背痛，膀胱之脉，挟脊抵腰，故挟脊痛，腰似折。

按《内经》言太阳腰痛者，外感六气也。言肾经腰痛者，内伤房劳也。假令肾脏真气布护，六气焉能为害。唯肾脏虚伤，膀胱之府安能独足。又有高梁之人，久服热剂，醉以入房，损其真气，则肾脏热，腰脊痛，久则髓减骨枯，发为骨痿，此为本病。其有风寒湿热、闪挫瘀血、滞气痰积，皆为标病，而肾虚则其本也。风痛者，脉浮。或左或右，痛无定处，牵引两足，小续命加减。寒痛者，其腰如冰，其脉必紧，得热则减，得寒则增，干姜附子汤加肉桂、杜仲，外用摩腰膏。兼风寒者，五积散热服微汗之。内蓄风热痛者，脉必洪数，口渴便闭，小柴胡去半夏，加羌活、续断、黑豆，若大便闭者，先用大柴胡微利之。湿痛者，如坐水中，肾属水，久坐水湿，或著雨露，以致腰下冷痛，脉必弦缓，小便自利，饮食如故，天阴头必重，体必沉重，渗湿汤。肾虚由卧湿地，流入腰脚，偏枯冷痹疼重，千金独活寄生汤。兼风湿者，改定三痹汤。如挟寒湿，并用摩腰膏。虚寒甚而挟湿者，术附汤。挟湿热者，羌活胜湿汤合二妙散。肾气虚寒而受寒湿，腰疼不得立，用烧羊肾主之，此《千金》法也。闪挫痛者，跌扑损伤，肝脉搏坚而长，两尺实，忽然不可俯仰，复元通气散，不效，必有恶血，复元活血汤。气滞而痛，脉沉弦或结伏，初起乌药顺气散，不应，八味顺气散。痰注而痛，脉滑或沉伏，动作便有痰，或一块作痛，导痰汤加香附、乌药、枳壳，脉实加大黄。肝气不条达，睡至黎明，觉则腰痛，频欲转侧，晓起则止，宜柴胡疏肝散或二妙散加柴胡、防风，即东垣苍术汤。腰痛如以带束引痛，此属带脉为病，用辛味横行而散带脉之结，甘味舒缓带脉之急，调肝散。腰痛牵引足膝，青娥丸加蝎尾最妙，以补肾兼补肝也。两腰偻废，乃热邪深入，血脉久闭之故，桃核承气多用肉桂，少加熟附行经，但痛者可治，偻废而不痛者，不可治也。诸般腰痛，皆由肾虚，若兼六淫，须除其邪，如无他证而腰肢痿弱，隐隐作痛，身体疲倦，脚膝酸软者，总属肾虚，然须分寒热主治。脉细而弱，或虚浮，力怯短气，小便清利，属阳虚火衰，肾气丸加肉苁蓉、补骨脂、巴戟、鹿茸之类。脉大而软，或细数，小便黄，属阴虚火炎，六味丸加龟板、当归、杜仲、续断之类。

腰酸 腰痛尚有寒湿伤损之异，腰酸悉属房劳肾虚，唯有峻补，男子用青娥丸，或八味丸加补骨脂、杜仲。有热，去附子，加五味；走精，用六味丸去泽泻，加鳔胶、沙苑、蒺藜、五味子。大便不实，加肉果、补骨脂、山药粉糊代蜜。妇人，用六味加杜仲、续断；有带，去熟地，加艾附；经候不调，加当归、阿胶。

腰软 湿气袭于少阳经络之中，则为肾著，《金匮》用甘姜苓术汤，后世更名为肾著汤，或渗湿汤选用。斫丧太过者，八味丸。肾虚风袭，腰背软痛，安肾丸。

腰胯痛 寒湿流注于足少阳之经络，则为腰胯痛，盖腰乃胆经之所过，因受寒湿，结滞于骨节而痛，渗湿汤去橘红，加肉桂。有痰滞经络，导痰汤加减。若肾肝伏热，用姜汁炒黄柏、酒防己，少加肉桂。若腰胯连脚膝晓夜疼痛者，肾虚风毒乘之也，用虎骨散加补骨脂。老人肾虚腰痛，连膝痛者，二至丸。

诊 脉大为肝肾阴虚，尺沉为肾脏阳虚，浮缓为虚风，弦细为寒湿，或弦或涩为瘀血，或滑或伏为痰饮，沉弦而紧为寒，沉弦而细为湿，沉弦而实为闪肭，若肾愈及盛怒伤志，则腰失强，不能转摇者死。

脊痛脊强（尻痛）

脊者，督脉之经，与膀胱之经皆取道于脊也，故项脊常热而痛者，阴虚也，六味丸加麋茸。常寒而痛者，阳虚也，八味丸加鹿茸。有肾气攻背，而项筋痛连脊髓，不可转移者，此地气从背而上入也，椒附散。太阳经脊痛项强，腰似折，项似拔，羌活胜湿汤。脉浮紧为伤寒，麻黄汤。沉缓为风湿，五苓散换苍术、桂枝，加羌活。打扑损伤，从高坠下，恶血在太阳经中，腰脊痛不可忍，地龙汤。

尻痛 尻乃足少阴与督脉所过之处，兼属厥阴，若肾虚者，六味丸加肉桂，不愈，加鹿茸。肥人属湿痰，二陈合二妙。有因死血作痛者，当归、赤芍、牡丹、桃仁、延胡索、生牛膝、穿山甲、肉桂之类清理之，不应，加地龙、生附子。

肩背痛

经云：背者胸中之府，背曲肩随，府将坏矣。肺病者，喘咳逆气，肩背痛汗出。肺盛有余，则肩背痛，风寒汗出中风，小便数而欠，气虚则肩背寒，少气不足以息，溺色变。邪在肾，则肩背痛，是肾气上逆也。

东垣曰：肩背痛不可回顾，此手太阳气郁不行也，以风药散之，通气防风汤。若面白脱色，短气者勿服，宜逍遥散加人参。火郁热盛，东垣升阳散火汤。形气虚甚，十全大补汤。肩背痛，脊强，腰似折，项似拔，此足太阳经气不行也，羌活胜湿汤。风寒汗出中风，肩背痛，小便数而欠者，风热乘其肺而肺气郁甚也，当泻风热，消风散去僵蚕、蝉蜕，加枳、桔。寒热少气不足以息而肩痛，小便遗失者，补中益气加门冬、五味。湿热相搏，肩背沉重而痛，当归拈痛汤。

当肩背一片冷痛，背膂疼痛，古方用神保丸愈者，此有寒积也。有因寒饮伏结者，近效白术附子汤。亦有因痰气留伏者，指迷茯苓丸。素有痰饮流注，肩背作痛，导痰汤。有肾气不循故道，气逆挟脊而上，致肩背痛，沉香、肉桂、茯苓、牛膝、茴香、川椒、青盐，或观书、对弈、久坐而致脊背痛者，补中益气加羌、防。肥人喜唾而痛快者属痰，宜除湿化痰，兼补脾胃，六君子加木香。瘦人多是血少气虚，宜养血清火，圣愈汤。背痛须加羌、防引经，肥人少佐附子，瘦人须佐芩、连、丹皮。有素虚人及病后房劳后，妇人产后经行后，心膈间痛，或牵引乳胁，或走注肩背痛，并宜十全大补随证加减。

诊 寸口脉促上击者，肩背痛，洪大为热，浮大为风，沉而滑者背膂痛，必有寒饮伏结也。

臂痛、手痛、手气

东垣曰：臂痛者，有六道经络，各加引经药乃验。以两手伸直垂下，大指居前、小指居后而定之，臂臑之前廉痛者属阳明，升麻、白芷、干姜为引药。后廉属太阳，藁本、羌活。外廉属少阳，柴胡、连翘。内廉属厥阴，柴胡、当归。内前廉属太阴，升麻、白芷、葱白。内后廉属少阴，细辛、当归。

臂痛为风寒湿所搏，或因饮液流入，或因提挈重物，皆致臂痛。有肿者，有不肿者。除饮证外，其余诸痛，并宜五积散、蠲痹汤选用，虚人必加人参以助药力。若坐卧为风湿所搏，或睡后手出被外，为寒所袭而痛者，五积散。审知是湿痹经络，血凝气滞作痛，蠲痹汤。挈重伤筋，以致臂痛，宜和气调血，十全大补汤。痰饮流入四肢，肩背酸痛，两臂软痹，导痰加木香、片子姜黄、姜制白术，若作风治，误矣。中脘留伏痰饮，臂痛难举，手足不能转移，指迷茯苓丸。丹溪治臂痛，以二陈汤加酒炒黄芩、苍术、羌活。

手痛 经云：手屈不伸者其病在筋，薏苡仁汤。伸而不屈者其病在骨，近效白术附子汤、十味锉散选用。

手气 手肿痛曰手气，或指掌连臂膊痛，悉属风热挟痰，蠲痹汤。薄桂味辛淡，能横行手臂，引调气血，药至痛处。片子姜黄能引至手臂，唯湿痛最妙。又有肿痛时常脱骱者，此属湿痰，倍用苍术乃效。

腿痛、大股痛

腿痛亦属六经，前廉为阳明，白芷、升麻、干葛为引经。后廉太阳，羌活、防风。外廉少阳，柴胡、羌活。内廉厥阴，青皮、吴茱萸。内前廉太阴，苍术、白芍。内后廉少阴，独活、泽泻。痛有血虚血寒、寒湿风湿、湿热流注、阴虚阳虚、肾虚风袭之殊。血虚者，足不任地，行则振掉，脉细弱，六味丸加巴戟、苁蓉、杜仲、鹿茸。血寒者，经急、脉沉，喜汤火，严冬尤甚，舒筋三圣散。湿者两腿隐隐痛，或麻瞀作肿，身沉重，肢节疼痛，恶风不欲去衣，脉浮涩，或浮细，除风湿羌活汤。脉沉，白术附子汤。肥人，导痰汤加减。湿热者，痛自腰胯以至足胫，或上或下，或红或肿，小便赤涩，脉濡大而数，当归拈痛汤。

流注者，郁痰留于腰胁有块，互换作痛，恶心头眩，脉沉滑或弦，二陈汤加羌活、白术。阴虚者，肌体羸瘦，足心及胫热痛，左尺细数，或两尺数盛，虎潜丸去橘皮，加肉桂。阳虚者，两足浮肿无力，大便泻，小便短少，痛不能动，左尺虚大，或两尺浮迟，脾与命门俱虚，先用补中益气加桂、附，后用八味丸。肾虚风袭，则下体痿弱，骨节疼痛，喘咳失精，腰腹腿胫俱痛，尺中浮大而数，安肾丸。

大股痛 痛而喜按者，肝肾虚寒而湿气痹著也，四斤丸二方选用。痛不可按者，败血也，川芎肉桂汤或舒筋三圣散，酒调服。妇人产后多有此证，宜加穿山甲、桃仁。虚人，十全大补汤加附子、穿山甲。有湿热者，痛处必肿，而沉重不能转侧，二妙散加羌、防、升、柴、术、草之类，或除湿汤、渗湿汤选用。寒热而肿痛者，须防发痈。

膝痛、足跟痛、足心痛

经云：膝者筋之府，屈伸不能，行则偻俯，筋将惫矣。故膝痛无有不因肝肾虚者，虚则风寒湿气袭之。又曰：身半以下者，湿中之也，故治膝胫之痛，又须以去湿为主。大抵痛在筋者，多挟风热，则屈不伸而肿，二妙散加羌、防、升、柴。兼阴虚者则热而不肿，虎潜丸，或二妙散加牛膝、肉桂。痛在骨者，多兼寒饮，重而屈伸不利，常若拭不干状，附子丸、川芎肉桂汤、活络丹、铁弹丸选用。虚寒挟风湿而痛，虎骨四斤丸。如肝肾虚热，筋骨痿弱，颤掉而痛，鹿茸四斤丸。若痛在冲阳及肉者，属足阳明经，痛在委中腨肠者，属足太阳经，在外廉者，属少阳，在内廉者，属三阴，随其经而取之。

足跟痛 肾脏阴虚者，则足胫时热而足跟痛，六味丸加龟板、肉桂。阳虚者，则不能久立而足跟痛，八味丸。挟湿者，必重著而肿，换骨丹、史国公药酒。肥人湿痰流注，导痰汤加木瓜、萆薢、防己。虚人，用补中益气、十全大补汤，并少加附子为引。凡下部痛，多用药酒，殊不知病甚于冬者，为寒湿，故宜用酒。若春夏甚而秋冬减者，此属湿热，若用药酒，是反助其湿也。

足心痛 足心及踝骨热疼者，为肾虚湿著，命门火不归经，肾著汤下八味丸。肥人多湿痰流注，足心作痛，但久坐卧，起则痛甚，行动则缓，宜肾著汤合二妙散。慎不可用补肾药及血药助阴，愈增其剧。

身体痛

体痛为一身尽痛，伤寒霍乱、中暑阴毒、湿痹痛痹，皆有体痛，但看兼证，及问因诊脉而别之。治法分见各门，其流连难已者，于此求之。寒而身痛，痛处常冷，或如湿状，甘草附子汤。内伤劳倦，兼风湿相搏，一身尽痛，补中益气加羌、防、藁本、苍术。湿热相搏，肩背沉重，疼痛红热，胸膈不利，遍身上下沉重疼痛，当归拈痛汤。风湿相搏，一身尽痛，阴湿中汗出，懒语，四肢困倦乏力，走注疼痛，乃下焦伏火不得泄而躁热，常微汗出而热不解，麻黄复煎汤。身体拘急，皆属虚寒与寒湿风湿，小续命随证加减。发寒热而周身作痛，胸胁痞闷不舒，肝血虚而郁火用事也，逍遥散加羌活、桂枝。小便不利，加山栀、丹皮。天暑衣厚，则腠理开，汗出，邪留于分肉之间，聚沫则为痛，六和汤加羌活。遍身皆痛如劳证者，十全大补去白术、熟地，加羌活、附子。下体痛，宜分利小便，五苓、二妙为主。下体肿痛，脉浮自汗，恶风者，防己黄芪汤，温覆微汗之。痛而大便不通者，厚朴七物汤，微利之。丹溪曰：因湿痰浊血流注为痛。若在下焦，道路深远，非乌、附不能下达，少加引经用之，若以为主治，非徒无益，而反害之也。善治者，必行气流湿，疏风导滞，滋养新血，升降阴阳，治有先后，须分肿与不肿可也。肢节肿痛，痛属火，肿属湿，盖为风寒所郁，而发动于经络之中，湿热流注于肢节之间而无已也，先宜微汗以散之，故羌活、桂枝为肢节痛之要药。

身体疼痛及重者，湿也，五苓散汗之。如风湿相搏，一身尽痛，加羌、防、升、柴、藁本、苍术，风能胜湿故也。痛家不可食厚味与肉，大能助火，若食肉厚味，痛愈盛者，并鱼腥面酱酒醋皆断去之。丹溪曰：环跳穴痛不已，防生附骨痈，掘地成坑，以火烧赤，沃以小便，赤体坐其上，以被围绕下体，便热蒸腠理开，血气畅则愈。

诊 伤寒六脉俱紧，为太阳表证。身如被杖，脉沉紧，为阴毒。发汗后脉弦迟，身体痛，为气血不和，一身关节尽痛，而脉沉弦，为中湿。肢体重痛，微肿，汗出恶风，关节不利，不可转侧，而脉缓，为风湿。遍身疼痛，脉弦小或豁大，为气血虚损。

痹

经云：风寒湿三气杂至，合而为痹。风气胜者为行痹，寒气胜者为痛痹，湿气胜者为著痹，以冬遇此者为骨痹，以春遇此者为筋痹，以夏遇此者为脉痹，以至阴遇此者为肌痹，以秋遇此者为皮痹。

行痹者，病处行而不定，走注关节疼痛之类，当散风为主。御寒利气，仍不可废。更须参以补血之剂，盖治风先治血，血行风自灭也。痛痹者，寒气凝结，阳气不行，故痛有定处，俗名痛风是也。治当散寒为主，疏风燥湿，仍不可缺。更须参以补火之剂，非大辛大温，不能释其凝寒之害也。著痹者，肢体重著不移，疼痛麻木是也，盖气虚则麻，血虚则木，治当利湿为主，祛风解寒，亦不可缺。更须参以理脾补气之剂，盖土强自能胜湿，而气旺自无顽麻也。骨痹者，即寒痹、痛痹也，其证痛苦攻心，四肢挛急，关节浮肿。筋痹者，即风痹、行痹也，其证游行不定，与血气相搏，聚于关节，筋脉弛纵，或赤或肿。脉痹者，即热痹也，藏府移热，复遇外邪客搏经络，留而不行，其证肌肉热极，皮肤如鼠走，唇口反裂，皮肤色变。肌痹者，即著痹、湿痹也，留而不移，汗出四肢痿弱，皮肤麻木不仁、精神昏塞。皮痹者，即寒痹也，邪在皮毛，瘾疹风疮，搔之不痛，初起皮中如虫行状。以上诸证，又以所遇之时而命名。非行痹、痛痹、著痹外，又有皮、脉、筋、肌、骨之痹也。

寒从中生者，是人多痹气也。阳气少，阴气多，故身寒如从水中出。

人有身寒，汤火不能热，厚衣不能温，然不能冻慄，是人素肾气胜，以水为事，太阳气衰，肾脂枯不长，一水不能胜两火。肾者水也，而生于骨，肾不生，则髓不能满，故寒甚至骨也，所以不能冻慄者。肝，一阳也。心，二阳也。肾，孤藏也。一水不能胜二火，故不能冻慄。病名骨痹，是人当挛节也。

素肾气胜，言禀气本充也。以水为事，言嗜欲无节，伤其真阳。无阳则阴无以生，故肾脂枯不长。无阴则阳无以化，故寒甚至骨也。

病在阳者，命曰风。病在阴者，命曰痹。阴阳俱病，命曰风痹。

阳受风气，故在阳者，命曰风。阴受湿气，故入阴则命曰痹。

风痹淫泺，病不可已者，足如履冰，时如入汤中。股胫淫泺，烦心，头痛，时呕时悗。眩已汗出，久则目眩。悲以喜恐，短气不乐，不出三年死也。

寒痹之为病也，留而不去，时痛而皮肤不仁。刺布衣者，以火焠之。刺大人者，以药熨之。以醇酒二十斤、蜀椒一升、干姜一斤、桂心一斤，凡四种，皆㕮咀，渍酒中。用绵絮一斤，细布四丈，并内酒中，置酒马矢煴中，盖封涂，勿使泄。五日五夜，出布绵絮曝干之，干复渍，以尽其汁。每渍必晬其日，乃出干，干并用焠与绵絮，复布为复巾，长六七尺，为六七巾则用之。生桑炭炙巾，以熨寒痹所刺之处，令热入至于病所。寒，复灸巾以熨之。三十遍而止，汗出，以巾拭身，亦三十遍止。起步内中，无见风，每刺必熨，如此病已矣，此所谓内热也。

内、纳同，谓温其经，使热气内入，血脉流通也。布衣血气涩浊，故当以火淬之。即近世针挑、艾熨之类。

周痹者，在于血脉之中。随脉以上，随脉以下，不能左右，各当其所。风寒湿气客于分肉之间，迫切而为沫，沫得寒则聚，聚则排分肉而分裂也。分裂则痛，痛则神归之。神归之则热，热则痛解。痛解则厥，厥则他痹发。发则如是，此内不在藏，而外未发于皮，独居分肉之间，真气不能周，故命曰周痹。

《金匮》云：问曰，血痹病，从何得之。师曰：夫尊荣人骨弱肌肤盛。重因疲劳，汗出，卧不时动摇，加被微风，遂得之。但以脉自微涩在寸口，关上小紧，宜针引阳气，令脉和，紧去则愈。

血痹，阴阳俱微。寸口关上微，尺中小紧。外证身体不仁，如风痹状。黄芪桂枝五物汤主之。

血痹者，寒湿之邪，痹著于血分也。辛苦劳动之人，皮腠致密，筋骨坚强，虽有风寒湿邪，莫之能客。唯尊荣奉养之人，肌肉丰满，筋骨柔脆，素常不胜疲劳，行卧动摇。或遇微风，则能痹著为患，不必风寒湿之气杂至而为病也。上条言脉自微涩，而关寸小紧，为湿痹血分，所以阳气不能外行，故宜针引阳气，以和阴血。下条言阴阳俱微，而尺中小紧，为营卫俱虚，所以身体不仁，故宜药通营卫，行散其痹，则紧去人安而愈矣。夫血痹者，即《内经》所谓在脉则血凝不流，仲景直发其所以不流之故，言血既痹，脉自微涩，然或寸或关或尺，其脉见小急之处，即风入之处也，故其针药所施，皆引风外出之法也。

肾著之病，其人身体重，腰中冷如坐水中，形如水状，反不渴，小便自利，饮食如故。病属下焦，身劳汗出，衣里冷湿，久久得之，腰以下冷痛，腹重如带五千钱，甘姜苓术汤主之。此证乃湿邪中肾之外廓，与肾藏无预也。虽腰中冷，如坐水中，实非肾藏之真气冷也。今邪著下焦，饮食如故，不渴，小便自利，且与肠胃之府无预，况肾藏乎。此不过身劳汗出，衣里冷湿，久久得之，但用甘草、干姜、茯苓、白术，甘温淡渗，行湿足矣，又何取暖肾壮阳哉。诸肢节疼痛，身体魁羸，脚肿如脱，头眩短气，温温欲吐，桂枝芍药知母汤主之。此即总治三焦痹之法。头眩短气，上焦痹也。温温欲吐，中焦痹也。脚肿如脱，下焦痹也。肢节疼痛，身体魁羸，筋骨痹也。由是观之，当是风寒湿痹其营卫、筋骨、三焦之病。然湿多则肿，寒多则痛，风多则动。用桂枝治风，麻黄治寒，白术治湿，防风佐桂枝，附子佐麻黄、白术，其芍药、生姜、甘草，亦如桂枝汤之和其营卫也。知母治脚肿，引诸药下行。附子以行药势，开痹之大剂也。

戴人云：痹病以湿热为源，风寒为兼。三气合而为痹，其脉沉涩。奈何治此者，不问经络，不分脏腑，不分表里，便作寒湿脚气，乌之附之、乳之没之，种种燥热攻之；中脘灸之，脐下烧之，三里火之，蒸之熨之，汤之炕之，以致便溺涩滞，前后俱闭，虚躁转甚，肌肤日削，饮食不下，虽遇扁华，亦难措手。若此者何哉，胸膈间有寒痰故也。痹本不死，死于医之误也。

《景岳全书》云：观《痹论》曰：风寒湿三气杂至，合而为痹。而《寿夭刚柔论》又曰：在阳者命曰风，在阴者命曰痹。何也？盖三气之合，乃专言痹证之所因也，曰在阳为风，在阴为痹，又分言表里之有殊也。如风之与痹，本皆由感邪所致，但外有表证之见，而见发热头疼等证，或得汗即解者，是皆有形之谓。此以阳邪在阳分，是即伤寒、中风之属也，故病在阳者命曰风。若既受寒邪，而初无发热头疼，又无变证，或有汗，或无汗，而筋骨之痛如故。及延绵久不能愈，而外无表证之见者，是皆无形之谓，此以阴邪直走阴分，即诸痹之属也。故病在阴者命曰痹，其或既有表证，而疼痛又不能愈，此即半表半里，阴阳俱病之证，故阴阳俱病者，命曰风痹，此所以风病在阳而痹病在阴也。然则诸痹者，皆在阴分，亦总由真阴衰弱，精血亏损，故三气得以乘之，而为此诸证。经曰：邪入于阴则痹，正谓此也。是以治痹之法，最宜峻补真阴，使血气流行，则寒邪随去。若过用风湿痰滞等药而再伤阴气，必反增其病矣。

行痹者，走注无定，风之用也。经言：病在阳者，命曰风；在阴者，命曰痹；阴阳俱病，命曰风痹，越婢加术附汤。轻则羌、防、归、芎、葛、桂、赤茯、甘草、威灵仙、苍术、黄柏。若病久大虚，非大补气血不可。如日从事乎散风清火，则脾肺必败，终致不起。痛痹者，痛有定处，乃湿气伤肾。肾不生肝，肝风挟湿，流走四肢，肩髃疼痛，拘急浮肿，《金匮》乌头汤加羌活、官桂，服后啜热稀粥助其作汗乃解。身体痛如欲折，肉如锥刺刀割，《千金》附子汤。著痹者，痹著不仁。经曰：营气虚则不仁。卫气虚则不用，营卫俱虚则不仁且不用。《灵枢》云：卫气不行，则为麻木。东垣治麻痹，必补卫气而行之。浑身麻木不仁，或左或右，半身麻木，或面或头，或手臂或脚腿，麻木不仁，并宜神效黄芪汤。皮肤间麻木，此肺气不行也，本方去蔓荆，倍黄芪，加防风。如肌肉麻，营气不行也，去蔓荆，加桂枝、羌、防。手足麻痹，臂痛不能举，多眠昏冒者，支饮也。气口脉滑，指迷茯苓丸。脉浮者，二陈汤加桂枝、枳、桔。若手麻，乃是气虚，十指麻，乃是湿痰死血。手指麻木是气不行，有顽痰死血也，导痰汤加乌药、苍术。风吹手足酸疼而肿，是寒湿，桂枝附子汤。因于风者，百节走痛，乌药顺气散加羌活、南星、苍术。因于湿者，天阴即发，身体沉重酸疼，除湿蠲痛汤。在上痛者，加桂枝、桔梗。在下痛者，加防己、木通。多汗，加黄芪、防风。自汗身重，防己黄芪汤。寒湿不可屈伸者，乌头汤、活络丹选用，并外用摩风膏。因火者，五苓散加酒芩、黄柏、竹沥、姜汁。因湿热者，肢节疼痛，肩背沉重，胸膈不利，下注足胫痛肿，当归拈痛汤。热毒流入肢节疼痛，患处必热，《千金》犀角散。血瘀者，芎、归、桃仁、红花、威灵仙。煎成，入麝少许。血痹者，邪入于阴也。经云：

人卧则血归于肝。汗出而风吹之，血凝于肤者，为痹是也，黄芪桂枝五物汤。昼轻夜重，加当归。痹而身寒，如从水中出者，属寒湿，附子丸。血气凝滞，手足拘挛疼重，风寒湿三气杂至者，改定三痹汤。周痹者，真气不能周于身，故周身痹痛，用蠲痹汤。行痹，上半身甚，用乌药顺气散；下半身甚，用虎骨散。痛痹，用乌头汤。著痹，用除湿蠲痛汤。不应，用补中益气加熟附子、羌活、苍术、黄柏。有痹遍身走痛无定，二陈汤加羌活、风化硝、姜汁糊丸服。痹在骨，安肾丸。痹在筋，羚羊角散。痹在脉，人参丸。痹在肌肉，神效黄芪汤。痹在皮，越婢汤加羌活、细辛、白蒺藜。痹在肠，吴茱萸散。痹在胞，肾沥汤。虚寒，茯苓丸。虚寒甚者，巴戟丸。热痹，《千金》犀角散。冷痹，巴戟天汤。寒痹，宜以蜀椒、干姜、桂心各四两，醇酒五斤，絮四两，布五尺，马矢火煨一伏时，将絮布曝干收尽，炙热熨之。著痹不移，腘肉破，身热脉涩者，不治。

凡治痹证，不明其理，以风门诸通套药施之者，医之过也。夫痹证非不有风，然风入在阴分，与寒湿互结，扰乱其血脉，致身中之阳不通于阴，故致痹也。古方多有用麻黄、白芷者，以麻黄能通阳气，白芷能行营卫，然已在四物、四君子等药之内，非专发表明矣。至于攻里之法，则从无有用之者。以攻里之药皆属苦寒，用之则阳愈不通，其痹转入诸府而成死证多矣，可无明辨而深戒欤。

诊 脉大而涩为痹，脉急亦为痹，肺脉微为肺痹，心脉微为心痹，右寸沉而迟涩为皮痹，左寸结而不流利为血痹，右关脉举按皆无力而涩为肉痹，左关弦紧而浮沉有力为筋痹。

跌 扑

经云：人有堕坠，恶血留内，腹中胀满，不得前后，先饮利药。《金匮》治马坠及一切筋骨损方，大黄一两，另用酒一大盏浸，及桃仁、蒲黄、甘草、发灰，以童子小便煎成，内大黄，去滓，分温三服。先以败蒲席煎汤浴之，浴后服药，以衣被盖覆，斯须通利数行，痛楚立差。伤损气血凝滞则肿，或紫或青，痛不可忍，宜活血行气。最忌恶血攻心与破伤二证，凡血上逆者，即以逐瘀为急，口噤牙关紧，即是胃风，依破伤治之。伤损著寒，痛不可忍，用葱杵烂，炒热罨上，其痛立止，冷则温之。恶血上攻，韭汁和童便饮半杯，即下。从高堕下，腹中瘀血满痛不得出，短气，二便不通，《千金》桃仁汤。挫闪气血不顺，腰胁疼痛，或发寒热，香壳散加桃仁、苏木。胁痛，加柴胡、川芎。跌扑闪挫，瘀结腹胁，大便不通，调营活络饮。跌扑损伤，瘀蓄大便不通，红肿青紫，疼痛昏闷，内壅欲死者，当归导气散。跌扑闪挫，腰胁气滞，牵引掣痛，复元通气散。从高坠下，恶血流于胁中，痛不可忍，复元活血汤。被打伤破，内有瘀血腹胀，蒲黄生者筛取一升，当归、肉桂各二两，酒服方寸匙，日三服。

丹方，治折臂断筋损骨，生地、大黄捣汁，和酒服一月即接连，仍以滓炒热贴之。蟅虫擂酒服亦可，焙干为末，每服一钱，入麝少许，温酒调服，接骨神效。跌折或金刃伤骨，用老鸦眼睛藤，和根叶细捣，封贴伤处，令患者痛饮至醉，此续骨法也。若筋断，取筋相对，用旋花根（即缠枝牡丹）杵汁滴伤处，将滓封疮上，半用筋自续，此续筋法也。又方：治筋，绝取生蟹肉及黄，捣涂伤处，筋即续，亦治骨断。以蟹生捣，和酒痛饮，并以滓罨，干即再涂，骨连筋续乃止。诸伤损瘀血凝聚，痛不可忍，以大黄一两切，杏仁三十粒，研细，酒煎服。瘀血即下。若恐气绝，取药不及，先以热小便灌之，外用大黄末，姜汁调涂，一夜青紫即变。瘀积日久，青黑痛极，以附子一枚，咬咀，猪脂煎数沸，去滓取脂，和醋涂之。堕坠重伤，危在旦夕，用乌鸡连毛捣烂，和醋烘热，隔布熨之，甚则破牛马腹纳入，浸热血中救。金伤肠出，以猪脂抹手推入，急用桑皮线缝合，即以热鸡血涂之，次入烧人屎拌涂尤妙。从高坠下，或行车走马，跌折筋骨，骨伤，自然铜散。筋伤，乳香定痛散。金刃出血不止者，紫金丹敷之。跌扑致衄或吐血不止，浓煎苏木汤去滓，煎小乌神汤，下黑神散。伤筋脱骱，用槿树皮捣烂，拌腊糟焙热涂扎。损伤一证，专从血论，但须分有瘀血停积与亡血过多之证。盖打扑堕坠，皮不破而内损者，必有瘀血。若金刃伤皮出血，或致亡血过多，二者不可同法而治。有瘀血者，宜攻利之。若亡血者，兼补调之。须察其所伤上下、轻重、浅深之异，经络气血多少之殊，唯宜先逐瘀血，通经络，和血止痛，然后调气养血，补益胃气，无不效也。

诊　金疮出血太多，其脉虚细小者生，数实而浮大者死，破疮血不止，脉来或大或止者死，细滑者生。从高颠仆，内有血，腹胀满，脉坚强者生，小弱者死。

《疡医大全》

清·顾世澄

跌打损伤门主论

陈远公曰：有跌打骨折，必用杉木或杉板，将折骨凑合端正，以绳缚定，勿偏斜曲，再以布扎。切不可因疼痛心软，少致轻松，反为害，事后用内服药。如皮破血出，须用外治药。但骨折而外边之皮不伤，即不必用外治药，然内外夹攻，未尝不更佳耳。

内治法宜活血去瘀为先，血不活则瘀不去，瘀不去则骨不能接也。

续骨神丹： 当归二两，大黄五钱，生地、败龟板末、白芍各一两，丹皮二钱，桃仁三十个，续断、牛膝、乳香末、没药末、红花各二钱，羊踯躅一钱，水煎服。一剂瘀去，新生骨即合矣。又二剂，去大黄，再服四剂，全愈。

外治膏药加末药掺伤处为妙。

全体神膏： 当归、生地、红花各二两，牛膝、续断、刘寄奴、地榆、茜草、木瓜、小蓟、人参、川芎、白术、黄芪各一两，甘草五钱，桑木枝四两，杏仁、皂角、柴胡、荆芥各三钱。麻油三斤，熬数沸，以麻布滤去渣，再煎，滴水成珠，加入水漂过。黄丹一斤四两收为膏，勿太老。再用自然铜，醋浸，烧七次。海螵蛸、乳香、花蕊石各三钱，没药二钱，麒麟竭五钱，白蜡一两，为末，乘膏未冷，投于膏中，以桑木棍搅匀，取起以瓦器盛之。临时以火顿摊，大约每张重一两，摊毕，再入胜金丹、麝香、花蕊石、象皮各三钱，血竭三两，乳香、海螵蛸、没药、樟脑、人参、木耳灰、三七根、儿茶各一两，古石灰、紫石英各二两，自然铜、冰片、干地虱、干大粪、琥珀各一钱，生甘草五钱，土狗十个，研细和匀，磁瓶密贮。每膏一张，用末药三钱，掺膏上贴之。凡接骨，不须二个也，重则二个。此乃绝奇绝异之方。倘骨未损伤，只贴膏药，不必用胜金丹。

内外治法三方有不可形容之妙，内外兼治，旦夕奏功。得此三方，无折骨之不救也。

丹心曰：凡金疮及折伤不可饮冷水，血见寒则凝，入心即死。

蒋示吉曰：跌打损伤，筋断血流不止者，独胜散主之。

冯鲁赡曰：胎前如有跌扑所伤，须逐污生新为主，佛手散最妙。腹痛加益母草服，如痛止则母子俱安。若胎已损，则污物并下，再加童便、制香附、益母草、陈皮，煎浓汁饮之。如从高坠下，腹痛下血烦闷，加生地、黄芪补以安之。如因扑跌，腹痛下血，加参、术、陈皮、白茯苓、炙甘草、砂仁末以保之。如胎下而去血过多，昏闷欲绝，脉大无力，用浓厚独参汤冲童便服之。小产本由气血大虚，今当产后益虚其虚矣，故较正产尤宜调补。

《素问》云：人有所坠堕，恶血留内，腹中满胀，不得前后，先饮利药。此上伤厥阴之脉，不伤少阴之络。刺足内踝之下、然骨之前血脉出血，刺足跗上动脉，不已，刺三毛，各一痏，见血则已。左刺右，右刺左，善悲惊不乐，刺如右方。（《缪刺论》）

《灵枢》云：有所坠堕，恶血留内。有所大怒，气上而不行下，积于胁下则伤肝。又中风及有所击仆，若醉入房，汗出当风，则伤脾。又头痛，不可取于腧者，有所击堕，恶血在内。若肉伤痛未已，可侧刺，不可远取之也。

《灵枢》曰：身有所伤，血出多反中风寒，若有所坠堕，四肢懈惰不收，名曰体惰。取小腹脐下之三结交，阳明太阴也，脐下三寸关元也。（三结交者，即关元穴是也。《寒热篇》）《内经》云：肝脉搏坚而长，色不青当病堕。若搏因血在胁下，令人呕逆。

《金匮》云：寸口脉浮微而涩，然当亡血，若汗出，设不汗者，其身有疮，被刀斧所伤，亡血故也。

《脉经》云：从高颠扑，内有血，腹胀满，其脉坚强者生，小弱者死。

李东垣曰：夫从高堕下，恶血留于内，不分十二经络，医人俱作中风，肝经留于胁下，以中风疗之。血者皆肝之所生，恶血必归于肝，不问何经之伤，必留于胁下，盖肝主血故也。痛甚则必有自汗，但人人有汗出，皆属风证，诸风皆属于肝水。况败血凝泣，逆其所属，入于肝也。从高坠下，逆其上行之血气，非肝而何，非伤寒无汗，既曰汗，必自风化之也，故以破血行经药治之，凡寒凉之剂，不可轻用。

戴院使云：仆踣不知曰颠，两手相搏曰扑，其为损一也。

又曰：大法固以血之瘀失分虚实，而为补泻。亦当看损伤之轻重，轻者顿挫，气血凝滞作痛，此当导气行血而已。重者伤筋折骨，此当续筋接骨，非调治三四月，不得平复。更甚者，气血内停阻塞，真气不得行者必死。急泻其血、通其滞，亦或有可治者焉。

凡脑骨伤破，不可见风、着水，恐成破伤风候。

凡脑骨伤碎，在硬处可治。若伤在太阳穴，不可治。如伤在发际，须剪剃去发，看皮破不破，好用药敷。

凡脑两角及后枕或两眉有伤可治。眼睛伤，瞳神不碎可治。头顶心有损则难治。

凡鼻两孔伤凹者可治，血出无妨。

齿破伤动者，用蒺藜根烧存性，为末，常揩搽之。即牢结喉伤重，软喉断不可治，以汤与之，得入肠者可治，若并出者不可治。

凡手脚骨只一边断则可治，若两手脚骨皆断者不可治。

肚上被伤肚皮俱破肠出在外，只肠全断难医，伤破而不断者皆可治疗。

凡肠出，可令病人手搭在医人肩，随其左右收起，以麻油润疮口整入腹，却以通关散吹鼻，打喷嚏，令肠自入。用桑白皮线同皮内缝合后，以封口药涂伤处，外以补肌散，用鸡子清调匀敷贴。若肠上有小损孔，以灯火照之，肠中有气射灯，不可治。

凡伤损，药中不可缺乳香、没药，此药极能散血住痛，不可不知。

凡伤损，初次不可便用自然铜，久后方可用之。折骨者便宜用之。若不折骨，无碎骨，则不可用，修合诸损药皆要去了。如用自然铜，必用火煅，方可服之。然新出火者，其火毒与金毒相煽，挟香热药毒，虽有接骨之功，燥散之祸甚于刀剑，戒之。

凡损伤，妙在补气血。俗工不知，唯要速效，多用自然铜，多成痼疾也。初伤只用苏木活血，黄连降火，白术和中，童便煎服。在下者，可下瘀血，但先须补托。在上者，宜饮韭汁或和粥吃，切不可饮冷水，血见寒则凝，但一丝血入心即死。

十不治证，系颠扑损伤或被伤入于肺者，纵未即死，二七难过。一，左胁下伤透内者；二，肠伤断一半可医，全断者不可治；三，小腹下伤内者；四，证候繁多者；五，脉不实重者；六，老人左股压碎者；七，伤破阴子者；八，血出尽者；九，肩内耳后伤透于内者；十，脉不实重者。皆不必用药。（《得效》）

冯鲁赡曰：凡跌扑损伤，蹉折挫闪，虽由外触，势必内伤，气血凝滞，红肿或青痛不可忍。故始须用甘辛、温散、行气、破瘀，则痛自退、肿自消。如独活、白芷、荆芥、防风、川芎、当归、没药、古文钱、鹿角灰、苏木、赤芍、红花之类。以水酒煎药，冲入童便尤妙。及其外伤平复，犹宜滋补气血筋骨之药调之。（《锦囊》）

又曰：肢体全仗气血，伤损必加补养。在上，先消瘀血；在下，先为补养，更审胃气。盖去血过多，脉微欲死，独参汤加童便，接住元气为急。甚有肢冷脉微者，参术附子大剂挽之，势与产妇同也。脉来和缓者生，急疾尢者死。宜虚细不宜数实，切宜避风。

陈实功曰：跌扑者，有已破未破之分，亡血瘀血之别。从高坠堕未损皮肉者，必有瘀血流注脏腑，人必昏沉不醒，二便必难，当以大成汤通利二便，其人自苏，下醒者，独参汤救之。

凡医跌打损伤者，忌用葱。若用葱，虽医好，遇天阴伤处必发损作痛。

《可法良规》云：凡损伤之症，乃有形器物所伤，为筋骨受病，当从血论。盖血得热则妄行，其害甚速。须先伐肝火，清运火，砭患处，和经络，则瘀血不致泛注，肌肉不致遍溃。次则壮脾胃，进饮食，生血气，降阴火，则瘀血易于腐溃，新肉易于收敛，此要法也。若用克伐之剂，虚者益虚，滞者益滞，祸不旋踵矣。（论瘀血走注）

又云：凡伤损之症，若棍扑重者，患处虽不破，其肉则死矣。盖内肉糜烂，与瘀血相和，如皮囊盛糊。然其轻者，瘀血必深蓄于内，宜急砭刺，即投大补之剂。否则大热烦躁，头目胀痛，牙关紧急，殊类破伤风症。此瘀秽内作而然也。急刺之诸症悉退，若刺破之后，或有发热、恶寒、口干作渴、怔忡惊悸、寤寐不宁、牙关紧急、目赤头痛、自汗盗汗、寒战咬牙、气短喘促、遗尿手撒、身热、脉大按之如无、身热不欲近衣或欲投水，或恶寒面脉浮大，重按微细，衣厚仍寒，此气血挟虚使然也，皆宜参、芪、归、术之类亟补之。如不应，速加附子，缓则不救。或手足逆冷、肚腹疼痛、泻利肠鸣、饮食不入、呃逆呕吐，此寒气乘虚而然也，治法同前用药。如有汗而不恶寒，或无汗而恶寒，口噤足冷、腰背反张、颈项劲强，乃血气虚而发痉也，治法亦同前用药，少佐见证之剂。此痉症往往误投风药，以致不起者多矣。若果是破伤风证，亦系元气耗损，外邪乘虚而致，皆宜峻补先固其本为善。妄投风药，祸如反掌，治者不可不察。

论瘀秽内

又云：伤损之症，若内积瘀血焮热，宜砭刺。不知砭刺则外皮炙干缩急坚硬，巴连好肉，不能腐烂，益加胀痛，俗名丁痂皮是也，以致瘀秽难出。治者因将死肉尽行割去，疮口开张，反难腐溃。怯弱之人多成破伤风证，以致不救。若杖后，刺去瘀秽，涂以神效当归膏，投以参、术、归、芪、地黄之类，诸证即退，死肉自溃，丁痂不结，所溃亦浅，生肌之际亦不结痂，自免皱结之痛。

又云：凡损伤之症，若皮肤已破，出血过多而昏愦者，气血虚极也，大补为主。如不应，急加附子。若坠扑太重，皮肤不破，血未出而昏愦者，瘀血在内也，行散为主。如不应，速加酒炒大黄。若下后而有变症者，皆气血虚极也，用十全大补汤。若因痛甚而自汗昏愦者，风水炽甚也，用清肝凉血之剂，则痛自定，汗自止，溃自溃。苟作外因风邪治之，促其危也。（论亡血昏愦）

又云：伤损之症，若头脑并致命处所损，大重昏愦良久，将至不起者，急用葱白，细切杵烂，炒热罨患处，稍冷更以热者罨之，多自醒矣。醒而肢体作痛，肌内被伤，宜调气养血。若腹中作痛，手不可近者，瘀血停滞也，不可下，宜用花蕊石散内化之，却以参、芪、归、术补托之。

又云：凡伤损之症，若有瘀血内凝，致大小便不通，若用硝、黄苦寒之剂下之，血愈凝而不下，益加胀满，命在须臾，急用木香、肉桂末二三钱，以热酒灌之，血下乃生，不下即死。如怯弱之人，欲用硝黄加木香、肉桂同煎益善，盖假其热以行其寒也。（论瘀血便秘）

又云：凡伤损之症，若误饮凉水，瘀血凝滞，气道不通，或血上逆，多致不救。若入于心即死，急饮童便热酒以和之。若患重而瘀血不易散者，更和以辛温之剂。睡卧要上身垫高，不时唤醒，勿令熟睡，则血庶不上逆。故患重之人多为逆血填塞胸间，或闭塞气道、咽喉、口、鼻，不得出入而死。（论瘀血气闭上逆）

又云：凡损伤之症，大便秘结，若是出血过多而秘结，此大肠血虚火炽，干燥而不通耳，不可轻用硝黄峻利之剂。宜用润肠丸，以四物汤送下，或猪胆套法为善。（论血虚便秘）

又云：凡伤损之症，胸胁肚腹作痛，按之痛甚者，瘀血在内也，大承气汤下之。既下而腹痛不止，按之亦痛者，瘀尚未尽也，四物汤加穿山甲、牛膝补而行之。若腹仍痛，按之却不痛者，血虚也，四物汤加参、芪、白术补而和之。若下后脾胃受伤而腹痛者，补中益气汤为主。下后寒气乘虚而腹痛者，温中益气汤为主。下后昏愦而出汗者，虚极而变症也，独参汤补之。未应，急以大剂人参加附子主之，缓则不救。下后呕吐泄泻，手足厥冷或指甲青黑者，虚寒之甚也，附子理中汤主之，缓亦不治。若口噤、手撒、遗尿、痰盛，或唇青体冷，汗出昏愦，气血虚之甚坏症也，非参附汤不能救，误作风治者必死。（论胸腹作痛）

又云：凡伤损之症，若胁胀痛，脉数浮无力，以手按之反不胀痛者，此血虚而肝胀也，宜四物汤加参、苓、青皮、甘草治之。若胸胁胀闷或作痛者，按之亦然，左关脉洪而有力者，此怒气伤肝之症也，以小柴胡汤加芎、归、青皮、赤芍、桔梗、枳壳治之。若胸胁作胀，按之则愈痛者，乃瘀血蓄肝之症也，急以四物汤加桃仁、红花、青皮治之。盖证不必论其受责之轻重，问其患处去血之曾否，但被人扭按甚重，蹉跌扑地，努力恚怒，以伤其气血，瘀血归肝，多致前症。甚则胸胁气逆，胀满不通，或血溢口鼻，卒至不救。盖打扑坠堕，恶血宜砭不宜留。况十二经络之血，生于心，藏于肝，统于脾，小腹与胁皆肝经部位。恶血蓄而不行，必生胀满、疼痛、自汗。法当破血生血，清厥阴肝经则善。（论胁胀痛）

又云：凡伤损之症，多有患处作痛。若出血过多而痛者，血虚火盛也。宜甘寒以降虚火，甘温以养脾气。若汗出多而痛者，肝木火盛也。宜辛凉以清肝火，甘寒以生肝血。若筋骨伤而作痛者，正而治之。肌肉伤而作痛者，调而补之。气血逆而作痛者，顺而补之。气血虚而作痛者，温而补之。热而痛者，清之。寒而痛者，温之。阴虚火痛者，用补阴之剂。脾气虚而痛者，用补脾之剂。作脓而痛者，托之。脓燉而痛者，开之。切不可用苦寒，以致复伤脾胃也。（论患处作痛）

又云：伤损之症，如所伤之处，痛至四五日不减者，或至一二日方痛者，皆作脓也。不必用止痛之药，但宜托里之剂，以速其溃，脓去则痛止。若头目所伤，作脓燉赤作痛者，脓出痛亦自止。其或头痛而时作时止者，血虚而痛也，非伤。若头痛而兼眩者，火也，痰也，气虚也，木旺也，不可作寒治也。

又云：凡伤损之症，肉死而不溃，或恶寒而不溃者，宜补阳气。发热而不溃者，宜益阴血。或因作痛，或因峻剂而不溃者，宜和养脾胃。或因失血，或因汗多而不溃者，宜大补气血。其外面皮黑坚而不溃者，内火蒸炙而然也。内服益阴血、制阳火之剂，外涂当归膏以润之，则自溃矣。大抵脾胃主肌肉，腐溃生肌，全在脾胃气血两旺。倘治者不识病机，失于补助，故有死肉不能溃而死者；有死肉已溃，新肉不能生而死者；有死肉溃、新肉生，疮口入，不能敛而死者。此三者皆失于不预为补益耳。（论死肉不溃）

又云：凡伤损之症，若焮痛而肌肉不生者，火盛也。日晡作热而不生者，血虚也。食少体倦而不生者，脾胃虚也。脓水清稀而不生者，气血虚也。忌敷生肌长肉之药，恐反助其邪也。若脓多而臭秽者，邪火也。脉洪大而作渴者，真气虚而邪气实也，斯为难治。大抵伤损症候，内无瘀血，即当补脾。脾气得补则肉伤者自愈，肉死者自溃，新肉易生，疮口易合，故云脾健则肉自生。切不可偏用寒凉克伐之剂，复伤元气，致不能生肌收敛，虽行补益，缓不济事矣。（论新肉不生）

又云：凡伤损之症，若壅肿不退，或色黯不消，元气虚也，宜补之。青肿胀痛，按之复起，脓瘀内滞也，宜铺之。经曰：气主煦之、血主濡之者是也。当以六君子汤加芎归，培养脾胃元气，则青肿自消，瘀滞自散，脓秽自出。苟服克伐凉剂，虚其气血，益肿、益青、益溃矣。若敷贴寒凉等药，则寒气入里，隧道益壅，瘀血益凝，运气不至，近死不远。虽壮实之人，亦寒气生热，肉腐深大，气血衰败，肌肉无由以生，欲望其肿消青退而溃处收敛，抑难矣。（论青肿不消）

又云：凡伤损之症，若骨已接，臼已入，其肿不消者，此元气怯弱也。怯弱即不能运散，瘀滞益凝故也。经云：壮者，气行则愈。怯者，则着而为病。唯补中益气汤，滋阴助阳，内服十全大补汤，外敷黑龙散或葱熨之法，则运气健旺，瘀血自散，肿痛自消。若投行气破血之剂，则元气愈怯，运气愈滞。患在骨髓及血气罕到之处，最难调治，尤忌寒凉克伐之药。（论肿痛不消）

又云：凡伤损之症，口鼻等窍或患处出血不止者，因木火炽盛、血热错经而妄行也，宜清肝火，养肝血。若中气虚弱，血无所附而妄行者，宜补中益气，使血各归其经。若阳气内脱，不能摄血归经而血出不止者，独参汤加炮姜治之，不应，则急加附子。若血蕴于胃而呕血者，四物汤加童便拌炒山栀、姜汁治之。若因怒气伤肝而呕血者，亦治以前药，更加柴胡、黄芩以清之。如脉大、发热、喉痛者，参、芪、当归、生地、荆芥、蜜炙黄柏以主之。凡出血，脉大者难治。凡见血证，不可用寒凉之剂，致脾胃受伤，反不能摄血归原也。（论出血、呕血、便血）

又云：凡伤损之症，有出汗者当审其阴阳虚实而治之。若阴虚阳往乘之，则发热自汗，以甘寒之剂补其气，如补中益气汤之属是也。若阳虚阴往乘之，则发厥自汗，以甘温之剂助其阳，如参附汤之属是也。亦有因痛甚而自汗者，宜清肝火为主。亦有因阴阳伤损而自汗盗汗者，宜补气生血为主。若心孔一片汗出者，养其心血自止。（论出汗）

一人年四十，坠马亡血，出汗不止，烦躁不安，次日其汗遂止，热躁益甚，口噤手颤，此阴血虚，阳火乘之。而汗出为寒气收敛腠理，故汗不得出，火不得泄，怫郁内甚，而益增他症也。若误用祛风之药，愈损气血促其危。

又云：凡伤损之症，有发热者，或出血过多，或大溃之后而发热者，乃阴血耗散，阳气无所依附，遂致浮散于肌表之间，是为阴虚，非实热也，当归补血汤主之。若发热烦躁、肉瞤筋惕等症，乃亡血也，圣愈汤主之。如汗出不止乃血脱也，急用独参汤补之。若血脱脉实，汗后脉躁者难治，细小者易痊。其瘀血内停发热，必肚腹作痛，不在此例。（论发热）

又云：伤损之症，若出血过多，或大溃之后肌肤发热，大渴引饮，目赤面红，昼夜不息，其脉洪大而虚，重按全无，此名阴虚发热之病，当归补血汤主之。误认实热，反用寒凉，必死。若身体微热，烦躁面赤，其脉沉而微，此名阴盛发躁之病，宜四君子汤加姜附治之。《外台秘要》云：阴盛发燥，欲坐井中口，附子四逆汤加葱白治之。李东垣亦曰：切忌寒凉之剂。凡热来复去，不时而动，乃无根之虚火也，用六君子汤加姜桂。不应，急加附子或八味地黄丸最善。（论发躁）

又云：凡伤损之症，有发热者，当分昼夜阴阳而治之。东垣云：昼则发热，夜则安静，是阳气自旺于阳分也。昼则安静，夜则发热烦躁，是阳气下陷，入阴中也，名曰热入血室。如昼夜俱发热烦躁，是重阳无阴也。当亟泻其阳而峻补其阴。夫热入血室之症，妇人经水适来，或因损伤，或因大劳，或因大怒而发热，必至前症。或有言语谵妄，如见鬼神状者，犹宜小柴胡汤加生地主之。重阳无阴，血虚者，亦用小柴胡汤合四物汤治之。（论热分昼夜）

又云：凡伤损之症，有作渴者，若出血而作渴者，血脱也，四物汤加白术补之。不应，加人参、黄芪以补气，倍当归、熟地以养血。若溃后而作渴者，大补气血为主。胃热津液耗散而作渴者，用竹叶黄芪汤。瘀血内停，发热作渴者，用竹叶石膏汤。若脓血大溃而作渴，或小便赤涩，或痛而不通，死在反掌及痈疽溃烂后多有此证，非六味地黄丸不能救。（论作渴）

又云：凡伤损之症，有作呕者，或因痛不止，或因攻伐之剂而作呕者，皆胃气伤也，四君子汤加芎、归、半夏、藿香、姜、枣之类主之。或兼忿怒伤损而致呕者。气逆也。小柴胡汤加山栀、枳壳、茯苓、桔梗之类治之。若胃中痰火盛而作呕者，二陈汤加黄连、山栀、生姜治之。胃气虚寒而作呕者，补中益气汤加姜、枣主之。或出血过多，或溃后而呕者，宜大补气血为主。（论作呕）

又云：凡伤损之症，出血过多，如面黑胸胀，或膈痛发喘，此肺气虚。瘀血入肺，急以人参苏木饮救之。如咳血衄血，乃火盛气逆，血蕴于肺，宜用十味参苏饮救之，加山栀、黄芩、苏木主之。面黑作喘之症，诸书未尝论及，治者不明，患者必死。唯《产宝百问》内云：产妇瘀血入肺，面黑作喘，用渗苏饮救之。其方乃人参一两，苏木

二两，作一剂煎服。（论面黑作喘）

又云：凡伤损之症，小便不利，若因出血，或平素阴虚火燥，而渗泄之令不行者，宜滋膀胱之阴。若因疼痛，或平素肺经气虚，不能生化肾水而小便短少者，当补脾肺之气，滋其化源，则小便自生。若误用分利之剂，复损其阴，祸在反掌。经云：气化则小便出焉。又云：无阳则阴无以生，无阴则阳无以化。亦有汗出不止而小便短少者，汗止便自利。犹忌分利渗泄之剂。（论小便不利）

又云：凡伤损之症出血太多，或溃烂之际，收敛之后，如有寒热头痛，或自汗盗汗，烦躁作渴，或遍身疼痛，肢体倦怠，牙关紧急，痰涎上壅等症，是血气虚极而作变症也，当峻补元气为主。大凡伤损症，有外邪乃乘虚而入，犹当补助作外邪治之，祸不旋踵。（论血气内伤）

又云：凡伤损之症，筋糜肉烂，脓血大泄，阳亦随阴而走，元气丧败，理势必然，气血不虚者鲜矣。智者审之。（论血气必虚）

又云：凡伤损之症，脓血大溃，血出过多，兼之恶寒发热，厥痛口干，肝血自然不足，况肝主筋，血去则筋无以养，筋无血养则燥，遂不能束骨而屈伸自如，故有拘挛之象，宜圣愈汤，如柴胡、木瓜、山栀、麦冬、五味子治之。如作风证，一治筋愈燥而血愈涸挛，岂能伸乎。（论血虚筋挛）

又云：凡伤损之症，最忌骨气虚怠。肾主骨，肾水足则肝气克溢，经脉强健。虽有伤损，气血不亏，而溃敛以时，气路不致于上逆，痰涎何能而上壅。使肾气一虚，水不能生木，则肝气奔腾，逆而不下，痰气亦随之以升，非风痰也，乃水泛白羊也，是水泛为痰之症也，宜六味地黄丸，或六味地黄汤加清肝之剂。（论肾虚气逆）

又云：凡伤损之症，其患已愈而腿作痛，乃受患太重，脓血过多。疮虽愈而肝经血气尚未充也，故湿热乘之，因虚而袭，以致作痛，非风证也，用八珍汤加牛膝、木瓜、苍术、黄柏、防己、炙草以祛湿热，养阴血。痛渐止后，去防己、黄柏，服之遂瘳。（论湿热乘肝）

又云：凡伤损之症，遍身作痒或搔破如疮疥，此血不营于肌腠，当作血虚治之。不应，兼补其气。亦有愈后身起白屑，落而又起，或有如布帛一层隔于肌肤，乃气血俱虚，不能营于腠理，宜大补气血为主。若作风邪治之，误矣。（论遍身作养）

又云：凡伤损之症，肢体麻木。若口眼如故，腰背如常，而肢体麻木者，气虚也。盖血虚则气虚，故血虚之人肢体多麻木，此是阴虚火动而变症，实非风也，当用升阳滋阴之剂。若作风治，凶在反掌。（论肢体作麻）

又云：凡伤损之症，如所伤之处不甚，克伐之剂未用，而四肢困倦，精神短少，懒于动作，胸满气促，肢节沉重，气高而喘，身热而烦，心下痞满，不思饮食，自汗体重，其脉洪大而头痛，是内伤元气之症，以补中益气汤主之。如在夏令，是暑热内伤元气之证，用清暑益气汤治之。若遇秋令，是湿热内伤元气之症，以清燥汤主之。

（论四肢倦怠）

又云：凡伤损之症，或其人素多湿痰，或又服辛热破血之剂，则湿热助痰流阻道路，反致遍身作痛。丹溪曰：东南之人，多因湿土生痰，痰生热，热生风，证类中风。唯宜清燥汤或二陈汤加羌、防、归、芍、桔梗、炒芩、苍术治之。（论湿痰作痛）

又云：凡伤损之症，或手足生疮，在气血罕到之地，切不可用损元气之药。若元气虚怯，邪气滋盛，溃烂延生必死。不溃而色黯者，亦死。手足心背受病，色黑者，多死。手足节髀损去者，不死。故伤损骨断，筋皮尚连者，急剪去之。若肉被伤，欲去尚连者，亦剪之，不尔溃及好肉。怯弱之人，多致不救。如手足与指损去一节，可治，不死。唯去其半节留其半节，或骨断筋皮相连者，最为难治。（论气遏肉死）

又云：凡伤损之症，不可轻服乌附等味。盖其性味辛热，恐助火以益其患。其平素有失血及血虚之人，虽在冬令，决不宜用。缘滞血得火而益伤阴，血得火而益耗，运血得火而妄行，患肉得火而益坏，新肉得火而复溃，疼痛得火而益甚。若人平素虚寒，或因病而阳气脱陷者，则用之不在此例。（论用辛热之非）

又云：凡伤损之症，不宜敷贴硝黄之类。然其性味咸寒，恐济寒以益其伤。若人平素虚弱，患而作痛，虽在夏令，亦不宜用。盖胃气得寒而不生，运气得寒而不健，瘀血得寒而不行，腐肉得寒而不溃，新肉得寒而不生。若内有瘀血停滞，服以通之，不在此例。（论用咸寒之非）

又云：凡伤损症，近用黑羊皮热贴者，盖羊肉性热而补气。彼受刑太重，患处内肉已坏，欲其腐溃者，用之成脓固速。若内非补剂壮其根本，毒气不能内侵，外非砭刺泄其瘀秽，良肉不无伤坏。设受刑轻浅，外皮破伤，外用神效当归膏敷贴，则丁痂不结，伤肉渐溃，死肉自败，焮肿自退，黯色自消；内用四物加黄连、柴胡、山栀、白术、茯苓，清肝木、健脾土自愈。若专用黑羊皮罨贴，反助其毒，腐溃益深，难于收敛，智者审之。（论用黑羊皮之非）

又云：凡伤损之症，瘀血已去，而肌肉糜烂，不肯收敛，属气血俱虚，大补犹恐不及，岂可复用行气破血之剂，反贼其元气耶。当归诸君多蹈此弊，而怯弱者皆致不救。（论用行气之非）

又云：凡伤损之症，遇杖坠跌扑患处，如有瘀血，只宜砭出，服壮元气之剂。盖其气血已损，切不可孟浪妄行妄下，此肢末之地，血气难到，再用行气下血等药，复损脾胃元气，则运气愈难营达于下，而反为败症，怯弱者多致夭枉。（论下血之非）

又云：或问寒凉能消肿止痛，何以用之反致内溃，不能生肌，且有致死者。答曰：寒凉之剂敷于肌肉而不知痛者，是一遇寒凉，血因之以凝，气因之以滞，气血凝滞肌肉，皆为死因，宁复有知其疼痛也哉。故毒不出而内攻，多致不救。当知气血得温则行，得寒则凝，寒极生热，变化为脓，腐溃益深，气血既败，肌肉无由而生，欲望其不危也，几希。（论用寒药之非）

又云：凡伤损之症，遇杖扑重者，外皮不破而内肉糜烂，与血相和，甚者臀腿如皮囊盛糊。然若不砭刺发泄，为患匪轻，故当时大理司大狱诸君，失于不砭，以致不起者多矣，是不知伤重而内有瘀秽者也，须急去之，即服补益之剂，以固根本，庶保无虞。古人谓：瘀秽恶于虎狼，毒于蛇蝎，去之稍缓，则戕性命，非虚言也，医者三复之。（论不砭之非）

又云：凡伤损之症，贵乎大补气血，则腐肉易于溃烂，疮口易于生肌，每见治者不知气血亏损，往往多用十宣散，又以方内参、芪、芎、归为补益之剂。嫌其中满，多用不过钱许，以厚朴、防己为清毒之药，因其行散，动辄倍加，此何益于气血，而欲责其速溃、速敛、速生肌乎，无怪其烦躁作渴，饮食益少，因之不起者，众矣。（论不补益之非）

《得效》云：凡堕压死者，急安好处，以袖掩其口鼻上，一食顷，候眼开，先与热小便饮之，若初觉气绝，急擘开口，以热小便灌之，利去瘀血。（以下载《东医宝鉴》）

又云：凡颠打压伤或从高堕落，皆惊动四肢五脏。若有恶血在内，专怕恶心，先用通二便药和童便服之，立效。大小肠俱通利，则自无烦闷攻心之患矣。

又云：头上有伤，或打破，或金刃伤，用药糊角缚，不使伤风，慎之。

又云：如伤脏腑致命处，一观其脉虚，促危。

《纲目》云：卒堕颠压倒打死，心头温，皆可救。将本人如僧打坐，令一人将其头发控放低，以半夏或皂角末吹令入鼻中，如活，却以姜汁、香油打匀灌之。

《入门》云：若取药不及，急拨开口，以热小便多灌之。

又云：凡损伤，专主血论。肝主血，不问何经所伤，恶血必归于肝，流于胁，郁于腹而作胀痛，实者下之。

又云：凡出血已多而又呕血不止者，难治。宜用苏木煎汤，调蛴霜散服之。

又云：凡折伤外损筋骨者，可治。内损脏腑里膜，及破阴子耳后者，并不治。

《医鉴》曰：人为刀斧所伤，或堕落险地，或扑身体，损伤筋骨、皮肉，皆出血不止，或瘀血停积，若去之不早，则有入腹攻心之患。

又云：打扑伤损，去血过多，脉当虚细，若得急疾，大数者死。

《丹心》云：跌扑伤损须用苏木活血，黄连降火，白术和中，以童便煎服，如伤在上，宜饮韭汁。

《回春》云：凡斗殴被打，内有瘀血，其脉坚强者生，小弱者死。（《脉经》）

落下颏拿法门主论

落下颏者，气虚之故，不能收束关窍也。患者平身正坐，以两手托住下颏，左右大指入口内，纳槽牙上端，紧下颏，用力往肩下捺开关窍，向脑后送上，即投关窍，随用绢条兜颏于顶上，半时许去之，即愈。

脱颏起于肺肾，虚损元神不足，或笑谈高兴忘倦，一时元气不能接续所致，如法拿上，须避风。速服加味六君子汤，不然风邪外受，必致痰涎壅盛，口眼㖞斜而风中脏腑，十无一瘳矣。(《集验》)

落下颏，乌梅捣碎作饼，塞满牙尽头处，张口流涎，随手托上。

救从高坠下门主论

从高坠下，瘀血攻心，用淡豆豉一合，煎汤饮之。或生姜汁同麻油和匀，温服之，再将净土五升蒸熟，以旧布重裹，分为二包，更换熨之，痛止即已。如气绝沉重，撬开口，以热尿灌之，用半夏末吹鼻中，以艾炙脐，将被伤人盘足坐往，提起头发，使气从上升，则可活矣。

陈远公曰：人从高坠下，昏死不苏，人以为恶血奔心，谁知乃气为血壅乎。夫跌扑之伤，多是瘀血攻心。然跌扑出其不意，未必心动也。唯从高下坠，失足时心必惊悸，自知必死，是先挟一必死之心，不比一蹶而伤者，心不及动也，故气血错乱，每每昏绝不救。治法逐其瘀血，佐以醒气之品，则血易散而气易开。倘徒攻瘀血，则气闭不宜，究何益乎。苏气汤：乳香末、没药末、大黄末各一钱，山羊血末五分，苏叶、荆芥、丹皮各三钱，当归、白芍、羊踯躅各五钱，桃仁十四粒。水煎调服。一剂气苏，三剂血活，全愈。(此方醒气、活血兼用之，故奏功神速，妙在用羊踯躅与苏叶、荆芥，因其气乱而乱之，则血易活、气易苏矣)

陈实功曰：从高坠下，未经损破皮肉者，必有瘀血流注脏腑，人必昏沉不醒，二便必难，大成汤通利二便，其人必醒。不醒者，独参汤救之。寻常坠堕，轻者，红花活血汤调之。

钱青抡曰：从高坠下及落马血冲欲死，切忌饮冷水。急用韭菜汁或热小便灌之。

从高坠下，用生半夏末，吹入鼻中，醒以生姜汁、真麻油搅匀灌之。再以干荷叶烧灰，热小便调下三钱，日进三服自愈。

救从高坠下门主方

鸡鸣散(《三因》)

金刀伤，打扑伤，血瘀凝积，烦闷欲绝。大黄(酒蒸)五钱，当归尾三钱，桃仁十四粒(研)。上作一贴，酒煎，鸡鸣时服，次日下瘀血即愈，治折伤亦妙。

《兰台轨范》

清·徐大椿

痿

《素问·痿论》。黄帝问曰：五脏使人痿，何也？岐伯对曰：肺主身之皮毛，心主身之血脉，肝主身之筋膜，脾主身之肌肉，肾主身之骨髓。故肺热叶焦则皮毛虚弱急薄，着则生痿躄也。心气热而下，脉厥而上，上则下脉虚，虚则生脉痿。枢折挈胫纵而不任地也。肝气热则胆泄，口苦筋膜干，筋膜干则胫急而挛，发为筋痿。脾气热则胃干而渴，肌肉不仁，发为肉痿。肾气热则腰脊不举，骨枯而髓减，发为骨痿。帝曰：何以得之？岐伯曰：肺者，脏之长也，为心之盖也，有所失亡，所求不得，则发肺鸣，鸣则肺热叶焦。故曰五脏因肺热叶焦发为痿躄，此之谓也（痿症总属热，而皆关乎肺，后人治痿而用燥热之药，俱误）。悲哀太甚则胞络绝，胞络绝则阳气内动，发则心下崩，数溲血也。故本病曰：大经空虚，发为肌痹，传为脉痿。思想无穷，所愿不得，意淫于外，入房太甚，宗筋弛纵，发为筋痿，及为白淫，故下。经曰：筋痿者，生于肝使内也。有渐于湿，以水为事，若有所留，居处相湿，肌肉濡渍，痹而不仁，发为肉痿，故下。

经曰：肉痿者，得之湿地也。有所远行劳倦，逢大热而渴，渴则阳气内伐，内伐则热舍于肾。肾者，水脏也。今水不胜火，则骨枯而髓虚，故足不任身，发为骨痿，故下。经曰：骨痿者，生于大热也。黄帝曰：何以别之？岐伯曰：肺热者，色白而毛散心热者，色赤而络溢肝热者，色苍而爪枯；脾热者，色黄而肉蠕动；肾热者，色黑而齿槁。帝曰：如夫子言可矣。论言治痿者，独取阳明何也？岐伯曰：阳明者，五脏六腑之海，主润宗筋，宗筋主束骨而利机关也。冲脉者，经脉之海也，主渗灌溪谷，与阳明合于宗筋。阴阳总宗筋之会，会于气街（气街，一名气冲，足阳明经穴，在毛际两旁，鼠鼷上一寸动脉处），而阳明为之长，皆属于带脉而络于督脉。故阳明虚则宗筋纵，带脉不引，故足痿不用也。帝曰：治之奈何？岐伯曰：各补其荣（诸经所溜为荣）而通其俞（诸经所注为俞），调其虚实，和其顺逆，筋脉骨肉各以其时受月，则病已矣（时受月，王冰注：谓病所受之时月，未知是否）。生气通天论：湿热不攘，大筋软短，小筋弛长，软短为拘，弛长为痿。

《杂病源流犀烛》

清·沈金鳌

跌扑闪挫源流

跌扑闪挫，卒然身受，由外及内，气血俱伤病也。何言之，凡人忽跌忽闪挫，皆属无心，故其时本不知有跌与闪挫之将至也，而忽然跌，忽然闪挫，必气为之震，震则激，激则壅，壅则气之周流一身者，忽因所壅而凝聚一处，是气失其所以为气矣。气运乎血，血本随气以周流，气凝则血亦凝矣。气凝在何处，则血亦凝聚在何处矣。夫至气滞血瘀，则作肿作痛，诸变百出。虽受跌受闪挫者，为一身之皮肉筋骨，而气既滞，血既瘀，其损伤之患，必由外侵内，而经络脏腑并与俱伤。其为病，有不可胜言，无从逆料者矣。至于打扑，有受人谴责者，有与人斗殴者，虽不尽无心，然当谴责斗殴之时，其气必壅，其血必凝，固与跌、闪挫无异也。其由外侵内，而经络脏腑之俱伤，亦与跌、闪挫无异也。故跌扑闪挫，方书谓之伤科，俗谓之内伤，其言内而不言外者，明乎伤在外而病必及内。其治之之法，亦必于经络脏腑间求之，而为之行气，为之行血，不得徒从外涂抹之已也。古来伤科书甚多，莫善于薛立斋分症主治诸法，及陈文治按处施治之法。今特即二家者，采其语之切要者著为篇，而伤科之治，无遗法矣。

陈氏曰：凡治颠扑迷闷（急宜酒化苏合丸灌醒）、颠扑损伤（急宜酒苏木调服苏合丸），大法固以血之或瘀或失，分虚实而为补泻。亦当看伤之轻重。轻者，顿挫气血，凝滞作痛，此当导气行血而已。若重者，伤筋折骨，必须接续，但欲接续，非数月不为功。倘使气血内停，阻塞真气不得行者，必死。急泻其血（宜鸡鸣散、下瘀血方），通其气（宜和气饮、乌药顺气散），庶可施治。大凡损伤，寒凉药一毫俱不可用。盖血见寒则凝也，若饮冷，致血入心即死。唯看有外伤者，当内外兼治。若外无所伤，但内有死血，唯用苏木等治血之药，可下者下之，鸡鸣散是也。亦有血迷心窍，而致昏沉不知人事者（宜花蕊石散，童便调服），有神魄散失，一时不知人事者，唯在临期斟酌。大抵跌扑之病，全要补气行血。若自然铜之类，虽有接骨之功，而燥散之害甚于刀剑，丹溪备言之矣。故初伤只用苏木活血，黄连降火，白术、当归和中补血，加童便制炒为要。又有损伤瘀血攻心，不能言语者（宜消上瘀血汤、消下破血药，次以复元活血汤调理之），又有损伤出血太多，头目晕眩者，先用当归、川芎煎服，次加白芍、熟地、续断、防风、荆芥、羌活、独活、南星，加童便服，切不可用酒煎，酒煎则气逆上，恐头目益眩也。如出血少，内有瘀血，以生料四物汤一半，和独圣散一半煎服。皮血未破者，煎成，少加酒服。又有堕伤，内有瘀血，腹胀满不痛，或胸胁痛者，宜用破血药、清心药及通利之剂。其痛不止者（宜独圣散），用乳香、没药，极散血止痛。故此二味，损伤药中，断不可缺。又酒煎苏木和童便服，及伤科单方，大妙。止痛兼补，宜当归补血汤。若皮肉不破损，瘀血停滞者，先用独圣散，次服破血药，随宜加减。以上言伤科大概要法也。若陈氏逐处施治，其法又有可条析者。如脑骨伤破，用轻手搏捺平正。不破，以膏药贴之（宜退肿膏）。若骨不损，而但皮破肉伤者，护之（先掺封口药，外以散血膏贴）。血流不止者，止之（宜掺止血散）。慎勿见风，致成破伤风，便又费手。虽然，脑骨伤损，在硬处犹易治。在太阳穴，则不可治。须依上用药，若欲洗之，须用熟油和药水洗，或温茶洗。诸处法亦略同。如面伤青黑，宜用敷药（宜一紫散），或贴膏药（宜紫金膏）。伤重者，亦宜贴膏（宜补肉药）。既治外，然后随宜服药以治内。至于脑两角及眉棱、耳鼻等处，与治面数法略同。如跌磕损伤牙齿，或落或碎，皆宜外内兼治（外宜掺补肌散及搽封口药，内服破血药，用水煎，不可用酒）。或伤齿而未动（宜掺芙蓉膏末），或已动（宜蒺藜根，烧存性，擦之即固），俱不同治。如胸脯骨为拳捶所伤，外肿内痛（外宜贴定痛膏，内宜服破血药），利去瘀血。如胁肋伤重，血不通，用绿豆汁、生姜汁和服。使壮力人在后挤住，自吐出血，再服药（宜破血药）。如跌扑胁痛，血归肝也（宜破血消痛汤、乳香神应散），亦利去恶血。总之，颠扑压坠，专怕恶心，必有恶血在内，先要清心（宜清心药），打血（宜破血药），通利大小肠，次第服之，每服加童便一杯入药，立效。其颠扑伤重者，先服清心药，次可服清小便药，再次服去血药，令血从疮口出。或结在内，则打入大肠而泄出。或恶血未积者，打入四肢，或归脏腑，或归上膈，从口中出。或归中膈，入大肠出。用此急救，随服止痛药（宜二十五味药，方中加减用）。盖以伤重与伤轻者不同治，伤轻只须通气活血便愈，伤重则非急速治之，且重药治之勿效也（伤重者，急宜以姜汤、灯心汤调二十五味药服，立效）。其发热体实（宜疏风败毒散）、恶寒体弱者（宜五积交加散），始固不同治，后之调理略同（服败毒、五积后，俱宜用黄白红黑四末子，及补损丹调治）。如老人跌堕不可转侧，其治与壮盛人有异（宜先用苏木、参、芪、芎、归、陈皮、甘草煎服。后即以此汤调四末子，或补损丹、活血丹）。如中儿跌扑疼痛，只须顺气（宜萝卜子煎服）。又与老人有异。以上言跌扑损伤之在皮肉气血间者，未及于筋骨也。若在筋骨，陈氏施治之法又有可条析者。如脑骨破碎，已详在前。如胸骨筋断，必须接之（宜先用破血药，后贴定痛膏、接骨丹）。若但皮破，只贴补肉膏。如伤腹肠出，急以麻油润疮口，轻手纳入，以吹药少许吹鼻（宜通关散），令喷嚏，其肠自入。用桑白皮线，将腹皮缝合，以封口药涂伤处，外用药敷贴

（宜鸡子清调补肌散，或散血膏尤妙），线上用花蕊石散敷之。总之，腹内被伤，皆当急利大小肠，不可使其秘结，以致重患。如手足骨折断，缚之，中间要带紧，两头略放松，庶乎气血流利。若如截竹断，却要两头紧，中间宽，使气血来聚，断处俱用药敷贴夹缚（宜定痛膏、接骨丹）。如手指跌扑损伤，及刀斧打碎，用鸡子黄油润之，次捺封口药，外贴膏药（宜散血膏），绢片缚定。若咬伤，则另治（宜泽兰散敷之），若有寒热，又另治（宜敷退热散。寒热已，即去之）。如脚有六出臼，四折骨。凡脚板上交牙处或挫出臼，须用一人拽正，自摸其骨，或突出在内，或出在外。须用手力整归窠。若只拽，不用手整，便成痼疾。整后用药敷贴（宜用痛膏、接骨丹）。四折骨用正副夹缚，六出臼只以布包，不可夹，手臂出臼与足骨同。如脚、大腿出臼，此处身上骨是臼，腿根是杵，或前出，或后出，须用一人手把住患人身，一人拽脚，用手尽力搦令归窠。或是挫开，可用软绵绳从脚缚，倒吊起，用手整骨节，从上坠下，自然归窠，再用膏药敷贴夹缚。凡出臼，急与接入臼中，若血浸臼中，即难治。总之，腰腿脚骨等伤甚难整，当临时相度，随其伤处，用法整顿归元。先用麻药与服（宜麻药方），令不知痛，然后用手，药加杜仲。又以手足筋脉最多，时时要曲直，不可定放，又时时看顾，恐再致出窠也。如手脚骨被压碎者，以麻药与服，或用刀刮开尖骨，用剪刀剪去骨锋，或粉碎者去之，免脓血之祸。后用大片桑皮，以补肉膏、定痛膏糊在桑皮上，夹贴骨肉上，莫令不正，致有差错。三日一洗，勿令臭秽，徐用药治。如皮里有碎骨，只用定痛膏、接骨膏敷贴夹缚。如十分伤，自然烂开肉，其碎骨自出，然后掺补肌散，外以补肉膏敷贴。如骨断皮破者，不可用酒煎药，或损在内而破皮者，可加童便在破血药内和服。若骨断皮不破，可全用酒煎药。若只伤而骨不折、肉不破，宜用药治（宜消肿膏、定痛散）。如损伤平处，骨断碎，皮不破者，用接骨、定痛等膏敷贴夹缚。若手足曲直伸缩处，只有包裹，令时时转动。指骨碎者，只用贮麻夹缚。腿上用贮绳夹缚。冬用热缚，夏冷缚，余月温缚。束缚处，须药水以时泡洗，夏二、冬四、春秋三日。洗去旧药须仔细，勿惊动损处。洗讫，仍用前膏敷缚。其束缚之法，用杉木浸软，去粗皮，皮上用蕉叶或薄纸摊药，移至伤处，杉木为夹，再用竹片去黄用青为副夹，疏排周匝，以小绳三度缚，缚时相度高下远近，使损处气血相续，有紧有宽，说见前条。二三日一次换药，一月之后方另以膏贴之（宜补益膏），仍用正夹夹夹住，令损处坚固。如敷贴后，疼痛不止，可量加乳香、没药、白芷、南星、枫香、肉桂、独活等味令温暖，痛即止。刀斧伤，去肉桂、南星、独活。如伤重者，麻而不痛，须拔伸捺正，或用刀开皮。二三日方知痛，且先匀气。如折骨出臼，不可用下瘀血之药，及通利药，宜疏风顺气，匀血定痛，补损而已。如换药，切不可生换，用手巾打湿搨润，逐片取脱，随手荡洗换上，又不可停一时，须预先摊贴，随手换上。如服损药，不可食冷物。若服草药，所生之骨必大。又损药必热，能生气血以接骨忌用火炙，损药用酒忌灰酒。然重伤便用酒，反承其气。作腹胀胸满，必须稍定方用酒，或酒、水煎。如敷贴等草药，必新采鲜的为效，平时采取末之，听用可也。如跌伤出血，痛不可忍，乃风寒所着，宜用葱杆，入盐少许，炒热罨之，痛即止，冷则再温之。又法，凡伤痛，取大葱新折者入灰火煨，擘葱内腻汁，罨伤处，续续多罨，只要热者，三四易即痛止，捣烂仍封损处。即跌杀等伤，气未绝者，取葱白炒大热，遍敷伤处，顷再易，其痛自止。以上皆陈氏逐处损伤施治之法也。医者各随其处所伤，又即所兼症，参以薛氏分症主治之法，于伤科亦奚难哉。

　　按薛氏法，如伤家胁肋胀痛，若大便通和，喘咳吐痰者，肝火侮肺金也（宜小柴胡汤加青皮、山栀）。若兼胸腹痛，大便不通，喘咳吐血者，瘀血停滞也（宜当归导滞散）。若肝火之症，本脉必大，两胁热胀，但多饮童便，再服药（宜小柴胡汤加黄连、山栀、归尾、红花）。又肝脉浮而无力，以手按其腹，反不胀者，此血虚而肝胀也（宜四物汤加参、苓、青皮、甘草）。若肝脉洪而有力，胸胁胀痛，按之亦痛，此怒气伤肝也（宜小柴胡汤加芎、归、青皮、白芍、桔梗、枳壳）。总之，此症不论受害轻重，去血曾否，但被扭按甚重，恚怒努力，伤其气血，血瘀归肝，多致此症。甚则胸胁胀满，气逆不通，或致血溢口鼻而危矣。如伤家腹痛，若大便不通，按之甚痛，瘀血在内也，必下之（宜加味承气汤）。既下而痛不止，瘀血未尽也（宜加味四物汤）。若腹痛，按之却不痛，气血伤也，必补而和之（宜四物汤加参、芪、白术）。倘下之而胁胸反痛，肝血伤也，当宜补（宜四君子汤加芎、归）。或既下而发热，阴血伤也（宜四物汤加参、术）。既下而恶寒，阳气虚也（宜十全大补汤）。既下而恶寒发热，气血俱伤也（宜八珍汤）。既下而作呕，胃气伤也（宜四君子汤加当归）。既下而泄泻，脾肾伤也（宜六君子汤加肉果、破故纸）。既下而手足冷，昏愦汗出，阳气虚寒也（宜急用参附汤）。若手足冷，指甲青，脾肾虚寒甚也（宜急用大剂参附汤）。甚至口噤手撒，遗尿痰壅，唇青体冷，虚极之坏症也（宜急投大剂参附汤）。曾有一人跌坠，腹停瘀血，用红花、大黄等不下，反胸膈胀痛喘促。薛氏用肉桂、木香末各二钱，热酒调服而下黑血，再服而愈，此因寒药凝滞而不行，故以辛温散之也。如伤家小腹引阴茎作痛，或兼小便如淋，肝经有郁火也（宜小柴胡汤加大黄、黄连、山栀）。再用养血药，不可误认为寒，投以热剂，至使二便不通，诸窍出血。如伤家肌肉间作痛，荣卫之气滞也（宜复元通气散）。或筋骨作痛，肝肾之气伤也（宜六味丸）。或内伤下血作痛，脾胃之气虚也（宜补中益气汤）。或但外伤出血作痛，脾肺之气虚也（宜八珍汤）。大凡下血不止，皆脾胃气脱，吐泻不食，脾胃气败也，须预调脾胃。如伤家瘀血作痛，或兼焮肿，发热作渴，阴血受伤也。必砭去恶血，再服药以清肝火（宜四物汤加柴、苓、山栀、丹皮、骨碎补）。或瘀血肿痛不消，以萝卜汁调山栀末敷之，其破处则以膏贴（宜当归膏），更服活血之药。凡患处肿黑重坠者，即系瘀血，法当重砭去恶血，看症用药，总以大补气血为主。如伤家血虚作痛，或兼热渴，烦闷头晕，阴血内热也（宜八珍汤加丹皮、麦冬、五味、肉桂、骨碎补，兼服地黄丸）。如伤家青肿不消，气虚也（宜补中益气汤）。或肿黯不消，血滞也（宜加味逍遥散）。或焮肿胀痛，瘀血作脓也，急当内托（宜八珍汤加白芷）。或脓反痛，气血虚也（宜十全大补汤）。或骨骱接而复脱，肝肾虚也（宜地黄丸）。或肿不消，青不退，气血俱虚也。急先用葱熨法，内服药（宜八珍汤）。倘单用行血破血，脾胃愈虚，卫气愈滞，若敷贴凉药，则瘀血益凝，肉腐益深，难以收拾矣。如伤家腐肉不溃，或恶寒而不溃（宜补中益气汤），或发热而不溃（宜八珍汤），或服克伐药而不溃（宜六君子汤加当归）。或内火蒸炙，外皮坚黑而不溃（宜内服八珍汤，外涂当归膏）。凡死肉不溃，新肉不生，皆失于预先补脾胃耳。如伤家新肉不生，或患处夭白，脾气虚也（宜六君子汤加芎、归）。或患处绯赤，阴血虚也（宜四物汤加参、术）。或恶寒发热，气血虚也（宜十全大补汤）。或脓汁稀白，脾肺气虚也（宜东垣圣愈汤）。或寒热交作，肝火动也（宜加味逍遥散）。日晡发热，肝血虚也（宜八珍汤加丹皮）。或食少体倦，胃气虚也（宜六君子汤）。脓汁臭秽，阴虚而有邪火也（宜六味丸）。或四肢困倦，精神短少，元气内伤也（宜补中益气汤，夏月调中益气汤，作泻，清暑益气汤）。如伤家出血，或血出患处，或血出诸窍，皆肝火炽盛，血热错行也，急清热养血（宜加味逍遥散）。或中气虚弱，血无所附而妄行（宜加味四君子汤、补中益气汤）。或元气内脱而不能摄血，急当回阳（宜独参汤加炮姜，不应，加附子）。或内有蕴血而呕吐（宜四物汤加柴、芩），皆出血之重症也。总之，凡伤损劳碌，怒气，肚腹胀闷，误服大黄等药，致伤阳络，则有吐血、衄血、便血、尿血等症。伤阴络，则为血积、血块、肌肉青黯等症。此皆脏腑亏损，经隧失职也。急补脾肺，亦有得生者。如伤家瘀血流注腰臀两足至黑，急饮童便酒，砭出旧血。先清肝火（宜小柴胡汤去半夏，加山栀、黄芩、骨碎补），次壮脾胃（宜八珍汤加茯苓）。如伤家昏愦，其伤重者，以独参汤灌之。虽有瘀血，切不可用花蕊石散内化之，恐因泻而亡阴也。元气虚者，尤当切戒，凡瘀血在内，大小便不通，用大黄、朴硝不下者，用木香、肉桂末二三钱，热酒下，血下乃生，假其热以行寒也。如伤家眩晕，或因失血过多（宜十全大补汤），或元气不足，不能摄气归源，宜参、苓、芪、草、芎、归、熟地、陈皮、山药、山萸、五味、麦冬等味。如伤家烦躁，或由血虚（宜当归补血汤），或兼日晡发热（宜四物汤加知、柏、柴胡、丹皮、地骨皮）。如伤家发热，或出血太多，或溃脓后脉洪大而虚，按之如无，此阴虚发热也（宜当归补血汤）。脉沉而微，按之软弱，此阴盛发热也（宜四君子汤加姜、附）。或因亡血（宜圣愈汤），或汗出不止（宜独参汤）。如伤家胸腹痛闷，凡跳跃捶胸，举重闪挫，而胸腹痛闷，喜手摸者，肝火伤脾也（宜四君子汤加柴胡、山栀）。其怕手摸者，肝经血滞也（宜四物汤加柴胡、山栀、红花、桃仁）。或胸胁刺痛，发热晡热，肝经血伤也（宜加味逍遥散）。如此而不思饮食，肝脾气伤也（宜四君子汤加柴、栀、川、归、丹皮）。若胸腹胀满，不思饮食，脾胃气滞也（宜六君子汤加芎、归、柴胡）。若胸腹不利，食少不寐，脾气郁结也（宜加味归脾汤）。若痰气不利，脾肺气滞（宜二陈汤加白术、青皮、山栀、芎、归）。如伤家作呕，或因痛甚，或因克伐伤胃（宜四君子汤加半夏、当归、生姜），或因忿怒伤肝（宜小柴胡汤加茯苓、山栀）。若因痰火者，急消痰（宜二陈汤加山栀、姜黄连）。若胃气虚者，急扶胃（宜补中益气汤加半夏、生姜）。若因出血太多，或溃后者（宜六君子汤加当归）。若因胃火者，急清胃（宜清胃汤加栀、芩、甘草）。或因打扑伤损，败血入胃，呕吐黑血如豆汁（宜百合汤、百合散）。如伤家喘咳，凡出血过多而黑，胸胀膈痛，发喘气虚，瘀血乘于肺也（宜二味参苏饮）。若咳血衄血，气逆，血蕴于肺也（宜十味参苏饮加芩、连、山栀、苏木）。如伤家作渴，或因出血过多（宜四物汤加白术。不应，重用参、芪、归、地）。或因胃热伤津液（宜竹叶黄芪汤）。或因胃虚，津液不足（宜补中益气汤），或因胃火上炽（宜竹叶石膏汤）。若烦热，小便淋涩，乃肾经虚热也（宜地黄丸）。如伤家创口痛，或至四五日不减，或至一二日方痛，欲作脓也（宜托里散）。若兼头痛，时作时止，气虚也。再兼眩，则属痰。当生肝血，补脾气，以上皆薛氏之法，所当详审而熟究，合之陈氏条以为伤科玉律者也。倘不此之求，而或恃单方，或信草药，以为伤家有伤，只须攻打，初不问其脉其症，而概用克伐，犹自诩为和伤妙诀，有不致陷人死地者，几何矣。吾故重其科，而独立为篇（此篇采取薛立斋、陈文治两家方论）。

脉　法

《脉经》曰：从高颠扑，内有瘀血，腹胀满，其脉坚强者生，小弱者死。又曰：破伤有瘀血停积者，其脉坚强实则生，虚细涩则死。若亡血过多者，其脉虚细涩则生，坚强实则死。皆以脉病不相应故也。《医鉴》曰：打扑损，去血过多，脉当虚细，若得急疾大数者死。入门曰：凡折伤，外损筋骨者可治，内损脏腑里膜，及破阴子，其脉急疾者，不可治。《得效》曰：如伤脏腑致命处，一观其脉虚促，危矣。

跌扑闪挫症治

《得效》曰：凡堕压死者，急安好处，以袖掩其口鼻上一食顷，候眼开，先与热小便饮之，若初觉气绝，急擘开口，以热小便灌，利去瘀血。《纲目》曰：卒堕扑、压倒、打死、心头温者，皆可救。将本人如僧打坐，令一人将其头发控放低，以半夏末或皂角末吹入鼻内，如活，却以姜汁、香油灌之。《入门》曰：若取药不及，急挖开口，以热小便多灌。《医鉴》曰：人为刀斧所伤，或堕落险地，或扑身体，损伤筋骨皮肉，皆出血不止，或瘀血停积，若去之不早，则有入腹攻心之患。又曰：治损伤肿痛，瘀血流注紫黑，或伤眼上，青黑不散，大黄为末，生姜汁调敷患处即消，名将军膏。又曰：一人落马，被所佩锁匙伤破阴囊，二丸脱落，悬挂未断，痛苦无任，诸药不效，予教慢慢托上，多取壁钱敷贴伤处，日渐安，其囊如故。又曰：接指方，苏木为末，敷断指间接定，外用蚕茧包缚完固，数日如故。又曰：自行颠仆，穿断舌心，血出不止，取米醋，以鸡翎刷所断处，其血即止，仍用蒲黄、杏仁、硼砂少许，为末，蜜调，嚼化而愈。又曰：治擦落耳鼻，用乱发灰末，乘急以所落耳鼻蘸发灰缀定，以软帛缚定。有人为驴所咬下鼻，一僧用此缀之，神效。丹溪曰：跌扑损伤，须用苏木活血，黄连降火，白术和中，以童便煎服妙。伤在上，宜饮韭汁。又曰：凡损伤专主血论，肝主血，不问何经所伤，恶血必归于肝，流于胁，郁于腹，而作胀痛，实者下之，宜通导散、桃仁承气汤、夺命散，虚者复元活血汤、当归须散调之。又曰：凡出血过多，而又呕血不止者，难治。宜用苏木煎汤，调蜂霜散服之。《得效》曰：凡扑跌压伤，或从高堕落，皆惊动四肢五脏，必有恶血在内，专怕恶心，先用通二便药和童便服之，立效。大小肠俱通利，则自无烦闷攻心之患矣。又曰：苏合香圆，治打扑堕落，挟惊悸，气血错乱，昏迷不省，急取三五丸，温酒童便调灌，即苏。又曰：头上有伤，或打破，或金刃伤，用药糊缚，不可使伤风，慎之。又曰：凡手脚各有六出臼、四折骨，每手有三处出臼，脚亦三处出臼，手掌根出臼，其骨交互相锁。或出臼，则是挫出锁骨之外，须是搦骨于锁骨下归窠。若出外，则须搦入内，若出内，则须搦入外，方入窠臼。只用手拽，断难入窠，十有八九成瘸疾也。又曰：骨节损折，肘臂腰膝出臼蹉跌，须用法整顿归元，先用麻药与服，使不知痛，然后可用手法。又曰：搦骨归窠，须用竹一片，生柳木板尤佳，夹定一边，一边不用夹，须存屈直处，时时拽屈拽直，不然，则愈后屈直不顺。又曰：凡骨碎者，用接骨药火上化开，糊骨上然后夹定。外用夹骨法，活血散、接骨丹。内服接骨散、自然铜散、接骨紫金丹。淋洗用蔓荆散。《回春》曰：凡斗殴被打，成破伤风，头面肿大发热，以九味羌活汤热服取汗。外用杏仁捣烂，入白面少许，新汲水调敷疮上，肿即消。又曰：治跌扑，亦散被殴瘢痕，麻油、清酒各一碗，同煎数沸服之，服了，卧火烧热地上一夜，痛止肿消无痕。有被伤者，仇家阴令术士以此治之，次日验审，了无一毫伤痕。《圣惠方》曰：打扑伤肌肤青肿，茄子种极黄极大者切片，瓦上焙为末，临卧酒调二钱服，一夜消尽无痕。鳌曾治一人，脑髓震动，气海郁塞者，其人因倒坠下楼，跌伤肩臂，服和伤药，损伤已愈，但患头昏眼黑，竟不能俯仰，时有气从脐下而上，便身耸肩息，其气直从喉上出方止，日数十次。诊其脉，诸部皆平，但觉右寸指外滑数，二三十至一止。右寸近关半指沉涩。因知其到坠时，头项先着地，故脑髓为之震动，又和身倒坠，身地相击，必气为之并。因遂凝仰气海中，不得调畅也。因与茯神三钱，白及四钱，便香附二钱，菟丝子三钱，朱砂五分，一块绢包，线挂罐中，不令着底，煎好，调真琥珀末五分服。二贴病减半，又前方加磨沉香五分，愈七八分。又前方加沉香，再加归身二钱，二贴全愈。

金疮杖伤夹伤源流

　　金疮、杖伤、夹伤，亦由外及内，气血俱伤病也。古方书言，金疮俱指临阵对敌，刀剑箭镞所伤，言之是已。然如斗殴金刃之伤，工作误断之伤，自行刎勒之伤，跌磕金铁之伤，皆金疮也。如是则金疮之为患正多，非临阵对敌已也。而要其治法，则大约相仿。自古治金疮，多从外涂抹，所留传方剂，大约非敷即掺，虽未尝不见功效，但一切金伤之人，呼吸生死，且既受伤，神思不免昏乱。若出血过多，因至愦瞀者，往往而是，其为伤及气血也必矣，试详言之。

　　凡金刃伤天窗（穴名），眉角脑后，臂里跳脉，髀内阴股，两乳上下，心鸠尾，小肠，及五脏六腑俞，皆死处。又破脑出髓而不能语，戴眼直视，喉中如沸声，口急唾出，两手妄举，皆不治，又腹破肠出，一头见者，不可复连。若腹痛短气，不得饮食。以上诸证，皆属不治，固不必言。其余如肠断两头见者，可速续之，以麻缕为线，或桑白皮为线，以药敷线上（宜花蕊石散），从里缝之。肠子则以清油捻活，放入肚内，乃缝肚皮，不可缝外重皮。用药待生肉（宜金伤散，或血竭末敷之亦妙）。又有伤破肚皮，肠与脂膏俱出者，先用汤药与服（宜活血散、芎归汤），用手擘去膏不妨，此是闲肉，放心去之，然后推肠入内，用线缝之。仍服通药，勿使二便闭涩（宜导滞散）。又有金疮出血不止，宜白芍炒为末，酒或米饮酒二钱，渐加之，仍以末敷疮上，大妙。或血出不止，成内漏（宜雄黄半豆大纳之。仍以小便服五钱，血皆化水），或瘀血在腹（宜葱白二十根，麻子三升打碎，水九升，煮升半，顿服，当吐出脓血而愈，未尽再服），或出血闷绝（宜蒲黄半两，热酒灌下），或被斫断筋（宜旋覆根汁滴疮中，渣敷口，日三易，半月断筋自续），或被斫断指（宜接上苏木末敷，蚕茧包缚固，数日如故），或发肿疼痛（宜蔷薇根灰，白汤下一钱，日三服）。或被刀刃所伤而犯内，血出不止（宜取所交妇人裤带三寸，烧末水服），或中风角弓反张（宜蒜一斤，去心，酒四升，煮烂食之，须臾得汗愈），甚至痉强欲死（宜干葛末，竹沥调水送下，每服三钱，多服取效），或伤湿溃烂，不生肌肉（宜寒水石煅一两，黄丹二钱，为末，洗傅，甚者加龙骨、儿茶各一钱），或疮口久不得合（宜象皮烧灰，和油敷之），或针刺入肉（宜乌鸦羽三五根，炙焦，醋调敷，数次即出），或箭镞入骨（宜涌铁膏），或在咽喉、胸膈不得出（宜蝼蛄，捣取汁，滴三五度自出，如在他处，以蝼蛄捣烂，涂伤处），或但被箭射伤（宜女人经衣，烧灰敷患处），或拔箭无血，其人将死（宜活取羊心，割一口子，对伤口吸住，其血即流），或中药箭，才伤皮肉，便觉闷脓沸烂而死（宜多服粪汁，并粪涂）。凡若此者，皆金疮必兼之症，皆不可忽，而其大要，总须调血为主。盖金刃所伤，必有瘀血停积，必先逐去瘀血（宜夺命散、花蕊石散、导滞散、破血消痛汤、鸡鸣散、复元活血汤），若血去过多，其人当若渴，然须忍之，当令干食，或与肥脂之类，以止其渴，又不得多饮粥，则血溢出，杀人。又忌嗔怒，及大言笑，大动作，劳力，及食盐、醋、热酒、热羹，皆能使疮痛冲发，甚者且死。并不可饮冷水，血见寒则凝，入心即死也。其治法，亡血甚者，必当大补气血（宜八珍汤、人参黄芪汤、人参养荣汤、十全大补汤）。若有变症，又当于疡科恶候诸条参酌以为治，而其伤处，又当详审轻重用药。轻者只用止痛生肌（宜补肌散，或通用封口药），重者必须先捺封口药，四围另用药（宜截血膏）箍住，使心血不潮，最是要诀、秘诀也。至若下蚕室，疮口流血不合，以所割势煅研为末，酒调服，不数日愈。即非下蚕室，或自割其势，或误伤落其势者，治亦同。

以上金疮、杖伤之患，本属外因，治之一也。然立斋云：人之胆气有勇怯，禀赋有壮弱，怀抱有开郁，或敷药虽可同，而调理之药则少异，然亦不外乎大补气血，旨哉斯言。凡治杖疮者，所当于补气血药中，而察其禀赋胆气、怀抱之不同，临时酌剂制方者也。但丹溪又云：杖疮只是血热作痛，用凉血去瘀血为先，须服鸡鸣散之类。外贴药（宜五黄散），或大黄、黄柏为末，生地汁调敷，或黄柏、紫金皮、生地同捣敷，是丹溪之法。又专以凉血清热为主。总而言之，朱、薛两家之法皆当，皆不可拘，只在医者神明通变而已。大抵初杖者，以行血解毒为主（宜行血解毒汤、散血瓜蒌散、乳香散、乳香膏、椒鳖丸。外治宜血竭散）。三日后宜托里排脓（宜托里消毒散、神效当归膏）。心境抑郁者，开其怀抱，解其郁结（宜木香、香附、郁金、砂仁）。气血虚弱而有瘀血，必于补中行滞（宜花蕊石散）。痛甚者，急为定（宜服乳香定痛散，随以热酒尽量饮。外贴黄蜡膏，或敷贴五黄散），或有瘀血壅肿作痛，先刺出恶血，然后乃贴膏药，或取凤仙叶捣贴，干则易，一夜血散即愈。冬月收取干者，水和涂之，他如杖疮青肿（宜湿棉纸铺伤处，以烧过酒糟捣烂，厚铺纸上，良久痛处如蚁行，热气上升即散。又豆腐切片贴之，频易），杖疮未破（宜干黄土，童尿入鸡子清调涂，干即以热水洗去，复刷复洗数十次，以色紫转红为度。仍刷两胯，防血攻阴），杖疮已破（宜鸡子黄熬油搽），杖疮血出（宜猪血一升，石灰七升，和，煅。再以水和丸，煅，凡三次，为末，敷之效）。杖疮忽干黑陷，毒气攻心，恍惚烦闷呕吐者，乃死不治。或有杖疮溃烂，久不愈者（宜补气生血汤），或有受杖责后，疔甲烂肉，疼痛难忍，不能起动者（宜乌龙解毒散），速去疔甲，取鸡子清入麝少许，以银簪打成稀水，用簪尖轻轻点上，不多时，其疔甲化烂取去，一日一换。贴膏药，化尽死肉，数日如故矣。大概杖疮通滞血药，皆当以酒调服。盖血滞则气壅瘀，气壅瘀则经络满急，经络满急故肿且痛。推之打扑跌磕着肌肉，多肿痛者，皆以经络伤，气血不行，故如是。至于未杖之先，亦有服药保护，并能禽打着不痛之法（宜寄杖散、无名异散），不可不知，以上杖伤。

夹伤之患，消瘀散毒，治法亦与杖伤相似。故初夹之时，尤当调理（宜八厘丸），宜取小虾蟆四五个，皮硝三分，生姜一两，酒糟一碗捣敷，其肿者加红内消，或用绿豆粉炒令紫色，以热酒或热醋调敷伤处如神。或以飞面、山栀末水调敷伤处，外护以纸，死血自散。其有筋伤骨损者，速补筋骨（宜补骨散），有恶血在骨节间者，急逐瘀（宜芸薹散），如此治之，无不痊可。以上夹伤。

杖伤夹伤症治

种吉曰：凡杖毕，即用童便、好酒各一盏，合而温服，免血攻心，甚妙。实者鸡鸣散下之，虚者当归须散加柴胡、羌活煎服。仍用葱白捣烂，炒热，搭杖处，冷则易，能止痛散瘀如神。丹溪曰：杖疮，用野苎根嫩者，洗净同盐捣敷，神效。《千金》曰：杖疮宜服乳香散、化瘀散。

《伤科集录》

作者及成书年代不详，为清代医著。

接骨外敷药方

飞面四两　山栀二钱半　棒冰二分半　麝香二分半　赤芍　生大黄　共为细末，用鸡蛋清和白烧酒调匀，敷伤处。

接骨末药方

羌活一两　生军一两　土狗（酒）四十九　归尾一两　雄小狗（腿骨）一两　地龙（去头）七钱　毛姜一两　连翘五两　没药（去油）五钱　血竭五钱　然铜（锻）五钱　地虎（米酒炙）一两　白腊八钱　桂枝八钱　乳香（去油）五钱　共为细末，每服一钱，陈酒送下。

跌打末药方

大观铜钱（醋锻）五个　自然铜（醋般）二钱　当归四两　血竭一两　地鳖虫（醋锻）五个　没药（双）一两　红花五钱　肉桂一钱　参三七一钱　宁麻（烧灰存性）四两　蚕茧（烧灰存性）十个　人参三钱　共为细末，和匀，每服二钱，陈酒送下，百发百中，真神方也。

损伤神效方

用多年尿坑砖，要内外俱黄，打碎，醋煅七次，研末，每服三钱，陈酒送下，盖暖睡，出汗自愈。

治跌打损伤煎药方

血竭三钱　乳香二钱　没药二钱　灵仙二钱　白芷一钱　肉桂一钱　生地二钱半

活血丹六钱　川芎二钱　寄奴一钱　青木香二钱半　乌药二钱　琥珀六钱半　归尾一钱　枳壳一钱　若周身胸前后受伤，照方分作两剂，用陈酒煎服，加紫金丹六钱半和服。

引经之药开列于后

伤头，加防风　羌活　藁本

伤胃，呕，加广藿香二钱　砂仁　楂肉

伤肚腹，大便不通，加生军　黑丑二钱　桃仁二钱

伤小肚，小便不通，加木通三钱　车前子三钱　赤芍

伤两胁，加胆草二钱　茜草三钱

伤背上，加秦艽三钱　青皮三钱　香附

伤腰上，加破故纸二钱　杜仲　川断

伤两手，加桂枝一钱　羌活一钱

伤足，加牛膝一钱　五加皮　木瓜

伤两肋，加白芍　蔓荆子一钱　蒺藜一钱

《打伤科》

清·王锡林

外伤第一

夫跌打扑者，有内伤、外伤之别，有瘀血、积血之故。且如外伤肌肉有损，或紫或青，或肿痛不可忍。轻者，预用先锋散；欲先散血，以散血汤；若心闷，以心闷红花苏木散；又有心中闭闷，以心中闭闷汤。重者，先服护心散。外伤，先论轻重，次随服保合太和汤。全身受伤，此汤服之更效。倘全身疼痛，以悦乐汤；头上受伤，以保元汤；腹里受伤，以护脐汤；腰上受伤，护腰汤；小腹受伤，细腹汤；手上受伤，股肱汤；下身受伤，季体汤。又跌损并风气，以双理汤；又损伤心之以下，常用以护体汤。最轻者，护身汤。若统用保合太和汤尤妙，盖以保合汤在损伤称为独品，诚谓最稳，此真治跌扑之良药也。又损跌心中极热，以六一散或用甘草汤俱可。又有内伤致命、续骨接筋、骨伤骨碎、新旧积血、破损伤风、诸般吐血，变易难症，各汇分列，俱录于下，此未及详注也。

先锋散：治外伤平常用。歌曰：先锋散内用灵仙，茜草首乌必占前，更加荆红共研末，方知服药最为先。上用灵仙　茜草　加皮　荆皮各一两　首乌（姜汁炒）三两　红花五钱　上药共为细末，体厚者每服一钱，体薄者每服四五分。

散血汤：治损伤先散血。歌曰：散瘀活血红苏木，枳壳归尾最思慕，再加牛膝生地随，伤损散血何须卜。上用红花　苏木各六分　枳壳　牛膝各一两二钱　归尾　生地各八钱　上药分作六剂，好酒煎服。

保合太和汤：治内外损伤统用此汤，若全身受伤，更效。歌曰：保合太和荆枳防，红甘三附茜结邦，乳没地丁加丹芷，前随增补合全方。上用防风　荆芥　枳壳（麸炒）茜草　紫花地丁草　加皮　丹皮　白芷各四钱　红花　香附　前胡　乳香（去油）桔梗各三钱　三七五分　甘草（炙）二钱　上药分作四剂，好酒煎服外，以随患增补合用，倘若唤气不来，加橘红、黄芩。脚腿受伤加木瓜、牛膝、米仁。头上受伤加川芎、羌活。手上受伤加桂枝、木瓜。腹内受伤加桃仁（去皮尖）、桔梗。若胃口不开加枳实（麸炒）、郁金。小腹内受伤加萹蓄、木通、通草、黄柏、生蚯蚓，又加数百古松节，每剂一钱，入前药同煎更妙。

内伤第二

予思外伤既以鲜明，而内伤岂不细说，故又既内而言之，其伤有拳打棍戳，有手指点戳，又有戥子梢点戳者，此等不一之伤，未可概论。若此者俱为内伤，有致命之处，又有偏者，皆宜速治，不可稍缓。就拳打而论，亦有偏正轻重之殊，拳骨点打正者重，平拳打偏者轻，轻者预服先锋散与克敌散，或保合太和汤，外用伤损寒痛丸等。重者先服护心散与克敌散，外用取内伤散瘀血法，随服御侮散，内吐其损伤大小之形核，必服羽林散，使去其核，令不疼痛而愈。又有棍戳及手指点挫，至戥子梢挫，并新旧损伤积血者，俱为重伤，然亦有偏正之易，正者更重，尤宜仔细，俱宜先服护心散，再服克敌散，外用取内伤散瘀血法，或用雌雄火，或使雷火针，因患而施，令内吐其核，将火针法消去其核，凡吐有核者，俱用此针，刺出瘀血。至若新旧损伤积血，治法同此，虽无形核，亦宜刺出瘀血更好。如果重者用回生膏盖贴，轻者用太乙膏盖之，或轻重者用增补红毛膏贴之亦可，最轻者不用膏贴亦可。无论轻重，外俱用绵包裹为佳，随服羽林、护卫、鹰扬等散，使得全愈无误。或全身遍打伤内者，必服保合太和汤为始，再以冲和为中，终服此前载羽林等散最稳。且如从高坠堕而未经损破皮肉者，必有瘀血流入脏腑，人必昏沉不醒者，二便必难，先以护心、镇心二散，随即飞敛，又当速以大成汤通二便，护服重伤汤亦可，其人自醒，如不醒，独参汤救之。寻常坠堕轻者，以复元活血汤，如此等症既服通利药，随当俱服，以调中二成汤调之。或有骨硬不软者，动多掣肘，当服软骨散，或以保合、太和、冲和等汤择而用之可也。理治者当随机应变，切勿偏执用之，谨之慎之毋忽。

克敌散：专治内伤。歌曰：金丝钓鳖克敌神，川乌草乌百草成，乳香没药金沸草，研末和匀服最灵。上用金钓鳖、金沸草各一两，川乌、草乌（俱姜汁炒）各五钱，乳香（去油）、没药（去油）、百草霜。上药共为末，每服四五分，酒服。

冲和汤：治损伤兼内损冷症效。歌曰：冲和汤内紫金皮，独活菖蒲赤芍宜，白芷随方加减法，诸般百症共称奇。上用紫金皮（炒）五钱　独活（炒）三钱　赤芍（炒）二钱　白芷一钱　石菖蒲一钱五分　上药酒煎服，外合研末，或葱汤或热酒，俱可调敷肿伤筋处。药中紫金皮乃木中之精，能破气逐血消肿。独活，土之精，动荡凝滞血脉，散骨中冷痛，去麻痹湿。石菖蒲，水之精，善破坚硬，生血止痛，破风消肿。白芷，金之精，能去风生肌定痛。赤芍药，火之精，能生血活血，散瘀除壅，盖血生则肌肉不死，血活则经络流通，故肌活不致烂痛，经通不致壅肿，此为散风行气、活血消肿、祛冷软坚之良药也。其中五行相配用者，再无不效之理，兼内损冷者尤效。

续骨第三

尝谓跌扑者不可不分内外，而内外即以分之，则又当辨其续骨之理，故就续骨者，先服宽筋散，随将手足跌碎处，倘有碎细曲骨触在肉内，外必用铁城散涂搽，然后动手用以钳，箝去碎骨，可将骨扶正，敷以关圣散，或以如圣金刀散，即用杉树皮夹上，或以回生、正副、玉真、理风等散，速服华佗神散而愈。如骨节出臼者，必使归原，外以绵包裹，内预服宽筋散，随服华佗神散效。如指受伤，痛不可忍，内服理风等散，外以裂痛丸。至若骨伤能伸不能屈，初服宽筋，次服羽林、护卫、鹰扬等散。重者附骥神散，最重者以华佗神散。最重倘骨碎者，用正理骨碎神散，或副理骨碎神散，俱可得愈。然而又有理说也，大凡治跌扑续骨等伤症者，用药其性多热，当以强固精神，无使走泄，早得康健，必服固精散为要，然后究续骨等伤症调理为妥。后之学者当细详而熟玩之，不可造次而混使也。

宽筋散：治续骨损筋效。歌曰：宽筋内药真有灵，损骨损筋首队人，荆防当归各五钱，木瓜一两即安宁。上用防风　荆芥　当归各五钱　木瓜一两　上药共为细末，每服二钱，温酒稠下。

铁城散：即名曰麻药。天南星　半夏　胡椒　草乌　川乌　石藏花　上药等分，共为细末，用胡椒水调和涂上。

破损第四

破损者，乃刀斧所伤，有深浅之不同，迨至血流不已。深者先服理风、脑风、回生、玉宝、正副、玉真等散，及镇险保元汤，随用冷水洗法，次以桃花散掺之，其血自止，或止血散；或以两全散，或关圣散、锋芒散敷之。若以冷水洗法时，独用关圣散敷更效，至二三日后，若洗以祛毒散，或脓，多以豆腐膏贴，再以关圣、锋芒等散敷之。如头面打破，将收口时使其无疤，敷以无瑕散。若出血过多，昏沉不省人事，以独参汤以八珍汤补助为要。又浅者先以理风，随以冷水洗，次用桃花散掺之，或止血散或以关圣散，敷至二三日间，洗以祛毒散，绵挹干，仍敷关圣散收敛，此乃深浅之法，而外无余秘矣。

脑风散：治头脑打破，去风，兼破脑伤风者。防风　白芷各三分　南星三钱　上药焙干为末，每服一钱，用滚汤调之。

无瑕散：治刀伤破损，愈后无疤痕者。小麦麸（以绢罗细末）　真米醋　上二味凉用，若干调匀，或以布或绢，摊上醋拌麦麸，盖包贴缚着破损患处，将敛口后一二日之间解开，仍以米醋浸绵洗洁净，以干绵挹干，再敷关圣散，愈后自然无瑕矣。

关圣散：治跌扑破损并刀斧所伤，头上打破，神效。乳香（去油） 没药（去油） 象皮（炒） 各一钱 珍珠（豆腐内煮数沸，布包捶碎，研末）三分 龙骨（火煅）一钱 苏木二钱 血竭五钱 儿茶一钱 冰片一分半 赤石脂（童便浸煅七次）二钱

上药共为细末，用法以破损初时，随用冷水洗之，挹干，敷于患处，以至二三日之后，即用祛毒散，其散以滚汤泡之，或以水煎沸滚，俱候冷，即洗之，掺干敷药。倘未用药时，具会作脓，亦宜祛毒散，洗敷同前。

《加减回生第一仙丹经验良方》

清·彭竹楼

加减回生第一仙丹经验良方

统治跌伤，压伤，打伤，刀伤，铳伤，割喉，吊死，冻死，惊死，溺水死，雷震死。凡一切火器伤，铁器伤，木器伤，虽遍体鳞伤，骨折筋断，肠出脑流，即死已气绝，只要身体稍软，用此丹灌服，少刻即有微气，再服一次即活。至重之伤不过三五服，大便如下紫血更宜。秘方辑要：唯体已僵硬者难救。

活大土鳖虫（研细净末）五钱（秘方辑要：身小而带长者为雄，洗净焙干，五钱）。此虫豫省极多，他处米坊囤底、屋角墙根亦时有之，须择活大而公者（公者尾尖，母者尾圆），用快刀截为两段，每个用磁碗盖，放潮地土上一宿，次日开看，自能接成行走者，方为力大。去足，放瓦上，木炭少火焙黄，研末。

自然铜（研细净末）三钱　此药须拣地道真材，放瓦上，木炭火烧红，入好醋内，淬半厘，在砂锅内同炒枯，与灯草灰同研，吹去灯草灰，另研细。

真陈竭（研细飞净）二钱　此药须拣味甜稍带咸味，色赤，抹指上能染透者为真。若味太咸、带腥气者，是海母血假充，有毒，切不可用。

真辰砂（研细飞净二钱）　此药须拣真辰砂，川砂不可用。

全当归（研细净末）一两　此药用陈酒泡透，砂锅炒干，研细。

真正当门麝（研细净末）一钱　此药必须真正当门子。以上七味，务须亲拣地道药材，如法炮制，秤准分量，共研细末。药不真不效，制不透不效，分两不准不效。用小瓶盛入，每瓶一分五厘为一服，用蜡封口，切勿泄气。遇受伤人，即用一瓶，以好黄酒冲服（无好酒，寻常黄酒亦可，能饮酒者，多饮尤妙，使瘀血下行）。小儿减半，伤重者三五服，伤轻者一二服，立效。倘致命重伤，酌以数瓶敷之，其效尤速。伤非致命，即不可用敷。割喉者（将头扶正，合住刀口，用生松香一钱，熟松香一钱，生半夏一钱，共研极细末，在伤口周遭厚厚敷紧，外用膏药，周围连好肉一并裹住，再用布条围裹，用线封好，一月平复如初）。肠出者（用好醋一盆煎热，不可太热，尤不可凉，托肠入盆洗之，随洗随收，收入，用寻常膏药，加此丹贴伤口）。以上均即服药，一切活后以及伤愈，切宜避风，尤忌房事气恼。如伤后心腹疼痛，乃瘀血未净，务用上白沙糖一二两，水冲，时时代茶饮之。若受伤人牙关紧闭，须用生乌梅擦牙即开，用生半夏擦两腮亦开。倘气已绝，必须打落一齿，灌之起死回生，功难尽述。

"查原方载《验方新编》内，有巴豆霜二钱，无全当归一味，又麝香只用三分。后经名医精心思索，恐巴霜性热，且系峻下之品，身弱以及伤重出血多者，不甚相宜，是以减去巴霜，增入全当归一两，又以麝香力轻，加重一钱，较原方尤为神效"（重刊者郎炳勋注）。

天下第一金疮药

凡刀斧损伤　跌扑打碎，敷上即时止痛止血，更不作脓，胜于他药矣（忌伤口见水）。

雄猪油一斤四两　松香六两　面粉（炒筛）四两　麝香六分　黄腊六两　樟脑（研极细）三两　冰片六分　血竭一两　儿茶一两　乳香（皮上烘去油）一两　没药（皮上烘去油）一两　以上药研极细，先将猪油　松香　黄腊三味熬化，滤去渣，待将冷再入药末搅匀，用磁器收贮，不可泄气。

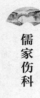
《接骨入骱全书》

明·王承业、顾东甫著述

接骨入骱全书目录

不能开口：吉利散（二）　清心活气汤（二十四）

小便不通：琥珀散（十六）

内有瘀血：大黄散（二十）

首骨碎损破伤风：疏风理气汤（十一）　止血定痛散（五）　补中益气汤（十五）

目疾：明目生血饮（二十六）

鼻梁骨断：壮筋续骨丹（三十七）　吉利散（二）

缺唇：活血止痛散（二十八）

下颏：补肾养血汤（二十九）

天井骨：提气活血汤（三十）

肩骱：吉利散（二）

臂骱：吉利散（二）

手骱：吉利散（二）

手指：活血止痛饮（二十八）

破指染破伤：疏风理气汤（十一）　吉利散（二）　退毒定痛散（三十一）

臀骱：生血补髓汤（三十二）

断折损伤两腿：活血止痛散（十八）　壮筋续骨丹（二十七）

膝骱：壮筋续骨丹（三十七）

盖血膝骨：止痛接骨丹（三十三）

损伤小膀：吉利散（二）　止痛接骨丹（三十三）　壮筋续骨丹（二十七）

脚踝骱：宽筋活血散（三十四）

脚面断折：壮筋续骨丹（三十七）　吉利散（二）

枪戳伤者或刀斧磕伤头颅者俱用：护风托里散（三十五）

刀勒咽喉：护风托里散（三十五）　补中和气汤（三十六）

伤破肚腹：通肠活血汤（三十七）　补中益气汤（二十五）

骨碎如粉：生血补髓汤（三十二）　壮筋续骨丹（二十七）　吉利散（二）　调理药酒方（十）

跌出背脊骨：疏风理气汤（十一）　补中益气汤（二十五）　吉利散（二）　和伤丸（四）

断折左右肋骨：接骨散（三十八）

捏碎阴囊：吉利散（二）　托里止痛散（三十九）　疏风理气汤（十一）

捏伤阳物小便不通：琥珀散（十六）

小便若通：吉利散（二）

肛门谷道受伤：通肠活血汤（三十七）　大黄汤（二十）　吉利散（二）　槐花散（十五）

火灾炮伤：清心去毒散（四十）

斩落手臂：托里止痛散（三十九）

压伤或断：护风理气汤　疏风理气汤（十一）　接骨散（三十八）　吉利散（二）

受倒插伤：吉利散（二）

伤头额角：吉利散（二）　疏风理气汤（十一）

小腹受伤疼痛：归通破血汤（四十二）

夫医各有科，皆赖先圣传授于世，唯骨科一症，遍阅诸书未得其详。予少游江湖，适遇一人，称曰本国人，业精此症，讲之甚明，上骱有术。予不吝金帛，待之如父，随行数载，不惮辛劳，所得传授，试之无不效验，以为后世养身之宝矣。今将原伤骨骱论方，实肺腑不传之妙，不易所得，后世子孙一字不可露，莫与俗人言，勿使庸医见尔，宜谨慎珍藏，毋违我之至嘱。

大明至元冬月　崇明王承业、顾东甫著述

至命穴道犯者不治

囟门，即天灵盖，骨碎髓出不治。两太阳伤重，难治。截梁，即鼻梁骨，两眼对直处，打折不治。突即结喉，打断不治。塞，结喉下，核骨上室潭处，打伤不治。塞下为横骨，以下直至人字骨，悬一寸三分为一节，下一节凶一节。心坎即人字骨处，打伤晕闷，久后必血泛。食坎，心坎下。丹田，脐下一寸三分内即膀胱，倒插伤不治，一月而死。捏碎外肾不治。脑后，与囟门同看。百劳穴与塞对。天柱骨与突对，断者不治。海底穴大小便两界处，重伤不治。软肋在左乳下，亦即食肚。气门，左乳上脉动处，伤即塞气，救迟不过三时。血海，右乳下软肋，两乳上左伤久发嗽，右伤发呃。尾子骨即尾巴脊骨。两肾在脊左右与前脐对，打碎或笑或哭不治。

验证吉凶入门看病审视轻重不治

一看两眼：内有瘀血，白睛上必有血筋，血筋多瘀血亦多，血筋少瘀血亦少，眼睛活动有神易治，否则难治。二看指甲：以我手指揿其指甲，放指即还原色易治，少顷后还原病重，若紫黑色不治。三看阳物：不缩可治，缩则难治。四看脚爪：与手同看。五看脚底：红活者易治，黄色者难治。五绝全犯者不治，如犯一二件尚可医治。

病人受打顺逆之法

向上打为顺气，平拳打为塞气，倒插为逆气最凶，各样内伤总怕倒插，血随气转，气逆血则凝也。心前心后相对处，伤久成怯；小肠肚腹打伤，伤久必成黄病。凡人初打其伤，七日之内血气未曾积聚，只宜发散，血活十四日，其瘀血或有定住在胸，其势方归大小肠，肚内作痛，要吃行药。凡人打伤，要看中指甲，黑凶；大脚指黑亦凶；眼内有血筋亦凶；脚底黄凶；面黑亦凶；伤卵子升下大凶。肝经脉数，胸腹有瘀血，久后必然吐血也。

跌打损伤穴道要诀

凡人受打右胸，名为痰穴，左胸名为气门，右肋名为血海，左肋名为食腑，胸前名为龙潭穴，背脊名为海底穴，左乳伤发嗽，右乳伤发呃，两腰为二珠穴。以上身穴，皆至紧至要之穴道也。

凡踢打跌扑损伤，男人伤上部易治，伤下部难疗，以其气上升故也。女人伤则反之，以其血下降故也。凡伤损者，验在何部，按其轻重，明其受伤新久。男子气随左转，左属阳；女人血从右行，右属阴。要分气血之辨，此症既受脏腑脉络，又复验其生死迟速，然后看症用药，或竟服吉利散治之可也。

伤全体者死速，然亦按其轻重随症用药，先以砂仁汤调吉利散服之，更以顺气活血汤治之，再将和伤丸糖调酒下四五丸，再以调理药酒，每朝饮下则亦愈矣。若轻者，竟以红糖酒调吉利散服之即安。

伤肩背者，看其轻重，如重者，先将砂仁泡汤，调吉利散服下，次以和伤丸酒化服，再饮调理药酒更妙。若轻者，用红糖酒和调服吉利散而安。

伤左边者，气促面黄浮肿；伤右边者，气虚面白血少。即将行气活血汤服之，再将服调理药酒，左右同治。

伤背者，五脏皆系于背，虽凶死缓，先服吉利散治之，次服和伤丸，糖酒送下四五丸，百日后见效，须服调理药酒为妙。

伤胸者，胸系气血，涵停来往之所，伤久必发嗽，嗽高气迷闷，面黑发热，主三四月而死，先服疏风理气汤，次服行气活血汤、吉利散而安。

伤肝者，面主红紫，眼赤发热，主七日而亡，先服疏风理气汤，次服吉利散，后服琥珀丸而安。

伤心口者，面青气少，吐血，呼吸大痛，身体难于舒动，主七日内而死，先服疏风理气汤，然后和伤丸进之，每日将百合煎汤不时饮之。

伤食肚者，心下捉阵而痛，发热高浮如鼓皮紧状，饮食不进，气促发热，眼闭口臭，面多黑色，主七日而死，先服疏风理气汤，接服和伤丸而安。

伤肾者，两耳即聋，额角多黑，面浮白光，有常哭之状，肿如弓之形，主半月而死，先服疏风顺气补血汤，次服补肾活血汤，三四服后，再服吉利散、琥珀丸。

伤小肠者，小便闭塞作痛，发热口干，面肿气急，不时作痛，口有酸水，主三日而死，先以水、酒各一盏，煎疏风顺气汤服之，次服吉利散，后服琥珀丸。

伤大肠者，粪后红急涩，面赤气滞，主半月而死，先服槐花散，次服吉利散，后服和伤丸，粪后出血者乃重伤也，非大肠之火也，看症须斟酌，即用槐花散，尚宜加减为妙。

伤膀胱者，小便痛涩，不时有尿滴出，肿胀发热，主五日死，先服琥珀散，次服行气活血汤。

伤肾囊阴户者，血水从小便滴出，肿胀痛极，心迷欲死，主一日内死，服琥珀散，再服行气活血汤。

胸背俱伤者，面白肉瘦食少，发热咳嗽，主半月而死，先服疏风理气汤，后服和伤丸。

伤气眼者，气喘大痛，至夜盗汗，身瘦少食，肿痛不宁，主一月内死，先以砂仁泡汤调吉利散，次以酒煎补肾活血汤，后服调理药酒、和伤丸。

伤血海者，血多妄行，口常吐血，胸前背后板滞作痛，主一月死，先服活血汤，次饮吉利散，再服调理药酒而愈。

伤两肋者，气喘大痛，睡如刀刺，面白气虚，主三月内死，先饮行气活血汤，次服和伤丸。

两肋痛者，肝火有余，气实火盛之故也，须用清肝止痛汤治之。或有清痰食积，流注而两肋痛者，须投清肺止痛饮治之，次用吉利散服之而安。或有登高跌扑损伤，瘀血凝滞两肋痛者，急将大黄汤治之，次服吉利散，后用和伤丸即安。

又有醉饱房劳，脾土虚乏，肝木得以乘其土位，而胃脘发，心连两肋，痛者急投归原养血和伤汤治之，再以十全大补丸，每朝送下三钱。

又有伤寒发热而两肋痛者，以足少阳胆经、足厥阴肝经之病，以小柴胡汤治之。

左肋痛者，痰与食也，须先通利痰食，顺气宽胸，次以活血止痛饮服之，后以琥珀丸服之即愈。

瘀血疼痛者，伤处有红肿高起，肥白人发寒热而痛，多气虚；黑瘦人发寒热而痛，多怒，内有瘀血兼腰痛，日轻夜重，此必瘀血停滞，故作痛也，宜速将琥珀散行之，后服调理药酒、和伤丸而愈。

凡踢打跌损伤而两肋痛者，另有引经药医治，夫领经药为用药之最要，必须检点，看得病真切，诊得脉确实，然后发药，永无忧虑。若伤上部用川芎，在手臂用桂皮，在背须用白芷，在胸腹用白芍，在膝下用黄柏，在左肋用青皮，在右肋用柴胡，在腰用杜仲，在下部用牛膝，在足用木瓜，若周身用羌活，若妇人用香附，顺气法用砂仁，通窍法用牙皂，煎剂之法亦须随症加减，修合丸散亦不可不精也。

看死症法

右肺大肠脾胃命门痰多者，左心小肠肝胆肾死，眼白者死，唇吊者死，失枕者死，粪黑者死，口臭者死，斜视气响者死，喘吸气高者死，鼻耳赤色者死，捏空者死，脑髓出者死，伤突者死，骨碎青色者死，捏碎卵子者死，勒断水喉者死，大肠穿碎者死，天井骨折断者死，两太阳命门胞络胸背腰腹心口压碎如粉者死。以上皆古今屡验之确论也，唯盖心骨断、耳后脑衣穿破、阴囊阴户、肛门谷道伤极者，痛切难忍，毒血迷心，未有不死者也。

凡人受跌打重伤，虽名医而亦使不得，就用药饵，如患者不能开口，即以牙皂末吹入鼻内，一嚏而开，随以韭菜白根捣汁炖热，和童便灌入口内，若不纳，此为难治之症。若纳，而同瘀血吐出者，辨其轻重，先以吉利散用砂仁汤调服，次服清心和气汤，外贴接骨膏。至重者，不吐血，头又昏迷，亦将韭汁陈酒服下。如破碎断折者，即用封口药护之。如小便不通，用琥珀散通之。如腹内疼痛，必定瘀血凝滞，急将大黄汤行之，后当随症用药为妙。

接骨入骱奇妙手法

夫人之首，原无臼骱，亦无损折验之，则跌扑损折之症，若见脑髓出者难治，骨青者难医，骨碎如黍米者尚可救，大则不可。若凡遇此症，先将止血定痛散敷之，使其血不涌流，俟血稍定，再以金疮药敷之，须避风戒欲，患者自宜慎之。若破伤风牙关紧闭，角弓反张，即以疏风理气汤治之，俟其不热，再投补中益气汤服之即愈矣。

次观目有斗伤，倘有珠落之症，先将收珠散敷之，用银针蘸井水，将前收珠散点红筋，次用青绢温汤揿进，即将还魂汤服之，再以明目生血饮服之即安。予查历代以来，并未尝有治过此症，如珠落出者，设有真正仙方，亦不能收进，如故求医者，可竟却之。

倘有鼻梁骨折断之症，必须捏正断骨，先用止血散掺之，竟服壮筋续骨丹，其外自然平复，如不断不破，唯用损伤膏贴之，内服吉利散而安。

唇有缺唇之症，先用代痛散敷之（即麻药），唯以小铜铃牢将油绵线缝合，决不可饮食，竟将人参汤逐日吃下，后将细米粉烊薄米汤饮之，切不可笑，俟痊愈日，方可食物言笑矣。此症最难医治，凡来求医者，宜用心斟酌，视治缝合之后，即将金疮药调敷患处，内服活血止痛散。如血冷，必须敷代痛散，以利刃略镰之，待其血热稍流出即缝之，第一以手快为妙，急用煎药调理而愈矣。

人知头面唯下颏一骱，有偶落而不能上，言语饮食皆为不便，盖为肾虚者得此症，此骱如剪刀股连环相扭，用绵裹大指入口，余指往下边缓缓捺推进而上之，多服补肾养血汤，以补肾丸药调理乃佳。

天井骨急难损折，人有登高倒跌昏者，犯此症，其骨不能绑缚，多有损折至骨出外，此乃凶症，务必擎平其骨，先贴损伤膏，次服吉利散，以砂仁汤服下，使骨相对，用绵布连肩背络之，又投提气活血汤三四剂而安。天井骨即头颈骨也，此症伤重者必死，折断不过三四时即死，轻者无妨，方可用煎药调理。

肋骨有折损不能对，必须捏正平复，外贴接骨膏，内服壮筋续骨丹而安。

肩骱与膝骱相似，膝骱迭上有力，肩骱迭下有力，皆可上。如上肩骱，先将上手按住其肩，下手缓缓转动，使其筋舒。患者低处坐定，一人抱住其身，医者两手又捏正其肩，抵住骱骨，将膝夹住其手，齐力而上，既上，内用鹅蛋大绵团塞在夹下，外用绵裹，更将布落在胯下，外贴损伤膏，内以羌活、桂枝煎汤调吉利散服之。

臂骱若出，将上一手抬住其腕，一手握住其脉踝，先鞠其上，而后抬其腕，竟捏平凑拢可也。外贴损伤膏，内以经之脐煎汤调吉利散服之，扎缚包裹，必用白布做有孔眼，恰落其臂骨。必须做来正好为妙，两头带只消两条亦好。

手骱倒迭出，一手按住其五指，一手按住其臼，手掌鞠起，手骱鞠下，一伸而上也，此乃会脉之所，即以桂枝煎汤调吉利散。骱出不用绑缚，如断方用绑缚，先贴接骨膏，绵布包裹，用阔板一片，按住患处，共用杉木板四片，长三寸缚之，俟瘥愈日方可放之。

手指有三骱，中节出者有之，易出易上，两指捻伸而上也，以桂枝煎汤调吉利散、活血止痛散服之，外贴损伤膏，不然最难忍也，切不可下水洗净。

人之一身，十指最难忍痛，若伤破其一指则有连心之痛，中指比别指尤难。若染破伤风，伤其一指，即将疏风理气汤服之，外将金疮药敷之。如人咬伤者，将童便捏去牙龈毒气，用龟版煅灰，研极细末，以真麻油调搽，又将麻油纸钉点火，远指略熏其受伤处。若犯破伤风，亦投疏风理气汤一二剂，后服吉利散。且刀斧磕伤易治，人咬者有毒难医，内多服退毒止痛散，如遇有病人咬伤者，十有九死，活之甚难，不可不辨也。

大臂、小臂与大腿、小腿伤折同治，唯服药，下部须加牛膝、木瓜，上部须加川芎、桂枝。

豚骱比诸骱更难，此臼出则触在股内，使患人侧卧，出内手随内，出外手随外，上手揪住其腰，下手捧住其弯，将膝鞠上，出左手扳伸于右，向右扳伸而上也；出右扳伸于左，向左扳伸而上也。外贴损伤膏，内服生血补髓汤，仍用调理药酒即安。

易折在于人之两腿，伤折为两段，则医者在于绑缚，使患人侧卧在床，与好人取齐，次用损伤膏贴之，要用布二条，阔二寸，长五尺，裹于膏药上，外将纸包好，用杉木板八片，长七寸，将绵布三条，与板均齐绑缚，内服活血止痛散三四剂，服壮筋续骨丹，药酒调理而愈。

膝髌，此臼油，盏骨在上盖之，髌迭出于上，使患者仰卧，一人抬起脚踝，若出于左，随左而下，出于右，随右而下。医者缓缓双手扶捺揪，上手挽住其膝，下手按起其脚弯，使臼油对膝，上手则揪膝，下手则抬起，必上矣。先贴接骨膏，次服壮筋续骨丹，而痊得愈矣。

夫盖膝骨，又名冰骨，其骨如跌碎，或两块或三块，将脚伸直，擎其骨平复，用薄篾片照膝骨大做一篾圈，将布卷于圈上，再以布四条，扣于圈，连下缚之，着肉贴伤膏一张，即投止痛接骨丹治之，饮食用鸭煮烂食，不拘几只，其受患足切不可下床，须用绵软之物放于脚湾内，逐日增垫而起，如是日后可以行走，不然愈日恐不便弯曲，盖骤而曲高，恐碎骨未曾长好，复至碎也。若要大解，须马桶与床沿一样高平，然后解之可耳。痊愈方可去圈，切不可水中洗净。

煎药方：当归　羌活　丹皮　乳香　没药　续断　陈皮　赤芍　加皮　红花　生地　木瓜　牛膝　甘草　如发热，加柴胡、桔梗各一钱五分；如肿，加黄芩一钱。用水二盅，煎至一半，空心服，不拘几帖，多则七八贴，再以药酒或丸药调理为妙。

夫小膀有二骨，一大一小，一茎折者易治，二茎俱折者难医。折之则有藕劈者易治，断者难治。倘有骨触破皮之凶症，又折又破，急于外治，先将金枪药敷之，内服吉利散。如在炎天敷药，一日看换二次，如在寒天敷药，二日看换一次，若非此症，则与大腿同治。若犯此症，骨必在皮肉上，而后将骨对正，不可熏洗，恐后伤毒故也。敷用金枪药，如骨折皮肉不破，擎骨平复，外贴损伤膏，然后绑缚，须用杉木板六片，长三寸五分，上骨断，上板长五分，下骨断，下板长五分，取其担力。此症最痛，必须先服止痛接骨丹数贴，次服壮筋续骨丹，药酒调理而愈。

脚踝骱易出易入，一手抬住其脚跟，一手扳住其脚指，出右手偏于右，出左手偏于左，脚指鞠上，脚跟鞠下，一伸而上也。外贴损伤膏，内服宽筋活血散而安。

有男妇人，偶别脚指，前半节或翻上断，或下断，而医者即以手按住其脚之两侧，右手捏平而上也。外将损伤膏贴之，须以脚带裹紧，内服壮筋续骨丹，或竟服吉利散数帖即安。不可下水洗净，外有促筋，必用宽筋散煎汤熏洗，手足之筋皆在其指之动，指动此必筋也，就将此筋用汤挪洗，缓动微舒，渐伸而安。

凡失枕、刀斧磕伤，碎骨补骨之奇亦备言之于左，倘骨节断损伤者，多用宽筋散服之，不可多熏洗，不断者可以熏洗。

凡失枕有卧而失，一时误失者，使其人低处坐定，一手扳住其首，一手拔住其颏，缓缓伸之直也，服吉利散。

凡人受打极凶而大便不通者，用皂角末以蜜调和，丸如橄榄大，塞入大便内即通也。

如人受阴险伤者，十有九死，无药可治。

枪戳伤者，看其伤处致命不致命，伤口深不深，倘不在致命处而伤，虽伤亦无害。若在腹，必探其深浅，恐深而有伤于内脏大肠者则难治。伤于口直者，出血不止，先以止血定痛散敷之，伤口深者，待其血出稍定，竟将金枪药封固，内服护风托里散而安。

刀斧磕伤头颅者（即额角也），防身发热，一见即以金疮药封之，盖护风为上，尤须诊脉，沉细者生，易治，洪大者危，难医；伤于硬处者，看其骨损否；伤于软处者，看其伤肉浅深。损骨先疗骨，伤肉先疗肉。生肌法，刀斧磕伤，如触伤不同，外敷金疮药为主，内服护风托里散为上，更详前首论，原无白骷参用。

有人自以刀勒咽喉者，观刀平不平，而有弯者深，无弯者浅也。两刀勒者易治，一刀勒者难医。若破食喉，或半边或全断者，急将油线缝合，看其血出不止，将滑石、五倍子等分，研为细末，干掺之，后将金疮药封口，内服护风托里散四五剂，使其身不发热，寒热定即服补中和气汤，加人参一钱五分即安，若水喉已断并穿破，切不可治也。

肚腹皮穿破而肠出者，此症固险而实无害，医者当去其指甲，恐致伤破也，若伤而反受其害矣。内脏不伤，饮食如常，可保无虞。将温汤揉上，用油绵线缝其皮，竟将金疮药封固，内服通肠活血汤五六剂，再服补中益气汤而愈。

或有骨损碎如粉者，看其伤处破，则必须取出破骨，外将金疮药封固，内服生血补髓汤，再服壮筋续骨丹。如骨不碎不破，捏骨平复，外贴损伤膏，内服壮筋续骨丹，再以吉利散服之，调理药酒而愈矣。

凡有登高坠下者，兼跌扑损伤，不拘上下背脊骨者。若破，看脊骷出否，若骷出又破者，即将碎脊骨用指轻轻揿上平复，急以止血定痛散敷之，后将金疮药封固，急投疏风理气汤。如不发寒热，即以补中益气汤服之。如不触出并不破碎者，外贴损伤接骨膏，内服吉利散，次以和伤丸，再将调理药酒而痊愈矣。

凡人登高跌打扑伤，断折左右肋骨者，难以绑缚，将手擎其平复，外贴损伤膏，内用接骨散，久服即愈矣。

如有捏碎阴囊阴户，卵子拖出者，以指轻轻擎上，油绵线缝合，外将金疮药封固，若不发热寒，竟将吉利散治之，次服托里散。如发寒热，急投疏风理气汤，如卵子捏碎者，此凶症，不治也。

或有捏伤阳物者，看其小便，若不通，急投琥珀散行之，若通者，竟将吉利散治之。

或有踢伤肛门谷道者，看其肛门肿胀，大小便不通，或有血无血，若肛门肿胀，急投通肠活血汤，或大便不通，竟将大黄汤行之，若果血紫者不妨，以吉利散治之，若鲜红者伤于大肠，急投槐花散治之，如热不妨，再若用除热之药，恐用药乱矣。若大便已通，竟用大黄汤行之，其血已止，竟服通肠活血汤五六剂即愈矣。

或有人被火灾及炮打伤者，必须论其最重最轻。何为最重？若火毒入于脏腑，不能饮食，更畏食热物，或思饮冷水，此为最重，急投清心去毒散；何为最轻？若火毒不入于脏腑，饮食如常，此为最轻，亦服清心去毒散。又有被火伤破皮肉者，必须防其毒入内，亦将清心去毒散服下，伤破处将琥珀散敷之。

或有斩落手臂指脚膀腿者，此症乘其血热，凑上则妙，或手或臂或周身，若血冷，骨不相对，此大不便于医人也。虽不死，然不能完全体肤。若血热凑上，立将止血散敷之，再以金疮药封固，内服托里散，再服调理药酒或理气之剂而全安矣。

或有因桥梁墙壁城垣倾倒，压脱骨节者。若伤头颅者，其头若破，又兼骨碎者，将铜钳去其碎骨。若去碎骨，恐有后患，不能收口，第一畏染破伤风，须投护风理气汤，次服接骨散。若伤两太阳，昏迷不醒，饮食不下，口不能言语，汤水不进，竟不可医治。脑髓出亦不治。伤断天井骨亦不治。若伤胸背肝胆五脏，兼不能言语、饮食不进者，尚可救之，何也？有气闷在心，急投吉利散，用砂仁汤调服。若受伤吃药，尚能医治，看其发寒热，急服疏风理气汤；若不受此药，再看两日，将吉利散治之。仍发寒热，再服疏风理气汤。若伤重腰子不治。如若皮肉不破，轻者外贴损伤膏，内服补肾和血汤，药酒调理而安。

凡有打伤不开口者，用吹鼻散略吹一些于鼻内，一嚏即能开口，如吹进不嚏，用灯心含湿一些，蘸皂末戳于鼻内，即嚏也，随吐痰者，可保无虞。如不嚏不吐，此凶症也，不可治之。

凡人受打，或倒插，或紧要及至命处穴部，牙关紧闭，口眼不开者，先以砂仁汤饮之，以顺其气，次将吉利散用淡姜汤调服。如伤破头颅额角，昏迷不醒，须用水萝卜子炒研泡汤，令患者饮之，次将淡姜汤调吉利散服下数服。受伤最重，用前散二钱，轻则一钱，避风为主，此症恐染破伤风，服过砂仁汤后，将疏风理气汤投下一二剂，护风为妙。

或有小腹伤踢打损扑者疼痛，如涩滞，小便闭塞，一步不可行走，其内必有瘀血，故作痛也，急投归通破血汤服之；小便不通二三日可救治，不比大便可迟，若迟，则难治也。

凡人阴囊之后，谷道之中，肛门之前，名曰海底穴，或被人踢伤，或偶然受伤，看其轻重，或青或黑，或紫或红，或肿而兼红紫者，此痛不可当，而难忍者也。先服行气活血汤一剂，外贴损伤膏，次服吉利散。若肿而青黑，身上发热，小便不通，卵子不时升上升下，气塞迷闷，小腹作痛，内必有瘀血，先服疏风理气汤，次服琥珀散，外贴损伤膏，亦服吉利散。若谷道肿胀，大小便不通，日夜发热，饮食少进，坐卧不安，先服疏风顺气汤，次服琥珀丸。若气喉发嗽，欲笑欲哭，绛泽小便滞涩不畅，红肿不消，作阵而痛，先服补肾活血汤，次服吉利散、补肾调理药酒。更有一经受伤即不能言语，不省人事，口出唾涎，喉鼻喘息俱无，六脉沉细，而白者，此为凶症，胸腋有动，或可医治，先以猪牙皂末吹入鼻中，如不嚏，再以灯心含湿，蘸牙皂末销入，仍不嚏，则难治。若嚏即以砂仁汤令患者饮下，次以吉利散、砂仁汤调服，再以疏风理气汤、止痛散服之。若身不发寒热，不犯前续中之症，即以补肾调理顺气汤、药酒而安。如犯前症，即将前论方法参酌调治，伤处贴损伤膏。如不犯前症，略有疼痛，只用吉利散，将砂仁汤调服，外贴膏药而愈。不必用他药矣。

凡患症者，务必戒欲耐心，散气避风寒，慎暴怒，节饮食，不可太饱，忌食牛羊、鹅鸭鸡蛋、醋面、酸萝卜、笋、生冷炙炒发物，识者自宜珍重慎之。此数者，予略言其意，如后人求学者，必择贤良诚信者传之，务使逐一细讲手法医术，牢记于心，正所谓口传。若骨折须绑缚，必用杉木板，取其轻软之故，数方之药，实以珍宝，不能易得。凡伤折之痊否，唯在于此药之用，然有制度修合之奇秘，煎剂加减之活法，非可执一而用也。若有别症在前而得此症，在后者必兼而用药，亦不可执一。至于上骱之术，非一言可尽也，必须细察其骨节曰骱，随机应变，医治下药，切不可用霸道之药，唯用王道之类，则有益无损也。若孕妇，切莫轻就下药，宜仔细斟酌看症，用药不可藐忽造次，至嘱至嘱，必先将砂仁汤饮之以安其胎，然后下对症之剂，方免惊吓也。

夫自然铜乃接骨之要药，除敷药内不用，其余汤散之内不忘之。续断、加皮为佐，活血以归身、红花为主；枳壳、青皮理气为佐；破血以木通、桃仁为君；补血以赤芍、生地为最。若更疏风，先须理气，活血要顺气为急。足用木瓜，手用桂枝。方虽异授，用药亦宜随变制度。若合丸药，尤宜精慎，未得其妙，不可轻用，有误人命耳。

共方九十个（乃举世不传之秘宝也，所有秘方并列于下）

第一、接骨膏（又名损伤膏）： 当归　川芎　赤芍　杜仲　白芷　防风　大黄　姜蚕　川乌　草乌　羌活　独活　荆芥　黄芩　黄柏　蝉蜕　贯众　龟版　连翘　银花　穿山甲　角刺各一两　五倍子五钱　蛇退半条　蜈蚣五钱　狗脊五钱　荸尼五钱　用真豆油五六斤，渐下诸药，煎至滴油不散，候药枯，滤净去渣，将东丹二包炒黄色，以筛入调匀，滴入水内看老嫩，再加乳香、没药五钱，樟冰一两，蟾酥三钱，调匀，入水去火气，用一布摊，重五钱，另加麝香三分更妙。

第二、吉利散（又名七厘散）： 当归　川芎　赤芍　乌药　枳壳　防风　甘草　陈皮　香附　紫苏　羌活　独活　薄荷　白芷　以上各等分，乌豆、泽泻三钱，根黄五钱，共为细末，将红糖、陈酒调，空心服三钱。

第三、封口金疮药： 治一切破损，刀斧磕伤腐烂，流血不止不收口，封之能生长肌肉。乳香　没药五钱　芸香一钱　血竭一钱五分　白及四钱　樟冰一钱　好冰片五分，用猪油半斤熬煎净，去渣另放，唯以菜油八两炭火熬，先下白及，熬至枯色滤渣，然后将猪油、菜油调匀，再下细药，将夏布滤净，下白占调匀，看好嫩老，收贮磁瓶内，隔五六日去火气，随量酌用，要用油纸覆，外仍用青布或青绢扎缚。此方切莫轻传，是原方，若加添虻虫五钱、艾七分，更妙。

第四、**琥珀丸（又名和伤丸，又名大内伤丸，治跌打重伤）**：归身　苏木　生地　熟地　羌活　丹皮　杜仲（盐炒）　白术各三两　赤芍　南星　陈皮　独活　续断各三两　乳香（去油）　没药（去油）　川芎　黄芩　桂枝　青皮　白芍各一两　木瓜　牛膝　薏仁各三两　加皮四两　琥珀　桑皮二钱　柏木三钱　黑豆二合　肉桂一钱　共为细末，红糖为丸，重三钱一丸，一丸分作二次，空心陈酒送下。此方加铜雀蜜子，上三件各三钱，更妙。

第五、**止血定痛散**：降香　五倍子各一分　花蕊石三分　陈石灰五分　共研细末，掺用。

第六、**琥珀膏**：此乃生肌长肉之要药。当归　生地一两　尖圆五钱　郭用三钱，用真菜油四两、猪扳油二两，将当归、生地与菜油熬熟滤去渣，将猪油熬烊调和，将黄占收储老嫩，不拘多少，入磁瓶内听用。

第七、**代痛膏（即麻药）**：蟾酥三分　麝香二分　乳香六分　没药六分　共研极细末，干掺二三厘，不可多用。

第八、**顺气活血汤**：伤全体用。归身一钱五分　羌活　生地　红花　丹皮　牛膝各一钱　桔梗　厚朴　木通各八分　陈皮　枳壳各五分　甘草二分　用水、酒各一盅，加砂仁二钱，空心煎剂。

第九、**行气活血汤**：伤左右两肩及胸、膀胱、阴囊、阴户、两肋用。青皮　羌活　归身　红花　苏木　生地　杜仲各一钱　木香　陈皮各五分　木通　丹皮各八分　川芎八分　甘草三分　柴胡一钱。

第十、**调理药酒方**：归身　羌活　红花　杜仲　骨碎补　牛膝　淫羊藿　木瓜各三两　续断　青皮　陈皮　丹皮　乳香　没药各一两　加皮四两　用陈酒三十斤，加砂仁末二两、桃肉二两、大黑枣三十枚，煮三炷香为度。

第十一、**疏风理气汤**：防风　羌活　陈皮　威灵仙　当归　青皮　紫苏各一钱　独活　枳壳　细辛各七分　加皮三钱　苏木二钱　白芷　川芎各六分　红花　黄芩五分　甘草三分　用水、酒各一盅煎八分，加砂仁一钱，不拘时服，渣再煎。

第十二、**疏风顺气汤**：治伤肾者。当归　赤芍　防风　白芷　威灵仙　熟地　青皮各一钱　杜仲一钱五分　肉桂六分　川芎八分　陈皮　牛膝各五分　甘草三分　用流水二盅，空心煎服。

第十三、**补肾活血汤**：伤气眼及伤肾用。当归　红花一钱五分　川芎一钱　加皮　白芍一钱　熟地　杜仲（炒）一钱　陈皮五分　肉桂六分　甘草三分　威灵仙八分　用水、酒各半煎至六分，空心服。

第十四、疏风行气活血汤：治小肠伤者。青皮　木通　厚朴　泽泻　枳实　黄芩　防风　砂仁一钱　陈皮　没药六分　红花八分　甘草三分　用水二盅，空心煎服。

第十五、槐花散：治伤大肠者。槐花（炒）四两　黄芩（炒）二两　研为末，每朝服三钱，灯心汤送下。

第十六、琥珀散：治伤膀胱者。赤芍　杜仲　柴胡　陈皮　紫苏　防风　木通　琥珀三钱　桃仁八分　大黄（生用）一钱五分　羌活（生用）芒硝八分　甘草三分　汤用水、酒各半煎，空心服。

第十七、活血汤：治伤血海者。归身　红花　生地　地骨皮　青皮　香附　白芍一钱　槐花一钱五分　陈皮　乌药八分　甘草三分　用加砂仁一钱，水煎服。

第十八、清肝止痛散：治肋痛者。当归　羌活　柴胡　黄柏　丹皮　防风　红花一钱　乳香　没药六分　黄芩　赤芍　桔梗　陈皮八分　甘草三分　加淡姜三片，用水二盅，空心煎服。

第十九、大黄汤：治登高跌扑损伤，瘀血凝滞，两肋痛者。木通　桃仁　苏木　羌活一钱　陈皮六分　归尾一钱五分　大黄（生用）二钱　朴硝　甘草三分　用阴阳水各半煎服。

第二十、归原养血和伤汤：治醉饱房劳，更兼跌扑内伤，真虚损之症。归身　生地　羌活　红花　加皮　木瓜　熟地　续断　牛膝一钱　陈皮　肉桂五分　川芎　黄芩　青皮六分　甘草三分　杜仲（盐水炒）一钱五分　用水、酒各半煎，空心服。

第二十一、小柴胡汤：治伤寒发热，两肋痛者。人参　柴胡　半夏　黄芩　丹皮一钱　甘草三分　如心胞闷，加枳壳、黄连、桔梗七分。用水二盅，空心服，渣再煎。

第二十二、活血止痛饮：治左肋痛者。当归　羌活　青皮　麦冬　生地　续断　红花　苏木　川芎　白芍　乳香　没药　加皮一钱　枳实六分　防风六分　甘草三分　加灯心二十根　用水、酒各一盅煎，食远服。

第二十三、清心和气汤：治跌打损伤重者吐血后用。麦冬　百合一钱五分　橘红　紫菀　丹皮　苏木　山药　青皮一钱　槐花二钱　厚朴　香附八分　甘草三分　加灯心二十根。用水二盅煎，空心服。

第二十四、补中益气汤：治首骨碎，及跌出背脊骨者。人参（先煎冲）升麻　柴胡　橘红　当归　甘草五分　黄芪一钱　用流水煎服，渣再煎。

第二十五、明目生血饮：治目盲者。生地　当归　谷精草　白蒺藜（炒）甘菊一钱　羌活　川芎　白芍　茯苓　荆芥　防风八分　薄荷　连翘　细辛七分　枳壳六分　甘草三分　加灯心二十根。用流水煎，空心服。

第二十六、壮筋续骨丹：治鼻梁骨断者。甘草　川芎　羌活　独活　防风　木通　延胡索　当归　红花　香附　陈皮　枳壳　生地　丹皮　牛膝　乌药　青皮　麦芽　白术　桂枝　桃仁　木瓜　神曲　杜仲（炒）五钱　黄芩　荆芥四两　加皮二两　柴

胡三钱　续断二两　苏木一两　共为细末，将红糖调服，热酒过口，如大人每服五钱，小儿服三钱，酌量加减，用此方亦可浸酒。

第二十七、**活血止痛散**：治跌唇者。当归　羌活　独活　荆芥　川芎　甘草　桃仁　木通　乌药　续断　陈皮　乳香　没药　加皮　红花　防风　苏木等分　加灯心二十根。用水、酒各半煎服。

第二十八、**补肾养血汤**：治伤下颏骱落者。生地　熟地　归身　杜仲（炒）一钱半　白芍　红花　川芎　白术（土炒）一钱　陈皮　青皮六分　加大枣十枚　用水、酒各半煎服。

第二十九、**提气活血汤**：治天井骨损折者。川芎　桔梗　当归　陈皮　苏木　续断　黄芪　加皮一钱　红花　桂枝五分　羌活　白芍八分　甘草三分　大枣三枚　用流水煎服。

第三十、**退毒定痛散**：治破指染破伤风者。连翘　羌活　荆芥　花粉　乳香　没药　当归一钱　独活　防风　川芎　银花　续断八分　甘草三分　用水、酒各半煎服。

第三十一、**生血补髓汤**：治豚骱白出与骨碎如粉者。当归　生地　熟地　白术　枳壳　荆芥　白芍一钱　续断　黄芪　熟艾　茯苓　香附　羌活　防风　陈皮　杜仲　丹皮八分　川芎　干姜　牛膝　独活　加皮七分　红花五分　甘草三分　黑枣三枚　用水、酒二盅煎，空心服。

第三十二、**止痛接骨丹**：治伤盖膝骨跌碎者。乳香　没药　当归　续断　红花　羌活　加皮　苏木一钱　青皮　白芷　丹皮八分　甘草三分　用水、酒各半煎服。

第三十三、**宽筋活血散**：治脚踝骱出者。羌活　防风　独活　香附　桃仁　当归　加皮　苏木　木通　木瓜　续断一钱　荆芥　乌药八分　红花五分　花粉七分　杜仲一钱五分（炒）　枳壳七分　甘草三分　加灯心二十根。用水、酒各半煎服。

第三十四、**护风托里散**：治枪戳伤者与刀勒咽喉者。羌活　生地　威灵仙　黄芩　茯苓八分　独活　薄荷　花粉　细辛七分　白芍　防风　川芎　荆芥　黄芪　当归一钱　姜蚕五分　甘草三分　加淡姜一片、大枣三枚。用流水煎服。

第三十五、**补中和气汤**：治刀勒咽喉者。人参（先煎，冲）　柴胡　白术　防风　当归一钱　升麻　陈皮　枳壳五分　橘红八分　甘草三分　用水煎服，空心热服，渣再煎。

第三十六、**通肠活血汤**：治肚腹批穿破两肠出者。枳壳　陈皮　青皮　苏木　加皮八分　续断　乌药　羌活　独活　木通七分　当归　大黄　熟地　延胡　腹皮一钱　桃仁　红花五分　甘草三分　用水、酒各半煎，空心服。

第三十七、**接骨散**：治折断左右肋骨者。续断　羌活　木通　生地　香附　红花　丹皮　乳香　没药　砂仁一钱　乌药　归身　木瓜八分　肉桂六分　甘草三分　用水、酒各半煎，空心服。

第三十八、托里止痛散：治捏碎阴囊者。归身　黄芪　生地　羌活　续断　红花　乳香　没药一钱　陈皮　白术八分　桂枝一钱五分　肉桂　砂仁五分　用水二盅煎服。

第三十九、清心去毒散：治火炮伤者。防己　泽泻　柴胡　玄参　升麻　青皮　甘草一钱　木通二钱　知母　桔梗　枳壳八分　葛根　黄芩一钱五分　用水二盅，加淡竹叶五钱，煎服。

第四十、补肾和血汤：治压伤或断者。红花　杜仲　熟地　青皮　黄芪　陈皮　丹皮一钱　黄芩七分　川芎　当归　甘草（炙）八分　大枣三枚　用水二盅煎服。

第四十一、归通破血汤：治小腹疼痛者。归身二钱二分　木通　生地一钱五分　赤芍　木瓜　苏木　泽泻一钱　陈皮　桃仁　丹皮八分　甘草三分　用水、酒各半煎至八分，空心热服，渣再煎。

凡人为兵器所伤者，出血必甚，虽渴，不可即与水饮，所食之物旋毛在吻，须干食，若食肥腻之物无所妨害，贵解渴而已，不可过多饮粥，则血渧出，人必死矣。所忌有八：一曰嗔怒，二曰喜笑，三曰大言，四曰劳力，五曰妄想，六曰热羹，七曰饮酒，八曰酸咸。犯此者鲜有生矣，夫金枪不可治也。又有曰伤脑、曰伤天仓、曰伤肾中跳脉、曰伤大肠小肠、曰伤五脏，此九者皆死症也。又有不可治者四：曰脑髓出，曰脑破而咽喉沸声，而目直视，曰痛者不在伤处，此伤经，曰出血不止，前赤后黑，或自肌肉腐臭，寒冷坚实者，其疮口难愈，此四者皆不治之症。除此之外，复论其脉，凡脉虚细而生，数实者死，沉小者生，浮大者死，其伤在阳处，失血过度，则脉微缓忽疾者，其死甚速。

按其金疮乃刀斧所伤，色喜淡红者良，万不失一；所恶者紫红色，百无一生。金疮属金主肺，患金疮忌咳嗽、呕哕翻胃。肺之症亦宜避风为妙，盖风入疮口则致疮口浮肿，淡红秽烂而成破伤风，则变生余症，多至不救，虽有治法，宜辨疮口浅深，脉之虚实，吉凶见矣。所喜者胃气益旺，胃气旺则气血生。最宜戒欲怒，近色则疮口腐烂，以损元气，动气则疮裂，变生胬肉。凡治金疮用敷药，当以乳香、没药、血竭、天灵盖、花乳石之类为主，可保无虞。凡服汤药，必助胃补中为主。金疮虽有变易，各有治法，居边隘为刀箭所伤，非此圣药安能治之，寒垣军旅之间罹于毒者，若非秘方，必至危殆，医理甚微，宜细审之。

第四十二、金疮乳香药方：乳香一两　没药一两三钱　天灵盖五钱　血竭　黄丹一钱　黄连　花蕊石二钱　珍珠子二钱　金箔五片　用好降香节、松脂加旧毡帽烧灰存性，加五倍子二钱，共为细末用。

第四十三、金疮至重药方：花粉三两　姜黄一两　赤石脂二两　白芷一两　共为细末，凡筋断脉绝，血尽人死之时，须用绳索绢带扎住两边血路，将此药以清茶调，用软绢缚敷之，其痛立止，肿顿消。若金疮着水翻花者，可用韭菜汁调敷痛疮口两旁，以微火炙之，或稻柴烟熏之，疮口去水，即愈矣。

第四十四、治金疮初伤避风止痛方：当归（炒）　川椒（炒去汗）　泽泻五钱　川芎一两　附子（去青脐）一两　共为细末，温酒调一钱饮下，日三服。

第四十五、治金疮疼痛不可忍者：防风　天南星　用汤泡，等分，切为片，每服五钱，水、酒各一碗，加姜一片，煎至八分，食远服，三剂即效。

第四十六、治金疮出血不止者：龙骨（炒）　芎劳　熟地一两　乌樟根　突厥白三两　鹿茸（去毛，醋炙至黄色）一两　共为细末，敷疮口上血即止，如服用，温酒调三钱为一服，每日三服即愈。

第四十七、治跌打损伤捷径仙方（又名四症神效方）：此药服之，周遍一身遇伤处飒飒有声，病人自觉药力往来也。乳香　没药　苏木　降香　川乌（去皮）　自然铜（醋煅七次）　松节一两　地龙（去泥，油炒）　水蛭（油炒）　生龙骨五钱　血竭三钱土狗（油浸焙）十个　共研为细末，每服五钱，无灰酒送下，病在上，食后服，在下，食前服。

第四十八、治四症伤肿者（名罨法）：熟麻油冲酒服之。以火烧地，土热卧上，以被盖之，觉减半，然后服药。

第四十九、治伤重入内（名蒸法）：以生姜擦伤处，用粗纸四五层，蘸陈社醋，熨斗火烫之，然后用药。又方：以绿豆粉，新铜勺炒紫色，汲井水调敷，杉木皮捆扎即效。

第五十、四症煎剂方：杏仁　厚朴　归尾　枳壳　红花　泽兰　加皮　寄奴　蒲黄　大黄（半生熟）各等分，用酒煎，空心服，如甚者，加童便冲服。

第五十一、加减用方：伤头角加川芎，伤目用蔓荆子，伤胸背用延胡索，伤腰用杜仲，伤四肢用桂枝，伤膝用牛膝，伤肢节用松节，伤脚跟用白马蹄甲。筋骨用虎骨，气升用木香，血升用沉香，痛甚用乌药，两便出血用郁金。气喘上升皆可用桃仁降气，三日内用丹皮，日久用番屑。骨碎筋断用活地鳖虫，随症用多少，妇人用香附。此方不定分两者，盖有老幼、强弱、久暂、轻重之不同。其法最易，其效如神，即如大黄一味为方内之药，然轻重多少之，同行后补之，不当则受其累，不用此药服之，不应学者，不可乱用，恐有误耳，慎之慎之。

第五十二、黎峒丸：兼治患处，能起初死者，灌下即活，此方异人秘授，不可轻传也。郁金　阿魏　大黄　自然铜（煅）　血竭　儿茶　乳香（去油）　天竺黄　参三七（煎膏炒）　藤黄（唯藤黄要绵纸包好，粪池内浸三日）各三钱　麝香　牛黄　冰片三分　砒石一分　雄黄一钱　共为细末，冬天用熟蜜五钱、黄占三钱，夏天蜜三钱、黄占（化开入）五钱，每丸重五钱，蜡为衣，不可泄气，最重三丸，立起其症而治矣。酒花化下，四症皆当。

跌打未伤皮肉者，则瘀血反注于脏腑，人必昏沉不醒，二便不通，肚腹膨胀，结胸不食，恶心呕吐，即服后方立效。朴硝　枳壳二钱　番屑　当归　陈皮　厚朴　红

花　木通一钱　甘草五分　用水二盅，加蜜三匙煎服，渣再煎。

第五十三、治跌打损伤用金疮药太多，流血昏沉，不醒人事者：人参一两，水煎二碗，一碗加川米一合同煎，不时服。

凡破伤风，因皮肉损破，冒风入于经络，渐传入里，即寒热交作，口噤咬牙，角弓反张，口吐涎沫，入阴分，则为身凉自汗，伤处平陷，如是者其毒内收难治，当用万灵丹发汗，令风邪自出，次以玉真散敷患处，有脓为效。如汗后前症不退，伤处不高，时醒时昏，发时止口噤不开，语音不出，终为死候，不治也。

第五十四、万灵丹：茅术八两　全蝎　石斛　天麻　当归　甘草　荆芥　川芎羌活（去皮）　麻黄　川乌（去皮）　细辛　首乌一两　草乌（去皮尖）　雄黄六钱　共为细末，丸作三等，或每丸重二钱五分，或一钱七分，或一钱一分，以分老幼、强弱、轻重，朱砂为衣，磁瓶封固，用一丸。此药应验如神，兼治毒疔疽，初起二三日之间或发背痈疽，十日前后，但未出脓，又治四时伤寒感冒，传变瘟疫，但恶寒身热，表症未尽者，俱宜服之。皆用莲须一撮、大葱白几根，煎汤一碗，投药一丸，化开热服，通口饮尽，被盖出汗为效。服后无汗，以葱白汤再催之，汗必如淋矣。然后渐去被，使其汗慢收自干，金疮另药医治杂症，未成消退及已成者，不必发散，只宜热酒化服，不必盖被，只宜避风，忌生冷、发物、房事，孕妇不可服之，有伤胎气。

第五十五、四症吐血而血出虚者服此方：川芎　白芷　当归　熟地　人参　白术茯苓一钱　甘草（炙）五分　生姜三片　大枣二枚　用水二盅煎，食远服。

伤折总论

跌打损伤，去血过多，脉当太虚细，若急疾大洪数者，热乘之必死。如从高坠下，内有瘀血至腹胀满者，其脉坚实者生，弱小者死。折伤者，谓其有所损伤于体也，或为刀斧所伤，或坠高险地，或跌扑损伤筋骨皮肉，使出血不止，或瘀血停积于脏腑，结而不散，去之不早，则有入腹攻心之患也，当视其所损伤轻重。若出血不止，宜外即敷之以药，内服和散之剂。血蓄于内者宜下之，然后用顺气、活血、止痛、和经，使无留滞气血之患为安也。如腹痛者，乃瘀血也，宜服桃仁承气汤，加当归、红花、苏木，入童便和酒煎服。

又治跌打损伤极重者，若二便不通，瘀血不散，肚腹膨胀，上攻心，胸闷至死者，先服此药行下瘀血，然后方可用补损之药。大黄　芒硝　枳壳四钱　厚朴　当归　陈皮　木通　红花　苏木　甘草二钱　用水酒二盅煎服。

第五十六、鸡鸣散：治从高坠下及木石所伤，凡伤损瘀血凝积，痛不可忍者，此药能推陈生新。大黄（盐炒）一两　归尾五钱　桃仁（去皮尖）七粒　用酒煎，鸡鸣时服，取下瘀血即愈。又止血止痛散：治打扑损伤膜络，一切疼痛。乳香　没药　赤

芍　白芷　川芎　当归　生地　丹皮二两　甘草五钱　上为细末，每服三钱，温酒入童便调服。

第五十七、仙人散：接骨止痛。地鳖虫（焙）一钱　土狗（焙干）一钱　人骨三分　巴豆三分　共为细末，先服一钱，次服五分，合无巴豆者二服，各五分，再服有巴豆者五分一服，用烧酒即愈。又接骨方：地鳖虫（焙）　半夏　巴豆霜等分　共为细末，每服三分酒送下。

第五十八、接骨紫金丹：硼砂　乳香　没药　血竭　大黄　归尾　地鳖虫（去头足焙）　自然铜（醋煅）一钱　共为细末，磁瓶收贮，每服一分，热酒调下，其骨自能接上，如有瘀血自下。若吐血等症，经水不调，俱用酒下。凡跌打损伤，骨折破伤，瘀血攻心，发热昏迷，不省人事者立效。

第五十九、补损接骨仙方：治跌打损伤，骨折筋断，皮肉破烂，痛不可忍者。当归　川芎　白芍　生地　木香　防风　补骨脂　五灵脂　地骨皮五钱　乳香　没药　血竭一钱　加夜合花树根皮五钱，入大壶内，烧酒一壶，重汤封固一炷香存性，服之即愈。

第六十、神仙保命丹：治跌打损伤，痈疽发背。牛黄　麝香　冰片五分　胎骨（煅）四钱　白芷　穿山甲（炒）　蛤粉　山茨菇　甜瓜子（炒）　大戟一两　自然铜（醋煅七次）　胡椒二两　大黄四两　乳香　没药　归尾　桃仁　苏木　五灵脂　红花　赤芍　木香　血竭　加皮　青皮　无名异三两　千金子（去油）四两　地鳖虫（焙干）二升　山豆根五钱　朱砂三钱　共为细末，蜜丸如弹子大，朱砂为衣，金箔为外衣，晒干入磁瓶封固，不可泄气，每服老酒送下一丸。

第六十一、神效接骨方：此用地鳖虫一斤，阴干研碎，又将乳香、没药、龙骨、自然铜（醋煅）等分，麝香少许，共为末，每服三分，入地鳖虫调服，将用药时，必须以骨对正扎好，然后服药，慎之。又治筋断方：以旋覆花根绞汁，取筋相对涂之，即续如旧矣。

第六十二、接骨丹：用乳香为末，将半两钱三个，炭火上烧红，置乳香末上存性，刮下研极细末，将甜瓜子一合，炒黄为末和匀，先以淡酒烧热，熏洗患处，烘热绵衣裹之，然后用好酒冲服，但伤处不可用手揉擦，恐血散难治，以薄杉木板片贴肉扎定，用绵裹之，如受寒冷，亦难治也。宜时饮热酒，食小鸡及补血气之剂，忌发物犬肉。

凡四症伤破及磁锋刀刃所伤，血飞不止，筋断骨折者，以葱汤洗，用如圣金刀散，或桃花散。如血后复流，急用玉红膏涂伤处，如前法扎之，候肉长盖筋，其血方止。此人面色必黄，宜外避风寒，内忌生冷毒物，因流血过多，可用人参八珍汤补之。

第六十三、如圣金刀散：松香末七两　白矾　枯矾一两五钱　共为末，掺伤处，绵纸盖扎三四日，后必焮痛作脓，葱汤洗去，掺生肌散三日，三次痛止，贴玉红膏，再以葱汤洗之，避风为安。

第六十四、桃花散：用风化石灰半升，大黄一两五钱，切片同炒，至灰色变红，放在地上去火毒，筛去大黄，研细末，掺伤处，将绢扎之，血止后葱汤洗净，贴玉红膏即生肉长肌，忌房事发物。

第六十五、玉红膏：白芷　紫草二钱　血竭　轻粉四钱　当归　白占二两　麻油一斤　甘草一两二钱　先将白芷、当归、紫草、甘草，油内浸三日，慢火微熬枯，滤去渣，复煎滚，入瓜竭化尽，将碗四只盛水，以膏分四股入水内，又入研细轻粉一钱搅匀，浸一伏，取起用，专治棒疮痈疽疔发清烂流脓时，或葱汤、甘草汤，甚者淡猪脚汤洗淋，软绢挹干，将膏于掌中捺化敷患处，以太乙膏护之，早晚时换洗，不日即愈。

第六十六、玉真散：南星　白芷　防风　羌活　威灵仙　白附子　等分为末，热酒调服二钱，倘有瘀血，加童便调服。若倒地重昏死者，唯心尚温，连进三服即效。又如疯犬咬伤，以漱水洗净，搽上去毒，即效。

第六十七、镇风散：专治破伤风，诸药不效，病在危急，顷刻即治。鱼胶（切块炒）　相粉（炒）　皂矾（炒红）一两　朱砂二钱　共为细末，用热酒冲服二钱，两服即愈，兼治猪羊牵风，发时昏倒，服之即效，每服三钱。

第六十八、生肌散：赤石脂　龙骨三钱　血竭二钱　轻粉一钱　乳香　没药一钱五分　研极细末，掺之则生肌长肉收口矣。

第六十九、定风散：治破伤风及金刃疮伤，并疯犬咬伤，能定痛生肌。天南星　防风　等分为末，破伤风以药敷疮口，后以温酒调服一钱。如牙关紧闭，角弓反张，用药二钱，童便冲服。

破伤风论：表脉浮而无力，太阳也宜汗。脉长而有力，阳明也宜下。脉浮而弦小，少阳也宜和解，大凡破伤风，风邪乘虚而入，诸疮久不合亦能为害，是以寒热间作甚，则口噤目斜，身体强直，如角弓反张之状，死在旦夕。治法同伤寒，在表宜汗，在里宜下，在表里宜和解之，又不可过于汗也。

第七十、羌活防风汤：治破伤风初传在表。当归　川芎　白芍　防风　羌活　藁本　细辛　地榆　甘草（炙）一钱　用水二盅煎热服，若大便闭结，加大黄、黄芩五分。

第七十一、调中二陈汤：已服行药后，当服此药二三剂。陈皮　半夏　茯苓　甘草　枳壳　红花　川芎　当归　腹皮　白芍八分　防风　槟榔　黄芪　紫苏　桔梗青皮　乌药　苏木　枳实（炒）六分　木香三分　用水二盅，加姜三片、枣二枚煎，不时服。

第七十二、花蕊石散：治一切伤筋断骨，疼痛不止者。乳香　没药　羌活　紫苏细辛　草乌　厚朴　蛇含石（煅七次）　白芷　降香　当归　苏木　檀香　龙骨　南星轻粉二钱　麝香三分　花蕊石（便煅七次）五钱　共为细末，磁瓶封固，伤处用葱汤洗净，掺上绵纸盖扎，一日一换。

第七十三、生肌散：治与前生肌散同功，并治外症不能收口者。石膏　轻粉　赤石脂　黄丹　龙骨　血竭　乳香　樟脑三钱　上为末，收固，先用当归、白芷、甘草各一钱，煎汤洗患处，然后掺上软纸盖扎，一日一洗立效。

第七十四、如圣散：川乌　草乌三钱　细辛　苍术　川芎　白芷　防风一钱　共为末，每服六七分，酒调，忌油腻荤腥面食，倘疯犬咬，加两头尖、红娘子各一钱，酒调服。蛇蝎大伤口，含盐水洗之，掺上。金疮流血不止，掺之。如火烫伤，用井水调鸡毛刷上。杖疮有血，干掺之。

第七十五、大成汤：治四症，从高坠下，以致瘀血流入脏腑，昏沉不醒，大小便不利，杖后瘀血，内攻肚腹胸，不食、恶心、干呕，健脾化湿。陈皮　当归　苏木　木通　红花　厚朴一钱　枳壳　朴硝二钱　大黄三钱　甘草五分　用水二盅煎八分，不拘时服，加生蜜二匙，渣再煎。

第七十六、四症没药方：用硫黄四两分七股，用青铅四两，铜勺内溶化，入硫黄一股，炒候烟尽，又投一股，七股俟炒完，铅色变黑，取起研细用。

第七十七、起死还魂丹：乳香　没药五钱　箬（炙去油）　血竭　三棱　蓬术（醋炒）　归尾　归尾　肉桂　官砂　乌药（炒）　赤芍五钱　南藤　丁香　半夏三钱　西香一两　江子（去壳油）十粒　麝香三分　共为细末，每服三钱，滚白酒调下，如止气绝，撬开口，灌入即苏。骨断处，将煨姜一大块切平擦，药力即到伤处矣。如伤极者，加土鳖虫四个，切片焙干研，胎骨五钱，社醋浸四五次，用雄猪油二两，新瓦慢火炙完油为度，研末与二味和，用三分立效，封固为妙。

第七十八、退风散：治破伤风不省人事，角弓反张者。防风　天麻（酒浸）　白芷　麻黄　茯苓　归身一钱　荆芥　姜蚕（炒）　甘草五分（炙）　薄荷七分　加淡姜七片，流水二盅煎服。

第七十九、祛金丹：治箭镞入骨不可拔。巴豆一钱　蜣螂一只　同研涂上，候肉内极痒，不可忍时，即钳镞，拔之立出，将黄连、贯众煎汤，候温洗，以牛胆调风化石灰敷之即愈。

第八十、铁布衫丸：专治棒疮，如逢不免于大狱，未受刑前，先服此药，方能保命也。乳香　没药　苏木　自然铜（煅浸七次）　当归（酒洗）　无名异（洗去浮土）　木鳖子（油拌煨，去壳）　地龙（韭地上者，去土晒干）　等分为末，蜜丸鸡豆大，白滚汤送下三钱。

凡杖后皮肉破碎，以清凉拈痛膏敷之，痛止即消。如未破碎，缩头板下毒及末棍重伤，先服加减者，防瘀血攻动，久则难治，外用针破出瘀血，或以大成汤下之便通，自然平复。如伤处瘀腐作脓者，必以玉红膏搽之。

第八十一、清凉拈痛膏：用如意金黄散一两，加樟冰三钱研匀，将石灰一升、水二碗搅匀，候灰澄清去灰，用水以麻油对冲少许，竹筷搅百转，然后放入前药，调匀为膏。

凡杖后不可即洗，如夏月一日、冬月二日方可洗，如皮肉破碎，宜带血将此膏敷上，纸盖布扎二三日后，用葱汤洗换，重伤者，玉红膏收口。

第八十二、如意黄金散：方在外科。滑石　大黄　赤石脂五钱　共为末，茶洗敷，如湿，干掺。刀伤气绝者，用五倍子为末，入龙骨少许，用研细，服之立效，即掺处血亦立止。

第八十三、洪宝丹：治一切肿毒，散血消肿，汤烫火烧，及金疮打扑，出血不止者。花粉　白芷　赤芍二两　共为末，用茶调，如冷，用酒调涂患处，如衄血不止，水和涂后，顶上即绝血路。

凡杖毕后，先服酒冲童便，次用热豆腐铺紫色处，其气如蒸，其腐即紫，易之，须紫色退尽，转淡红为度，或用葱熨，以血散为度。又法：用凤仙花九棵，连根捣烂涂患处，干则又换，血散即愈。如冬月无凤仙花，即秋间收而阴干者，研为末，以水和涂之亦可。又皮不破者，用白萝卜捣烂罨之。又法：用大黄末，童便调敷。又法：用真灵豆粉粥，以鸡子清调刷之，酒化热服，瘀血攻心者即可散矣。

第八十四、解毒活血散：归尾　苏木　红花三钱　大黄二钱　用酒一盏，童便一盏，煎一半热服。

第八十五、八仙过海散：治杖打及重者血晕不治，即服八厘，酒下即醒之。巴豆霜　当归　乳香　没药　硼砂　血竭　土鳖虫（焙）　等分为末调服。

第八十六、金箔散：治杖后痛不可忍，昏闷欲死者。白占（研）一两　乳香　没药三钱　金银箔各二十张　共为末，每服温酒送下二钱。

第八十七、鬼代丹：乳香　没药　自然铜（醋煅）　木鳖（去壳）　无名异　地龙（去土）　等分为细末，蜜丸弹子大，每服一丸，温酒送下。

第八十八、临刑护心丹：白占　朱砂一钱　清水薄荷菇（即耳）五钱　共为末，杖时白滚汤酒送下。

第八十九、夹棍护心丹：人参一钱　广皮（炒）一钱二分　真金屑三分　用石鸭后腿骨六付，同白占煎好，炙去油，醋淬三次，研末糊丸绿豆大，每服五丸，随身藏好，或酒或茶或水或津液下，临刑前一二时，嚼咽下，即夹打不妨，后服煎药，即步履如旧也。

第九十、杖疮膏：用菜油四两，头发一团，煎焦去渣，入东占半升溶化，先将东丹四两飞净，盛大碗内，将滚油冲和调匀，去火气，用油纸以药夹在中间，下钻针孔，用绵裹之，一日一洗，换一次即愈。又方：当归三钱　虎骨五钱　加皮　乳香　没药　血竭　申姜二钱　木香　降香　防风　橘红一钱　甘草五分　胡桃肉三个　用陈酒煎服。

嘉庆丁丑岁桂月上浣录

《跌打损伤秘授全书》

仙灵山人俞志钧录

丁亥年卯月丙戌

序

　　本书原本历传以两百余年，秘诀字字金玉，并无半句差讹。治授之者可为终身饭根，志心习学，真称良医，实有起死回生之功。其中伤命之穴，七十二小穴可救，亦必须照方依法诊治，可得痊愈，否则有变，不可疏忽；大穴三十六穴，伤重者立即殒命无救，少轻者必须急治依穴，复发期内切忌房欲、诸劳，可免无害。内接骨入骱之法，一切俱备，必须熟读，方能明澈奇术，临症不慌，否则临遇险症，毋能相济。救生死之顷刻，作济生之宝筏，诸子弟藏此书，不可疏漏一字，非人有生命之害，切记之要。序终。

跌打损伤秘授全书卷一

　　疏风托里散：羌活　防风　僵蚕　川芎　生地　甘草　灵仙　荆芥　细辛　独活　黄芪　花粉　当归　薄荷　黄芩　茯苓　升麻　白芍　加黑枣、姜，水酒煎服。

　　通伤活血散：枳壳八钱　当归一钱　茄皮七钱　桃仁二钱　红花二钱　大腹皮一钱　陈皮七钱　苏木八钱　自然铜七钱　青皮八钱　木通一钱　橘络八钱　乌药七钱　川芎八钱　续断七钱　大黄一钱　羌活七钱　甘草三钱　独活七钱　元胡一钱　水酒煎服。

　　钻骨散：捉蝼蛄，打烂敷上，干者研末，用水调敷患处，即愈。

　　宽筋散：羌活一两　独活一两　防风一两　当归一两　红花一两　木通一两　青皮一两　枳壳一两　乌药一两　白芷一两　荆芥一两　大茴五钱　灵仙五钱　小茴五钱　官桂五钱　共和匀，每服一两，加葱、皂根打烂，用薄生夏布包好，入水锅，煎汤洗。

　　又一方：生葱三根　炒杜仲一两　荆芥一两　当归一两　上药锉碎，每用五钱，水五碗，或看伤口大小，加减用之，煎汤熏洗煎一半。

仙正散：肉桂二钱　归身二两　荆芥二两　苍术一两　防风一两　白芷五钱　元胡五钱　赤芍五钱　共和匀，每用五钱，水五碗，干荷叶二张（煎三碗去渣），于伤处熏洗，及冷风脚气，筋脉拘急，屈伸难动，此药热蒸，将被盖暖温，熏洗。治男女骨断，用此药煎洗后整骨，不断破以黑龙散。若已破，用风流散填敷，再用黑龙散敷缚。

风流散：血竭二钱　灯心一钱　龙骨一钱五分　桔梗一钱　降香一钱　苏木一钱　乳香二钱　没药二钱　当归二钱　小鸡（一只）十两　红花三钱　金小鸡金毛　尿醋煮后，为末，以上各研细和匀。如遇损伤，皮破伤风，血流不止，罨候血干，再用清油调搽疮口。此药宜用修制预备矣。

接骨定痛散：川草乌五钱　地龙（去泥）五钱　防风五钱　乌药五钱　木鳖子（去壳）五钱　青陈皮（醋煅）五钱　灵仙（醋煅）五钱　狗脊五钱　麝香（另研）五分　乳香（另研）五钱　红娘子（另研）五钱　没药（另研）五钱　禹余粮（醋煅）四两　上药共研细末，醋熏，面糊为丸豇豆大，每服二三十丸，开水、陈酒俱可下。

黑龙散：穿山甲（烧存性）六两　当归二两　百草霜六两　丁香皮六两　枇杷叶（去毛）五钱　焙干为末，姜汁调敷，酒浆调亦可，治跌扑损伤，筋骨碎断凸出，将虎筋散或仙筋散，看症轻重，煎此淋洗，拨伸整发筋力，骨接相平整后，用生姜汁或生地汁，同调蜜、水、酒浆和之，将皮纸量伤处大小，药摊于上贴之，以杉木皮约为指大，疏排用匣，用小绳三条缚之要紧。次淋洗换药排贴，不许笑，不许摇动，等彼骨坐牢，稳如旧，方可去矣。如被刀箭虫伤兽等伤，或疮烂肌肉，用生姜汁和水调服。

黑子散：白蔹（焙）一两　白及四两　南星（焙）一两　川乌二两　牛膝六两　白芍十两　上药研细，和丸为如相子大小，量人加之。病在上，食后服，病在下，食前服。治跌扑损伤，驴马跌坠，筋断骨碎，百节疼痛，瘀血不散浮肿，一切风疾，四肢疼痹，筋节痿力，浑身倦怠，手足缓，行走不前。妇人诸疾，血风劳伤，俱可服之，每服二三十丸，用葱、酒、开水送下皆可。

当归补筋散：泽兰（酒炒）一两　牛膝（炒）一两　当归（酒炒）一两　续断一两　川椒一两　川乌一两　白芷五钱　川芎五钱一钱　肉桂五钱一钱　白杨皮五钱一钱　白芍五两　茄皮五两　细辛五两　甘草四两　上共为末，每服二钱，熟酒调服。不时吃吃为好。治跌打损伤，皮肉筋骨打断，一切瘀血壅滞，肿结不散，伤后中风，手足痿痹等症。

乳香续骨散：肉桂一两　干姜三两　羌活一两　川乌四两　细辛四两　川芎四两　姜黄四两　草乌四两　没药四两　何首乌十四两　乳香四两　白芷一两　当归六两　苍术六两　骨碎补六两　木鳖子（去壳）六两。又方：海桐皮四两　牛膝四两　赤小豆一斤　如上二方，各焙研细末，另将乳香、没药研细，和酒或开水调服，每服一钱，身体好者，三钱可也。治一切跌扑损伤，皮肉筋骨寸断，瘀血壅滞，肿烂疼痛，或中风手足痿痹，不能举动筋骨，乖促挛缩不舒，药能续筋接骨，生血止痛，甚有奇效。

志训验过如神，真良方也。

没药止痛散： 白术五钱　白药五钱　乳香五钱　没药五钱　当归（酒焙）五钱　肉桂五钱　灸甘草五钱　共研细末，每服二钱，酒调服，专治跌扑损伤，痛不可忍。

接骨定痛散： 川草乌一钱　地龙（去泥）五钱　防风五钱　乌药五钱　木鳖子（去壳）五钱　青皮五钱　灵仙五钱　五灵脂五钱　骨碎补五钱　小茴香五钱　半夏五钱　自然铜（醋煅七次）五钱　狗脊五钱　麝香　乳香　没药　红娘子（研）各二钱　禹余粮四两（醋煅）　共为细末，醋熏，面糊为丸如绿豆大，每服二三十丸，汤酒亦可送下。

当归导滞散： 大黄一两　归身五钱　麝香一钱　共为细末，熟酒调服，以瘀通为度。治一切捶打压伤，血瘀疼痛之症也。

紫金散： 琥珀二两　当归二两　桃仁（去皮尖）二两　牛膝二两　骨碎补（去皮灸七次）二两　紫金皮二两　降香二两　续断二两　无名异二两　蒲黄二两　大黄（煨）二两　朴硝五钱　用熟酒汤泡，桑皮纸滤过七次，共为细末，苏木汤调服，每日三次。次治整骨、断筋、生肌、止血、止痛，内伤脏腑，呕血不止。

没药散： 定粉一两　风化灰一两　枯矾三钱　乳香（去油）五钱　没药（去油）五钱　共为细末，和匀调敷，治正心痛。

花蕊石散： 治一切刀伤箭镞中伤及跌打损伤、猫狗咬伤，或至死去，急于伤处擦药，其血化为黄水，再擦药，使皮不痛。如伤入脏腑，熟酒冲童便一碗服之，神效。若戳伤肠出未损者，急纳入，用细桑白皮为线，缝合肚皮纳入，血止即活。如无桑白皮，生丝缕亦可。不要封固疮口，恐作脓血。如疮干，以津液润之，然后擦药。若妇人产后泛血不尽，血迷妄血奔心，胎死后中，胞衣不下至死，心头暖者，以童便调药一分服下，忌物如猪肝，终身不患血气血风诸症，药用硫黄（色透明者佳）四两　花蕊石一两　以上二味为粗末，拌匀，先泥瓦罐子一个，内可用泥干，入药在内，用蜡封口，焙笼内焙干，排在四方砖上，画八卦五行字，用炭一斤，抨笼迭周匝匀，正午时候，药下坐火，令渐渐上，没即坠下，用火箝夹于火上，直至经宿，火冷炭消，取出罐，以箩筛极细，用瓷盆内盛之，依前用法。

八卦式（略）

黑神散： 地龙土鳖川川活，去骨乌鸡生鳖同，黑神灵效自然良，苏木黄芪百草霜，既已入肠瘀不散，参皮陈皮细酌量。

定痛散： 满身瘀痛苦难禁，定痛散中药安灵，乳没须寻五倍子，川芎白芷止头痛，赤药丹皮报国老，地黄土鳖尽均匀，每服三钱酒送下，相浸童便妙如神。

七离散： 损伤要药此为奇，槟榔麝香三七随，巴霜赤豆同乌药，修合须真用七丸。

鸡鸣散： 一两大黄将酒浸，桃仁七粒去皮尖，当归添下川羌活，名为鸡鸣散最奇。

内托散： 内托散中骨碎补，当归苏木及丹皮，桃仁断续川羌活，地鳖红花用酒浸。

定痛散： 乳香　没药　五倍　川芎　赤芍　甘草　丹皮　地黄　地鳖虫各等分　共为细末，每服二钱，酒、童便各一盅冲服，专治瘀血疼痛。

黑神散： 苏木　黄芪　百草霜各一钱　陈皮　六合　人参各五钱　用酒二盅煎服，治妄血入脏不散。

生肌散： 生乳香二钱　生没药二钱　血竭（煅）一钱　地鳖虫六个　生首乌一个　自然铜（煅）二钱　公鸡板骨（上下四块，煅灰）一付　共为细末，酒下，碎骨即愈。专治骨碎筋断，立刻生肌。

定痛内托散： 桃仁　当归　红花　苏木　地鳖虫　骨碎补　丹皮　续断　川羌活　接骨草各一两　共为细末，每服一钱，将好酒、童便煎服。

八厘散： 桃仁（炒）　红花　苏木　骨碎补（晒干）　甘草　当归　乳香　没药　血竭各一钱　地鳖虫十个　每样酒炙晒干，另加米一个打碎，共为细末，每服八厘，酒送下，专治跌打损伤，接骨。又方：地鳖虫　乳香　没药　硼砂　当归　血竭　半夏　江子各等分　为末，每服八厘，酒下。

通导散： 大黄八钱　芒硝八钱　枳壳八钱　厚朴一钱　当归一钱　陈皮一钱　木通一钱　甘草一钱　桃仁二钱　痛甚，加乳香、没药各二钱。治跌打损伤，瘀血不散之方也。

破伤风散： 苍术　火硝　草乌　以上共为细末，温酒送。

七厘散： 地鳖虫（酒炙）一钱　川麻炭一钱　自然铜（焙）一钱　苏木一钱　乳香一钱　没药一钱　碎粉（煅）一钱　共为末，每服五分，酒服，治跌打损伤凶甚者也。

生肌散： 熟石膏一两　赤石脂二钱　血竭一钱　共为细末用。

如意金黄散： 花粉六两　黄柏四两　南星一两六钱　姜黄四两　白芷四两　大黄四两　陈皮一两　厚朴一两　甘草四两　苍术四两　以上为细末用。

拔毒散： 全虫　雄黄　没药　山甲　生文蛤　阿魏　蜈蚣　乳香各等分　研为细末用。

烂砂喉散： 蛇蜕（煅存性）三条　火硝三钱　青黛三钱　梅冰三钱　川连三钱　共为细末用。

擦身散： 花粉　龙骨　白芷　雄黄　樟冰　火硝　青盐　月石　北细辛等分　为末用。

五虎散： 花椒　雄黄　床子　硫黄　枯矾　石膏　以上共研末用。

生肌散： 熟石膏五钱　轻粉三钱　乳香四钱　冰片一分　鸡内金四钱　蟹黄一钱　制甘草四钱。

拔疔散： 蟾酥一钱　白丁香一钱　蜈蚣一钱　硼砂一钱　轻粉一钱　朱砂二钱　乳香六钱　雄黄二钱　元寸香一分　金丝五分　湖凡一钱　以上共研细末用。

铁箍散： 中白　藤黄　麝香　五倍子各等分　为末用。

七厘散： 巴豆霜一钱　血竭五钱　地鳖虫五钱　乳香五钱　自然铜五钱　没药五钱　白芍四钱　共为细末，每服七厘，酒冲服。

草乌散： 白芷二两　草乌一两　川芎二两　木鳖子二两　猪皂二两　乌药二两　半夏二两　当归二两　茴香一两　川乌二两　紫金皮二两　木香五钱　共为细末，诸骨碎者、折出者，每服一钱，酒下即麻倒，后将刀刮开皮，剪接去碎骨，整顿夹板捆缚，医罢，将盐汤一碗灌入病人口内即醒。如刀枪箭入肉，亦用此药。

补血顺气汤： 归身一钱　红花三钱　生地一钱　熟地八分　川芎一钱　黄芪七分　小茴七分　熟艾八分　白术七分　青皮一钱　陈皮一钱　甘草三钱　枳壳八分　香附（煅）八分　自然铜（煅七次）七分　杜仲八分　原零三个　河水煎服。

还魂汤： 柑橘八分　柴胡八分　黄芩八分　生地一分　连翘七分　白芷七分　枳壳六分　羌活八分　川芎七分　桔梗八分　没药八分　乳香七分　答积一钱　白芍七分　甘草三分　荆芥七分　加灯心二十寸，河水煎服。

喘气汤： 川芎六钱　白芷七钱　桔梗一钱　杏仁八钱　陈皮七钱　桂枝七钱　竹沥一钱　甘草三钱　青盐五钱　白芍七钱　干葛七钱　河水煎服，卧。

提气活血汤： 当归一钱　红花五钱　川芎七钱　羌活八钱　陈皮一钱　白芍八钱　茄皮一钱　甘草三钱　桔梗一钱　苏木一钱　续断一钱　自然铜（煅）五钱　加枣子二个，各二碗，煎八分，煎服之。

复原汤： 柴胡一钱　花粉一钱　当归一钱　穿山甲一钱　红花一钱　甘草一钱　大黄三钱　桃仁（去皮尖）十粒　陈酒煎服。

又方： 瘀攻胁痛复原汤，国老桃仁及大黄，红花二粉川山甲，归尾柴胡□□□，水酒各半煎服可也。

接骨紫金丹： 地骨当归骨碎补，硼砂血竭两相宜，醋煅自然铜粉碎，紫金接骨最为奇，酒浸大黄加乳没，仙方切要世间希，扶危济弱多多少，救怜哀贫世相宜。

接骨止痛方： 元胡接骨止痛方，没乳当归郁李良，自然铜及川桃等，化蜡为丸老酒吞。

接骨仙丹方： 仙丹接骨逞高强，白秋霜炼岂寻常，红花晒燥须研细，窖脚宜将醋煅良。

接骨定痛方： 接骨定痛有良方，菲子没梅没乳香，当归赤药川川活，陈皮甘草最为良，屡用不验须官桂，枳壳白芷亦相当，水酒一半同煎服，令君健康保安康。

护心丸： 护心丸，妙无穷，掌金必带自然铜。

仙丹夺命方： 穿山甲同生香附，川芎续断木香宜，乌药要随杜仲用，五加皮令自然铜，骨碎补同地鳖虫，红花赤药亦相同，乳香没药陈皮桂，生地当归有相逢。

代鬼丹： 代鬼灵丹妙若神，大黄三七及桃仁，骨碎自然铜牛膝，当归续断效如神，乳香没药红花麝，灵方唯此独为尊，古钱同带加皮用，茴香药用莫传人。

跌打损伤方： 乳香没药自然铜，骨碎红花土鳖虫，当桂赤芍丹皮等，还有五加入地龙，诚心修合体加减，仙方屡验妙无穷，任君金棒浑身打，一服能教病脱躬。

凡敷打伤，牙关紧闭，必要霜梅连擦四次，然后用药。

凡先诊脉，左手寸关尺三部洪大为内伤。次观两太阳穴，并胸前及两胁，腹上与阴囊下，若暖可救。两足脉起可治，胸前暖动可救，胁下动可治。

凡走骱并接骨，先用敷药，次用棉低盖片，有用糕匣板在外托紧，先接好，用接丹服，后用煎剂。

凡跌伤脏腑，不省人事，用通关散吹入鼻中。

凡右手寸关尺三部微细沉滞为外感。身发大热，头痛及满身疼痛，为感风寒，必要避风及生冷鲜鱼肉酒，如遇此症，只该敷药，不宜下药，令过七日，方好敷药，只宜疏风之类也。

飞龙夺命方： 羌活八分　独活八分　防风一钱　荆芥五分　蝉蜕一钱　僵蚕七分　藁本八分　细辛七分　薄荷五分　川芎七分　威灵仙七分　白芷五分　甘草三分　蔓荆子八分　姜三片　灯心二十根　煎服。

金枪方： 丹皮五钱　乳香二钱五分　寒水石（煅）一两　没药二钱　辰砂二钱　血竭四钱　天灵盖一钱　共为细末，麻油调敷患处，治跌打损伤，收口生肌立愈。

金枪方： 高降香一两　五倍子五钱　煅然铜五钱　共为细末，有血干掺，无血菜油调敷。

明目生血饮： 甘菊八分　生地一钱　当归一钱　川芎八分　枳壳五分　蒺藜一钱　黄精八分　防风七分　羌活八分　连翘八分　茯苓八分　白芍一钱　甘草三分　灯心二十根　用水二碗，煎至八分一碗，服之愈也。

长肉粉： 龙骨（煅）一两　血竭（煅）五钱　牙硝（煅）三钱　珍珠二钱　麝香五分　冰片五分　儿茶三钱　共为末，纤头掺之，治刀斧磕伤损碎，诸药不能奏功者，用此立效。

吊嗽饮： 川芎七分　白芷七分　桔梗一钱　羌活八钱　陈皮八分　半夏五分　桂枝七分　甘草五分　白芍七分　白英八分　桑皮八分　上药用水一盏，煎八分，临卧服。

退毒定痛饮： 连翘七钱　羌活七钱　独活八钱　防风八钱　荆芥七钱　银花八钱　当归一钱　黄芪八钱　续断八钱　没药一钱　乳香一钱　自然铜（煅）三钱　川芎八钱　花粉七钱　茄皮八钱　甘草三钱　上药，水三碗，煎一碗服。

壮筋续骨丹： 羌活一两　独活一两　当归一两　红花一两　香附一两　木通一两　枳壳一两　青皮一两　乌药一两　桂枝一钱　木瓜一钱　续断一两　苏木一两　桃仁一钱　牛膝一两　神曲　青芽五钱　川芎一钱　柴胡一钱　茄皮一两　黄芩二钱　生

地一两　陈皮一两　白术一两　甘草五钱　杜仲五钱　元胡一两　花粉一两　荆芥四两　丹皮五钱　自然铜五钱　䗪虫五钱　共为极细末，热酒调服，每三钱，小儿减半。

护心丸：牛黄　辰砂　血竭　乳香　没药　木耳灰各等分　共研细末，蜜丸如绿豆大，每服三粒，量人大小加减，好酒磨服。

破血丹：姜黄　白芷　花粉　赤芍　共研细末，每服用少许擦患处。

接舌方：专治大小人偶含刀在口，割断舌头，垂而未断者，用鸡内衣抱袋舌头，用破血丹涂入根，涂处以蜜调敷在鸡蛋衣上，取性薄能透药也。如在口溶动，添敷三日，其舌接住了，方可去鸡蛋皮，只用蜡蜜调敷，上七次全安也。如不能速效，以金枪药添用，亦用活法变通，无师传之功。

秘传书终

跌打损伤秘授全书卷二

损伤均气饮：茴香五钱　白芷五钱　青皮五钱　厚朴五钱　乌药五钱　杏仁五钱　陈皮一两　麦芽一两　前胡一两　桔梗一两　苍术一两　甘草一两　共为细末，每服二钱，加姜黄片、黑枣二个，煎汤调服煎剂。凡伤重者，先用服此药，均要复服损药。

寻补清心丸：草乌（去皮生用）四两　乳香　没药　威灵仙　五灵脂各三钱　麝香少许　朱砂五钱　共为细末，酒糊打丸，如弹子大，每服三丸，薄荷汤或姜汤调服。止痛、清心、行气血，神效。

上箭痛方：急用麻油灌之，使其药毒不行，其痛即止也。

取箭方：蜣螂虫　乳香等分　射干少许　共为细末，拨动掺之。

又取箭方：巴豆半粒　蜣螂虫一个　二味同研，敷处微痒且难忍，难忍即撼动，服之以黄连、贯众煎洗之，用牛胆制灰敷之。

接骨丹：白秋霜（即坑沙，醋煅七次）　窑脚（即远年坑砖，醋煅七次）　红花（晒脆）　为末，酒服下，每服七分。又方：粪砖（醋煅七次）　麻皮灰（醋煅）　乳香　没药　狗脊各等分　上部细丸，下部粗丸，每服三钱即止痛，骨好如旧。

接骨紫金丹：地鳖虫（醋炙研末）三钱　乳香　没药　归尾（酒炒）　血竭　自然铜（醋煅）　生军各三钱　骨碎补　硼砂各一钱　共为细末，瓷罐收贮听用。及跌打损伤，瘀血攻心，好酒服下，骨能自接；吐血及经水不调：当归　红花　桃仁　麝香七厘　余用酒下。

护心丸：生鳖甲二只　土鳖虫十个　蚯蚓干三钱　五苔头根（即丁丁草）三钱　自然铜（醋煅）一钱五分　川独活三钱　共以酒煎，分三次服，作丸，米酒下亦可。

金丹方：胆星一个　陈石灰五两　蚕蛾五两　干河蚂一两　轻粉一钱　共为末，掺患处即愈。

破伤风方： 南星　防风　川芎　地榆　当归　细辛　赤芍　藁本各等分　热加黄芪二钱，大便不通加生军二钱，小便不通加土狗（炙去翅足）一个，煎服。

跌打损伤方： 白茄梗灰一两　生军四两　共为末，酒下，每服四钱，治伤肠，不知人事。

磕碎头面见血皮破方： 何首乌一味，打碎晒干为末，敷伤口，立刻生皮止血也。

接骨定痛方： 陈皮一钱　当归一钱　赤芍一钱　甘草一钱　羌活一钱　枳壳一钱　韭子一钱　官桂一钱　乌梅一钱　乳香一钱　没药一钱　白芷一钱　用好酒煎服。

擦药方： 陈石灰　槿树花　蚕蛾　花椒各等分　为末，瓦罐收藏听用。

元戎接骨方： 当归　川椒　没药　自然铜各一钱　共为末，化蜡和丸，瓦罐收藏听用。

男妇跌打损伤： 五加皮　丹皮　紫金皮　枳壳　归尾　陈皮　赤芍　生地各三钱　水、酒各半煎服。治吐血内伤、饮食不纳之效方。

跌打损伤方： 紫金皮　苍术　猪牙皂（盐水炒）　骨碎补　鸡脚风藤各等分　为末，蜜调敷之。治皮不破，浮肿出血者。

跌打损伤方： 归尾一钱　红花七分　丹皮一钱　赤芍八分　乌药一钱　香附（童便炒）一钱　牛膝八分　杜仲（盐水炒）一钱　官桂一钱　青皮（醋炒）一钱　陈皮六分　川芎八分　续断一钱五分　生地一钱　骨碎补（晒）三钱　茄皮三钱　老酒三碗，沉重加苏木、地鳖虫；胸前不快，加木香六钱；痛加乳香一钱、没药一钱、自然铜一钱，酒煎服。又方：当归一钱五分　桔梗一钱五分　苏木一钱五分　羌活一钱五分　红花一钱五分　香附一钱五分　青皮一钱五分　赤芍一钱五分　乳香一钱五分　没药一钱五分　茄皮一钱五分　桃仁一钱五分　灵仙一钱五分　碎补一钱五分　续断一钱五分　血竭一钱五分　然铜一钱五分　泽兰一钱　重者各三钱，酒二碗，煎服。

跌打筋骨折断方： 当归（炒）一钱五分　白蒺藜（炒）三钱　木香（晒）五钱　乳香　没药　生地　熟地　木通各三钱　续断一钱　茄皮　丹皮各一钱五分　螃蟹（打汁）三只　和前药拌干晒，共研为末，每服三分，酒服要出汗。

跌打后心痛，久不愈： 砂仁一钱　桃仁一钱　木香一钱　灵脂（醋炒）一钱　共为末，姜汁和丸，如圆眼大，每服一丸，汤送下。

跌打损伤瘀血不散，足痛神效方： 大黄三钱　花粉一钱五分　甘草一钱　赤芍二钱　当归二钱　红花二钱　桃仁二钱　苏木一钱五分　用水煎服。

小便出血方： 取向南日之椿树根白皮三四枚　红枣半斤　老酒二斤　清水一盅　煎至半盅为度，服之立效，不止者再服。

小便出血不止欲死方： 土狗一个　大蒜头二个　打烂贴之。又方：车前草三四棵　金陵草三四棵　早料草三四棵　共打汁一碗，好酒送下。又方：麦门冬四两　水煎服即止。

跌打内伤吐血不止方：半夏　广陈皮（去白）　小茴肉（酒炒）　黄芩　侧柏叶　甘草各二钱　水、酒各半碗，煎服，加童便半碗。

大便不通方：两头尖（炒黑）三钱　白滚汤服之即行。又方：芦荟七钱　朱砂一钱　麝香少许　酒浆为丸，每服一钱二分，酒送下。

箭伤方：白鸡打烂擦患处，箭头自出，寒天灶鸡亦可。

竹木刺入肉不出方：灶鸡三十只　黄秋鱼三条　令打烂，贴于患处即出，牛膝叶或根打烂贴亦好。又方：磁石一钱　雄黄二钱　巴豆三粒　蜣螂三个　共打烂涂伤处，痒甚则撼起拔之。

破肉取箭头方：川乌草　川椒　南星各等分　为末，姜汁调擦待干，用手术取出后，用封口药。

跌打损伤方：川羌活八分　红花八分　枳壳八分　桃仁（炒）一钱五分　归尾（酒浸）一钱　青皮（醋炒）七钱　茄皮二钱　灵脂（酒烊）一钱　赤芍一钱　续断一钱　乌药一钱　苏木一钱　酒煎，重者加童便三碗冲服。如在头上加藿香，腰痛加杜仲、灵仙、破故纸、沉香，脚加牛膝、木瓜、胡桃肉，红肿先服童便。

劳伤肉伤跌打方：童便（灯温）一盏　加红糖一盏冲服，再吃胡桃肉二三斤，十余服即愈。

扁祖十三味，专治跌打损伤奇效煎汤方：归尾一钱五分　蒲黄二钱　韭子（炒）一钱　桃仁一钱　香附（醋炒）八分　乌药八分　青皮（醋炒）八分　苏子二钱　厚朴八分　苏木二钱　茯苓一钱　川芎七分　酒煎服。

定痛方：白术一钱　桃仁一钱　乌药一钱　当归二钱　苏木一钱　白芷八分　生军二钱　先将生军酒浸绞汁，冲童便一碗，如大便连下，即吃米汤即止，如欲快，加朴硝二钱。

跌打损伤青黑流紫血方：半夏为末，水调涂，或土大黄、姜汁调涂，或自然铜末调涂，不拘紫黑，一夜可退矣。

跌打接骨止痛方：远年粪砖（醋炙七次）为末，大人每服四钱，老酒送下，外用小鸡一只，连毛打烂，敷伤处即愈；小人减半一钱。

清心降火劳伤方：麦冬一钱五分　知母一钱　当归一钱　茰肉一钱　泽泻一钱　花粉一钱　生地一钱　白芍五分　黄柏（炒）一钱　以上水煎服。

损伤方：生蟹打烂绞汁，入滚汤火酒内，连日数碗半，骨中有声即愈。

鬼遗方：用其上黄茄子（切片焙干）为末，于肿时酒调服一分，一夜即消。

夹伤打烂围方：鸡子清水不落水，真糟打和，略加飞盐少许，擦患处，裹暖，过一夜即好。

接骨方：粪窖一两　自然铜一两　天雷不一两　将三味醋炙九次，须用猛火，再用后药。猫头（酒炙九次）一个　凤凰衣五个　烧灰二钱　乳香二钱　没药二钱　血

竭一钱　共为细末，每服三分，酒送下。

接骨膏： 当归一两五钱　古钱（酒炙七次）七个　松香一斤　猪油二两　共研细末，再将猪油熬熟，去渣，入没药于油内煎成膏，贴碎之，复旧断筋骨而如初。

接指方： 沉香　苏木　二味为末，敷断指上，外用蚕茧包裹，数日即愈。

跌打腰痛方： 猪腰子用酒煎，去腰子，入砂仁、红花、桃肉服之。

跌打内痛方： 五加皮一两　苏木三分　酒服，如凶者，加生军五钱。

刀伤止痛长肉方： 黄芪一钱　当归八分　白芍七分　茯苓八分　羌活一分　橘红六分　防风一钱　苏梗八分　土贝七分　乳香三分　骨碎一钱　上部加川芎、白芷、天麻，下部加牛膝、木瓜，水、酒各半煎服。

力伤腰痛方： 黄芪一钱五分　当归一钱五分　生地一钱五分　桃仁一钱五分　杜仲一钱五分　破故纸一钱五分　川牛膝一钱五分　官桂一钱五分　柴胡一钱五分　青皮　红花　乳香　没药　灵仙　茄皮　沉香　胡桃肉　酒、水煎，入童便一盅服，有用韭白头，吃药后盖暖，卧出汗即愈。

打伤重患方： 泡南星　防风　二味为末，每服二钱，童便调灌即醒。

跌打损伤回生方： 五加皮（炒）一两八钱　木耳一两三钱　苏皮灰五钱　当归（酒浸洗）九钱　甘草（炙）四钱　生甘草四钱　穿山甲（炙）一两二钱　鹿角（面炒）一两八钱　生姜（晒干）　自然铜（煅，另研）一两八钱　以上各药共为细末，酒煮，老米饭打为丸，共做六十丸，外用自然朱砂为衣，酒磨下一丸。

又敷药方： 黄狗（煅灰）一只　飞面（炒）一两　骨碎补二钱　乳香二钱　没药二钱　松香四钱　共为细末，酒调涂。

面上打青黑肿方： 橄榄（鲜打烂），敷上即退。

跌打内伤方： 雄鸡一只　雌鸡一只　煅为末，好酒送下。

满身被打凶恶方： 巴豆（去油）二粒　大枣（去核）两个　为丸，老酒服下。

筋围药方： 秫米饭和酒药二丸同打烂，敷患处。

跌打内伤药酒方： 白芍三钱　虎骨二两　元胡索三钱　乌药三钱　独活四钱　青皮二钱　香附一钱五分　茯苓五钱　牛膝四钱　五灵脂五钱　木瓜二钱　苡仁四钱　扛节一两　官桂二钱　桔梗一钱　甘草一钱　陈皮一钱　骨碎补五钱　油胡桃肉十个　将药入麻布袋内，酒煮两炷香，量服可也。

内伤丸方： 五灵脂（醋煅）二两　茄皮一两　地鳖虫四十九只　丹皮三钱　红花七钱　赤芍一两　川芎一两　白芷一两　枳壳（炒）六钱　枳实（炒）六钱　香附一两　乳香三钱　白术（炒）一两　黄芩三钱　厚朴（制）八钱　苍术（炒）一两　肉桂五钱　草果五钱　没药五钱　小茴香五钱　甘草（炙）三钱　小枚（炙）五钱　蓬术（炙）五钱　小青皮（炒）一两　苏木（酒制）一两　神曲一两　玄胡索一两　茯苓四两　共为细末，蜜丸，每服一钱，滚送下。专治一切食伤、劳伤、力伤、色伤、跌伤并伤内伤外各症者效。

刀伤擦药方：松香（煮烊入水）一两五钱　生半夏五钱　轻粉三两　东丹三钱共为细末，擦上即收口。

外伤收口药方：乳香一钱　没药一钱　龙骨一钱　梧子一钱　象贝皮一钱　冰片少许。

跌打损伤煎方：制香附八分　柴胡八分　丹皮八分　赤芍八分　归尾一钱　红花一钱　羌活一钱　茄皮一钱　乌药八分　桔梗七分　桃仁九粒　苏梗八分　上部加白芷八分、川断一钱、川芎六分；中部加青皮（炒）八分、枳壳一钱、山楂一钱、苏木一钱；腰痛加杜仲（炒）一钱、牛膝（炒）五钱、续断一钱、木香六钱；痛甚加牛蒡一钱、黑丑一钱、生军一钱、半夏一钱、石菖蒲一钱、乌药一钱、杜仲（炒）一钱、当归一钱，水、酒各半煎，空心服。如小便痛，加槟榔八钱、木通六钱；如大便不通，用白皂英（烧灰）三钱，米汤送下立通。如小便不通，加土狗一个、大蒜一个，同打烂成饼，贴脐上，立通。如再不通，急用鹿葱根大蒜煎汁，冲琥珀一钱，服之立愈。

跌打损伤敷药方：姜黄一钱　大黄一钱　羌活一钱　独活一钱　官桂一钱　川乌一钱　草乌一钱　半夏一钱　樟脑三钱　骨碎补三钱　灵脂一钱　砖粉（煅七次）三钱　桃仁三钱　苏木三钱　降香三钱　桂枝三钱　赤芍三钱　乳香三钱　没药三钱自然铜（煅）三钱　巴豆一钱　酒药少许　飞面共研末，用酒饭糟打和，敷痛患处，用棉絮盖暖，诸痛可愈。

刀伤药方：降香　陈石灰等分　二味研细末如面，听用。

又一方：茯神木末　石灰　二味入牛胆内，隔年用，研极细末为妙。

浸酒方：当归一两　白芍一两　川芎五钱　生地六钱　炒白术五钱　茯苓四钱红花八钱　羌活八钱　川断一两　茄皮六钱　杜仲一两　牛膝八钱　乌药五钱　木瓜五钱　香附八钱　鹿骨（酒炙）一两半　枳壳五钱　防风三钱　独活五钱　甘草三钱加胡桃肉八个，将酒卅斤，用夏布袋包药入内，浸煎三次，隔一日，退去火毒，每日尽量服之，治一切筋骨酸痛，效验如神。

跌打甚七厘散方：地鳖虫（酒炙）一钱　川麻灰五钱　自然铜（煅）一钱　乳香一钱　没药一钱　砖粉（煅）一钱　苏木一钱　共为细末，每服五分，酒下。

刀伤药方：生半夏二分　雄黄五分　共为细末，入瓶藏，如有痛，点眼角，卧一觉。

跌打吐血方：山茶花二钱　归身二钱　山栀一钱　生地一钱　元参八分　地榆一钱　侧柏八分　黄芩七分　芽根五钱　以上九味，水酒煎服。

跌打吐血及咳嗽痰中见血方：当归（炒）八分　苏子八分　黄芩一钱　山栀（炒）八分　蒲黄八分　元参八分　花粉一钱　牛蒡一钱　侧柏一钱　阿胶一钱　以上水煎服。

跌打泻血瘀血紫黑方：归尾一钱　红花八分　桃仁八粒　赤芍八分　三精六分　乌药七分　青皮七分　香附八分　苏梗六分　枳壳七分　以上酒煎服。

泻鲜血红甚急止方：当归一钱　白芍（炒）一钱　生地一钱　陈皮六钱　川芎八钱　地榆一钱　槐花八分　香附（炒）八分　乌梅三个　山栀八分　水煎服。

伤肠下血方：当归五钱　生地五钱　小蓟草一两　熟地五钱　水、酒各半煎服。又方：臭椿树根白皮一两　酒煎服三四剂。又方：陈木瓜一两，酒煎服。

药酒方：当归五钱　白芍三钱　川芎三钱　生地五钱　羌活五钱　虎骨（炙）一两　川断五钱　牛膝五钱　茯苓四钱　甘草四钱　石斛三钱　红花五钱　木瓜一钱　桃肉十个　茄皮三钱　元胡三钱　大枣十个　胡桃十个　酒煎两炷香退火，将酒药入瓷瓶，窖三日服，如夏天用白酒浸服也可。

夺命接骨灵方：白秋霜（煅）一钱　红花（炒）一钱　桃仁（酒洗）一钱　自然铜（煅）一钱　大黄（制）一钱　骨碎补一钱　窖脚（煅）一钱　儿茶一钱　没药一钱　血竭一钱　朱砂一钱　雄黄一钱　麝香五分　地鳖虫五钱　黄麻梗灰三钱　古钱（煅）一个　共为末，入罐蜡封，遇凶甚将死，用一分二厘，灌入即活。一方加龙骨（酒炙）三钱，凡用药，先将碎骨整理好，方可服药，至要。

瘀血留住紫块方：大黄末　姜汁　调敷一夜，黑者变紫，紫者变白矣。

又一方：火酒　胡葱　生姜　山栀　杜仲　为末，飞面调敷。

眼药方：矾石（用黄连、黄柏水煅九次，飞）一两　硼砂十钱　辰砂一钱　冰片三分　共研极细无声，入瓷罐用。

治眼皮内硬块方：生萸肉一钱　生南星一钱　白及一钱　蒸粉一钱　水浸打烂，涂眼泡上。

跌打损伤方：麝香二钱　朱砂一两　芦荟一两　共为末，酒浆滴丸，每服一钱。

又一方：阿胶（炒）五钱　灵脂五钱　蒲黄一两　共为末，每服二钱，酒下，专治瘀血攻痛，久年不愈。

军前一捻金方：螵蛸三钱　火硝一两　松香六钱　明矾五钱　东丹六钱　共为末。

千捶膏：川断肉三两　松香一两　血余灰一两　花粉五钱　蜈蚣五条　狼毒七钱　紫河车五钱　轻粉三钱　百草霜三钱　辰砂三钱　共为末，专治一切肿毒发背痰毒。

金枪出血方：向日桃树头七个，打烂涂患处扎紧，七日痊愈。

蛇缠方：吴茱萸一两　生米仁一两　为末，同井底泥调敷。

跌打损伤书第二卷

天门即天庭，骨碎髓出者不治。裁梁即鼻梁骨，断者不治。两太阳重伤不治。结喉名突，断者不治。塞，结喉，即人字骨处下横浑处，打断者不治。心坎打伤，顿时昏闷晕去，久有血泛之害，心坎下为丹田，食脂脐下一寸三分为丹田，丹田之下一寸三分为气海，内即膀胱穴侧，软拳打伤，一月而亡。脑后碎与囟门同看。天癸与突穴同看，两肾背脊，左右乳前，脐对打伤，必至哭笑不休。尾间骨即尾子骨，打伤必即出，诸脾成泄。海底穴，大小便两界处伤，重者不治。背部诸穴，气海及左右乳下属痰，血海乳旁软肋下属血，两乳左右伤发嗽，以及乳本部穴前心与后心相处应伤，久必成痰火劳怯水。膀肚角打伤，黄病无力。凡上打为气，平打为寒气，倒软打为逆，各样打伤怕倒软，盖血随气转，倒软则气逆，即能为患。两眼有瘀血，白筋上必有红筋，红筋多瘀血亦多，红筋少瘀血亦少。如其人闭目，即指扳其下层眼黄皮，开眼看其目流动，有神易治，若无神，难治矣！指甲，以我指甲扳撤病人中指甲，随即有血气还原，易治，少停后还原后重，可治，如无血气或紫黑者，不能治。脚底红活，可治，缩者难医。以上五色全犯不治，或有一二件不犯，亦有可治耳。凡治症，用药各有所宜，非孰之不一矣。再囟门及两太阳伤，服麻劳丸。截梁伤而不断，服紫金丹。结喉伤而不断，亦服紫金丹。眼伤服麻芎丸。两骱落须，先上骱，后服紫金丹。两耳打晕，同服紫金丹或麻芎丸。脑后破伤，亦服紫金丹或麻芎丸。胸前横骨三节伤，必吐血红痰，紫金丹童便浸化，老酒冲服，用胜金散助之，煎剂收功。心坎下伤必对扑，心闷行动不得，先服夺命丹一分二厘。心坎下至小肠，可用行药，先服虹蝇散，次用行药，如腹中不肿痛，不用行药。膀胱伤，小便结，用灸法即通，若喷嚏不至，知其食伤，煎剂下之。阴囊破碎，用人参细末，并用青章毛敷即合，再服麻芎散，或竹条夹之，后将油线缝之，如不合竹夹，再缝亦可。左乳伤发嗽，先服紫金丹二三剂以瘥，次服六味丸，煎药收功。右乳伤及上下重伤，先服夺命丹，虹蝇散助之，再服煎剂，引经药各随左右所宜用柴胡，胁痛紫杏。为总司右痛姜黄、枳实，施左肠，桑皮、赤芍、枳壳、杜仲亦用之，胸前背后用桔梗、青皮，伤手用落得打草煎浸洗，伤眼用两头尖膏敷，腰脊伤用麦皮等运法，若痛用没药。海底穴踢伤，血内必上冲，耳中如雷声，一响晕闷，先服护心丸。心痛此症，虽伤可治之，左下为患，左上用活血煎剂服。小便结，用熨法。外肾捏伤于上，用治外肾，恐上升，须一人靠其背，后用两手跟在小腹两旁从上压下，不可用热水溶。尾间骨穴伤，先熨法，有方用车前子和米汤送下，外用熨法，内伤表汗。膀肚子打伤，先服紫金丹，次服煎剂。痰门伤，只口噤目反身强。看五色症内有一二不犯，七日内服夺命丹。血伤宿伤，只成血痞，用朴硝熨法，不必吃水药，用胡桃酒，再贴千捶膏，其痞即消。先服夺命丹，后贴膏药，服虹蝇散一料，以愈为度。上部诸症以散为主，用夺命丹一日三服，红花、当归煎。凡小儿以静为主，药次之，如祛弱之人，药宜减少。凡服药之日，忌猪羊鹅蛋等，恼怒房事切忌。

赖疥疮方： 熟鸡蛋黄数个，入铜勺内熬成油，再加雄黄、硫黄煎熟，菜油调敷患处，数日即愈。

小便不通方： 盐、矾末放在脐内，再将膏药盖上，小便即通，去膏药、矾末可也。

寒咳嗽方法： 荒野蜂房一个，孔中每眼内置花椒一粒，以上白矾末掺盖，要阳瓦炙干枯，研细，每吃时，用豆腐一块，此药一分，入饭锅内煮，食不宜春、夏、秋三时，另有金水六君子丸可服。

累生外症不定方： 槟榔　生军　杜仲　天虫　芒硝各三钱　银花　甘草一钱　酒水各半煎服。

瘄病初起方： 用熟藕节，同菜饭日日吃之。

遗精方： 石莲心　龙骨　益智仁等分　为末，每服三钱，空心米汤送下。

伤方： 肉桂八分　木通一钱　当归一钱　小蜈蚣三分　白茄子一钱　胡椒六分　杜仲三钱　红花二钱　牛膝一钱　煎服。又方：川芎　桃仁　没药　枳壳　生地　五加皮　香附　白芷　赤芍　会皮　乳香　乌药各三钱　青皮　生军　木贼　当归各一钱　水煎服。

四精丸方： 滑石　白茯苓　茨实　莲肉各三钱　共为末，蒸枣和丸，如梧桐子大，每服三十丸，空心盐汤送下。专治一切思想色欲过度，损伤心气，小便遗精等症。

瘤火方： 胡椒　葱汁　砂仁　姜汁　广膏收贴。

蛇咬方： 青马兰头（打汁）老酒冲服，渣敷伤处，苍苴丝打汁，老酒冲服也可。

疥疮药： 硫黄三钱　樟冰一钱　枯矾一钱　川椒一钱　鸡蛋白三个　共菜油拌，烧黑，研末擦。

生肌散： 熟石膏一两　煅赤脂三钱　血竭一钱　共研细末。

疥疮神效方： 原枣二个　油胡桃十二个　冰片三分　大风子二十一粒　斑蝥七只　樟冰三钱　雄黄一钱　共打，研细擦。

即效疥方： 大风子肉四十九粒　胆矾一钱　白信五分　油胡桃三个　杏仁一钱　共为末，用旧夏布或绢包搽擦。

伤末药： 干松　山柰　白芷　共为末，作丸擦。

即效疥方： 红信一两　硫黄一两　锈铁衣三钱　生吴萸四钱　共研细末，葱汁调涂大碗内，覆瓦上，用艾叶作炭火熏干，刮下研细听用。

如意金黄散： 天花粉三两　黄柏四两　南星一两半　白芷四两　姜黄四两　大黄四两　厚朴一两半　陈皮一两半　甘草四两　苍术四两　研末听用。

小肠气： 老丝瓜连藤，烧炭存性，研末，老酒冲服。

冲和散： 荆皮五两　独活三两　赤芍一两　石菖蒲一两　白芷一两　研末，葱蜜调。

肥疮神效方： 制松香　铜绿　枯矾　红枣炭　研末，香油调敷。

内伤方： 川巴五钱　斑蝥五钱　三棱五钱　莪术五钱　枳实五钱　川乌二两　草乌二两　贝母二两　川芎一两　桃仁一两　灵仙一两　羌活一两　防风一两　木鳖子

二两　南星二两　大黄一两　赤芍一两　姜黄一两　归尾一两　六居子二十条　蜈蚣二十条　大茴六两　小茴一两　细辛一两　三七一两　辛夷一两　麻油五钱　杜仲一两　山奈一两　川连一两　乳香一两　没药一两　阿魏一两　肉桂一两　丁香六钱　血竭　共为细末，煎后用淘丹收好。

　　痰气秘方：取其骨（连肉亦可），瓦上炙干研粉，老酒送下即消。

　　吐血不止方：鲜荆芥，连根洗净，捣汁半碗服，或用干穗为末，生地汁调服。

　　敷伤方：野芥菜子　紫苏子　飞面烧酒　将二味研细，用飞面烧酒、鸡蛋白一共调和，敷伤处，即愈。

　　凡人身有一百零八个穴道，三十六个大穴道，七十二个小穴道。倘打伤正大穴者，无药可治；伤小穴不致害命者，速宜调治。

　　专医跌打损伤十三味煎方，开列于后：赤芍一钱五分　当归一钱五分　红花一钱　香附一钱五分　丹皮一钱　玄胡索一钱五分　桃仁一钱　苏木一钱　青皮一钱　乌药一钱　生大黄三钱　酒、水煎。

　　凡胸前可打不致伤命，唯华盖穴，打中不省人事，内有血迷心窍，如实三日无救，须用万不仿丹加枳实一钱、良姜八钱、七厘散五钱半冲服，过三日，瘀血散可好也。打在中部用：羌活　独活　陈皮　秦艽　茜草　苏木　红花　杜仲　归尾　熟地　牛膝　甘草各一钱　乳香　没药　肉桂　白丁香各六钱　共煎服。打中部用：羌活　独活　归尾　骨碎补　秦艽　甘草　川菊　虎骨各五钱　乳香　没药各六钱　煎服。打中天门穴用：川芎　玄胡索　藁本。打中太阳穴加：白芷　防风　细辛。打中牙齿穴加防风。打中太阴穴加：荆芥　薄荷　川活　细辛。打中耳背穴加：菖蒲　乳香　通草。打中眼球穴加：白菊　虫退　青葙子。打中人中穴加：麝香　石脂末。打中喉咙穴加：青鱼胆　青丝散。

　　杨梅疮毒方：初起用羊角、核桃壳二味，烧灰存性，研末服。如未发可消，已发能愈日宜补，再用：土茯苓一钱　苡米仁　金银花　防风　木瓜　木通　白鲜皮各一两　皂荚核八钱　水酒煎服，一日三次，一个月可愈矣，其名搜风解毒汤，真秘方也。如血虚加当归，气虚加人参，忌茶酒、羊鸡鱼、房事。敷疮方：铜绿　冰片。

　　疟疾方：槟榔三钱　常山三钱　桃仁七粒　乌梅一个　杏仁七粒　枳壳五钱　河水煎服。

　　万湿方：麻黄三钱　常山三钱　生姜五钱　羌活二钱五分　草乌（炒）三钱　白花蛇三钱　牛膝一钱　白花四钱　天麻三钱　僵蚕三钱　桑皮五钱　老鹳草四两　好烧酒五钱　共装红绢袋内，浸于酒中，罐口封好，隔水煮一个时辰，将缸取起，埋入地中，定三四天可开，一日服三次。专治寒热疼痛、手足麻木、难于举动、各色风癣、遍身瘙痒等症，每次以一小盅为度，无不见效也。

　　伤药方：香附三钱　苏木五钱　新会三钱　川芎三钱　白芷五钱　枳壳三钱　乳

香三钱　生地三钱　乌药三钱　没药三钱　甘草一钱　茄皮五钱　青皮五钱　李仁三钱　赤芍三钱　当归五钱　大黄五钱　倘见红加参三七三钱，如轻者减半，水煎服。

又一方：原地三钱　当归二钱　杜仲七钱　淮膝三钱　芡实二钱　川芎二钱五分　羌活七钱　骨脂三钱　山栀一钱　红花三钱　茯苓一钱　桔梗七钱　芍药一钱　续断一钱　甘草节一钱　苏木一钱　茄皮五钱　黄芪五钱　丹皮三钱　桃仁三钱　桑皮七钱　橘红一钱　枳实一钱　老酒、水煎。

救饥丸：黑芝麻　拣红枣　糯米各淘净三升晒干，磨细，蜜丸弹子大，日服。

蛇咬方：细辛草三钱　雄黄五钱　荜茇三钱　白芷三钱　饴糖四两　即将三味先煎，煎好冲入糖内，待他退热，将雄黄和入调匀，服之立愈。

治面疮方：雄黄一钱五分　杏仁三十粒　轻粉一钱　共为细末，猪胆汁调点，三日愈，百发百中。如若用青鱼胆更好，内毒未清，再用煎服后方：焦山栀皮　茯苓　荆芥　独活　白芷　甘草　枳壳　桔梗　厚朴　防风　生地　风疮经年，肿块不退而且破用：乳香　没药　木香　孩儿　丁香各一两　阿魏　白花蛇　血竭各四钱　白面一斤　共为末，加蜜六两，麻油四两，枣肉为丸，土茯苓汤三钱送下，日日服之。倘其疮已愈后发，手上如鹅掌风之状，用白皮丸。凡宿伤，用虻蝇散，吐血之疾，用紫金丹，危急，用夺命丹发表，用冬瓜丹散调理，用加减十三味丸。伤重牙关紧闭，先用吹鼻散少许吹鼻，男左女右取喷嚏，如无，再取右左，倘再无，可将粗灯草蘸鼻津吐出，取药梢之，倘有嚏痰吐出为妙，否则这症不能治也。而气闷伤为寒气，必目反口结，身强如死，若遇此症，其气色闷之急，如过三个时辰，其气望下从大便中出恭，无求救矣，亦须速救。若遇此症，不可慌张心乱，医手近其口，探其有气无气，无气者必倒软拳所伤，速揪其弯医膝下，在其背上轻敲几下，摩运其气，从口中冲出者必苏，可用几剂调理，不可用他药，左右部位打伤皆能闷晕，不可服表汗药，如左伤以紫金丹，右伤以夺命丹，甚有至三日发汗者，然后可以用表汗药以去其风，丸治新伤，七日内血未归其原，轻则服七厘散，即如紫金丹，如七日后再用行药。倘骨折肉碎，先服瓜皮散酒，服后贴鼠绿膏，又在骨上用运法，其骨自接。倘落骱，用瓜皮散，再用洗法，又用运法治之。有割喉者，喉有内外两管，在外者食管，内为气管。如右手持刀割者难治，以食管断伤，可用麻丝缝，白及末搽上，即以青鹢尾下绒毛，佐以人参，封药敷之外伤，治缝之义，护血竭膏敷之，如无青鹢，以茅针花代之，可用紫金丹服之，加胎膏骨一分和匀，遂匙二次酒服，用甘桔调治，缝用桑白皮为妙，丝线恐其伤也。

又有熏运灸倒法：一熨法，最轻者用麦皮半斤、陈壁泥三合、葱一捻、酒药五丸，打烂同和，及熟醋一碗共煎，和布泛包患处，熨运良久，先用瓜皮散服之，次用烟法一熏。若有宿伤在皮内膜外，面皮浮肿滞色，不得用行药，先用瓜皮散，后用熨法，要知宿血未归经，不可熏洗，恐其倾心也，方用落得打草即醒。头草、陈小麦、紫艾条三味，煎一大锅，煎浓倒入小缸内，上放木板一块，令病人坐于板上，周圈用棉被盖暖，使其汗出。一灸法，重伤瘀血久宿，非服药不可疗，行不得者，或在骨节，恐其发毒，先服瓜皮散，次灸之。一倒法，有用倒者，最重症也，病人口不能言，药不能入，必使其人吐出恶物，将硫黄麝散吹，然后倒之，吐出恶物，可服虻蝇散一二贴。其倒法，以病人卧被上，四人两边拿被角，滚左滚右，令其转树侧不容自然。

损伤方： 陈皮　青皮　羌活　独活　藿香　肉桂　香附　三棱　乌药　益智　降香　半夏粉　甘草各等分　生姜三片　红枣三枚　水煎服。

如已砍未死者，刮龟血敷伤处甚效。若毒药箭伤，取靛青、蓬术捣汁饮，渣涂伤处。

黎峒丸： 大黄（晒）　大斗黄　藤黄　乳香　儿茶各二钱　加生研细末，加牛黄三钱，要用蜜丸如圆眼大，用蜡壳藏之。此药治血晕痰火中风，跌打欲死者，三服可醒，立效，再服三钱，老酒送下。灸脐法，治膀胱小便结涩神效，生置麝香六钱六分放在脐内，盐盖尽上，如铜钱大，将艾火灸之，次即弃麝香。

灸血块痞烫方： 量痞大小，用干面四面作围圈，使内中恶物无泛避之，圈内放蒲、朴、硝，恐侧卧倒落，以带捆之，又衬纸二三重，将炭火熨之，腹中响乃痞消之验，朴硝必须真砂，若芸硝不得见效。

消痞方： 胡桃敲开入于罐内，好烧酒一斤，朴硝一两，隔水蒸熟，以一炷香为度，连罐埋入地中，七日取出，弃壳皮，将白滚汤早晨送下，无不效验。又方：胡桃破开，每岁一个，老酒浸，每桃用朴硝三钱，入砂锅内烧一滚，其味收入桃内，晒干为度，每早晨黄酒一盏，分桃一个同吃。

打伤胸心方： 胸坎即人骨，主伤三日，下一部连一年，无治，钮落传用：红花一钱　当归五钱　炒白芍一钱　陈皮（炒）一钱　木香五钱　茄皮五钱　桔梗五钱　甘草一钱　用水一盏煎四分服食，连服二剂，用好酒三四杯。戒房事三月，不宜急躁。第二服用石斛七钱、炒生皮三钱；第三服加乳香一钱、炒没药三钱，俱同前法。有等时不消者，细药乃半夏、草乌二味，不必用先药，过三个时辰自解。

当归散： 当归　川芎　芍药　黄芩　白术　共为末，黄酒调服。

学拳筋骨痛方： 威灵仙　川芎　当归　红花　羌活　独活各等分　酒煎服。

五经活络丹丸方： 中内伤，先养精神，元气耗散太过，阴阳不和，以头晕耳鸣，眼酸，腰痛，吐血，损伤，筋节酸痛，四肢无力或负重劳伤，胃脘作痛，胸膈胀闷，咳嗽气急，胸之前后心痛，一服能见效，六服能痊愈也。黄连（米泔洗浸，姜汁炒）粉草（人乳浸制）　木瓜（酒浸晒干）　香附（酒炙）　丹皮（酒炒）　红曲（酒浸蒸）枳壳（炒去油）　白术（土炒）　厚朴（姜汁炒）　青皮（麸炒）　木香（晒干）　乳香（去油）　没药（去油）　槟榔各五钱　草果（煨）　苍术（米泔水浸，土炒）　小茴香（童便制）各三钱　蓬术（醋炒）七钱　川芎（米泔水浸，晒干）　白芷　降香节　白芍（酒炒） 枳实（麸炒） 神曲（炒黑） 石菖蒲（米泔水浸，土炒）各一两 血见愁一两 水两碗，煎浓汁半盅拌制，共为细末，蜜丸，每丸一钱，黄酒送下，木香汤亦可，朔望日服，重则五日一服，轻者十日一服，六七服见效。

神仙接骨丹：白秋霜（醋煅七次）七分 古钱（醋炙七次）一个 共研为末，重者服三钱，服多则骨要突出矣。

紫金丹：专治跌打损伤断骨，不省人事，瘀血攻心，发热等症：土鳖虫（阴干）一钱 乳香一钱 没药（醋淬七次）一钱 骨碎补一钱 大黄一钱 血竭一钱 硼砂一钱 归尾一钱 二角红花 共以法制度为末，入罐内听用，每服七八厘，黄酒调服，其骨自接。

夺命丹：闹羊花子（研末，火酒浸，晒干三次）八钱 血竭（去油）三钱 沉香一钱 红花（酒浸） 地鳖虫（胡桃肉养五日）一钱 苏木（贱子炒） 共为末，每服三钱，火酒送下，多至五六钱，观人强壮虚弱老幼，加减为要。

内伤方：用鲫鱼（去肠）一斤半 大黄末五钱 五加皮（炒）一两 入鱼腹内，瓦上煅过，务要紧煅，退火研末，陈酒送下三钱，黑枣过口。倘上部，食远服；下部，晨服。如小便不通，外加大黄一钱，以本药一钱服之即通。

净手方：五加皮一钱 红花一钱 当归一钱 自然铜四钱 地鳖虫三钱 共煎汤洗。

穴道诀

上至天庭两太阳，血海气口四明堂，损伤犯此十三度，百人百死到泉乡，前后两心并两肾，丹田肾穴最难当，肋梢神气难医治，番肠吐粪见阎王，气出不收休下药，再后受伤俱难当，正腰伤重死临笑，背脊断时休投药，鱼睛定目甚慌张，妇人两乳及胸膛，伤胎鱼口立时死，囟门髓出必定亡，阴阳混杂最难医，唯有跌打促骨接，伤时气绝有何妨，请君审择莫慌张，无声灌服可转阳，以先药汁和童便，饮之须知妙无量

方：土鳖虫（新瓦焙干）一斤 巴豆（去壳）一粒 半夏（生用）一斤 自然铜（淬煅七次）三钱 没药五钱 共为末，每服一厘，用热黄酒送下。初跌打时，先用骨理如旧时，以绵帛扎好，不可见风，亦不可移动，轻者三服，重则五六服，见效如神验。

华盖丸：在胸前高骨，直拳打中，人事不省，血迷心窍，三日不省而亡，乃伤于胃气，为周身心胃两经之瘀血也。用十三味煎方加枳壳一钱、良姜一钱，煎冲夺命丹服下，如发，无治，十个月而亡。

肺底穴：第三节背脊骨也，为拳打中，九日而亡，鼻孔出血，急用七厘散二分半，再煎伤药，加百部八分、桑皮一二钱，冲紫金丹一服，如发，周年而亡。

正气穴：在左乳下一分，如冲拳打中，两日即亡，急用七厘散二分半，方内加青

皮一钱、乳香一钱五分、广皮一钱五分，煎服，用夺命丹服之，如发六个月亡。

上海穴：在右乳下一寸二分，倘枪手打伤中，十六日吐血而亡，急用七厘散二分五厘，加郁金一钱五分、沉香一钱五分、山羊血二分半，前方内服，再吃夺命丹三服，如发，三月而亡。

下气穴：在边乳下一寸四分，直插拳打中，三十六日亡，急用七厘散二分半，用五灵脂一两、炒蒲黄五分，前方煎服，又用夺命丹三服，如发，五十四日而亡。

正血海穴：在右乳下一分，凡拳打中，十六日亡，用七厘散二分半，加郁金一钱五分、刘寄奴一分，前方煎服，再吃十三味加减，服夺命丹三剂。

一计害三贤：在左乳下两旁各三分，三贤者，心、肝、肺也，直拳打中，七日而亡，急用七厘散三分，加石菖蒲一钱、枳壳一钱，夺命丹三服，复发勿救，五十四日必亡。

泥丸宫：在头顶上，若打中，二日即亡，轻则耳聋头晕，六十四日而亡。苍耳子一钱五分　独活一钱　前方煎服，夺命丹三服，药酒一坛。

听耳穴：在耳下半分之处，打中，十四日亡，用夺命丹四服，前方内加川芎一钱、细辛一钱，如未瘥，再服夺命丹可也。

鼠代穴：在耳后三指阔处，点中三月发毒而亡，用前方加羌活一钱、柴胡一钱，再服夺命丹三服，后服地鳖紫金丹。

肩井穴：即油盏潭，点中，七十日而死，用七厘散二分，加桂枝一钱、刘寄奴一钱，夺命丹三服，再服地鳖虫紫金丹。

百肓穴：在背脊骨第七节两旁下一分，打中吐血，十个月而亡，前方内加杜仲一钱、骨碎补一钱，夺命丹三服而愈为度。

后气穴：在百肓穴下二寸，点中，一年而亡，紫金地鳖丹三服，加补骨脂一钱五分、乌药一钱五分，再服药酒。

黑虎偷心：在心中，冲拳打中立亡，即观七厘散三分钱、肉桂一钱、丁香六分，夺命丹三服，如发，百二十日而亡。

霍肺穴：在心口下一寸三分，打中内肺翻展穴下半分，擗拳一下就醒，用七厘散一服，夺命丹三服，三服内加桔梗八分、贝母一钱。

翻肚穴：在霍肺穴下一寸三分，偏左边一分，冲拳打中，一月而亡，用七厘散三分，前方内加红豆蔻五分、木香八分，夺命丹三服，十三味加减二剂、地鳖紫金丹四服，如愈后再发者，一百七十日而亡。

气海穴：即脐中也，如发者，九十六日而亡，倘击中，二十八日亡，急用七厘一分，加桃仁一钱、玄胡索一钱，煎服。

精海穴：脐下一寸三分，打中，九十日而亡（"九十"二字倒用，抄时误写），用七厘散一分五厘，加木通一钱五分、京三棱一钱，十三味一剂，如发，一百四十六日而亡。

分水穴：在精海穴下一寸三分，踢中，大小便通出，十三日亡，用七厘散二分五厘，加蓬术一钱五分、三棱一钱五分、生大黄二钱，煎服，再服紫金丹四服，如发，一百六十四日而亡。

关抚穴：在分水穴下一寸三分，打中，五十日而亡，急用七厘散一分五厘，前方加车前子一钱、青皮一钱，夺命丹三服，发则九十日而亡。

鼠尾穴：在右臂大肉上，打中，三月而亡，用秦艽一钱五分、桂枝一钱、夺命丹一服、紫金丹一服。

右鼠尾穴：在左臂大肉上，打中者，三月而亡，用桂枝一钱五分、川断一钱五分，夺命丹三服，紫金丹一服。

气门穴：在左边肾肋中，打中，二日而亡，用七厘散二分五厘，加五加皮，夺命丹三服，后发者，二十一日而亡。

血海穴：在右边肾肋下，打中，二月而亡，照前穴加柴胡一钱、当归一钱，夺命丹三服，再服药酒。

章门穴：在季肋上，打中，一百五十四日而亡，急用五灵脂一钱、砂仁一钱，紫金丹四服。

气囊穴：在章门穴下一分，打中，四十日而亡，用归尾一钱、苏木一钱，紫金丹四服。

池门穴：在右边肋梢尽软骨处便是，打中，六十四日亡，用丹皮一钱、红花一钱五分，夺命丹三服，十三味方煎服。

血囊穴：在池门穴下一分，打中，四日即死，急用蒲黄一钱、韭菜子一钱，夺命丹三服，再服药酒。

命门穴：中者，日半即死，急用桃仁一钱五分、前胡一钱，夺命丹四服。

肾柱穴：中者，三日死，如笑无治，用桃仁钱半、红花一钱，夺命丹四服。

海底穴：在尾梢下一分，中者，七日亡，用生大黄一钱、朴硝一钱，夺命丹三服，紫金丹四服。

鹤口穴：在两小腿中者，一年亡，用牛膝一钱、苡仁一钱，地鳖紫金丹四服，再服药酒。

涌泉穴：在脚底中，打中，四个月亡，用鲜木瓜一钱、牛膝一钱，夺命丹三服，再服药酒。

夺命丹方：乳香（去油）二分五厘　没药（去油）二分五厘　血竭（炒）二钱　朱砂五钱半　巴霜（去油）二钱　生大黄三钱　人中白一两　上药共为末，每服八厘，酒下。

紫金丹方：麝香一钱　红花四钱　没药（去油）四钱　自然铜四钱　当归一钱半

赤芍四钱　牛膝二钱半　远志五钱　骨碎补二钱半　丹皮二钱　羌活一钱　前胡一钱　京三棱（炒）一钱　蓬术二钱　木香一钱　木通一钱　蒲黄三钱　地鳖虫四钱　共为细末，每服方寸匕，酒下。

脉诀法

刚领六脉： 浮沉迟数滑涩。

表阳七脉： 浮、芤、滑、突、弦、紧、洪。

里阴八脉： 微、沉、缓、涩、迟、伏、濡、弱。

道之九脉： 长、短、弦、动、数、细、革、代、牢。

六极七死脉： 雀啄脉、锯索脉、屋漏脉、鱼飞脉、蝉鸣脉、游虾脉、釜沸脉。

人有四海四余

额为髓海、丹田为精海、脐为气海、太冲为血海。

发为血余、指甲为筋余、须为精余、齿为骨余。

五脏之窍

舌为心之窍、眼乃肝之窍、唇乃脾之窍、鼻乃肺之窍、耳乃肾之窍。

看绝症法

面孔皮黑者，乃肺经绝，不治；鱼目定睛，瞳神中陷，肝绝，不治；两耳黑色吊起，聋者，肾绝，不治；舌尖黑色，芒刺等苔，乃心火绝，不治；嘴唇反起出黑者，乃脾火绝，不治。头乃诸阳之首，额乃诸髓之海，故重义额也，正额属心经，破者若感冒风寒肿胀者，其破伤风也，可能伤命，如用药，宜发表为主。

打伤诸命穴诀

天门晕在地，尾子不还乡，太阳并脑后，劈然命归阴，两胁丢开手，腰间发刹人，断梁无木接，脐下急绷绷。

外用神效方： 乳香（去油）五钱　血竭三钱　冰片二钱　海螵蛸二钱　赤石脂五钱　寒水石（炒）五钱　麝香五分　共为细末，入膏药贴之。

十三味煎方： 赤芍一钱五分　红花一钱　香附一钱五分　桃仁一钱　归尾一钱五分　三棱一钱五分　蓬术一钱　乌药一钱　木香一钱　砂仁（炒）一钱五分　苏木一钱　玄胡索一钱五分　骨碎补一钱五分　青皮一钱五分　葱白头三个　倘伤重，大便不通，用生大黄三钱、陈酒半斤，煎服。

加减煎方： 五加皮一钱五分　肉桂一钱　刘寄奴一钱五分　当归一钱五分　川杜

仲一钱　砂仁一钱　乌药一钱　红花一钱　延胡索二钱　枳壳一钱　香附子一钱　蒲黄　本书各方，须临症变通。

卷二终

伤科秘传卷之三

治目伤：目有闭伤落珠之症，先将收珠散敷之，用针蘸井水收珠散，将敷点血筋之处，次用青绢温汤挪上，然后开还魂汤三四剂，及平复后，再用明目生血饮服之平安。

治鼻梁断：鼻梁骨断之症，先用骨散敷于着骨，次将生肌散菜油调敷，再用活血止痛散，其外自然平安。

治唇伤：有缺唇之症，先用代痛散敷之，次将油丝棉缝之，后服生肌定痛汤，再服活血止痛散，外敷金枪止血丹，自愈。

治牙骱落：若看下颏一骱偶落而不能上，言语、饮食不便，都因肾虚之故。得此症，骱如剪刀股连环相扭，先用宽筋散煎汤熏洗，次用棉裹大指入口内，余指抵住下边，缓缓经手指推进而上，再服补肾和气汤，即愈。

天井骱骨：天井骨最难治，因人有登高倒扑损折，犯此症，其骨不可绑缚，多有损折骨，凡损，折头不能相对，须用吊嗽饮，外敷挠骨散，内服生肌补血汤数剂，即愈。

臀骨骱：夫臀骨脱骱最难治，凸出则处在股内，使人患侧卧，内手随内出，外手随外出，上手揪住衣服，腰下拿捧住斧弯，将膝掬扶上，出右扳于左，向右扳伸而上也；出左扳于右，向左扳伸而上也，内服生血补髓汤而愈。

治腿伤：最易折者，人之两腿，伤者只召为股，医士医之在于绑缚。先将完筋散煎汤洗净，使患人侧卧在床，与不患之足取齐，次用挠骨散敷之，以布包裹，必用杉板八片，长四寸，绵纸裹外，用棉绳三条，连杉板均绑缚，内用活血止痛散，服之三四剂，再用壮筋续骨散而愈。环跳骨在上，此穴油盏骨盖，其骱迸不能上，治之必以丝绵匝紧，患者仰卧，一人卷起脚踝，若使出右，随右而上，出于左，随左而上，医者缓缓双手扶掀棉箍至于膝下，上手挽住其弯，出手左偏于左，出右手偏于右，使曲骨对膝，上手只掀膝，下手只卷起，必上矣。先敷接骨散，布包裹棉匝接其患处，内服生肌散、生血补髓汤三四剂，再服壮筋续骨散而愈。

小膀有两骨，一大一小，一茎折者易治，二茎折者难医；折之如藕劈式易治，二股者难医。倘若骨处皮破者之凶候，若无此症，只与大腿同治。若犯此伤，骨必在皮内，上只用染烂散，其内后将骨对，不可用药汤熏，恐其汤毒入内，次用生肌散敷之。倘骨折皮肉不破，可将接骨散敷之，以后照前绑缚，用杉板六块，长三寸五分。如下骨段，下板长一分；上骨段，上板长五分。取其担力。唯此症最痛，必先用生血补髓汤三四剂，次服壮筋续骨丹数服而愈。

脚踝骭易生上，治之亦难，一手抬其足根，一手扳住其指，出右手扳其右，出左手扳其左，脚指掬上，脚跟掬下，脚下一伸而上也，先用宽筋活血散治而愈也。

肩骭与膝骭不同，膝骭迭上，肩骭迭下，有力可上之，先一手上撅其肩，下按住其手，缓缓转动，使其筋舒，患者坐于低处，使一人抱住，力缚其身，医者用两手压捏其肩抵住，使其骨将膝夹处并齐，使力而上也，绵裹如鸡蛋，上络在其跨上，服拣骨散、生血补髓汤而愈。

臂骭出触于上，一手挝住其弯，一手按住脉踝，先鞠其上而后挝其弯，一伸可上也，敷接骨散，绵布包裹，服生血补髓汤而愈。

手骭迭出，一手按住其五指，一手按其手掌，掬起手骭，掬下一伸而上也，此乃会脉之所为，先服宽筋活血散，诸处不用绑缚，唯此骭只用绑缚，先敷接骨散，绵布包裹，用阔板一片接在患处，用杉板四片，长三寸，缚七日可放。

手指有三节，骭中节最易出易上，着出两指捻伸而上也，服活血止痛散，不然，最疼痛也，服之即愈。

大小臂伤折与大小腿小膀同治，唯药下部加牛膝、木瓜，上部加桂枝。此所言者，略其要意。吾子孙效其法，必须择贤者传之，务要静心细讲其术，传者以口，授者以心。

大抵骨折至于绑缚，用杉板取其轻而大也。凡用药亦有制度，煎剂活法，不可执一不化耳。

但有别症易治，而得此症，必须谨慎用药，其上骭之术一言已定，药须审慎，其骭不可忽也。外用有促筋失枕，刀斧磕伤碎骨，接骨之奇术，亦备言也。大抵筋舒，必用完筋散，先用汤熏洗，为是伤筋而皆在于指，动即属此筋也。将此筋用汤挪洗，微缓气血通即舒也。失枕即卧而失，即一时之失误，而失者使其低卧处坐定，扳其首，一手扳其下颏，缓缓伸之直也。

创截者，看其伤处致命不致命，或伤深不深，若致命处不深亦无害，深者难治。倘伤于腹，先探其浅深，恐深而伤内脏者难治，伤以直者，先敷止血定痛散；伤口深者，将绵针探看其骨损否；伤于软处者，内看浅深。损骨先疗骨，待血水流定，只敷生肌散。刀斧磕伤者，此截伤不治，一样敷生肌散为主，服护风托里散最上。更详前，首原无以骭内参用即可。

人以刀勒咽喉处，看其刀口平不平，有弯者深，无弯者浅，两刀勒者易治，一刀勒者难治。倘破其食喉，先用油线缝合，次服生肌散封固，内服护风托里散可安也。

治喉咙法：倘食喉穿者不治，以丝线缝口，其缺喉皮亦可。肚腹皮伤肠出者，此症虽险而无害，医者当去光指甲尖，恐伤其肠，反受其害。如内脏不伤，汤药饮食如常，可保终吉。将纺车一部，对患处顺摇，勿使风伤其患处，伤若受风，难治。将温上揉下，后用细线缝皮，用生肌散封其外，内服通肠活血汤。

人之十指最怕损伤，若伤一指，只连心剧痛难忍，况且易染破伤风，先敷止血散。

凡人咬伤，务必先去其牙黄而敷生肌散，急投护心丸一服，以治其毒。若犯破伤风，急投飞龙夺命丹。且刀斧伤者易治，人咬伤者，人口内有牙黄故也，内服退毒定痛散。

凡虎咬伤者，十有九死，不可不辨。如骨不碎，只用钻骨散，如无，须用生肌散封固，内服生血补髓汤方妥。如碎骨不去尽，不得愈，必须去尽碎骨即安。

化湿理气方：制首乌二两　缩砂仁八钱　潞党参三两　甜新会（盐水炒）一两半　姜半夏二两　煨木香五钱　炒淮药一两半　焦神曲一两二钱　苡米仁一两半　焦蓬术一两二钱　云茯苓三两　炒归方一两半　炒泽泻一两半　小茴香二钱　广郁金一两二钱　炒白术一两半　玫瑰花十四朵　以上照方拣选道地真品药料，炒脆为末，用姜汁炒竹茹，煎汤泛丸，开水下一钱，早服。

烂脚气方：冰片三分　飞青黛一钱　飞滑石一钱五分　共研细末，麻油调敷。又方：桐油调敷川柏末。

止血法：瘦猪肉切厚片贴之，不论伤口大小，血流不止者俱效，或猪皮亦可，此急救止血第一方也。又方：草纸烧灰，冷敷亦止，老姜烧枯存性，研末敷之，神效。

人咬伤论：凡被咬伤，其牙黄最毒，若有入肉，则痛不可忍。再有咬手指者，指与手掌渐渐烂落，年久难愈，重则丧命。此法无论日久初起，虽极肿烂，总宜用童便，用淘米水洗净污血，用人粪敷之，或用人中黄煎汤时时洗，较诸治法尤觉神妙，不可嫌污秽而误也。

蛇入七窍：割母猪尾血滴入即出。又方：以胡椒末入蛇尾小眼内，蛇自退出。

癫犬咬伤：此症最怕七日而发，发时天本无风，病者如觉有大风，入帐蒙头躲避，此非吉兆，要过三七日，无此畏风情形，方为可治。被咬伤时，先看头顶，如有红发二三根，赶急拔去，最为要紧。随于无风处，以冷茶洗净污血，用杏仁捣融敷之，内服韭菜汁一碗，隔七日再服一碗，四十九日共服七碗。伤口上再用煮熟鸡蛋白盖，用艾绒在上烧数十次，百日内忌盐醋，一年内忌猪肉、鱼腥、酒色，终身忌狗肉、蚕蛹、红豆饭，方得保全，否则十有九死。此系葛仙翁妙方，有癫犬一日咬三人，只有一人用此方得活，亲见有效，切不疏忽。

又一方：用鲜万年青，连根捣融绞汁，灌之腹内，如有小犬，变成血块，由大便而出，不论久近皆治，一切食物不忌，真仙方也。

蜈蚣咬伤：人指甲磨水涂之，立效如神，万无一失。有被其咬伤者，其色碧绿，肿大如碗，痛不可忍，百药随敷随干，其毒不散，后用此方治之，应手而愈，此方最简便，毋庸第二方也，真为特效灵丹。

猫咬伤：薄荷煎汤洗，或川椒汤亦可煎洗。

蠼螋射伤：藏于隔壁，以尿射人，若误中其毒，令人皮肤起泡，痛如火烙，初如饭粒，次如豆大，若不早治，伤处周围胶合则难救。急用棉沾热盐水揩数次即消。甚则毒延遍身，瘙痒不止，用大黄末敷之。

射工伤：人触着则能放毛蜇人，初痒次痛，势如火烧，久则外痒内痛，骨肉皆烂，诸药罔效。用豆豉捣融，清油调敷，少时则有毛出，去豆豉，用白芷煎汤洗之，如肉已烂，用海螵蛸末掺之即愈。

头发卡喉：旧木梳，烧枯为末，酒冲服，或血余灰亦可。

蜈蚣卡喉：急取生猪血饮之，少顷以清油灌入口中，蜈蚣滚在血中即吐，吐出之后用雄黄末调服，以解其毒。

诸骨卡喉：砂仁　草果　威灵仙各三钱　白糖一两　水煎，连服三四碗，任何骨俱化，神效。此林屋山人极验仙方也。

稻壳卡喉：急取鹅口中涎灌之，鸭亦可。

治吐血除根灵方：生西瓜子二升淘净，泥根灰用大锅浓煎、滤清，加入冰糖少许，代茶饮之，常服，勿间断，可以除根不发。

吐血神验方：地黄汁半升　生大黄末方寸匕　以地黄汁煎三沸，入大黄末调和，空腹服下，三日即愈。大黄少许可也，以地黄引下行耳。

论治吐呕血：吐血，全是血而不多，为之吐血，呕吐血，全是血而盈盆盈盏，多者为之呕血，此一方并可治之。大当归（要有四五两重）一只，切片，好陈酒一斤，慢火煎至一碗，炖温后，将吐未吐，取药一口，连血漱和咽下，一剂可，神效无比。

治心痛：马兜铃（烧存性）一个　研末，用温酒调服立效。

治牙疼：姜黄五分　白芷五分　细辛五分　共研细末，擦患处，须臾以盐水漱口，如遇外面赤肿，去姜黄，加川芎。

治烂喉痧吹药：牛黄五厘　指甲（焙）五厘　青黛六钱　壁喜巢（焙）二十个　冰片二厘　珠粉三分　象牙屑（焙）三分　共研细末，听用。

治烂脚指丫：枯矾五钱　石膏（煅）　轻粉　黄丹　密陀僧各二钱　共研细末敷。

治脱肛：紫浮萍研末擦之，或蝉蜕研末，香油调敷，立收。

手指砍断：将手指接上，用苏木研末敷之，外用蚕茧壳，剪开，包缚牢固，数日即愈。

中风不语，半身不遂：草乌一个　绿豆半升　同煎，以绿豆熟化为度，去绿豆，将草乌刮去皮，晒干为末，烧酒对服，虽老年久病亦可愈，屡试皆验，真神方也。

救五绝奇方：凡误吞鸦片二三钱者，用木棉花一服，重六钱，双手撕松，放在瓷器洁净钵内，烧透成灰，再加入食盐二钱和匀，研细相溶，用开水一茶杯冲入，再调温灌服，俟一二刻大吐，吐完即愈。如吞四五钱者，连用二服，照前法灌下，俟三四刻之久，大吐即愈。如吞七八钱者，连用三服，照前法灌之下咽，俟一个时辰，而毒在上者即吐，在下者即泻而愈。倘吞咽已久，势甚垂危，眼珠向上，口吐白涎者，但气未绝，还可望救，急将白涎抹去，将筷横撬牙关，使其口开，连灌三服，用汤瓢缓缓溜入肚内，一个时辰久，渐渐作吐或泻愈。若吐泻不尽，症危。汤药切宜渐温，灌药务要小心，若一太猛，则恐噎住，药回气绝，慎之慎之。

凡吃吞烟救愈后，食粥二三天，补养肠胃，戒食荤腥物、生冷发物，庶免后病。

凡误吃砒霜、毒孤、藤黄、蛊毒、孔雀血、盐卤、蜈蚣、断肠草、水莽草，以及诸毒，用木棉花一服，亦照前制法，开水调服，或吐或泻而愈。

救吊死： 将一手抱住，一手解绳，不可剪断，解下安脚卧之，一人紧挽其腰，一人手摩揉其胸胁，一人屈其臂及足胫，待其气回，即刺鸡冠血滴入口中，或桂汤亦可，并用生半夏末吹鼻则活。

救魇死： 将人急扶，盘膝坐地，用手提其发，以生半夏末吹两鼻，再用生姜汁灌之则活。如心头温者，虽一日亦可救活。再用白糖打水服，或童便亦可，散尽瘀血则愈。

救冻死： 若未僵者，用生半夏末或皂荚末吹两鼻，即将炒灶灰包熨心窝，冷则换之，待气转即活，随用生姜、陈皮同捣碎，水三碗煎至一盅服，忌火烘，烘则寒气入内，无救。如有笑形，即掩其口，否则大笑不止，必死。

救自刎： 凡左手自刎，气嗓必断，百无一生；右手自刎，食嗓必断，百无一死，须急救，否则身冷气绝必死。急剥活鸡皮速贴患处，安枕稳卧，外用棉线缝合刀口，再用石灰半斤、大黄片一两半，同炒至灰变红色，去黄，研细末敷上，再行调治，紧要避风。

救溺死： 速将口撬开，横筷一只，使可出水，用竹管吹耳，用生半夏末吹鼻，再用皂荚末，绵包塞屎门。夏天溺者，以人横背上，左右人扶之，防其失跌，活则调之。

左右手临症参脉之图在后，必须细究为要。

左手寸关尺三部脉诀： 寸脉，心、小肠，悠扬缓散。关脉，肝、胆，沉而弦长。尺脉，肾、膀胱，沉细而实。

右手寸关尺三部脉诀： 寸脉，肺、大肠，浮涩而短。关脉，脾、胃，缓而散大。尺脉，命门、三焦，缓而悠扬。

凡诊脉以中指，先下腕中高骨取关脉，次下近掌取寸脉，再下近肘取尺脉，认得何脉。迟则寒，数则热，细缓则虚寒，细数则虚热。此略表其大概，必须细参脉诀。

仙灵山人俞志钧抄

《伤科方论》

清·甘雨来

～～～～～～～～～～～～～～～～～～～～～～～～～～～

序

古之良医，神于治病，针灸药石，用之各当，不以专家名。唐代始有十三科之别，传其术者，各习一科，折伤科，其一也。后世妄谓华佗工于治伤，以其书不传为恨。缘伤科专书不多见，往往散见于他书间，有抄辑成篇者，遂为一家之秘密。互相传录，鲁鱼亥豕之讹，不可胜计，执舛误之方以治伤，岂非差之毫厘，失之千里耶。予平居历览各科医书，讲求方药。遇知医者，必与讨论，获益良多。雍正十年，尹大中丞承制选练技勇，浙省宫保李公亦选数十人遣诣京师，道经吴门，尹中丞暂留验试众技勇，皆寓苏，而教师甘君适来予寓顿行李。甘本秣陵人，世精武艺，性颇粗豪，敦意气，重然情，与予甚契合。临别时，出一帖授予，曰：此吾家五世秘传也，君其录之，以此术利己利人。予即手录细阅。凡分别治伤各方，及各伤要害，俱明白易晓，迥非世间庸医舛误方书可比，真甘君世传之秘，不但有活人之功，抑且有资身之术。后学者珍秘此书，庶不负相授之意也。

秣陵甘雨来先生真本

云间封文标手录1746年

论伤有十不治

凡受伤之人，痰多者不治；眼珠泛白者不治；唇吊者不治；失枕者不治；口臭矢黑者不治。以及斜视气响、喘急胸高；耳鼻赤色、饮食不进；若断盖心骨及耳内脑衣，穿破阴囊阴户，重伤痛苦难忍，瘀血迷心，未有不死者也。

论用药

自然铜乃接骨之要药，敷药不用，汤饮必须用之。以续断、五加皮为佐，活血以红花、当归为主，理气以青皮、枳壳为先，破血以桃仁、木通为君，补血以芍药、生地为最。若疏风，先须理气，活血亦须顺气为先。在足，木瓜引经；在手，桂枝、桑枝亦可也。

论治法

凡头上打跌伤，脑髓出，难治；骨青色者，难治；若他处骨肉破碎，即将定痛散敷之，服疏风理气汤五六剂，伤口平复，再服补血顺气汤；若破伤风，牙关紧闭、角弓反张之症，急以飞龙夺命丹投之。目受伤，将收珠散敷之，用银针脚蘸清井水，以收珠散点血筋，次用旧青布绢汤洗挪，随用还魂汤二服，待其平复，再饮生血明目饮。鼻梁骨断，先用接骨散敷之，次用生肌散菜油调搽，再服安血止痛散。

口唇缺破，先敷代痛散，随将青鹡尾下绒毛护之，以桑皮细线缝之，再敷生肌散，服活血止痛饮。有含刀在口，割断舌头，尚未坠落者，用鸡蛋内软衣袋其断舌，将破血丹，蜜调涂在患处，再以蜜和蜡调匀，敷在鸡蛋白衣上，取其微软，能通药力，但药在口内易散，勤敷为妙，如不能速效，再以金疮药治之。如被人咬破舌头者，以生蟹捣烂涂之，亦平复矣。下颌骸落，先用宽筋散煎汤熏洗，次以绵裹大指入其口，余指抵住下边，缓缓揉上，推进骸骨而已，再服补肾和气汤。有登高跌扑，两肩天井骨受伤，不便绑扎，但见有伤损肿胀，即先服喘气汤，使骨节相对，次用接骨散敷之，以绵包裹，斜连胸背络之，再服活血汤。肩骸落与膝骸落同治，膝骸送上有力，肩骸送下有力，接属易上，将一手上按住其肩，下按住其手，缓缓摇动，使其筋舒血畅。令本人坐低处，一人抱住其身，医者用二手叉其肩，两膝夹住其手，齐力上之，用绵裹包如鸡卵大，络其膝下，敷接骨散，服生血补髓汤。臂骸触出，上以手抬住其腕，下用一手按住胯，兼用足踝抵住，齐力一伸而上，即敷接骨散，以绵包之，服生血补髓汤。

手骸跌出，上用一手按住其臼，下用一手按住其指掌，用力一伸而上，此乃会脉之所。须服宽筋活血散，以接骨散敷之，外用绵包裹，再将阔板一片，又用二寸长杉板四片，绑贴患处，扎缚七日，可得平复。

指有三骸，唯中节出者有三，然易出易上，用两手捻伸而上也，敷宽筋活血散。有臂骸臼出者，而触在腹内者，当令患者侧卧，出内用手随内，出外用在外，上手扑住其腰，下手捧住其腕，将膝捆往其上，出左向右扳，出右向左扳，一伸即上，服生血补髓汤。盖两腿易于伤损，伤则两段，先将宽筋散煎汤熏洗，使患者即侧卧，外敷接骨散，好足同敷，用绵包裹，要四寸长杉板八片绑好，以绵绳三条绑缚，服活血止痛散三四剂，再服壮筋续骨丹。

治膝盖骨跌脱离骸

须用绵花衣捆作大包，令伤者仰卧，将绵花衣包衬于膝下，一人抬其脚踝，若骨偏于左随左而下，骨偏于右随右而下，医者双手扶定绵包，以上手挽住其膝，下手按住其脚，使臼骸相对，用力一扳，推起入骸，先敷接骨散，用绵包裹挽下，以包按之，服生血补髓汤四五剂，再服壮筋续骨汤。

小膀有大小二骨，一茎折者易治，俱折者难治。折骨有藕七头者易治，而骨平断者难治。更有戳穿皮肉者，尤难治也。此与大腿治法同。若骨戳皮，须将碎骨镶好，断处不可汤洗，将生肌散敷之。如折骨不破皮肉，以接骨散敷之。足踝之骱，易出难上，须一手抬住其足跟，一手扳住其脚指，左出偏其左，右出偏其右，将脚掬上，以足跟掬下，可以一伸而上，服宽筋活血散。脚偶被伤，致令筋纵酸痛，不便伸缩，宜用宽筋散煎汤熏洗。

失枕头项强痛

令其低处坐定，一手扳其下颏，缓伸直矣。枪戳皮肉者，敷金疮药。伤内膜及肠胃者不治；刀斧破伤头额最易发热，脉细者可治，脉大者难治。损骨先疗骨，损肉先疗肌，外敷金疮药，内服护风托里散。自刎气管断者，先以半夏细末掺之，再以青鹊绒毛和入人参细末敷之，以桑白皮细线缝刀口，软绢缠封。急切如无青鹊毛，茅针花搓软可用，随服紫金丹和入胎骨一分，酒调逐匙灌下，再服护风托里散。有肚皮破而肠出者，当先去病者指甲，如内脏不伤，饮食可进者，勿使风伤患处，将温水揉之令入，用桑白皮细线缝合破处，外敷金疮药，服通肠活血汤。

被人咬伤手指者，急宜搜出牙黄，随敷急救丹，再以护心丹服之。若破伤风，急服飞龙夺命丹。如被破伤风病人咬伤者，不治。

论各穴要害之处

凡人左胸为气门，右胸为痰火，左胁为食肚，右胁为血海，前胸为龙潭穴，背心为海底穴。左乳伤发嗽，右乳伤发呃。两腰为二珠穴，伤则发笑。男子伤于上部易治，因男人气盛上升之故也；女子伤于下部者易治，因女人血盛下降之故也。查《大清律》载致命各伤，顶心太阳穴、耳窍、咽喉、胸膛、两乳、心坎、肚腹、脐肚、两胁、肾囊、脑后、耳根、脊膂、两后胁腰眼，并顶心之偏，左右额颅、额角，伤重皆致命。又《律》载保辜限期：手足及以他物殴伤人者，轻限二十日平复；以及汤火伤者，限三十日；折跌肢体及破骨堕胎，无论手足人他物，限五十日。凡人伤全体者死；速伤肩背者死迟；伤左半身者，气促、面黄、浮肿；伤右半身者，气虚、面白、少血；伤背者，百日后必死，因五脏皆系于背故也，宜服回生药酒。伤胸者，必咳嗽迷闷，面黑者发热，主三四日死，因胸乃气血往来停泊之所也，服七厘散、行气活血汤。凡跌伤打伤，轻不致命，但觉两胁疼痛，此肝火有余，因实火盛之故。或有平日登高跌扑，原有瘀血凝滞，今又因新伤而发痛，或有痰积食积而痛者，或有醉饱房劳，脾气虚耗，肝木乘脾。胃气脘当心，连两胁痛者，又有伤寒发热而两胁痛者。左胁痛，气与火也；右胁痛，痰与食也。瘀血痛，伤处必有红肿。若肥白之人，身发寒热而兼胁痛者，多因气虚；黑瘦之人，发寒热而痛者，大约阴阳两虚，必日轻夜重、多怒肿痛，此亦瘀血凝滞之过也。

论用药要诀

凡治跌打损伤重症，不可匆忙下药。若病者不能开口，先将乌梅嚼烂，擦其牙齿，或将牙皂末吹入鼻中，得喷嚏，口即开。随将韭菜根捣汁炖热，和童便服之，不纳者难治。若纳下即同瘀血吐出者，审其伤之轻重，先服夺命丹，随投疏风理气汤，外敷吊伤丹。若小便不通，用火灵法，或熏洗法。若破碎伤，用封药护之，次服接骨紫金丹。若腹痛者宜用下法，下后审症轻重，依方加减可也。凡人被打，七日之内血气未曾积聚，只宜发散活血；十四日之内血瘀在胸，其势须归大肠，故肚内作痛，宜用行下药。凡人初打，必有气有郁，或受风寒，恐血气攻心，宜服护心丹。凡人看指甲，先看中指甲，黑色者伤重，脚指甲黑色亦凶。

眼内有红筋，或眼白珠赤色亦凶，而黑色者大凶。睾丸上升者，更凶。脚底黄色者，亦凶。

凡人被打，伤重不能行动，用捣法。二人挽起其头，四五次即吐出痰涎苏醒。如不吐，以牙皂末五分煎酒调灌，得吐即醒。如牙紧不开，用前乌梅擦法。凡人受打，拳向上打者，其气顺；平打者，其气塞；倒打者，其气逆，则血凝，故倒插难治。凡人受打，自觉伤重，医药不及，急将童便乘热服二三盏，或以生地龙六七条洗净捣烂，将滚热煮酒冲调，略定，去泥渣服之，然后急急医治，方保无虞。凡无医人，遇伤之症，先用劫药，不必惊骇，过三时自然平复，急觅良医。凡引经之药，伤上部用川芎，在手桂枝，在头白芷，在胸腹白芍，在脐下黄柏，在左肋青皮，右肋枳壳，腰杜仲，下部牛膝，在足木瓜，周身用羌活、当归。不论跌打各伤，必须用香附。伤肝部者，面色青兼红紫色，眼赤发热，主七日死，先服流伤饮，次服小续命汤，后服中和丸。伤心口者，面青气短、吐血、呼吸大痛、身体不能动者，主七日死，先服流伤饮，次服续命汤，后服中和丸。伤食肚者，心下作阵痛、身发热、腹高浮如皮鼓、气促、饮食不进、眼闭口臭、面色黑，主七日死，先服大续命汤，次服中和丸。若受伤倒插者不治。伤两肾者，两耳即聋，额发黑色，面浮光白，常如笑状，主半月死，先服生血饮，次服流伤饮，后服中和丸。伤小腹者，面肿气急，或时作痛，口有酸水而欲吐，主三日死，先服续命汤，后服中和丸。伤大肠者，粪后血急而又涩，面赤气滞，主半月死，先服流伤饮，次服续命汤，后服中和丸。伤膀胱者，小便痛涩，不时有尿，臌胀发热，主五日死，先服续命汤，次服行气活血汤。伤阴囊阴户者，血从小便出，主三日死，先服护心养元汤，次服大续命汤。胸背俱伤者，面白肉瘦，食少，发热咳嗽，主半月死，先服流伤饮，次服中和丸。伤气海者，气喘大痛、身瘦、夜多盗汗，食少，肿痛不宁，主一月死，先服流伤饮，次服中和丸。伤血者，血妄行，口常吐出，胸前扳住作痛，先服活血汤，次服流伤饮，再服药酒，若不取效，主一月内死。伤两肋者，气喘大痛，睡下如刀刺，面白气虚，先服活血行气汤，次服续命汤，不效，主三月死。

论各要害处受伤不治

囟门即天灵盖，骨碎脑出者，不治。截梁即鼻梁，两眼平对处打断，不治。两太阳系空虚处，伤重者，不治。小心突即结喉，打断不治。塞即结喉下、横骨上空潭处，塞下有横骨，下直至人字骨，悬一寸三分为一节，下一节，凶一节也。心坎即心前人字骨处，受伤者必晕闷，久必吐血，血沉不治。食肚在心坎下，伤重者反胃不治。丹田，脐下一寸三分，内穴膀胱，若倒插伤者，不出一月内必死。睾丸即肾子，捏碎者不治，外胞伤破亦可缝。脑后与囟门同，木器铁器伤破，不治。天柱骨与突对骨断者，不治。海底穴在大小便交界，此处空虚，受伤不治。气门在乳者动处，受伤即气塞，救治稍迟，不出三时即死。软肋在左乳下即食肚，救迟不出三日死。膻门在左乳下，伤重即痰壅，不治。血海在右乳膻门之右，是右胁将尽处，重伤不治。两乳之上，伤左者，久而发嗽；伤右者，久而发呃，医迟不治。中脘在心口下，当胃处，伤重不治。肺底在腰以上，中间高处，重伤不治。中会在中脘之下，丹田之上，伤重不治。章门在脊骨第三节，伤重不治。风门在左右合肢下，伤重不治。心前背后受伤者，久而成祛症。小膀肚受伤者，久而成黄病。

论验伤轻重

一看两眼，凡内有瘀血，眼白必有红筋，筋多瘀亦多，筋少瘀亦少，若眼珠运动有神气者，可治，否则难治。

二看手指，擎了指甲，放开血色即还原者，可治。若迟还原者，难治。或血色紫黑者，不治。

三看阳道不缩者及有小便，可治。否则难治。

四看脚指甲，与手指甲同治。

五看脚底红色，易治；黄色难治；五色全犯者，不治。

六看脉息，若胃气和平者，易治；六脉浮数者，受伤兼外感，难治；六脉俱微，胃气将绝者，不治。

论各伤主方用

伤章门，用当归红花饮。伤肺底，用香附饮。伤气海，用木香饮。伤后胁，用象胆饮煎。伤血海，用血竭煎。伤腰，用杜仲饮。伤中会，用香乳饮。打伤扑心，用九龙饮。伤中脘，用黄麻饮。伤头，用羌活饮。伤丹田，用十大功劳饮。伤手者，用桂枝饮。伤风门，用五加皮煎方。

寸骨受伤者，用虎骨煎方，再服地龙丸，或服石鹿独散，效后，辨验其何处伤重，依方治之。俟全身平复，然后加意调补，方保无虑。若伤虽多，皆不致命，服刘寄奴饮、胎骨饮。伤囟门两太阳，服麻苇丸。伤眼亦服之。伤截梁，用紫金丹。伤结喉亦服之。伤胸前横骨下三节，必吐血，或咯红痰，服紫金丹，童便服，浸煮酒送下，服胜金丹收。伤两耳，必晕闷，与伤胸同治。伤心坎下，必口噤心闷，行动不得，用夺命丹。伤心坎下至小腹，先用猛蝇散，再用下行药。伤膀胱小腹，用灸脐散通之，再服行血活血药。阴囊破碎，用封药或掺青鹞绒毛，或细线缝，或麻苇丸。脑后伤破服紫金丹、麻苇丸。伤左乳，发咳嗽，先服紫金丹，次胜金散，再服六味地黄丸。

丸方中加治嗽药

伤右乳，发呃，先用夺命丹三服，次服猛蝇散助之，后用活血理气药。伤胸前及背后，用桔梗、青皮为饮，引服活血理气之剂。伤手，用落得打草煎汤浸洗，服桂枝饮。伤腿，用两头尖膏，再服活血补血药。伤腰脊，用麸熨，再服煎剂。若腰痛，用补骨脂、杜仲、凤凰衣三味为末，切开猪腰子，入药扎紧，陈酒加青盐煮食。伤海底穴，必因脚踢，其气上冲，觉耳内一声响，即心内昏晕，甚者倒地，先服护心散，再服活血药。若便结，用熨剂法。伤尾闾穴，在尻骨尽处，服车前子末七分，米汤调下，再麸皮、葱姜、糟同炒熨之，再服活血药。

伤膀肚肠，服紫金丹，次服行血活血药，加茵陈，治缓，成黄病。伤颤门，必口噤，目反身强，在七日内者，服夺命丹；七日外者，用煎剂下之。若伤在上部，忌用行药，先服紫金丹，赶下瘀血，后用行药可也。伤血海者，久而成血癖，法治以水拌面，搓作长条，四面围定，中安朴硝或芒硝，以纸三四层盖之，外将脚带捆定，将炭火熨斗熨之，闻腹中有响声，血癖已消，再服活血补血药。伤气门者，气塞目反，口噤身强，过不得三时，救迟，其气下降，撒屁则无救。以此时不可慌张乱治，急以吾耳傍其口，候其气息，如无气者，必伤于倒插，须揪其发，伏我膝上，轻敲其背，若得气从口出，则醒。或气门左右受伤，皆致昏闷，俱不可表汗，左服紫金丹，右服夺命丹，至三日后必发热，仍服表汗药，去风可也。各处新伤，未曾归经，只宜用七厘散，再服行血药下之。伤在上部者，总以散为主，石鹿独散较七厘散功效更甚之。凡应炮制之药，有焙炒、煨煅、浸洗、拌蒸各法。若金石之品，宜用银罐、阳城罐煅之；若草木之品，合当煅存性，贮小口瓶封固，砻糠火煅；若用土鳖虫，必须平时将胡桃肉、红花、当归喂饲，临用时炙焙为佳。总之，炮制修合之法，习医者不可不留心讲究。

论药必要地道，方能见效

药不地道，难以奏功，人人知也。铺中常以低假之药搪塞，误人不浅。即如麒麟竭，焚之有香，烟色带红，今肆中多以火漆假充，岂不误事。又或以樟脑和入片脑，厚朴和入麝香，阿胶以练松香掺和、麋角煎充之，种种伪造，难以枚举，是学医者先须识药，平时涉历讲究之工，决不可忽也。

第一方：当归红花饮，伤章门用。当归二钱　红花二钱　苏木二钱　陈皮二钱　桃仁（去皮尖）廿粒　乳香一钱炙　没药一钱　枳壳二钱　土鳖十二个　骨碎补二钱　甘草一钱　上血竭一钱　煮酒煎服。

第二方：木香饮，伤气海用。木香一钱　真角沉（磨）一钱　土鳖虫廿个　五加皮二钱　炙乳香一钱　红花一钱　骨碎补三钱　母丁香五粒　炒枳壳二钱　苏叶二钱　当归二钱　陈皮二钱　赤芍二钱　酒煎，临服冲童便一盏。

第三方：血竭煎饮，伤血海用。上血竭二钱　当归二钱　红花二钱　苏木二钱　杏仁（去皮尖）二十粒　五加皮二钱　乳香（去油）一钱　柴胡二钱　煮酒，临服，冲童便一盏。

第四方：乳香饮，伤中会用。乳香（去油）一钱　广木香一钱　白茄子一钱　五加皮一钱　当归二钱　生地一钱　香附（酒炒）三钱　赤芍一钱　枳壳一钱　苏梗叶二钱　丹皮一钱　陈皮二钱　柴胡七分　苏木一钱　煮酒煎，冲童便服之。

第五方：黄麻饮，伤中脘用。黄麻灰三钱　广胶灰二钱　炙乳香一钱　沉香一钱　当归三钱　川牛膝二钱　赤芍二钱　血竭一钱　芦荟一钱　琥珀二钱　砂仁二钱　加胡椒一钱，香附一钱二分，酒煎，临服冲童便一杯。

第六方：十大功劳饮，伤丹田用。十大功劳一钱五分　落得打二钱　蚯蚓（去泥）十二条　木通二钱　土鳖虫廿个　车前子一钱　斑蝥七个　蓬术一钱　木鳖子半个　当归二钱　蚂蟥（焙）一钱　酒煎服。

第七方：五加皮煎，伤风门用。五加皮二钱　当归二钱　白芍三钱　陈皮一钱　净桃仁十八粒　红花一钱　骨碎补二钱　生地二钱　柴胡二钱　羌活二钱　肉桂七分　甘草五钱　酒煎服。

第八方：香附饮，伤肺底用。香附二钱　陈皮一钱　枳壳一钱　生地一钱五分　青皮一钱五分　当归一钱五分　羌活一钱　甘草一钱　胡椒一钱　上血竭一钱　白芍一钱五分　黄精二钱　红花一钱　泽兰一钱　炙乳没一钱　十大功劳一钱　苏木一钱五分　酒煎服，入童便一杯。

第九方：象胆煎，伤后胁用。象胆二钱　土鳖虫十个　当归二钱　青皮一钱　柴胡一钱　桃仁（去皮尖）廿粒　红花一钱　苏木二钱　陈皮一钱　白芍一钱　羌活二钱　酒煎服。

第十方：杜仲饮，伤腰用。杜仲（姜汁炒）三钱　当归二钱　陈皮一钱　赤芍一钱　枳壳一钱五分　香附一钱　甘草一钱　丹皮五分　蓬术一分　乌药一钱　红花一钱　自然铜（煅）三钱　桃仁（去皮尖）二十粒　酒煎，用童便一盏冲服。

十一方：九龙散，打伤扑心，各伤亦用之。明广胶九钱一分（成灰） 麻黄炭九钱 当归（酒洗）一两八钱 牛膝（酒炒）一两八钱 香附五钱 木耳灰九钱 赤芍（酒炒）九钱 共为末，每服三钱，酒调下，童便一盅冲服。

十二方：羌活饮，伤头用。羌活一钱五分 当归一钱 香附（炒）二钱 白芍二钱 生地二钱 川芎一钱 上血竭一钱 半夏一钱 陈皮一钱 苏叶一钱 红花一钱 酒煎服。

十三方：桂枝汤，伤手用。桂枝二钱 当归二钱 五加皮三钱 苏木二钱 青皮二钱 落得打三钱 上血竭二钱 乳香一钱 酒煎服。

十四方：虎骨煎，寸骨寸伤用。虎骨（要前腰骨，火炙酒淬）一两 土鳖虫（炙）九条 自然铜（煅，醋淬）一两八钱 黄麻炭九钱 蝼蛄（炙）九钱 蚯蚓（去土焙）九钱 虎后胫（醋炙）一两 落得打（焙）一两 刘寄奴（焙）一两 砂仁（炒）九钱 木耳灰九钱 川当归（酒洗）一两八钱二分 川牛膝（酒洗）一两八钱 赤芍（炒）九钱二分 共研细末，米粉糊丸，重一钱。朱砂为衣，藏磁瓶内封固。遇此症者用之。童便对冲，煮热酒送下。再饮陈酒，取能一醉，以助药力。此方神效无比。诸药除陈灰者另研外。余药俱用酒浸一宿晒干，炙焙为佳。若端午日修合，尤佳。

十五方：刘寄奴饮，伤处肿虽多，不致命者用之。刘寄奴一钱 青皮一钱 羌活二钱 白茄子五分 当归二钱 陈皮一钱 生地二钱 枳壳二钱 骨碎补二钱 川芎一钱 红花一钱 虎骨（炙）二钱 五加皮二钱 落得打二钱 楂肉二钱 芦荟三分 苏木一钱 杜仲（姜汁炒）二钱 酒煎，童便冲服。

十六方：定痛止血散，伤破者通用之。白石脂一两 上血竭五钱 孩儿茶一钱 黑豆（生用）三合 共为末，和匀糁之。

十七方：疏风理气汤，即流伤饮，诸伤通用。防风 荆芥 独活 牛蒡 威灵仙各八分 全当归一钱 陈皮一钱 羌活七分 枳壳七分 细辛七分 黄芩七分 川芎五分 红花五分 白芷五分 甘草五分 花粉五分 加姜三片，煎服。

十八方：接骨散，伤鼻用，通用亦可。羌活一两 防风一两 荆芥一两 自然铜（煅）一两 川断八钱 皂荚核廿粒 没药（炙末）三钱 共为末，酒浆调敷。

十九方：收珠散，伤目用。龙骨二钱 血竭二钱 炙乳香二钱 炙没药三分 研细末，入冰片五厘，点之即愈。

二十方：宽筋活血汤，治下颏脱。防风二两 荆芥四两 羌活二两 独活一两 当归一两 红花一两 乌药一两 威灵仙一两 续断五钱 枳壳五钱 青皮五钱 官桂五钱 大小茴各五钱 甘草三钱 分作四贴煎服，每贴加葱白十枝，煎熏患处，服后渣煎洗。

廿一方：生血补髓汤，伤肩臂用。川芎一钱 红花一钱 当归一钱 桔梗一钱 陈皮一钱 苏木一钱 五加皮一钱 川断一钱 黄芪一钱 白芍八分 羌活八分 桂

皮八分　加红枣子二枚，煎服。

廿二方：宽筋活血饮，伤手用。羌活八分　防风八分　独活七分　乌药八分　官桂七分　牛膝七分　桃仁七分　杜仲七分　当归一钱　木通一钱　苏木一钱　五加皮一钱　川断一钱　红花五分　枳壳二分　甘草三分　花粉八分　自然铜五分　加灯心煎服。

廿三方：通肠活血汤，治破肚用。枳壳八分　青皮八分　苏木八分　桃仁五分　红花五分　陈皮七分　乌药七分　羌活七分　五加皮七分　川断七分　独活七分　抚芎七分　木通七分　腹皮一钱　当归一钱　延胡索一钱　大黄一钱　自然铜五分　甘草三分　水、酒各半煎服。

廿四方：护心丹，破指并咬伤。辰砂三分　上血竭一钱　炙乳香五分　炙没药五分　木耳灰三钱　归尾二钱　红花一钱　赤芍一钱　桃仁（去皮尖）一钱　每服一钱，酒调下。

廿五方：紫金散，能正骨、断筋、生肌；兼治内伤呕血、半身不遂用。紫金皮真降香　川续断　川大黄　猴姜　无名异　川牛膝各一钱　研末，每服加苏木、朴硝各二钱，入酒煎浓，调没药末服之。

廿六方：接骨紫金丹，骨断重伤，危症用之。地鳖虫（酒淬炙干，去足）五钱归尾二钱　黄麻根（炒）三钱　自然铜（醋淬煅）一钱　桃仁（去皮尖）一钱　红花一钱　五铢钱（醋淬三次）一个　炙乳香二钱　炙没药二钱　猴姜二钱　儿茶二钱朱砂二钱　麝香三分　硼砂五分　上血竭二钱　研细末，收贮磁瓶，每服一分五厘，陈皮酒调下，重症服二分，再用酒至醉，被盖好，卧三时出汗，不可受风。

廿七方：临命行药方，危险之症，审明用之，切不可轻试。麝香六分　朱砂一钱雄黄六分　巴豆霜三钱　自然铜三钱　上血竭三钱　炙乳香二钱　炙没药二钱　归尾三钱　大军三钱　土鳖虫三钱　各为细末，每服一钱，陈酒送下，行尽恶露后，再服调补药，痛处宜贴膏药。

廿八方：透骨散，伤处破危症用之。上肉桂三钱　北麝五分　母丁香三钱　山艾五分　乳香（去油）三钱　龙骨三钱　各为细末，收贮磁瓶，临糁时，加阿魏三钱研和，否则掺膏药上贴之。

廿九方：桃梁药酒，危症服药得生后，宜用服此酒，日后伤处不发。当归一两红花一两　五加皮四两　白豆蔻一两　杏仁（去皮尖）八钱　没药（去油）三钱　芒硝八钱　甘草节一两　炙乳香八钱　苏木一两　木通一两　刘寄奴一两　杜仲一两自然铜（煅）一两　牛膝一两二钱　炙土鳖五钱　蚯蚓（去土焙）五钱　用胡桃肉内格梁四两，煎陈酒二十斤，另以绢袋盛前药，各浸酒内，每日服半斤，四十日后，精神倍强。

三十方：七厘散，危症用之。此方不可传人。归尾五钱　红花二钱　桃仁一两然铜（煅）五钱　炙乳香二钱　炙没药二钱　炙土鳖五钱　骨碎补五钱　上血竭三钱　麝香五分　儿茶二钱　硼砂三钱　辰砂三钱　麻黄五钱　巴霜二钱　陈坑砖（火煅醋淬七次）一两　各为细末，磁瓶收贮，每服三分，视伤轻重加减。

　　三十一方：麻芎丸，脑后阴囊破用之。熟天麻一两　川芎一两　蜜为丸，如弹子大，每服一丸，酒送下。

　　三十二方：护心散，伤海底穴用。木耳灰三钱　归尾二钱　红花二钱　大黄二钱　赤芍二钱　桃仁一钱　各等分为末，每服一钱，酒磨沉香三分，加砂仁五分，调和服之。

　　三十三方：七粒散，危症用之。巴豆霜二钱　滑石四钱　大黄三钱　百年坑砖（煅）五钱　各研细末，端午日粽尖捣成丸子，如绿豆大，每服七粒，陈酒送下。

　　三十四方：沉香顺气饮，伤重喘急用之。沉香五分　炙礞石三钱　自然铜（煅）二分　滑石一钱　朱砂五分　共研细末，另用当归、红花、牛膝、刘寄奴各一钱，煎酒调末三钱服之。

　　三十五方：寻痛清心丸，凡新伤痛无定处，服此方则伤轻处平复，重处显出，然后对症用药。草乌（生用，去尖皮）钱半　炙乳没一钱五分　麝香四分　五灵脂二钱　为末和成丸，如绿豆大，朱砂为衣，每服五分，姜汤送下。

　　三十六方：飞龙夺命丹，伤心坎用之，续命汤。羌活八分　独活八分　藁本八分　蔓荆子八分　防风一钱　荆芥一钱　蝉蜕一钱　细辛一钱　僵虫七分　威灵仙七分　川芎七分　陈皮七分　白芷五分　薄荷五分　天麻五分　甘草三分　当归七分　姜三片，灯心二十根，水煎服。

　　三十七方：还魂丹，伤目用。谷精草　生地　荆芥　甘菊　柴胡　黄芩　羌活　桔梗　炙乳香各八分　炙没药七分　白芷　连翘　川芎　白芍各七分　甘草五分　加灯心三十根，水煎服。

　　三十八方：明目生血饮，伤目用，轻者用之。谷精草　甘菊　川芎　茯苓　羌活　薄荷　荆芥各八分　白芍一钱　生地二钱　当归一钱　白蒺藜（去刺）三钱　防风八分　连翘八分　细辛八分　甘草三分　枳壳六分　山栀子仁五分　加灯心三十根，水煎服。

　　三十九方：活血止痛饮，口唇破缺用之。当归八分　白芍八分　羌活八分　川芎八分　荆芥八分　桃仁（去皮尖）八分　陈皮七分　木通七分　乌药七分　五加皮七分　川续断七分　炙乳香一钱　炙没药一钱　红花五分　防风六分　苏木一钱　甘草三分　加灯心三十根，水、酒各半煎服。

　　四十方：代痛散，口唇破缺敷之。川乌　草乌　炙乳香　炙没药　胡椒　各等分为细末，麻油调敷。

　　四十一方：补肾和气汤，下颔骹落用之。黄柏八分　知母八分　当归八分　木通

八分　白术八分　川断八分　香附八分　枳壳七分　青皮七分　牛膝七分　白芍七分　甘草三分　茯苓八分　陈皮一钱　杜仲一钱　加红枣子二个，水煎服。

四十二方：喘气汤，登高跌扑伤用之。枳壳五分　白芷五分　青盐七分　干葛　陈皮　桂枝各七分　桔梗一钱　皂角末（去筋核，煅存性）一钱　川芎六分　甘草三分　杏仁（去皮尖）八分　临卧时，加蜜三匙冲服。

四十三方：吊嗽饮，伤在左乳，发嗽用。川芎七分　白芍七分　白芷七分　桂皮七分　桑皮八分　羌活八分　陈皮八分　桔梗八分　皂荚末八分　甘草五分　水煎，临卧服。

四十四方：行气活血汤，伤胸前者用之。川芎　红花　桔梗　当归　陈皮　苏木　川续断　五加皮　黄芪各八分　羌活八分　白芍八分　然铜五分　桂皮五分　甘草三分　加红枣一枚，水煎服。

四十五方：壮筋续骨汤，伤腿足用。羌活　独活　防风　当归　红花　木通　枳壳　青皮　花粉　乌药　白芍　苏木　牛膝　荆芥　桂皮　川断　自然铜各一两　麦芽　炙土鳖各五钱　共为细末，大人每服三钱，小儿每服二钱，煮酒冲砂糖，调末药服。

四十六方：护风托里散，治男妇破伤风。当归一钱　官桂　白芍　杏仁　麻黄　茯苓　甘草各一钱　水煎服。

四十七方：夺命丹，伤心坎，用小续命汤。归尾　草乌　炙土鳖　胎发灰各五分　甘草三分　各为细末，每服一分三厘，煎酒送下。

四十八方：护心丹，咬伤手指用。绿豆粉一两　炙乳没各三钱　朱砂　甘草各一钱　各为细末，每服三钱，桑枝汤送下。

四十九方：金疮药，刀斧伤用之。明矾五钱　白松香一两　儿茶二钱　血竭二钱　冰片一分　象皮（切片，元米同炒，研末）一钱五分　湿者干掺，干者菜油调敷。

五十方：金疮膏方。芸香五钱　樟脑一两　炙乳没各一钱　血竭一钱　白蜡一两　各为细末，将猪油溶化，先入白蜡，次下芸香，樟脑，离火再下乳香，又下轻粉一钱，再以余药总下调匀，收涂患处。

五十一方：接骨定痛散，通用。川乌　草乌　五灵脂　木鳖　骨碎补各五钱　地龙（去土）三条　乌药　青皮　威灵仙　防风　狗脊　自然铜　小茴香　陈皮各五钱　共为细末，醋和成丸，如绿豆大，每服三十丸，煮酒送下。

五十二方：八宝丹，通用。琥珀屑　硼砂　花蕊石　归尾　红花　朱砂　炙乳香　血竭　古钱　各等分为末，饭汤丸如葡子大，每服七丸，煮酒送下。

五十三方：和中丸，通用。归尾五钱　炙土鳖五钱　上血竭二钱　骨碎补五钱　自然铜（煅）二钱　枳壳五钱　寄奴五钱　炙乳没各一钱五分　杜仲（姜汁炒）一两　降香节一两　延胡索五钱　各为细末，砂糖同捣为丸，每丸重三钱，量人老少、伤之轻重，增减用之。煮酒送下，极重者，不过三丸为止。

五十四方：熏洗方，通用。升麻　当归　羌活　防风　刘寄奴　胡葱　各等分，煮酒煎，先熏后洗。

五十五方：吐血方，仅得伤在内者用之，不可轻试。硫黄一钱　麝香一分　为末，每服一分，白滚汤下，吐出瘀血黏痰为度。

五十六方：接骨方，诸骨断者通用。生半夏五十个　土鳖五十个　同捣匀和，贴在壁上，四十九日起下，研作细末，再用古钱三个（火煅醋淬七次）为约三钱，自然铜（火煅醋淬三次）一钱五分，炙乳没各二钱五分，总研细末，匀和，收贮磁瓶，每服五分，酒送下。

五十七方：盖天散，手足骨断者用之。取多年屋瓦一片，男伤用阳瓦，女伤用阴瓦，火煅醋淬九次，研细，煮酒调下三钱，被盖避风，不可摇动伤处，其骨自接。

五十八方：急治破伤风。款冬花　明广胶（蛤粉炒）各等分　为末，每服三钱，煮酒送下。

五十九方：玉红夹纸膏，跌打损伤及刑杖疮皆治。铜绿三钱　潮脑五钱　白儿茶上血竭　白占　炙乳没各五钱　银朱四钱　各为细末，蓖麻肉二百廿粒，水煮过，用松香二两同捣匀，摊成夹纸膏，银针刺数十孔，贴一周时。

六十方：调经散，凡受伤者，服药疏利之后，宜服此方，调理其荣卫。川芎一钱五分　当归一钱五分　白芍一钱五分　黄芪一钱五分　青皮五钱　乌药五钱　熟地四钱　陈皮五钱　炙乳没各一钱　水煎，冲小茴香一钱调服。

六十一方：神仙接骨方，不拘何处骨断骨折皆效。取鲜宽照草，连根梗叶捣烂，入酒酿并食盐少许，再捣匀，敷于断骨处，油纸包裹，青绢扎之。每服其骨自接，再服去伤调补之药保养，六十日坚壮如固。此草本名仙人接骨草，秋冬时无梗叶，取根用之亦效。此草出山西龙泉山。

六十二方：伤力药酒方，汪汉五先生传。当归四钱　丹参三钱　肉桂二钱　生地三钱　虎骨五钱　红花二钱　贝母三钱　丹皮三钱　牛膝三钱　骨碎补五钱　羌活三钱　杜仲三钱　石斛三钱　川芎二钱　山萸肉五钱　续断三钱　茯苓三钱　桂皮五钱川加皮五钱　枸杞子五钱　桑枝（炒）一两　加桂元肉一两　黑枣子一两　用好生酒十斤，煮透退火，早晚服，随意。

六十三方：封药方，伤破用之。上降香末　五倍子　人参　等分为末，各研细末，掺于破处。

止血方：降香（去油）　象皮（炙）　共为细末，止血神效。

七厘散：止血生皮用。辰砂一钱二分　儿茶一钱五分　血竭一两　没药一钱五分红花一钱五分　寸香二分　冰片三分。

人牙咬伤方：龟板炙，研末。其法，先将伤处用童便洗之，后用麻油调搽之，即愈。

疯犬咬伤方：斑蝥（米炒，去头足）七只　白芷一钱　腰黄五分　滑石二钱　寸香五厘　甘草五分　共为末，陈酒送下。

八宝丹：生珠二分　冰片一分　龙骨三分　甘石三分　人中黄五分　西珀五分辰砂三分。

八将擒王散：川甲片三钱　蜈蚣七条　全蝎七只　刺猬皮三钱　乳香三钱　没药三钱　雄黄一钱　全衣七个　川贝一两五钱。

《接骨全书》

清·徐英

（传自日本）

序

夫医各有科，皆赖圣贤传授于世，唯骨科一症，遍阅诸书，未得其详。予少游江湖，适遇一奇人，称为日南国蔡，精于此症，讲之甚明，上骱有术，接骨有法。予不吝金帛，待之如父，随行数载，不惮劳心，所得传受，试之无不效验，以为子孙养身之宝矣。今将原伤骨骱论方，实肺腑不传之妙，不易所得，后世子孙一字不可轻露，莫与俗人言，毋使庸医见。

徐　英

盖闻百草初尝，沉疴得以利济，青囊著就白骸，不得受损。神农既殁，虽有攻习岐黄，而真源失秘；华佗殒殁，虽有医治扑损，而神技失传。所以还魂九转，徒作纸上之陈筌；刮骨疗疾，竟传骇闻之异术。扁鹊虽神，仅标青史；越人虽巧，徒志简编。若夫七表八里，虽有察问精详，实难明于指下；刀针火灸，虽有《灵枢》备细，而究莫洞于纤微。三点神工，擅美于前；起死回生，莫继于后。杏林橘井之士，未有不掩卷而三叹矣。幸有清和顾子文三出练伊川徐氏损伤家秘，嘱余题辞，余翻阅数遍，见手法、刀法、入骱法、绑缚法、诊视法、调治法，并成方加减、折伤食用法，莫不毕具，余不觉喟然叹曰：有是哉，不意千载以下，更有华氏真传，青囊虽焚，而实未焚矣。古人治病之医药，以济其夭死，今阅其书，不真非度世津梁乎？予因颜之曰：度世笺。笔之书卷首，以襟念志集者之苦心焉。顾子文三者，祖籍江苏，以下居吴地，不织而衣，不耕而食，此时曾与之同行业儒，未及半载，忽破风吹散，然其姿品性情，已见推于一时矣。无何，顾子才学日著，凡笔墨之事，技艺之工，俱传而习焉。予降心仰之，虽未敢自许廉颇，几近刎颈之风，花朝月夕，风雨晦明，非谈文即论武，非论武即试剑，题咏讴吟，迄数之时，交五载余矣。缘予历遭盘错，牢骚满腹，自知襟怀不及囊昔者已经年矣，近以贪窜之类，功名之急，欲至京都往告顾子，不谓其遭无妄而愁眉不展者亦如斯也。此时知心相对，忧闷备尝，遂问此论后立身之计。顾子谓予曰：我今有业矣。因出案徐氏接骨秘术，云：既授彼心法。使予观之，惊喜交集，乃叹顾子奇才，已非昔日之奇才矣，然今较昔，奇才不更添一筹耶，嗟乎。古谱云飞攻吴下河少者，于顾子得之矣，然亦谓其惊者，何哉？谓其术得华佗也，谓其技得庖丁也。倘一旦遇关夫子而刮骨，宁不可惊；对卫后而奏刀，宁不可喜。予因勉顾子焉，得此父母俱全，兄弟无故，仰不愧天，俯不作地，何妨林下高歌，衡门长笑，葛衣幅巾，凡遇抱残厉症者，利之、济之，而使世无瘵疴之人，道无颠蹶之夫，将见功德之原，家道之丰，当不与庸夫俗子争蜗角之虚名，竞蝇头之微利，求媚人间矣。顾子勉乎哉，顾子勉乎哉。

心欲小（见义勇为）　胆欲大（文理密察）　志欲圆（应物无滞）　行欲方（截然有执）

内伤接骨入骱全书诸方目录

目药　明目生血饮二十六

登高跌扑损伤，瘀血凝滞，两肋痛者　大黄二十　吉利散二　和伤丸四

鼻梁骨断　壮筋续骨丹二十七　吉利散二

醉饱房痨　归原养血和伤汤二十一

伤寒发热　小柴胡汤二十二　活血止痛散二十八

下颏　补肾养血汤二十九

左肋疼痛　活血止痛散二十三　琥珀丸四

天井骨　提气活血汤三十

肋骨　壮筋续骨丹二十七

肩骱、臂骱、手骱　吉利散二

手指　活血止痛散二十八

豚骱　生血补髓汤三十三

枪戳　护风托里散三十五

破指染伤风　疏风理气汤十一　吉利散二　退毒定痛散三十一

刀伤斧砍头颅　护风托里散三十五

断折损伤两腿　活血止心痛散二十八　壮筋续骨丹二十七

刀勒咽喉　护风托里散三十五　补中益气汤三十六

膝骱　壮筋续骨丹二十七

伤破肚肠　通肠活血汤三十七　补中益气汤三十六

盖膝骨　接骨止痛丹三十三

骨碎如粉　生血补髓汤三十二　壮筋续骨丹二十七　吉利散二

损折小肠膀胱　吉利散二　止痛接骨丹三十二　壮筋续骨丹二十七

跌出背脊骨　疏风理气汤十一　补中益气汤三十六　吉利散二　和伤丸四

脚踝骱　见筋活血散三十四

断折左右肋骨　接骨散三十一

脚面断折　壮筋续骨丹二十七　吉利散二

捏碎阴囊　吉利散二　托里心痛散三十九　疏风理气汤十一

捏损伤阳物　琥珀散十六，小便不通用之　吉利散二　槐花散十五

火灾炮伤　清心去毒散四十

斩落手臂　托里止痛散三十九

压伤或断　护风理气汤四十　疏风理气汤十一　接骨散三十八　吉利散二　补中和血汤四十一

受倒插伤　吉利散二

伤头额角　吉利散二　疏风理气汤十一

小腹受伤　通归破血汤四十二

穴　道

囟门（即天灵盖）骨碎髓出，不治。

两太阳重伤，难治。

截梁（即鼻梁，两眼对直处是也）打断，不治。

突（即结喉）打断，不治。

塞（即结喉下，横骨上空处）打伤，不治。

塞下为横骨，横骨以下直至人字骨悬一寸三分为一节，下一节，凶一节。

心坎（即人字骨处）打伤晕闷，久后必血泛。

食肚（心坎下丹田，脐下一寸三分，内即膀胱）倒插伤，不治，一月而亡。

捏碎外肾，不治。

脑后与脑门同看。

百劳穴与塞对。

天柱骨与突对，断者，不治。

尾子骨两肾，在脊左右，与前脐对，打碎或笑或哭，不治。

海底穴，大小便两界处重伤，不治。

软肋，左乳下，在食肚。

气门，左乳上脉动处，伤即塞气，救迟不过三时。

血海，右乳上软肋，两乳上，左伤久发嗽，右伤发呃。

验症吉凶论

一看两眼，内有瘀血，白睛必有瘀血筋，血筋多瘀血亦多，血筋少瘀血亦少，看眼活动，有神易治，否则难治。

二看指甲，以手压其指甲，以开印还原血色易治，少顷后还原病重，若紫黑色者，不治。

三看阳物，不缩易治，缩者难治。

四看脚爪，与手指同看治。

五看脚底，红活者易治，黄者难治，五者全犯不治，如犯一二件者，尚可治也。

向上打为顺气，平拳为塞气，倒插为逆气，最凶。各样内伤总怕倒插，血道气转，气逆即血凝也，心前背后相对处伤久成怯，小肠膀胱伤久矣，必成黄病。

凡人被打伤，七日之内血气未曾长聚，即宜发散活血；十四日瘀血或有停滞在胸，其势方归大肠，大肠内作痛，要吃行药酒。

凡人打伤，要看中指甲，黑，凶；眼内有血筋，亦凶症；面黑，有伤卵子申上，十分凶症；肝经脉数，胸腹有血，必然吐血。

跌打损伤穴道

凡人受打，右胸名为血海，左肋名为食腑，胸前名为龙潭穴，背脊名为海底穴，左乳伤发呃，两腰为两珠穴，是上身穴皆至要紧之处也。

凡跌打扑伤，男人伤上部者易治，伤下部者难已，其气上升故也。妇人伤下部者易治，上部者难疗，以其血下降故也。

凡伤，须验何部，按其轻重，明其受伤新久，男子气从左转，左则属阳；女子气从右转，右则属阴。要分气血之辨，此症既受，脏腑脉络久伤，验其生死迟速，然后看症用药，或竟服第二方吉利散治之。

伤全体者速死，然亦按其轻重，随症用药，先以砂仁炮汤，调吉利散服之，竟以顺气活血汤治之，仍以和气伤丸，糖酒下四五丸，再以调理药酒，每朝饮下。轻者先以糖汤和酒调服吉利散而安。

伤背肩者，看其轻重。如重者，先以砂仁炮汤，调吉利散服下。次以和伤丸酒化下，再服调理药酒更妙。轻重者，用红糖油和酒调服吉利散而安。

伤左边者，气促面黄肿；伤右边者，气虚面白血少，即将行气活血汤治之，再服调理药酒，左右同治。

伤背者，五脏皆生于背，虽凶死缓，先服吉利散治之，次以和伤丸，糖酒送下四五丸，百日见危，服药酒为妙。

伤胸者，胸以血气极停来往之，此伤久必发咳嗽、高气、迷闷、面黑发热，至三四日死，先服疏风理气汤，次服行气活血汤，再服吉利散而安。

伤肝者，面主红紫，眼赤发热，主七日而死，先服疏风理气汤，次服吉服吉利散，后服琥珀丸而安。

伤心口者，面青气少，吐血，呼吸大痛，身虽难以舒动，至七日内死，先服疏风理气汤，次服和伤丸，每日百合煎汤，不时可食。

伤食肚者，心下作阵而痛，发热，高浮如鼓皮紧状，饮食不进，气促发热，眼闭，口鼻面皆多黑，主七日死，先服疏风理气汤，次服和伤丸。

伤肾者，两耳即聋，额绝黑色，面浮白光，常如哭状，肿如弓形，主半月而死，先服疏风理气汤、补血汤、补肾活血汤三四剂，再服吉利散，酒服琥珀丸。

伤小肠者，小便闭塞，不通作痛，发热、口干、面肿、气急，不时作痛，口有酸水，主三四日而死，先以水、酒各一盅，煎疏风顺气汤服之，次用吉利散，后用琥珀丸。

伤大肠者，粪后出血急涩、面赤、气滞，主月半而死，先服槐花散，次服吉利散，后用和伤丸。粪后去红者伤重也，非大肠之火也。看症斟酌用槐花散，尚宜加减为妙。

伤膀胱者，小便痛涩，不时有尿滴出，肿胀，热，主五日而死，先服琥珀丸，次以行气活血汤。

伤阴囊、阴户者，血水小便滴出，肿胀，阵痛，心迷，方主一日内死，先服琥珀散，次服行气活血汤。

伤胸背者，面白、肉瘦、食少、发热、咳嗽，主半月而死，先服疏风理气汤，次服和伤丸。

伤气海者，喘，大痛，夜多盗汗，身瘦食少，肿痛不宁，主一月内死，先以砂仁泡汤，调服吉利散，次以酒煎补肾活血汤，后服和伤丸。

伤血海者，血多妄行，口常吐出，伤前背后板滞作痛，主一月而死，先服活血汤，次服吉利散，再服调理药酒而安。

伤两肋者，气喘大痛，睡如刀刺，面白气虚，主三月内死，先服行气活血汤，次服和伤丸。两肋痛者，肝火有余，气实火盛之故也，须服清肝止痛汤治之。或有清痰流注而两肋痛者，须用清肺止痛饮治之，次用吉利散而安。登高跌扑损伤，瘀血凝滞，而两肋痛者，急将大黄汤治之，次服吉利散，后服和伤丸而愈。

醉饱房劳，脾土虚乏，肝木乘其土位，而胃脘当心连两肋痛者，急将归原养血和伤汤治之，再以十全大补丸加减，每日服下三钱。伤寒发热而两肋痛者，以足少阳胆经、足厥阴肝经之病，治用小柴胡汤。

上肋疼痛者，痰夹食也，先须通利痰食，顺气宽胸，次以活血止痛饮服之，再服琥珀散即痊。

瘀血疼痛者，伤处有红肿，高气，肥白人发寒热痛多气虚，瘦人发寒热而痛多怒，内必有瘀血兼之，腰痛日轻夜重，此瘀血停滞故作痛，先服琥珀散，后服和伤丸，再用调理药酒而愈。

跌打损伤而两肋痛者，另有领经药治。夫领经药为最要，必须检点，看其病，切其脉，然后发药，容无忧虑。若伤上部，须用川芎；在手臂，用桂枝；在背，须用白芷；胸肠，用白芍；膝下，用黄柏；足用木通；周身用羌活；妇人必用香附，顺气须用砂仁，通窍须用牙皂。煎剂之法，随症加减，须合丸散，不可不精也。

左心、小肠、肝、胆、肾，右肺、大肠、脾、胃、命，痰多者死；失枕者死；眼白者、唇吊者死；粪黑者，五日死；口臭者死；斜视气喘者死；喘急胸高者死；鼻耳赤色者死；捏空者死；胸髓出者死；伤穴者死；骨碎青色者死；天井骨断者死；太阳、命门、胞络、胸背、腰腹、心口压碎如粉者，不能饮食，汤水不进，口眼不开，牙关紧闭，小便不通，数日而死。令上皆予屡验之，确论也。唯盖心骨断，耳后脑衣穿破，阴囊、阴户、肛门、谷道伤极者，痛切难忍，毒血迷心，未有不死者也。

凡人受跌打损伤者，即请名医，尚然不能，就用药饵，如患者不能开口，即用牙皂研为细末，吹入鼻内，一嚏而开，遂以韭菜，唯取白根，捣汁炖热，和童便灌入口内，如不纳，此为难治之症；如纳而同瘀血吐者，辨其轻重，先以吉利散，用砂仁汤调服，次服清心和气汤，外贴接骨膏，至重者，必不吐血，头有昏迷，亦将韭菜地单取韭菜白根，捣烂后搅汁，和陈酒服。如破损伤打断者，用封口药护之；如小便不通者，用琥珀散通之；如肚腹疼痛，必有瘀血凝滞，即将大黄汤行之。已行之后，当随症加减用药，慎之、慎之。

接骨入骱奇妙手法

人之首原无旧骱，亦无损伤，验之则有跌扑损折之症，若见脑髓出者难治，骨青者难医，骨碎如黍米者可取，大则不可。若犯此症，先将止血定痛散敷之，使其血不涌流。俟血稍定，再以金枪药敷之，避风戒欲，患者治宜慎之。若染破伤风，牙关紧闭、角弓反张之凶候，即以疏风理气汤治之。候身不发热，再服补中益气汤，服之即愈。次观目有斗伤，倘有落珠之症，先将收珠散敷之，用银针蘸井水，将前收珠散点红筋，次用青绢绸温汤抑进，用还魂汤服之，平服，再用生血饮服之即安。

余五代以来，收治此症，如珠落出，说有真正仙方，亦不能收进。如此，故医者必宜知之，鼻梁骨断之症，必须捏正断骨，先用止血散掺之，急服壮筋续骨丹，其外自然平复。如不断不破，唯用损伤膏贴之，内服吉利散而安。

缺唇之症，先用代痛散敷之，唯以小铜钳上定，将油绵线缝合。饮食不能下，将人参汤每日服下，后将细米粉烊薄粥饮之，切不可笑。俟全愈日，方可食物笑语。此症最难医治之，凡求医者，先宜斟酌，视症而治。缝合之后，即将金枪药调敷患处，内服活血止痛散。如血冷，必须敷代刀散，以刀略割破，须待其热血稍出而即缝合。第一手法便快为主，仍用前药调治。

人之头面，唯有下颏一骱，偶落而不能上，言语饮食皆不便，多有肾虚者得之此症。此骱如剪刀眼连环相扭，用绵裹大指入口，余指抵住下边，缓缓擒住，推进而上，多服补肾养血汤，再以补肾丸药调治为妙。

天井骨最难治，损伤人有登高倒跌者犯此症，其骨不能绑缚，多有损折骨出外，此曰凶候，务必擎平其骨。先将损伤膏贴之，次服吉利散，以砂仁泡汤服。使骨相对，用绵布连肩背络之，再服提气活血汤，三四剂而安。

天井骨如头颈骨，此症如伤重者必死，折者不过三四，轻者无妨，用前药调敷。

人之肋骨，或跌打筋骨，多有损折，骨不能对。医者必须捏骨平复，外贴接骨损伤膏，内服壮筋续骨丹。

肩骱与膝骱相似，膝骱迭上有力，肩骱迭下有力，先将一手上按住其肩，下按住其手，缓缓转动，使其筋舒。令患者坐于低处，使一人抱住其身，医两手掇捏其肩，抵住其臂骨，将膝夹其手，齐力而上。用绵裹如鹅蛋大，络在弯下，外贴损伤膏，内以羌活桂枝调服吉利散。

臂骱出于上，一手抬其弯，一手按其踝，先掬其上，而后抬其弯，捏平凑拢可也。外贴损伤膏，内以引经之煎剂调服吉利散。捆扎包裹，必有白布做有空眼，恰络其臂骨。

布式（图略）

手骱迭出，一手按住其五指，一指按住其旧手。手掌掬起，手骱掬下，一伸而上也。此乃会脉之数，即以桂枝煎汤调服吉利散。骱出不用绑缚，如断，方用绑缚。先贴接骨膏，绵布裹，用阔板一片，按住患处，共用松板四块，长三寸，缚绑，俟全愈日放之。

手指有三骱，中节出者有之，易出易上，两指捻重而上也。以桂枝煎汤调服活血止痛散，随贴损伤膏，不然最疼痛也。切不可下水洗净。人之一身，五指最难，若伤一指，则连心疼痛难忍，中指比别指又难。若染破伤风，即将疏风理气汤服之，外以金枪药敷之；如人咬伤者，将童便必捏去牙毒，用色板煅灰，研极细末，以真麻油调搽，又用麻油纸钉点火，照指略熏其伤处；若犯破伤风，亦服疏风理气汤，一二剂后用吉利散；但刀斧破伤易治；咬伤有毒者难医，内要多服退毒定痛散；如遇有疯人咬伤者，十有九死，治之甚难，不可不辨。

大臂与小臂伤折，与大腿小膀同治，唯服药，下部加牛膝、木瓜，上部加川芎、桂枝。

豚骱比诸骱更难，如骨触出者在股内，使患人侧卧，出内手随内，外手随外，上手挽住其腰，下手抓住其弯，将膝掬其上。出左扳于右，向右扳伸而上也；出右扳其左，向左扳伸而上也。外贴接骨膏，内服生血补髓汤，仍以药酒调理。

豚骱式（图略）

易折者，在于人之两腿，伤折则之法，腿即属两股也。医者在于绑缚，使患者侧卧在床，将足取齐，次用损伤膏贴之。要用布两条，长五寸，阔三寸，裹于膏药外，将布包扎。木板八块，长七寸。再取棉布三条，与板均齐绑缚。内服活血止痛散三四剂，又用壮筋续骨丹，药酒调理，兼服而愈。

膝骱有油盏骨在上盖之，其迭出上面，使患者仰卧，一人抬起脚踝，若使于左，随左而下；出于右，随右而下。医者缓缓双手夹紧，上手挽住其膝，下手按住其脚弯，便对膝上手，侧擎膝，下手抬起，必上矣。先贴接骨膏，次用壮筋续骨丹而安。

有盖膝骨，又名髌骨，其骨如跌碎，或二块，或三块，将脚伸直，擎骨平复，用薄篾片照膝骨大做一篾圈，用布卷于圈上，圈上再以布条四条扣于圈上，连下缚之，着肉贴。布摊损伤膏药一张，膏不许换，即以止痛接骨丹服之，饮食可用鸭煮烂，可食其汁共饮，不俱几只。其受伤之足放于内床，切不可下床。受患半月之后，须用绵软之类放于脚弯曲处，不然愈日之后，恐不便于弯曲行动。如遮曲高，又恐碎骨未曾长好之故也，可用绵软之法，必须每日增高，慎起，满过日后便可弯曲。如其大解，须用马桶摆至床沿，抬高解之。可再俟全愈，方可去篾圈箍，切不可下水洗净。

煎药方：当归　羌活　丹皮　乳香　续断　没药　陈皮　赤芍　加皮　红花　生地各一钱　木瓜　牛膝各一钱五分　甘草三分　如身发热，加柴胡、桔梗各一钱五分；如肿，加黄芩一钱。用水、酒各一盅，煎至一半，空心服，不拘几贴，多者七八贴，再以药酒或丸药调服为妙。

小膀有两骨，一大一小，一茎折者易治，两茎俱折者难医。折之则有偏劈者易治，两股者难治。倘有骨触皮破之凶症，又折又破，急于外治。先将金疮药敷之，内服吉利散。若然炎天敷药，一日须换两次；在寒天者，一日看换两次。如犯此症，则与大腿同治。若犯此症，骨必在其皮肉，而后上将骨对。不可用汤熏洗，恐伤毒入肉之故也，敷用金枪药。如骨折，皮肉不破，挛骨平复，外贴接骨膏，然后照前绑缚。须用杉木板六块，长三寸五分，上骨断则上板长五分，下骨断则下板长五分，取其担力。此症至痛，必须先取止痛药，接骨数剂，次服壮筋续骨丹，药酒调理而安。

踝骱易出易入，一手抬住其脚，一手拔住其指，出右，左手偏于右；出左，右手偏于左，脚指鞠上，脚根掬下，一伸而上也。外贴损伤膏药，内服宽筋活血散而安。

有男人、妇人偶别脚指，前半筋或翻下断，或翻上断，医者即出左手，捏住其脚指两侧，再以右手捏平。外贴损伤膏，须以脚带裹紧，内服壮筋续骨丹，或服吉利散数贴即安，不可下水洗净。外有促筋失枕、刀斧破伤、碎骨补骨之奇，亦备言于左。

大抵舒筋必用宽筋散，煎汤熏洗为主。手促之筋，皆右手指动，指动者必此筋，就将此筋用汤洗后，动伸舒也。凡骨节断折者，不可多熏多洗，不断者可以熏洗。

失枕有卧而失，有一时之误矣。使其低处坐定，一手拔其首，一手拔其下颏，缓缓伸直也。如人有求医者，此症唯吉利散敷之。

如人受打极凶，大便不通，须用皂角为末，以蜜为丸，如橄榄大，塞入大便内即便。如有受阴极，十有九死，无药可以医治。

枪戳者，看其伤处致命不致命，伤口深不深。致命处而伤不深亦无害。若在于腹，必探其深浅，恐深而伤于内脏大肠者难治。伤口浅直者，出血不止，先敷止血定痛散；伤口深斜者，待其血水流定，将金枪药封固，内服护风托里散即愈。

刀斧砍伤头颅额角者，防其身发热，一见即以金枪药敷之，避风为上。尤须诊脉，沉细者生，易治；洪大者危，难治。伤于硬处者，看骨碎否；伤于软处者，看伤内浅深。损骨先疗骨，损肉则生肌。刀斧破伤者，不比触伤也不同，外敷金枪药为主，内服护风托里散为上。更详前首论原无论骱内参用。

人自己刀勒咽喉者，看刀口之平不平，而有弯者深，无弯者浅。二刀勒者易，一刀勒者难。看破食喉，或破半片，或全断者，急将油绵线缝合。看其血出不止者，将五倍子、滑石等分为末，干掺治之，后将金枪药封固，内服护风托里散四五剂。使其身体不发寒热，寒热定即服补中益气汤，内服人参一钱五分即安。若水喉已断，并略穿破者，不能救治，最难矣。

肚腹皮伤破而肠出外者，此症固险而实无害。医者当去其指甲，恐防伤破是指甲之故也。如伤则极受其害矣。内脏不伤，汤药饮食如常，可保无虑，然后用油绵线缝其皮，将金枪药封固，内服通肠活血汤五六剂，再服补中益气汤而愈。

凡有骨横碎如粉者，看其伤处，破则必取碎骨，外以金枪药封固，内服生血补髓汤，再服壮筋续骨丹；如骨碎不破，捏骨平复，外以损伤膏贴之，内服壮筋续骨丹，再服药酒调理；如不破不碎处，亦将损伤膏贴之，内服吉利散，红糖油调酒服下即安。

凡人偶有登高堕下，兼跌扑损伤，不拘上下。背脊骨伤者，若破者，看骨碎髓出否，若骻又出又碎者，即将碎骨指擎上平复，即以止血定痛散敷之，后以金枪药封护。若染破伤风，急服疏风理气汤。如不发寒热，以服补中益气汤，服下全愈。如不触出者并不碎，皮肉不破，外贴接骨膏，内服吉利散，次服调理和伤丸，仍以药酒调理即愈。

凡人登高，跌打损伤断折者，又伤左右肋骨，此骨难以绑缚，将手擎其平复，外贴损伤膏，内用接骨散，久服可愈。

有人捏碎阴囊，卵子拖出者，卵子捏碎者不治。皮破者轻轻擎进，将油绵线缝合，金枪药封固。若不发热，竟将吉利散治之，次服托里散止痛。若发寒热，即服疏风理气汤。

或捏破阳物者，看其小便，若不通者，急服琥珀散行之；若通者，将吉利散治之。

或有跌伤肛门谷道者，看其肛门，或肿、或内胀、或大便不通、或血、或无血。若肛门肿胀，急服通肠活血汤，或大便不通，将大黄汤行之。若有血来紫者，不妨以吉利散治之。若是血鲜红者，伤于大肠，急服槐花散治之。如有身发热者，不妨再服治热之药，恐用药乱矣。如大便已通，血已止，再服通肠活血汤五六剂，治之即安。

或有被火灾及炮打伤者，然此症最重，而亦最轻，何为？看其火毒入于内脏，不能饮食，更裹其热物，或不时思饮冷水，乃见火毒入内太重之故也，急服清心去毒散。何为最轻？若火毒不入肝肺脏腑，饮食如常，方见火毒之轻也。如伤破皮肉，亦将去毒散服下，此乃小心预防火毒入内之故也，外将琥珀散敷之更妙。

或斩落手臂指脚弯腿者，此症乘其热血凑上为妙。或臂、或周身血冷者，骨不能相对，此大便不通，于医治之人虽不死，然不能换全体肤矣。若热血凑上，立将止血散敷之，再以金枪药封固，内服托里止痛散，再服调理之剂而安。

或因桥梁、墙壁、城垣倾倒，压折骨节者，若伤头颅，看其破处，又兼骨碎，必将铜钳去其碎骨。若不去其碎骨，后来必不能收口。第一畏染破伤风，须服护风托里理气汤，次服接骨散。若伤两太阳者，昏迷不醒，饮食不下，口不言语，汤水不进，竟不医治；或脑髓出，亦不治。伤折天井骨者亦不治。若倒伤胸前背后，伤及肝胆五脏者，兼之不能言语，不能饮食，尚可救之可也。有气闷在心，急将吉利散，用砂仁泡汤调服。若受此药，尚可医治，看有寒热者，即服疏风理气汤调服；若不受此药者，再看两日，将吉利散用砂仁泡汤调服探之，若再不受，竟辨无生也，告辞之。若伤两边软肋者，其看饮食如常，不发寒热，先将吉利散治之；若发寒热者，即服疏风理气汤。若伤腰子者，伤重竟不治；轻者如皮肉不破，外贴损伤膏，内服补肾和气汤，调理药酒而安。

凡人打伤，不能开口言语者，用吹鼻散将猪牙皂角刺为细末，略吹少许于鼻内，一嚏即能开口；如吹进不能出涕，用灯心含湿少许，捆皂角末，塞入鼻内即涕也，随即吐痰者，可保无虑；如不吐不涕者，凶症也，不可救治，难矣。

凡人受打，或倒插，或先要论致命处穴部，牙关紧闭，口眼不开者，先以砂仁末泡汤，令受伤人食之顺风，次将吉利散以淡姜汤调服。如伤头颅，额角破损，昏迷不醒，先用莱菔子、砂仁末泡汤，令患者饮之，次将淡姜汤调吉利散服下数次。凡受伤至重者，用前散二钱，轻者只用一钱。第一避风为上。此症恐染破伤风，服过砂仁汤后，再将疏风理气汤，服下一剂。如有小肠受打跌扑伤疼痛者，伤处痛如淤滞，小便闭塞，一步不能行走，其内必有瘀血，故作痛也，急服归通补血汤而安。小便若不通，二三日尚可救治，不比大便可迟，迟久实难治也。

凡人阴囊之后，谷道之中，肛门之前，名为海底穴。或被踢伤，或因偶然受伤，看其伤之轻重，或肿、或青、或黑、或紫、或红，如肿而兼红紫，痛极不可忍者，内先服行气活血止痛汤一剂，外贴损伤膏，次服吉利散。如肿而青黑，身发寒热，小便不通，两卵子不通伸，上下气塞迷闷，小肠肿痛，内必有瘀血，先服疏风理气活血汤，次服琥珀散，外贴损伤膏，一服吉利散。谷道肿胀，大小二便不通，日夜发热，饮食少进，坐卧不安，先服疏风理气汤，次服琥珀丸。气喘发热，欲笑或哭不治，绛泽小便，滞涩不通，红肿不消，依阵而痛，先服补肾活血止痛汤，次服吉利散，竟服补肾药酒调理。更有一经受伤，即不能言语，人事不醒，口出涎沫，喉鼻喘息，俱无六脉，沉细面白者，此为凶候。胸腹有动，或可医治，以猪牙皂刺末少许，吹入鼻内；如不涕，再以灯心含湿，透入得涕，竟以砂仁泡汤，令患者饮下，即以吉利散，仍用砂仁调服，次服疏风理气、活血止痛汤服之。若身不发热，不犯前论中之症，即以补肾调理顺气药酒，久服而安。如犯有前症，即照前论方法斟酌，治伤处须贴损伤膏，如不犯前论，略疼微痛，只用吉利散、砂仁汤调服，贴膏而愈。

凡患症者，务必戒欲，耐气散心，避风寒，慎暴怒，节饮食，食不可大饱，忌食鸡、鹅、牛、羊、醋、蛋、麦、萝卜、鲜笋、生冷、炙炒发物，识者自宜珍重，慎之。数者予略言其意，如后子孙永学，必择吴良信实者系之，务使坐定静心，逐一细讲与法，方书医术牢记于心，正所谓口传心授。大抵骨折在于绑缚，绑缚必用松板，取其轻软之故也。数方要药，实意珍宝，不能易传，伤折皆在于此。药有制虔诚修合之奇术，煎剂在于活法，非可执一而用也。但药有别症在前，而得此症在后者，必兼而用药。其上髎之术，一言而足可能也，必须细察其骨节髎旧，随执应变，医治下药，切不可迫道，唯用黄道之药，有益无损者也。

凡治孕妇，务必先以砂仁为末令服，安其胎孕，然后再用对症之剂，方免惊忧。

夫自然铜，接骨之要药，敷内不用，若汤散之内，不可忘之，续骨、五加皮为佐；活血以归、红为主；枳壳、青皮理气为佐；破血以木通、桃仁为君；补血以芍药、生地为最。若要疏风，先须理气活血，要顺气为急。足用木瓜，手用桂枝，方虽家传，用药亦宜随变矣。

倘有手足裂口，用麻油三两，红砒一两，熬砒枯烟净，滤去渣，听用，擦。

七日内伤方：当归　枳壳　黄芩　黄芪　苏木　紫苏　加皮　灵仙　红花　青皮　陈皮　木通　香附　乌药　木香　桃仁　赤芍　丁香各一钱　没药（另包冲服）二钱　血竭（为末冲服）三钱　寸香三分　胡桃（连肉）三片　地鳖虫　骨碎补　自然铜各一钱　以上共二十五味，老酒三斤，煎八分半服。

第一方：一名接骨膏，又名损伤膏。川乌　草乌　羌活　独活　山甲　防风　荆芥　大黄　黄芩　蛇褪半条　角针　贯众　龟板　连翘　蝉蜕各一两　蜈蚣（此味用蛇褪可有可无）五条　甘草五钱　桔梗五钱　当归　川芎　赤芍　杜仲　白芷　银花各一两　僵虫一两　五倍子五钱　用真麻油五斤，渐下诸药，煎至滴水不散，候药枯，滤去渣，将东丹两包，炒至紫色，以筛渐入，调匀，滴入水内，看老嫩，再将乳香、没药各五钱，樟冰一两，蟾酥三钱，略蒸调匀，至半个时辰，倾入水内，逐渐隔水火气，听候摊用，每一膏重四钱，再加麝香一分，又妙，如有用布摊，只用前数；如用纸摊，只用二钱。

第二方：一名损伤黄末药，一名吉利散，又一名七厘散。当归　川芎　赤芍　乌药　枳壳　防风　甘草　陈皮　香附　紫苏　羌活　独活　薄荷　白芷各一钱　泽泻三钱　木香五钱　车前五钱　共研细末，以红糖油、陈酒空心服一钱。宜加乳香、没药、木通、桃仁、寄奴、续断、桂枝、加皮各一钱。

第三方：封口金枪药，治一切破碎及刀斧砍伤，腐烂，血流不止，久不收足，封之能生肌，第一圣方也。此药原方：鳖虫一钱　木香七钱　乳香（去油）五钱　没药（去油）五钱　云香一钱　血竭五钱　白及四钱　樟冰一钱　冰片五钱　猪油（去筋熬净）八两　白占（要看老嫩，随量酌用）另放。以麻油八两，炭火熬，先下白及，熬至枯，滤去渣，然后猪油、麻油调匀后，下细药，再以夏布滤净，再下白占调匀，候生油熬透，收贮器内，隔五六日，去火气听用，每用要油纸覆外，仍用青布或青绢扎缚。

第四方：一名琥珀丸，一名和伤丸，又一名大内伤丸。此方专治跌打重伤，骨断，务加铜雀蜜三钱为妙。当归　苏木　生地　羌活　杜仲（盐水炙）各一两　白术二两　赤芍　南星　陈皮　续断　乳香（去油）　没药（去油）　川芎各一两　丹皮二两　黄芩一两　桂枝一两　青皮一两　白芍一两　木瓜一两　牛膝六两　苡仁六两　琥珀二钱　加皮四两　甘草五钱　柏末三钱　黑豆二合　肉桂二钱　熟地一两　桑枝皮二钱共为细末，用糖油丸，每丸重三钱，分作二次，另少加自然铜、麻雀粪、密陀僧更妙，空心陈酒服。

第五方：一名止血定痛散。寸香一分　五倍子一分　代赭石三分　灯心灰五分共研细末听用。

第六方：归身一两　生地一两　乳香五钱　没药三钱　象皮一两　菜油四两　猪油一两　当归身与菜油熬枯，滤去渣，将猪油熬烊调和，以黄占收，老嫩不拘多少，盛贮听用。

第七方：一名代痛散，即麻药。蟾酥三分　寸香二分　乳香六分　没药六分　共研末，干搽二三厘，不可少。

第八方：一名顺气活血汤。归身五钱　羌活　红花　丹皮　牛膝各一钱　桔梗　厚朴　木通各八分　陈皮　枳壳　甘草各三分　水、酒各半，煎八分，加砂仁末一钱，空心服。

第九方：一名行气活血汤。青皮　羌活　归身　红花　苏木　生地各一钱　陈皮　丹皮　木通　川芎各八分　杜仲一钱　木香五分　甘草三分　水、酒各半，加砂仁、柴胡各一钱，煎至八分，空心服。

第十方：一名调理药酒。归身　羌活　红花　杜仲　骨碎补　淫羊藿　牛膝　木瓜各一两　虎骨五分　甘草五钱　加皮四两　续断　陈皮　青皮　丹皮　乳香　没药各一两　生地　熟地　山楂各二两　陈酒三斤　另加砂仁一两　桃仁四两　大黑枣二十个，用夏布包，入酒者，名为三香也。

第十一方：一名疏风理气汤。防风　羌活　陈皮　紫苏　独活　灵仙　枳壳　细辛各七分　苏木二钱　甘草三分　白芷三分　川芎六分　红花五分　黄芩五分　加皮三钱　砂仁（去衣）一钱　水、酒各半，煎八分服。

第十二方：一名疏风顺气补血汤。当归一钱　灵仙一钱　川芎八分　熟地三钱　陈皮五分　骨皮一钱　牛膝五钱　甘草三分　杜仲（盐水炙）五钱　赤芍一钱　防风一钱　肉桂八分　用水酒煎服。

第十三方：一名补肾活血汤。归身五钱　川芎一钱　红花五钱　熟地三钱　杜仲（盐水炙）二钱　加皮一钱　白芍一钱　陈皮五分　肉桂八分　灵仙八分　甘草三分　水、酒各半，煎至八分，空心服。

第十四方：一名疏风顺气汤。青皮　木通　厚朴　泽泻　枳实　黄芩　防风　砂仁各一钱　陈皮五分　没药五分　红花八分　乳香六分　甘草三分　水煎八分，空心服下。

第十五方：一名槐花散。槐花八两　黄芩四两　为末，每清晨每服三钱，空心用灯心汤服。

第十六方：一名琥珀散。芍药　杜仲　荆芥　柴胡　陈皮　紫苏　防风　木通　琥珀各一钱　桃仁八分　羌活八分　甘草三分　生军五钱　芒硝八分　水、酒各半，煎八分，空心服下。

第十七方：一名活血汤。归身　红花　生地各一钱　槐花五分　木通　骨皮　陈皮　青皮　香附各一钱　乌药八分　甘草三分　白芍一钱　水煎八分，加砂仁末一钱，空心服下。

第十八方：一名清肝止心痛方。当归　羌活　柴胡各一钱　黄柏　丹皮　防风　红花各一钱　乳香　没药各六分　黄芩　赤芍　桔梗各八分　陈皮五分　甘草三分　加姜三片，水煎，空心服下。

第十九方：一名清肺止痛汤。川贝　枳实　沙参　桔梗　灵仙　青皮　香附各一钱　陈皮八分　丹皮八分　麦冬（去心）五钱　甘草三分　加灯心水煎，空心服。

第二十方：一名大黄汤。木通　桃仁　苏木　羌活各一钱　陈皮四分　归尾钱五　甘草三分　朴硝八分　生锦纹二钱　阴阳水煎八分，空心服下。

第二十一方：一名归原养气和伤汤。归身　生地　羌活　红花　加皮　木瓜　熟地　续断　牛膝各一钱　陈皮　肉桂各五分　川芎八分　黄芩　青皮各六分　杜仲（盐水炙）五钱　甘草三分　水酒煎八分，空心服下。

第二十二方：一名小柴胡汤。柴胡　黄芩　半夏　甘草　人参　丹皮各一钱　如心胸满闷，加枳壳、黄连、桔梗各七分，水煎八分，空心服下。

第二十三方：一名活血止痛散。当归　羌活　青皮　麦冬　生地　续断　红花　苏木各一钱　川芎八分　白芍八分　乳香　没药　加皮各一钱　陈皮七分　枳实六分　防风六分　甘草三分　灯心二十寸　水酒煎八分，食远服。

第二十四方：一名清心和气汤，跌打重伤吐血后用。麦冬（去心）一钱　百合一钱　桔梗　紫菀　丹皮各一钱　山药八分　苏木一钱　槐花二钱　厚朴八分　香附八分　青皮一钱　甘草三分　加灯心二十寸　水煎八分，空心服下。

第二十五方：一名补中益气汤。人参　升麻　柴胡　陈皮　当归　白术各五分　甘草（炙）三分　黄芪一钱　水煎八分，空心服下。

第二十六方：一名明目生血饮。生地　当归　白芍　蒺藜（炒去刺）各一钱　甘菊　川芎　羌活　茯苓　谷精　荆芥各八分　防风　薄荷　连翘　细辛各七分　山栀五钱　甘草三分　枳壳六分　灯心二十寸　水煎，食远服。

第二十七方：一名壮筋续骨丹。甘草　川芎　羌活　独活　防风　玄胡　当归　红花　香附　木通　陈皮　丹皮　生地　牛膝　乌药　青皮　枳壳　麦芽　白术　桂

枝　桃仁　木瓜　神曲　杜仲（以上各用盐水炒）各一两　柴胡五钱　黄芩一两　荆芥四两　加皮一两　续断　苏木　共研细末，以纸糖油调，服酒过口，大人每服五钱，小儿每服三钱，酌量加减，此方若浸酒更妙，不必研末。

第二十八方：一名活血止痛散。当归　羌活　独活　荆芥　川芎　桃仁各八分　木通　乌药　加皮一钱　红花五分　防风六分　苏木三分　甘草三分　灯心二十寸　水煎八分，食远服。

第二十九方：一名补肾养血汤。生地　熟地　归身　杜仲（盐水炒）　白芍　红花　川芎　白术（盐水炒）各一钱　陈皮六分　青皮八分　加大枣两个，水酒煎，空心服。

第三十方：一名提气活血汤。桔梗　当归　陈皮　苏木　续断　黄芪　加皮各一钱　川芎七分　红花五分　桂枝五分　羌活八分　芍药八分　荆芥　花粉各一钱　独活八分　防风八分　乳香（去油）　没药（去油）各一钱　甘草三分　加大枣两个，水煎食远服。

另注：荆、红、独、防、乳、没六味不用，余十三味同用。

第三十一方：一名退毒定痛散。连翘　羌活　荆芥　花粉各一钱　独活八分　防风八分　乳香一钱　没药一钱　甘草三分　银花八分　续断八分　当归一钱　水酒煎八分，食远服。

第三十二方：一名生血补髓汤。防风　陈皮　杜仲（盐水炒）　丹皮各一钱　续断　黄芪　熟艾　羌活各八分　当归　生地　熟地　白术　枳壳　荆芥　白芍各八分　川芎　干姜　牛膝　独活　加皮各一钱　红花五分　甘草三分　茯苓五分　加大枣一个，水酒煎，食远服。

第三十三方：一名接骨止痛丹。乳香　没药　当归　续断　红花　羌活　加皮　苏木　青皮　白芷　丹皮各八分　甘草三分　水、酒各半煎，食后空心服。

第三十四方：一名宽筋活血散。羌活　防风　独活　香附　桃仁　当归　加皮　苏木　木瓜　木通　续断　荆芥　乌药各八分　红花五分　花粉七分　杜仲（盐水炒）钱五　枳壳十八分　甘草三分　灯心二十寸　水酒煎，食远服。

第三十五方：一名护风托里散。羌活　生地　灵仙　黄芩　茯苓各八分　续断七分　防风一钱　薄荷　花粉　细辛各七分　白芍　川芎　荆芥各一钱　黄芪一钱　当归一钱　僵虫五分　甘草三分　加姜枣，水煎服。

第三十六方：一名补中益气汤。人参　白术　柴胡　当归　防风各一钱　升麻五分　陈皮五分　枳壳五分　橘红五分　甘草三分　水煎服。

第三十七方：一名通肠活血汤。枳壳　陈皮　青皮　苏木各八分　乌药　续断　羌活　独活　木通各七分　桃仁五分　红花五分　大黄二钱　当归二钱　甘草三分　玄胡一钱　加皮七分　熟地七分　大腹皮一钱　水煎，食远服。

第三十八方：一名接骨散。续断　羌活　木通　生地各二钱　香附　红花　丹皮

加皮　乳香　没药各一钱　乌药八分　肉桂六分　当归钱五　木瓜八分　甘草三分　砂仁（去衣）一钱　水酒煎，食远服。

第三十九方：一名托里止痛散。归身　黄芪　生地　羌活　续断　红花　乳香　没药各一钱　陈皮八分　桂枝八分　白术八分　肉桂五分　砂仁（去衣）一钱　水煎空心服下。

第四十方：一名清心去毒散。防风　泽泻　柴胡　玄参各一钱　升麻钱五　青皮一钱　甘草一钱　木通二钱　知母八分　桔梗八分　枳壳八分　葛根五钱　黄芩五钱　防己一钱　加淡竹叶二钱　水酒空心服下。

第四十一方：一名补肾和血汤。杜仲（炒）五钱　熟地五钱　青皮一钱　红花一钱　黄芪一钱　陈皮一钱　丹皮一钱　甘草（炙）八分　川芎八分　当归五钱　加大枣两个，水煎服。

第四十二方：一名通归破血汤。苏木一钱　丹皮八分　泽泻一钱　甘草三分　归尾五钱　木香五钱　赤芍一钱　生地五钱　木通一钱　陈皮八分　桃仁一钱　水酒煎，空心服。

以上四十二方加减应用，无有不效，切记。

分明补泻药名注列于后

泻心：黄连　山栀　甘草　胡连　黄柏　连翘　木通

补心：枣仁　柏子仁　茯神　远志　石菖蒲　山药

泻肝：柴胡　胆草　防风　羌活　蝉蜕　竹叶　菊花

补肝：当归　白芍　川芎　熟地　丹参　蔓荆子

泻肺：黄芩　桑皮　山栀　天冬　麦冬

补肺：天冬　麦冬　茯苓　苡仁

泻脾：石膏　白芍　生地　山栀

补脾：陈皮　苍术

肾无泻只用补药：菟丝子　巴戟　熟地　车前　青鱼胆　枸杞子　鹿茸　黄柏　羊肝　竹叶

破血：归尾　桃仁　生地　没药　郁金　丹皮　大黄　寄奴　玄胡　薄荷

消瘀血：蒲黄　姜黄　大黄　黄芪　芍药（兼破血）　大戟　韭汁　紫荆皮

行血：羌活　桂枝　藁本　牛膝　续断

活血：归身　红花　艾叶（通血）　人参　黄芩

凉血：生地　玄参　地榆（止痛）　地骨皮

去瘀血生新血：白芷　桃仁　川芎

养血：枣仁　鹿茸　归身　熟地　红花　菖蒲（暖血）　补骨脂

通气血：天麻　灵仙　五灵脂

行气：乌药　白蔻（调冷）　泽兰　良姜（调心）　木香（理气）　青皮（消滞）宿砂　檀香（追虫杀鬼）　乳香（和胃）　陈皮（下气）　沉香（下气）　甘草（下气通用）

益气：杜仲　辰砂（养气）　益智仁　菟丝子（添糖）　枸杞子

小便：茯苓　猪苓　泽泻　滑石　木通　通草

除湿：车前（消疗）　白术（去疗）　苡仁（舒筋）

理大便：大黄　朴硝　麻仁

消痰：贝母　苍术（除湿痰）　半夏　枳实（宽膈下痰）　桔梗　瓜蒂（吐痰）　桑皮　杏仁（去风痰）　蓬砂（止嗽）　厚朴　木瓜　灵仙（消风吐痰）　元明粉　竹沥姜汁

祛风：羌活　防风　荆芥　风藤

除热：前胡　山栀（解胃热）　白芷（除风热）　黄柏（胃热）　知母（解热渴）薄荷　蝉蜕（心）

胸：射干（热）　白蒺藜　黄芩（泻心火）

消食：神曲　山楂　麦芽　谷芽　大腹皮　枳实壳　陈皮　莱菔子

止痛：蒲黄　乳香　没药

上部加藁本、羌活、川芎；中部加杜仲、枸杞；下部加牛膝、木瓜；左肋加青皮；右肋加陈皮；小腹加柴胡、独活。许洄曰：人为兵器所伤出血者，必甚渴，即不可饮汤水，所食之物，旋毛在吻，须干食，服肥腻之物无所妨害，贵解渴而不可过多，饮粥则血沸出，人必死矣。所忌物有八：一曰怒；二曰喜笑；三曰大言；四曰劳力；五曰忌想；六曰食熟羹粥；七曰饮酒；八曰酸咸。犯此八者，鲜有全矣。

夫金枪不可治者有九，曰：伤脑、伤天仓、伤臂中跳脉、伤大小肠、伤五脏，此九者，皆死处。又曰：不可治者四。脑髓出；脑破而咽喉中沸声，两目直视不在伤处，此谓伤经；曰出血不止，前赤后黑；或是肌肉腐臭，寒冷兼实，其疮难愈。此四者皆不疗矣。舍此之外，复论其脉。虚细者生；数实者死；沉小者、浮大者死；其所伤者，则失血过度而脉微缓，忽疾者死矣。按金枪乃斧刀枪辨之，所伤其色喜淡红者，良万不失一；所恶者紫红色，百无一生。金枪属金，主于肺患。金疮则忌咳嗽、呕、哕，翻胃肺之症也，亦宜避风为主，盖风入疮口，则疮口浮肿，淡腐秽烂而成破伤风，则变生余症，多致不救，虽有治法，其辨症口深浅，脉之虚实，吉凶见矣。所见者胃气益旺，胃气旺则原气壮，气血生，则宜戒怒、戒色，怒则疮迸裂，变生胬肉；欲则疮口腐烂，以损新肌。凡金疮用药，当以乳香、没药、血竭、天灵盖、乳石之类为主。金疮虽有变易，各有治法，居边隘为刀箭所伤，非此药安能治之。塞垣军报之间罹于毒者，若非秘方，必致危殆者多，医者宜细观之。

　　金枪乳香方：乳香一两　没药一两二钱　天灵盖五钱　血竭一钱　黄连二钱　珠末一两　金芮五钱　花蕊石（炒淡黑微黄）二钱　黄丹一钱　降香节五钱　松脂五钱旧毡帽五钱　以上三味煅存性，共和匀用。

　　金疮敷药方：天花粉二两　姜黄一两　白芷一两　赤石脂一两　共研细末。凡断，筋脉绝，血尽人危，须用纯索绢扎住四路，然后用此药，以清茶调敷，用软绢缚之，立止，其肿顿消。若金枪着水翻花者，可用韭汁调敷此疮，两边以火微炙之，或稻秆烟熏之，疮口水出即愈。

　　金疮药止痛方：当归五钱　花椒（去粃子，炒去汗）五分　泽泻五钱　川芎一两附子（枣尖）一两　共研细末，温酒服三钱，每日三服。

　　金疮疼痛不可忍者：防风一斛　天南星一斛　各为片，每服五钱，加姜汁水煎，食远服。

　　金疮出血不止方：龙骨（末，微炒）一两　川芎一两　熟地二两　乌樟根二两广橘白一两　鹿茸（去毛，酥黄色）　共为末，敷疮口血止，如服，温酒调下，每日三服。

　　大内伤方：兼治瘀血。地虎　苏木　大黄　归尾　申姜各一钱　乳香　没药　红花各一钱　川芎（黑豆煮入透）三钱　草乌三钱　木瓜三钱　牛膝三钱　血竭三钱山甲（或用鳖甲）三钱　麝香一钱　自然铜三钱　共为细末，温酒送下三钱。

　　煎方第一：桃仁　丹参　玄胡　羌活　独活　白芷　寄奴　乌药　归尾　大黄（周塞加减）　加砂仁末（去衣）五分　酒煎服。

　　煎方第二：归尾　桃仁　羌活　白芷　青皮　玄胡　赤芍　加皮　生地　泽兰丹参　乌药　白蒺藜（加砂仁）　煎服。

　　煎方第三：姜黄　独活　归尾　桃仁　泽泻　灵仙　羌活　蒲黄　楂肉　寄奴青皮　乌药　乳香　没药　紫荆皮　闹杨花　白蒺藜各等分，如前煎服。

　　护心丸：乳香　没药　当归　苏木　无名异　番木鳖　白颈地龙（去泥）　陈麻灰，并粉为末，蜜丸如枳实大，每服三丸，或酒汤下，不可多要行动。

　　黑虎丹：苍术　草乌　生姜（切片，拌入坛内，春天五日，夏天三日，冬天十日，取去）各一斤　自然铜（醋制七次）一两　乳香（去油）五钱　没药（去油）五钱五灵脂（醋炒七次）一两　山甲　共为末，醋糊丸，百草霜为衣，每服五分，酒送下，去汗为度。

　　玉真散：治破伤风，及治狗咬，可服可效。天南星　防风　各共为末，水一碗，文武火煎，午晒干为末，每服重二钱，酒送下。

　　八厘散：土鳖（焙末）一钱　乳香（去油）　没药（去油）　血竭各一钱　当归

（酒浸）　巴霜　砂仁　雄黄　制半夏　甜瓜子各一钱　上为末，每服八厘，好酒送下，小儿三厘即活。

上部损伤，头破见血，伤风于内：羌活　防风　半夏　升麻　当归　赤芍　陈皮　川芎　甘草　白芷　茯苓　南星　花粉　生地　蔓荆（分量随意加减）　生姜三片　水煎加血余、落得打各一钱，为末可也。

中部损伤，附手折损伤：羌活　防风　当归　赤芍　陈皮　白芷　甘草　黄芪　茯苓　生地　官桂　故子　花粉　加皮　秦艽　血余各一钱　共为末，酒调作三服。

下部损伤附腿足：当归　芍药　陈皮　牛膝　木瓜　防己　川芎　茯苓　羌活　白芷　秦艽　生地　甘草　血余各一钱　共为末，酒调服。

金疮出血散：龙骨一两　白矾（生熟）一两　五倍子（生熟）一两　乳香（去油）三钱　没药（去油）三钱　无名异一两　共为末，干掺，不作脓，不怕风，止血住痛生肌。

瘀血冲心方：坠高压倒打死者，童便灌下，或姜汁，真麻油调匀灌，或生半夏末吹入鼻内，或荷叶烧灰，热小便调下，日进三服。

筋骨折伤：雄鸡一只，刺血冲入酒内量服，疼痛立止。

双口药：石膏四两　血竭一两　赤石脂（煅）五钱　龙骨五钱　共为末，听用。

力伤膏：夏枯草　车前子　旱莲草（近上斤不用）　马兰头（一名止血草）　见血愁　抽筋草　桴炭草（用鲜）各等分，清水打烟，加松香少许，敷数日，每日换两次，纸贴或膏贴，结圆固外，于无风处阴干，然后听用。如平日，采生鲜者捣烂，加千年石灰三钱、松香七钱可也。

治烫伤：牡蛎　大黄　煤炭　等分为末，用菜油调敷。再用乳香、没药、槐花、好酒不时饮下。先将火酒喷患处，或服童便、猪毛，炒成珠，研末，或菜油调敷。甲鱼壳煅存性，菜油调敷，鸡骨头、灰甘石、冰片，菜油调敷，陈螺蛳壳入土地者，去泥煅一两，铅粉二钱，轻粉一钱五分，冰片三分，共研细末，掺膏贴之。

跌打损伤接骨肿痛膏：血竭　乳香　没药　龙骨　丁香　肉桂　川附　川乌　乌药　草乌　灵脂各二两　麝香一两　为末和匀，名为接骨散。羌活　白芷　黄芩　丹皮　连翘　蜂房　独活　柴胡各三钱　元参　大黄　番鳖　蓖麻各一钱　归尾一两　血余一两　蜈蚣二十条　蛇蜕二条　东丹二十两　麻油三斤　桃、槐、榆、柳、桑五段　痞块，加阿魏如前法。

接骨灵丹：骨碎补（要去毛，竹刀切，晒）一两　小雄犬骨（即犬胎骨）一两　大黄一两　归尾一两　地虎（火酒浸，土炒）一两　地狗四十九　地龙（去泥）　川马前　甲片　虎骨　坑砖　土连翘　乳香（去油）　没药（去油）　血竭　白占　桃核各五钱　自然铜（醋煅，水煎）五钱　山羊血三钱　麝香一钱　共为末，每二钱，好酒送下。

内伤末药：大黄一两　归尾一两　紫荆皮　蒲黄　加皮各一两　黄麻花　赤芍　羌活　玄胡　独活各五钱　丹参五钱　土连翘（火酒炒）五钱　香附（制）五钱　甘草三钱　乌药五钱　共为末，每服二钱，砂仁汤送下。

代痛散：蟾酥一分　生半夏一分　生南星一分　共研芋芳，要生姜地上，更加打汁为靛听，和前药捣敷，即不痛。

麻药方：乳香六分　没药一分　寸香一分　蟾酥三分　共为细末，掺托或膏贴。

鹅毛散：此方神，治跌打损伤，至重者用此，然非每刀者所能备也。血管鹅毛（取翅始下，每上半节，单用血管，童便浸炒成膏，不宜枯，二两）两只　血虻虫（炙）四十九只　白颈地龙（要韭菜地上者，去腹骨泥，洗净，酒浸炙干为末）一两　土鳖虫（必要油车内取，贮坛内，冰片拌羊血或鸭血养一月外，拣大者炙用）一两　未免肚痛作泻，用生姜一斤打汁，红糖二斤，同姜汁煎成膏，开水冲服一调羹。如发时，稍加灰水和服。如真心实意要戒者，切不可再吃烟矣。

干眼药：荸荠粉一两　甘石五钱　冰片一钱　如眼内有红筋起，将翳药搽眼内，闭片刻即下，飞丝入眼，亦可搽之。

耳溃方：烟脂一大团　明矾二三两　包在烟脂内，线扎，炭火瓦上炙灰，内凡烧枯无声为妙，再要放在地上，退火二三天，研极细末，即加冰片二三十枚，和匀，吹入耳内。此方耳症极验，无不应效矣。

文痴方：鲜橄榄（打汁）一斤　明矾三钱　同煎成膏，每日服三四次，每次二三茶匙。

武痴方：上芦荟五钱　净巴霜一钱　珠粉一钱　朱砂二钱　为末，竹沥为丸。

疯狗咬：山羊血（净）五钱　广三七五钱　自然铜（醋煅七次）一两　蚣螂（酒浸）一两　麝香五钱　胎骨（煅）五钱　真牛黄（身轻微香，舌上凉，入小家透指甲者真）五钱　珍珠（豆腐内煮）五钱　人参（去芦，锉末）二两　土狗（酒浸炙）一两　斑蝥（去头足翅，米拌炒，去米）一两　硼砂一两　共为细末，每服一斤半，砂糖一钱，调食无灰酒下，被盖出汗，避风。

三分散：治一切损伤，轻重皆效。野连翘（又名六局子，生晒干为末）　地鳖虫（俟末）　等分和匀，每服三分五厘，陈酒送下。如发麻寒抖，用冷绿豆汤解之即安。

戒烟丸：此烟灰每贴减去五分为妥。金沸草（绢包）三钱　淮山药三钱　赭石三钱　金银花三钱　抱茯神三钱　甘草三钱　原杜仲三钱　黑向日葵（炒研，绢包）二两　此物江南无，不用亦可，无妨。第一剂用烟灰四钱，日后每剂减灰一钱，至第五剂不用灰。约水一钵，头煎八分，瘾前吃半茶盅，五剂后用：防风（独茎者）一两　天南星（泡七次，晒干，与前药共为细末，每服二钱，白汤下，日后再进一服，出汗即愈）一两　地骨皮一两　生大黄一两　石菖蒲一两　牛膝一两　菟丝子一两　远志一两　草丹一两。

伤药方：乳香　没药　木通　桂枝　寄奴　续断　桃仁　加皮各一钱　泽泻三钱木香五钱　车前子五钱　共为末，黄酒冲服。

（霍元甲藏书）

《跌打损伤回生集》

清·胡青崐

（1856 年胡启万之手抄本，侄孙胡青崐整理）

跌打回生集序

　　盖闻天地以好生为心，仁者以救人为念，施药以治病救人之术也，然一己之能救人曷？若人人之能救人，之为功广也。当时之能救人曷？若传世之能救人，之为泽长也。自古医书丛出，内外丹方善于岐黄者，皆足以通之，唯打药一书，号专门者少，以其方多秘诀，为诸医书所未备载，即偶得其传者，亦遂私而藏之，何也？欲以乘人之急而取利耳。每见乡邑之中，或因斗殴，或因颠蹶，致有伤重而命悬旦夕者，延师未可猝有，而涉猎半得之技，或贪利冒医，以致迟延误事，后虽焉有名医，而伤已内陷，不可复救矣。况名师高其声价，先议谢仪，方与视病，私配药材，复索重价，力绵之家，病虽起而瓶罄已堪，嗟矣！此皆由未见传书之贻害也。余先君子位卿公，自游黄宫以来，屡困场屋，抚卷叹曰：古人云：不作良相，便作良医，亦可有济于世。因稍荒举子业而习于卢扁之术，当时乡里咸利赖之，于嘉庆年间，馆于叔祖启万公家。一日主宾闲叙，顾谓先君子曰：子善医，亦知跌打损伤为医中之急救而不可缓者乎，然其书多秘而不可得耳。先君子素知叔祖技艺精通，必有异授，再三固请，叔祖乃出其抄本以示曰：此吾数十年采访之功，得诸异授，本欲公之于世，子勿私，子若能传，犹吾传也。先君子唯唯，悉心披阅，见其论说详明，按图用药，计日成功，真有起死回生之妙，因照抄分为上、中、下三集，名曰"回生"。屡试立验，真秘书也。愿公诸世，奈家贫，不能付梓，而时常以此事顾余而言之。自先君子下世，余又累年舌耕为业，囊羞阮涩，每启书阁视而叹，是书何长为椟中之宝也，惜哉、痛哉。丙辰岁，馆于灌城养翎书屋，得与诸君子往来，辄出此呈览，比蒙诸君子叹赏，愿付剞劂，联同志解囊相助，刊定施行。俾后有受伤者，开卷了然，不致受欺于医，亦可成功于己，何德如之，吁余三世未酬之志，而一旦此书得传，令先君子释恨于九原，而叔祖亦得以传于世也，谓非诸君子之力也欤，是为序。

咸丰丙辰仲秋，上浣南邑闻风胡青崐书于灌城养翎书屋

南邑塘山胡青崐同侄颐寿校订

卷一　跌打损伤小引

盖闻伤（见血为伤）损（骨疼为损）缓急，治宜权变（医者不可执一）。跌（从高坠下，或倒压闪挫为跌，此乃先受患而后惊）打（与人争斗及杖夹为打，此乃先惊而后患）轻重，各有主张（跌打俱有伤损，须看轻重而治。治跌先宜治患，而后镇惊；治打先镇惊，而后治患。此乃大概，临时又宜活法也）。且如肌肤伤破，止血祛风为上（伤破肌肤，不论何处，外用止血生肌药，内服祛风药。若内伤吐血及涕血者，又当和气活血为主）。筋骨损断，活血止痛最良（凡损筋骨，外宜整接敷夹，内服活血住痛药。若损脏腑，昏闷气绝，不省人事者，又当和气行血为主）。潮热者（表邪），发散可用。便闭者，疏利何妨。皮肉焮肿，破气治血为要略（患处焮肿，或红紫黑青者，皆由气血郁逆不散，外宜熨法并敷药，内服破气破血药。若患久，用药太过，肿不退，又当和解。若破伤肉肿者，又当祛风为主）。肚腹膨胀，和荣理卫乃宜详（胸胁腹背受患，致令肚腹膨胀而疼痛不止者，外宜敷贴药并熨法，内服破气去瘀药。若大便通，又当和血行气）。老弱患疾，克伐切忌太过（年老虚弱者，克伐药忌用太过，恐生别病）。少壮受患，滋补务宜莫忙（少壮人不可早补，恐患不能尽除，记之）。既表不必重汗，恐贼邪乘虚而入（凡医伤，先宜发表，然后治患，表后不可再表，慎之）。自利无容再行，怕元神因之而伤（大小便自利，不可又用攻下药，恐泄元气）。须知血未出，脉喜洪大为要（高跌内有瘀血，肚腹胀满，脉坚强生，脉小弱者死也）。血已出，脉宜微细无殃（斫杀跌打，俱有血出者，若不能止，脉大，七日死，滑细者生。斫疮出血，三日脉大，二十日死。金枪出血太多，脉虚细者生，数实大者死。金枪出血，脉沉小生，浮大者死）。命门和缓，关脉实，患重不死（凡命门脉和缓，关脉实大，患重不死）。命门虚，促脱而离，患轻必伤（凡折伤，治之诀曰：鱼际脉不绝者死）。是故止血者，桃花三宝（桃花散、三宝散治皮肤伤破，血出不止）。活血者，桂蕊一阳（筋折断者，整接后以桂蕊散煮酒，调一阳丹同服）。以上四方俱列于后。祛风热，消风散称为尽美（消风散治破伤血出，或破烂肉肿）。止疼痛，住痛散号为君王（活血住痛散，专能活血住痛，不论内外伤皆效）。伤破肉肿，将帅散罨有奇效（伤破受风肉肿，外用将帅定风散罨，内服消风散）。损断骨疼，神圣散敷之无双（折断骨者，整接后，用神圣散敷断骨处，外用杉皮薄片夹，以绢缚之，勿露风）。骨肉瘀血生涎，先需辟秽（骨断日久，不曾治，以致生涎，整接不上，先服辟秽丸，次日再接自效）。疮口腐烂肉臭，宜用辛香（伤破不治，或治之失宜，腐臭脓血淋淋，宜用辛香散煎洗后，用生肌散罨数次，即愈也）。发散表邪，五积散（外感潮热者宜）。疏通里实，万灵汤（损伤重大，身青肿不论，处处皆效也）。红花末，能理肚腹膨胀（红花破血散治胀满气促）。苏木散，可疗遍体肿伤（治遍身伤损有肿之极）。昏闷气绝，通关七宝任选（跌打闷绝者，外宜吹通关散，内服七宝丹，即醒后，又当看伤调治）。不省人事，和气六神堪尝（患重气血攻心不能言，急用和气散灌入口即醒，外用熨药于患外熨之，醒后仍服原药，加沉香三贵末同服，或用六神木香汤更妙）。吐血不止，蚌霜散服之即应。郁气不散，艾灰膏熨之便昌（伤处疼痛不止者，将艾灰、玉龙膏熨之自愈）。白玉散，手足为之要领（手足疼痛，白玉灵验散主之也）。紫金丹，周身可作栋梁。劳力身疼，太保散为的要（十三太保散，治平常轻伤，用力太过，并远行劳碌，遍身酸痛，四肢无力，皆可服，方俱附后）。闪挫腰疼，将军末最相当（将军匀气散，治闪挫腰疼，此药常服神效）。佛手妙散，轻患不宜擅用（神妙佛手散治筋骨断，或金枪重伤将死者才用此药，有神效。宜珍贵之也）。换骨灵丹，收效必赖安康（神仙换骨丹，治跌打将好，以此药收效）。粒金丸，跌打比势皆效（粒金丸，即铁布衫，治跌打并与人比势皆效）。真宝膏，损伤疗毒甚强（此膏能贴伤损并疗毒者）。夫药岂无妙道，杖患自有奇方（杖夹谓官打板夹棍），用之合宜，治如反掌，理之失法，变起苍茫。嗟夫，治此症候，势非寻常。外缠皮肤，内连腑脏，改换形容，如蛇脱皮、龙换骨。淋漓脓血，若蚓在灰、蟮在汤。医贵识症，不可指鹿为马；药宜合病，休要视虎为狼。徒自谬而不变，恐遇病以彷徨。泄骨髓之真诠，非君子而不教，授肺腑之秘诀，牢记诵而莫忘。是为引。

看伤有治无治之论

气喉管断，即死不治（故左手割颈者不治）；食管断者可治；顶门既破，骨未入肉可治；食饱受伤及跌，三日不死可治；心胸紧痛，青色未裹心，乃偏心受伤可治；顶门既破，骨陷入即死不治；耳后受伤则医；耳珠下受伤不治；心胸禁闭，红色既裹心头，乃心口受伤，不治；男子两乳受伤，可治；妇人两乳受伤不治；正腰受伤，自笑者立死不治；小肚受伤重者，又吐粪者不治；气出不收，两眼睁开不治；小腹受伤，未伤膜可治；孕妇小腹受伤，犯胎不治；孕妇尾结骨受伤，虽粪可治；受伤口出气，眼不闭者难治；肾子受伤入小腹者，立死不治；肾子受伤，未入小腹者可治；口如鱼口缠风不治；囟门出髓者即死不治；心口俱是青色，七日内死不治；两乳受伤，宜当急救可治；两肋受伤，怕血入五脏难治；小肠有伤，不分阴阳难治；顶门有伤难医，急救可治；两腿受伤，虽然无碍，后必有伤，宜当细心调治无损；两手有伤可治；两脚受伤，用心调治，免后来成损。以上各条，伤之轻重生死，亦在人活变看验。

秘传下手口诀

一、煎药水；二、相度损处；三、拔伸；四、用力取大骨（即老鼠子）；五、察症；六、用神圣散；七、瞑口白金散；八、夹缚；九、服乳香寻痛散；十、用水洗辛香散；十一、再用神圣散；十二、再用白金散；十三、再夹缚。

治周身口诀

凡打破头脑，不省人事，即用灯火刺眉心、囟门、太阳、耳门、夹风门池、肩井、曲池、合谷、行间、三里。如不醒，可向伤处剪开头发，寻认出血处。刮薄槐皮，如铜钱大，放出血处，灸三五壮，及灸百会穴三五壮。如无槐皮，三贵末、童便煎服。血不止，用宝钞灰同生姜捣烂，贴出血处，次日去之。用生肌散，清油调搽患处，即用金枪药亦可。凡用生肌散、结口药，一日两次，先用清油洗，然后用药敷。

凡跌打伤四肢，伤重，血气攻心，不能言语者，急将和气散灌入便醒。用熨药熨患处，仍服原药，加沉香、三贵同服。如不醒，用蜂蜜和姜汁蒸过，仍服。

凡四肢有伤，伤在身上，消风散内加川芎、白芷、细辛；在下身，加木瓜、牛膝、槟榔。

凡牛角、树枝挂出肾子，在外不得入，急将神圣散，或鸡蛋清、井花水调敷在肚脐上并两腿上，除疮口与下阴上，一二时辰，肾子自入，后用生肌散敷之自愈。

凡伤前部，小便不通者，用长嘴江螺四五十个，韭菜兜、葱头四五十枚，大蒜三四十枚，皮硝二钱，好京墨浓磨，涂脐上。后将各味捣烂，敷墨上，以绢巾缚之，立通。又有一方，用通关散，同葱捣烂炒热，敷小肚下即通。

凡打伤后部，大便不通者，多用五通散，又名千金子，去油，气力大似牛。殊不知人体虚弱者，有伤元气，故要用消风散，内加将军匀气散三钱，温服即通。

凡震动脑浆，不能言者，伤重剪开头发，用槐皮于百会处，及伤处灸醒，后用消风散，加白芷、川芎、细辛，童便煎服。

凡打伤咳噎不止者，先用柿叶、枇杷叶（不去毛）、木香同服之（要煎服）。此是咳呃逆噎（汤头），咳噎多因胃有寒，此名恶候。古今传陈皮、半夏、香附子，不差，依方灸乳旁（男左女右，乳下以指为则，墨点之，红豆大艾灸三壮）。

凡打伤吐血者，先用百草霜，童便调服。如不止，用犀角地黄汤，如无犀角，以升麻代之。生地、牡丹皮各一两，赤芍一钱。上四味，水煎服。又男妇或于伏天暑月打伤吐血者，不是因打伤而吐，此是因伏天吐血，宜服香薷饮。若不止，兼服犀角地黄汤、香薷饮。黄连、香薷、厚朴、扁豆（用姜汁炒）。

凡打伤杀伤，出血过多，不省人事，是血晕，本是风症。宜服川芎、当归各等分，水煎服，名为芎归汤。

凡夏月打伤，不论轻重，先服五苓散，然后服伤损药。五苓散（猪苓、赤苓、白术、泽泻、官桂少许），水煎服。

凡打伤，小便淋漓出血者，先服五苓散，加瞿麦、车前、木通，去肉桂、滑石，即四苓散，水煎服。

凡打伤鼻梁，七孔出血，先将艾茸灸，后推颈大椎骨第五节，灸后，服消风散，加米茅花，或根亦可。（灸就在人中穴）

凡打断手足之筋，先将神圣散贴筋下，连手背贴，以断其血源。然后用止血结口之药，后服消风散，加三贵、走马之类则愈容易。

凡打伤挫闪，血气攻心，用六神木香汤，加三贵在内调服。伤重不可行，酒磨消风散亦可，更以熨药熨胸，即愈。

凡打破杀伤，一身四肢伤在死肉处，即用金枪药和止血末药罨疮口上，其血即止，疮口自敛，不必罨药，不必避风，日久以乳汁洗净口，将生肌散罨满，一日一洗。换药宜避风雨，又用黑伞纸贴肉，用黑膏药贴之，去伞纸，即愈。

凡打跌四肢未破者，用玉龙膏熨损处，以布巾缚，加杉皮夹住，并服消风散，好酒半杯，并用乳香寻痛散，加走马好酒，姜汁调服。停二三日，再熨再夹住，自然安愈。其熨药末煎药，毋得乱传。

凡跌打四肢见血者，已泄气，不必熨药，伤口用金枪药罨，如前夹缚，服消风散，加三贵、走马在内。其伤口用真麻油，二三日洗一次，换药再夹。

凡伤口作臭，可将天疾螺制过罨之，臭即去矣。（天疾螺，是草上螺有角者，取来瓦炕为末罨之，其臭自去）

凡伤与损并重，则当治伤为先，损则后治亦无妨，或伤损并治，急于疮口以止血，就用消风散加三贵住痛。有气加沉香、木香（磨）同服，后用玉龙膏熨损处，此巧术也。

凡伤破皮肉，臭烂生蛆者，用桃仁五六钱炒过，研烂作饼，贴肉上空疮口，蛆即出。如无桃仁，用嫩叶，瓦上炕干为末，清油调搽。

凡伤损惊风入水，牵弓反张者，急用灯火灸囟门、合谷、涌泉、百会等处。如不应，宜仔细。唇齿咬者，用通关散吹之。有喷可治，服消风散即效；无喷不治。其牵弓反张者，将槐皮刮薄，放伤口上，以艾灸之，取得水即好，仍服消风散。

凡打破眼睛者，以手挨进，转者以手拨正，用贴药神圣散，以鸡子清调搽四围，胆水出者，目必坏，不治。

凡患跌倒，乱肺肝者，气血作攻，不能言语，令患人仰卧一时，用熨药贴胸熨之，服乳香寻痛散即愈。

凡伤损作呕难进药者，乃是感寒，所以水杀不入，人事昏迷，先将生姜一两，多取自然汁，用蜜三匙和匀，蒸过服，其逆即止。凡饮食之类，亦用盐姜为妙。

凡打伤、跌伤及刀剑杀伤，不省人事，先以木香汤灌服，听其自然，却寻看伤处，用药调理，用断血药，或用油调药，或用住痛消风等药，医者须要活法。

凡被打剁，伤损四肢，肿痛不已，腹内气促不安，筋骨断折，急用止痛药调服，然后将骨节揣正归原，以药敷痛处，用杉皮夹之亦要法，宽则骨动，紧则血气不通。如药干，以姜汁润之。仍宜去旧生新，消肿住痛，接骨活血，莫如活血住痛散，每服二钱，早、午、晚、临睡时，以生姜汁、好酒调服，一二七即愈。

凡打剁伤损，瘀血入胸膈，腹内膨满，气促难卧，饮食少思，精神昏晦，四肢强直，疼痛不止，不省人事，渐至倾危，急服五通丸宣利，后用活血住痛散，连进几服，水煎姜引。

凡年高少壮，失跌腰痛，腹内胀满，刺痛不止，大小便不通，急服五通丸宣通，后可服乳香寻痛散有功。

凡打破刀伤，被水湿疮口，致令浮肿，潮热往来，不省人事，将致倾危，奏效莫如消风散，附方每服酒一杯，姜三片煎服，疮口以清油调生肌散搽之。四围肿处，以神圣散加海螵蛸、朴硝，蜜调贴肿处，后可服活血住痛散。

凡刀枪伤破，出血过多，疮口肿痛，不省人事，潮热往来，饮食不进，四肢难举，呕恶气逆，朝轻夜重，无药可效。急用活血住痛散，每服水一杯，炆二三沸，入酒半杯，去渣温服。若疮口肿痛，不时热烦躁者，可除厚、桂，只以水煎，空心服之。

凡肌肤伤破，止血以桃花散，敷之以神圣散，服之以活血住痛散，洗之以辛香散，生肌以白金散，医者用此，百无一失。

凡疮口生脓，肉腐肉臭，以辛香散加盐一捻，煎水洗。

凡手足骨断，久不得力，难以行举，尚有疼痛，可服乳香寻痛散，加走马在内。

凡打剁伤损，血灌肉紫色者，可用半夏为末，冷水调敷患处，即除药，又以生南星为末，同前调敷，即还本肉色，用神圣散敷之。

凡打剁伤损，或断折背脊，三日大便不通，生寒，急须以五通丸宣通，后用活血住痛散，安后，又变症，发热、恶呕气逆，即服附方消风散，后服乳香寻痛散，加走马，逐日安愈，又用神圣散、万应膏贴患处，管取无误。

凡伤损初起，更看眼上晕，若破头面、囟门、脑盖骨等处，急宜治之。先去其风，紧强牙关，服消风散，即任风寒潮热，不碍。若疼痛，加三贵；如风重，加僵蚕、天麻、全蝎。但有伤破，总以桃花散断血，用绢巾缚之，不可当风，后急用白金散，清油调搽布上窨过。看疮口凉不凉，即功医者新临。又服消风散，须令解开，验伤用药。一日一换，寒天三日换亦可，和口生肌，切莫当风落水，否则潮热往来难治。疼痛服乳香寻痛散，不拘时，姜酒调服。

凡脑盖骨，或打或跌伤，急用生姜自然汁，同好酒调白金散，加淮三散贴在伤处。一时即起，服安髓散，清茶送下。如患者失声，急用搐鼻药取其声，又用猪牙皂角烧烟熏鼻，打喷能出声。若有风，加僵蚕、全蝎。不然，则紧强牙关，即伤性命，慎之。

凡跌打杀伤，肠出血隔，及腹胀满，只服五通丸，若泄不止，煮粥食止之。如不止，煨过大附子、生姜十片，煎服即愈。又方只用石菖蒲磨水，汲井水洗面，及手足亦住，但看伤损，方仔细开，活法治之，不可执一。（此症即难治）

凡杖疮，须以白金散及杖法，若紧疆牙关，急用搐鼻药，吹鼻打嚏，易治。凡疗杖疮，在家慎勿与妇见，若见，难结口。又忌与妇人睡，戒之而愈。

凡男女挫气腰痛，可服将军匀气散。

以上用药之法，大概如此。凡医者放例，临时在乎活法，不可执一，日当详玩。

损伤秘传口诀

患人面寒眼青，头肿者，此乃头破受风，宜服消风散。如不应，即服木甘汤和其风气，自然见效。木甘汤（木香、甘草、枳壳、沉香、桔梗、槟榔各等分）为主，入消风散同服。

打伤或时死者，是血凝心也。宜服活血住痛散，此药能活血养神，如不应，又服木甘汤，加入活血住痛散内，姜酒温服，自然见效。如又不应，再服陈皮汤，加入前药内。陈皮散：陈皮、元胡、乌药、归尾、朱砂、藿香各二钱。

打伤言语谵曲无时死者，此伤心也，宜服活血住痛散。如不应，服远志散。远志、石菖蒲、木香、青皮，为末，入前药内服。

打伤呕不止者，此伤胃也，宜服万灵通导汤。如不应，又服半夏汤（旋覆花、半夏、南星、丁香、辰砂、附子、砂仁），此药能止呕，入前药内服，即止。

打伤舞手舞足，此受风，五神失主也，即心也，宜服消风散，加远志、木香、辰砂立止，如不应，加细辛、大黄、薄荷、芒硝、赤芍，入前药内，服即止。

打伤自笑者，此伤腰也，宜服活血住痛散，如不应，服归尾散以止其笑（归尾、栀子、白芷、蒲黄、虎骨、然铜、牛膝），入前药内，活血住痛散同服即有功。

打伤咳嗽者，此伤血入肺也，宜服地骨皮汤（地骨皮、桑皮、五味、熟地、生地、人参、甘草、杏仁、木瓜、知母、贝母、阿胶、生姜为引）。

打伤，血从鼻中、口中、眼中出者，此气上冲二肠，宜服红花破血散以破其血，如不应，再服苏木散，加入前药内以助其力，苏木散（苏木、归尾、木鳖、紫金皮，童便为引）引有苏木散，不同在后。

打伤吐粪者，此伤肠也，与呕吐不服药者同治，如不应，可服四味汤（南星、半夏、丁香、砂仁），入万灵通导汤服。

打伤尿出，如水流不住者，此伤小肠也，宜服乳香寻痛散，加瞿麦、丁香、香附服之，如不止，则不治。

以上十条口诀，其效立见，若遇此症，依方调治，神妙，神妙。

打伤，患人眼面黑者，是满身伤重，宜服活血住痛散。如不应，可服将军匀气散，面容即转而痛减矣。

患人牙关闭者，此伤重受风也，将消风散灌入喉中，其闭自开。如不应，以艾火灸百会穴。

其人不能转身者，此伤腰也，宜服活腰散，以药火熨之。如不应则用匀气散，加红花、碎补、牛膝、蒲黄、桑皮、忍冬藤，百发百中。

凡损，须用此药熨之，不必用神圣散，此名捷疾神效散。用淮乌、乌药、草乌各二两，共为末，以生姜二两，共研烂和匀，又用艾二两，以火熨之。其法先以药敷患处，以艾放药上，用纸一张，放在艾上，以熨斗徐徐熨之，以药干为度。

伤破肌肉出血者，止血不必用桃花散，可用三宝散即效，此药能止血、生肌、住痛、合口。

血出不止，用药不效，须外法治之，其法以银挖耳烧红，于患处一挞，随用药敷上，立效。

伤断各处骨节及背腰，揣令相接归原，用杉皮，削去粗皮，七片一般长，用绵纸裹之，却用纸绳，两头挑开，以自然姜汁调神圣散或淮乌散、白金散于纸单上，同夹托患处缚之，及中间二部，共四部，或只用枇杷叶、芙蓉叶末敷之，亦可。服药以活血住痛散，姜酒调服。第二次换药，将夹缚解开，可寻樟叶、松毛、柑子叶、陈瓦上茅、左缠藤，共煎水一盆，以米筛盖上面，以被席遮围，令患者将患处于盆上乘热熏，得汗出，将药水洗，用银针针患处，仍用前药敷，然后夹缚，不要解开，直至好，待骨老解开，如骨嫩摇动，后必有损，夹缚，吃乳香寻痛散、匀气散。其重义之人，可下走马。

伤损重患，牙关紧闭，不省人事者，将通关散吹鼻，男左女右，有喷可治。否则勿治，随用七宝丹灌下，醒后将神妙佛手散开水调服，或煎服此药，能镇惊养神，又须看伤调治。

凡折断下手，整接之时，先服神妙佛手散，然后整接，夹缚如法，日服桂蕊散，煮酒，调一阳丹。患在上，食后服；在下，则食前服。若伤破、骨断者，又当用活血住痛散，收功必赖桂蕊散，同一阳丹为妙。

凡手足疼痛，不论新旧，将白玉灵验散服，立效。

凡新旧伤损，不拘何处，用紫金丹将各部引经之药炆酒调服，唯损更验。

凡咬断舌者，用五倍子（烧存性）五钱，真降香（炒）一钱，柯子（一钱），共为末，搽断舌处神效。可加三贵、朱砂、白芷梢、麝更妙，先用葱苏汁、麦芽根、寄生汁噙了，然后用药。

凡刀斧伤，箭枪伤，以致生风生水，急用槐皮、北艾灸之、熨之，赶出风来，后下药治之。

洗诸疮，因感风寒发热，不能言语者，用人参、枳壳、白苓、木香共为末，用

（木瓜人参汤）调服即好。

桃花散。一时无有，以陈杉皮烧灰存性为末，亦可，凡破皮肉，用此药止血住痛，或不愈，又以清油调药搽在布上，透入患处即好。

神圣散。凡伤患处有肿，加螵蛸、朴硝，如又不退，或致用药过多，阴肿不消，用和解散。若夹缚处两头起泡，用清油调思圣散涂之即消。若潮热，急用消风散服。

乳香寻痛散。如伤头上，减厚、桂，加生天麻五钱、肉苁蓉五钱酒浸，清茶调服。体虚弱，加川乌五钱，如伤手足腰背，加川山甲七钱、川乌五钱煨，姜酒调服。

活血住痛散。加减与乳香寻痛散同，但老人虚弱者，加川乌、附子。

消风散。凡伤损潮热，言语恍惚，宜服此药，若被人牙伤，加雄黄退其毒。

生肌散、乳香寻痛散。血竭、白芷梢、生肉、陀僧，退血干水，雄黄去毒，赤石脂、龙骨能合口。

遇便接骨散。凡打扑伤损，折断肌骨，此方妙。火麻（烧存性）一两，赤小豆（研为末）三合，好酒一碗，不过三服即好。若患处接以蜡糟盐泥，或酒，或醋调，贴患处立效。药干再换，七日即好。

接骨秘法。用当归、白芷各三钱半，草乌（炮）三钱，各生为末，温酒调服一钱。觉身麻揣正，随用糯米粥调牡蛎米涂伤处，或用生雄鸡一只，捶烂贴，外用杉木夹定，绳缚，毋令移动，即服乳香、白芍、当归、没药、川芎、川椒各五钱，然铜（煅）三钱，共为末，又用硫黄（溶开）二两熔开，入前末搅匀，作弹子大，用好酒化开，热服，随痛处侧卧少时。不愈时连进一二次，大效。如若破伤风肿，宜用南星、防风为末，酒调入姜汁一匙服，仍用酒调药敷患处甚妙。

秘传接骨口诀

脑骨者，诸阳所聚，太阳、囟门、脑盖骨等处，若伤破，即性命所系，医须分开患人之发，寻看伤处，剪去近疮之发，然后用药。伤破重，则用桃花散和灯心塞之，少则不必多用。每日寻看伤处，如若烂臭，以辛香散洗之，将生肌散调搽。治伤之时，切忌当风，诚恐破血生风则发热，头面皆肿，以熨药贴之，不退，以乳香寻痛散调搽，加川乌贴之，仍服消风散，又用白金散，清油调搽患处，可服安髓散，清油调服。

面者有七孔，眼居其一，伤最难治。若被打伤，眼出于胞外者，决难复入，但以蜜调神圣散贴之，听其自然。若破黑睛，胆水已出，其瞳仁必坏，若在胞内，却可轻轻拨转居原，以神圣散蜜调贴，仍用活血住痛散，以清茶调服可愈。

牙龈骨，被打伤折断，先用两手揣正，令骨相接居原，用神圣散贴于外面，然后用布袋兜着下颏直上，缚上发上，或牙龈已落，悬空摇动，以筋拨正安之。出血不止，用桃花散断血，以白金散饮汤调，口噙之，遂可奏效。

从高坠下，顿颈骨者，令患人仰卧，用绢兜其颏下，又解伸患人头发，作一把手捉定，行伸两足，踏其两肩，用力徐徐拔而伸之，以归原为则。如过，则头伸太多，则又软了，用神圣散以自然姜汁和酒调贴，常服乳香寻痛散全愈。

井栏骨断，以手揣正，断骨相接归原，用棉絮二个，如果子大，于断骨两旁轻轻托起相接，以神圣散姜汁调贴患处，若烂了伤破皮，不可用姜汁，以蜜调贴，然后用竹筒一节，长短宽狭，随人为则，裁断破碎，用一片大者，嵌入骨，在竹内用纸贯腋下，用绢袋兜缚，日服乳香寻痛散。

饭匙骨断，被打伤，跌出于外者，须带伸其手，医者以手揣其患处相接归原，用神圣散贴之，用绢袋从患处腋下，兜缚至那边肩上，日服活血住痛散，如骨出在上，医者以左手入患人右手，以膝撑其两肋，其骨自入。

两肩骨出者，如患左手，医者以右手入患人左手按之；右手，医者以左手按之。如骨向下者，医者以手托骨向上，令其归原，如摺转其手，上脑为度，用神圣散贴之，用绢袋一条，从肩上缚至那边腋下，又缚至那边肩上，服活血住痛散。

腕骨出，治法与肩骨同，相接归原，以神圣散贴之。用杉木皮一大片，中间剖开一孔，中间对面共四块，亦如前法，便腕骨伸屈，用绢袋兜其头上，日服乳香寻痛散无误。

臂骨断，揣定断骨归原，用神圣散贴之，然后用杉皮三片，削去粗皮，密密掐令微破，长短有法。如断向内，以三片短者向内，一片长者向外，作夹，托用绵四部缚之。向身处遂转放宽，令血气贯通，第二部差紧要血脉流通，一二间相接，太紧则血不通，骨亦难接，日服活血住痛散，三日后，换夹，则削薄其夹，比在前更薄，此扎缚亦宜宽些，如有肿，神圣散内加螺蛳、朴硝。四围有泡，用百草霜，炒令无烟，纸摊于地上，存性为末，清油调搽泡上。

接手骨，与接臂骨同法治之。

接掌腕骨，与接腕骨同法治之。

效方开后

引有桃花散：黄连一两　大黄一两　黄柏一两　风化石灰四两　共炒桃花色为度，去大黄，并摊，去火毒，筛极细用。古方只有大黄两半，石灰半斤，无连柏二味。（后有歌）

引有三宝散：专治破伤血出不止，用此不必用桃花散，其能止血住痛，生肌合口。当墨（即百草霜）　白芷梢　经霜草　共为末，或干罨，或清油调搽，一七即愈。（后有歌）

引有桂蕊散：治不论遍身筋骨断损，四肢不能举动者，接骨神效。姜黄　白及各

五钱　紫草三分　碎补　然铜　灵仙各一钱　肉桂三分　半夏一分　归身一钱　赤芍一钱　苏梗五分　羌活五分　红花一分　青皮五钱　广皮三分　三棱　莪术各五钱　枳实五分　木通　丹皮　川芎各一钱　桂枝二钱　白芍一钱　加皮五分　牛膝二钱　枸杞二钱　甘草一钱　土茯苓一钱　野贮根引，好酒炖一枝香，空心服。本方外用狗脚骨，烧灰存性，用棉花包定，火烧研末，敷用狗脚骨灰，吃不可用。

引有一阳丹：又名一粒金丹。有救死回生之功，不论伤损皆妙。乳香　没药　肉桂　川乌各一两　然铜（制）一两三钱　碎补二两　白虫（即白蜡，酒）四两　血力三钱　鹿茸五钱　全归（酒浸）一两　龙骨（醋炒）三钱　虎骨（炙）一两　寸身（即麝香）一分　朱砂四钱　灰面（炒）五钱　故纸八钱　首乌（打碎，瓦炒）一两　人中白二两　小阴麻（炒）八钱　山羊血　紫石英（煅）各四钱　旱莲草（草药）一两　菟丝子八钱　共为末，酒调一钱服，小阴麻（即芝麻）。

引有消风散：治破烂血出肿痛。防风　防己　南星各一两　僵虫（姜汁炒，去丝嘴，干用）　全蝎（水洗去头足，炒干）二味另作一分，伤重与前药全下　上将各味剉碎，生姜五片，童便煎服。伤在头上，加川芎、白芷、细辛；伤在下身，加槟榔、牛膝、木瓜，棒疮不必加，恐有潮热，乃是风热，如去风，热即退，不必用柴胡、黄芩；若被风雨所袭，加麻黄、葱白、松节、清油，酒煎热服，被盖出汗到足，缓缓揭去即好。

引有活血住痛散：专能活血住痛，伤损皆效。川芎　当归各一钱　羌活五分　独活一两　山甲（土炒）七钱　淮乌七钱　小茴　白芷各一两　上桂七钱　木瓜一两　草乌七钱　赤芍七钱　角茴一两　甘草五钱　一方有杜仲五钱，当门（即麝香）一钱，如伤重加三贵；有气加三贵、沉香、木香，须磨；断骨加走马。以上各切片碎，晒干为末，密收，用时要自然姜汁一小杯，好酒一大杯，末药三匙，其三贵、走马临时加减，此乃巧术也，要快，倍能住痛。附走马、然铜、虎骨，俱制为末，专能接骨断根。（后有歌）

引有将帅定风散：治破伤风及金枪，刀斧打扑伤损，并癫犬咬伤，能住痛生肌。南星（为防风所制，服之不麻）、防风为末，破伤风以药敷疮口，然后以酒调一饼服，如牙关紧急，角弓反张，用童便调服二钱。打伤欲死，但心头微温，亦以童便调灌二钱，并进二服，癫犬咬伤，或破，先嚼，将水洗净，拭干贴药，更不再发，无脓，有大效。

引有神圣散：治接骨贴损，住痛敷夹。豨莶草　赤芍　白及　枇杷叶　芙蓉叶　韭菜（连根不洗）　白芷　淮乌（不拘多少）　以自然姜汁、酒调敷，贴患处。有肿加海螵蛸、朴硝，同捣烂调贴。如骨出伤口者，以蜜调生肌散，搽其疮口，以神圣散敷之。凡刀斧伤破者，用蜜调，未伤皮，以姜汁调。凡用此药，必须先以伞单纸一片，测患阔狭，却以药涂之为妙。

引有**辟秽丸**：治肉烂生涎，并一切贴骨流痰，无名肿毒。斑蝥（去头、尾、翅、足，用糯米一合，炒以米黄色为度，去斑蝥不用，用米）一钱　大朱砂四钱　共为末，用饭做成丸，如胡椒大，大人每服四丸，小儿二丸，临晚温茶送下。如小便急胀不妨。

引有**辛香散**：治伤损生脓，以致肉烂臭，因淤血在肉，用此煎洗。荆芥　赤芍　刘寄奴　羌活　泽兰　防风　独活　明矾　苦参　五倍子　白芷（以上或为末）　当归　银花　柏叶　苍耳　细茶　藿香叶　每用水一杯，加葱白、桃柳、寻风藤，飞盐一匙，煎水，洗去毒，然后用油调住血散贴。（后有歌）

引有**五积散**：治热外感。白芷　陈皮　厚朴　当归　川芎　细辛　枳壳　桔梗　半夏　羌活　桂枝　苍术　南星　前胡　甘草　有气加青皮、乌药；潮盛加柴胡；两肋加胆草、青皮、肉桂、红花；手加桂枝；脚加淮山、牛膝。

引有**万灵丹**：一名捷助散，治伤损大便不通及杨梅等疮。五灵脂　使君子肉　巴豆仁（去油）各一分　共为末，冷茶送下，服后泄不止，或绿豆粥解亦可。但治杨梅，即用三仙丹搽，立效。

引有**苏木散**：遍身伤损，有肿之极，服之即愈。丹皮　石菖蒲　枸杞　归尾　红花　生地　归身　赤芍　碎补　然铜　上桂　灵仙　羌活　苏木　玄胡索　陈皮　五加皮　牛膝　川芎　小茴　香附　虎骨　土茯苓　甘草　野贮根引，炆生酒服。

引有**红花破血散**：治伤损血落，肚胀满，气促。红花五钱　苏木五钱　黑丑（炒）二两　故纸（炒）二两　白芷梢五钱　木瓜五钱　川芎五钱　小茴一钱　五灵脂二两　川膝二两　白芍（炒）一两　羌活二两　乳香（五钱）去油　独活二两　当门一钱　淮乌（制）一只　蒲黄（制）五钱　生地二两　当归二两　甘草五钱　当墨五钱　共为末，木瓜煎汤，入麻油于汤内润下，或姜酒和童便调下。若作散，以姜五片，半酒半水，入童便、麻油调服。此药专能破血，被打浸血伤损及棒枪皆可服，寻常损不可服，只以后六神木香汤服之。

引有**通关散**：治不省人事晕死者。牙皂　北辛　苏叶　薄荷（皆生用）　共为末，吹男左女右鼻。或用纸，或青布片展药，以竹筒应鼻熏之，或用制过巴豆油纸展亦可。（古方只牙皂、细辛二味）

引有**七宝丹**：能起死回生，伤损疼痛皆效。番木鳖（用童便浸，待口开，瓦锋刮去毛皮，切片，再用药浸方，以陈黄土炒至绿豆色，换土炒七次，研为末，另一处）半斤　陈枳壳（浸半日，切片，面粉炒干为细末，另一处）四两　用木鳖末一两、枳壳末八钱配合均匀，再加北辛二钱、牙皂二钱、真熊胆五分、麝五分，共入内和匀，每服五六分，好酒送下。倘有急用，有引，并投接气散，用酒滴入口中即醒。如住痛，合全身丹。一方有加三七三钱。附开制木鳖药于后：归尾　红花　碎补　生地　乌药　郁金　羌活　独活　桔梗　防风　泽泻　赤芍　白苓　桂枝　秦艽　砂仁　加皮　吴萸　故纸　石菖蒲　白芷　石斛　甘草。

七宝丹引：头上（藁本　川芎　羌活　归尾　乳香　没药）；两手（桂枝　羌活　乳没）；背心（薄桂　羌活　归尾　乳香　没药）；肚（桔梗　郁金　木香　乌药　乳香　没药）；腰（杜仲　故纸　续断　羌活　归尾　乳香　没药）；两肋（青皮　白芥子　羌活　乳没）；左胁（柴胡　西香）；右胁（没药　归尾）；两足（川膝　木瓜　黄柏　独活　归尾　乳香　没药）；阴囊（橘核　故纸　小茴　羌活　乳没）；遍身痛（羌活　独活　归尾　续断　苡仁　山药　乳香　没药）；大便不通（大黄　芒硝）；小便不通（车前　木通）；吐血（藕节　白茅根　柏叶，痛甚加老人霜）。

引有和气散：治四肢痛，气痛，并男肾气痛，冷气痛，皆效。小茴　桔梗　香附　青皮　陈皮　良姜　苍术　肉桂　甘草　以上研末，或酒下，或一日沸汤下，用盐一捻入内服。下部醒，用熨药于患处熨之，仍服原药加沉香、三贵同服；如不醒，用蜜和姜汁蒸过，仍服；若产后恶瘀未尽者，加桃仁，炒为末调服。

引有六神木香汤：治跌打不省人事，用此顺气。木香二钱　沉香二钱　槟榔（三味俱磨，忌煎）一钱　枳壳一钱　桔梗一钱　甘草二钱　上三味磨水一大杯，姜三片，煎下三味，令温吃之，听其自然。如不醒，再磨煎服即醒，却换别药治之。凡人被损伤极重，不省人事，先以此汤灌之后，以通关散用竹筒吹鼻即醒。

引有蚌霜散：治伤损之吐血，或因酒食饱低头掬损，吐血过多，并血妄行，口鼻俱出，但声未出者，皆效。蚌粉（即海大蛤蜊壳，火煅过，为细末）　当墨（即百草霜）　等分为末，每服三钱，粘米饮调服，或侧柏叶研汁尤妙，如鼻衄及痔疮出血者，并干罨立止。

引有艾灰玉龙膏：凡伤损，以此药熨之。肉桂　干姜　吴萸　白芷　南星　附子　赤芍　独活　草乌　白及　以上各切碎，晒干为末，用时要自然姜汁调成膏，以纸夹皮艾攘损处，大小为一幅，将膏放于损上，又以艾叶贴于膏上，以熨斗盛木炭熨之，即愈。

引有白玉灵验散：治手足疼痛，神妙。川乌　草乌　山甲　乳香　没药（以上俱制）　上桂　白芷　甘草　共为末。每服，手加桂枝、淮膝，脚加川膝、钻地风，炊生酒调服。

引有紫金丹：大土鳖（酒制）三钱　然铜（制）三钱　乳香（制）三钱　没药（制）三钱　北辛二钱　朱砂一钱　血竭一钱　灵脂三钱　白虫（酒、豆腐同煮一枝香）三钱　金箔二十张　银箔二十张　沉香三钱　归尾（酒炒）三钱　硼砂二钱　人参七钱　琥珀（豆腐煮一枝香）半钱　珍珠（同上制）　片脑三钱　麝香（去毛）一钱　共为末，每服分半，不论上下新旧损伤，用后各部引经药调服。如妇人信水不通，加麝五厘，酒调服；气痛加麝三厘，酒调服，孕妇忌服，内加七雄丹更妙。

紫金丹引：头上（川芎　白芷　藁本）；眼上（白菊　白芷　蒺藜）；喉咙（射干　桔梗　紫荆皮）；两手（桂枝）；两肋（北芥子　赤芍　青皮　柴胡）；心胸（丁皮　香

附　云皮　枳壳　石菖蒲　红花）；腰（杜仲　故纸　小茴　橘核）；小肚（小茴　肉桂　橘核　益智仁）；腿脚（川膝　防己　木瓜）；脚板（槟榔　独活　钻地风）；背脊骨（金毛狗）；满身（肉桂　全归　羌活）；尾结骨（碎补　虎骨　六汗　秦艽）；小便不通（海金沙　赤芍）；大便不通（大黄　枳壳　桃仁）；作呕（丁香　白蔻　砂仁　火香）；汗不止（酸枣仁　白术　黄芪　附片　人参）。

各部炆酒药方开后

头上：防风　白芷　柴胡　羌活　威灵仙　青木香　乳香　没药　陈皮　白菊　蔓荆子

胸前：枳壳　柴胡　川芎　赤芍　灵仙　槟榔　归尾　茜草　郁金　青皮　乳没桔梗

心头：红花　石菖蒲　砂仁　青木皮　桔梗　郁金　柴胡　茜草　灵仙　乳没

两胁：茜草　归尾　柴胡　青皮　灵仙　槟榔　郁金　厚朴　羌活　虎骨　血竭龙胆草　乳香　没药

两手：风藤　南藤　首乌　六汗　金毛狗　桂枝　柴胡　羌活　虎骨　淮膝　乳香　灵仙

腰上：杜仲　故纸　六汗　青皮　肉苁蓉　郁金　香附　柴胡　虎骨　牛膝　灵仙　乳香　没药

两脚：风藤　南藤　牛膝　加皮　金毛狗　独活　乌药　六汗　苍术　防己　虎骨　灵仙　苡仁　秦艽　乳香　没药　甘草

引有太保散：治平常轻伤，易用力太过，并远行劳碌，遍身酸痛，四肢倦怠，皆可服。全归三钱　杜仲四两　菖蒲三钱　碎补四钱　牛膝三钱　秦艽三钱　故纸三钱　赤芍三钱　郁金一钱　制香附三钱　嫩桂枝四钱　续断三钱　共为末，每服二三钱，好酒送下。

引有将军散气散：治男妇锉气腰痛。小茴　大茴　延胡索　乌药　香附　砂仁　木瓜　赤芍　陈皮　枳壳　白芷　当归　羌活　川芎　良姜各一两　国主　沉香　丁香　乳香（制）　没药（制）　桔梗　甘草各五钱　淮乌一只　以上共为末，姜酒调，空心服，但凡伤损，必须先调气养神，然后用药甚妙，此药常服神效。

引有神妙佛手散：治筋骨折伤或断，或金枪、重伤将死者，才用此药，大有神效，后学者宜珍重之。禹余粮（火煅醋淬）　肉苁蓉（酒洗）　鹿茸（酒炙）　当归（酒洗）　菟丝子　熟地各四钱半　白芍　川芎　北艾　茯苓　枣仁各六钱　干姜　覆盆子　紫石英（煅）　牡蛎（煅）各三钱　五味一钱　桑螵蛸（泡）五钱二分　琥珀一钱　共为末，滚水调服，慎勿轻用。如作散，姜三片、枣一枚，水煎服。

引有神仙换骨丹：专治伤损断根，重义之人方下，不然则否。此药服之永无后患。三贵五钱　虎骨（制）一两　然铜（制）二两　当归四两　白芷二两　麝一钱　小茴（炒）一两　淮乌（生）三只　羌活一两　厚朴二两　甘草三钱　共为末，姜酒调服立效。

引有粒金丸：即铁布衫。土鳖五钱　朱砂三钱　金箔三十张　广木香三钱　肉桂三钱　母丁香二钱　无名异（即无名子）五钱　三七二钱　乳香五钱　没药五钱　麝五分　血竭三钱　然铜五钱　木鳖子（清油浸，去壳）五钱　白虫一两　土狗（酒制）一钱　血余（即头发，用水洗，再酒洗净，烧红罐，放在中，黑即倒出）三钱　地龙（即蚯蚓，酒炒）五钱　山甲（土炒）二钱　虎骨（醋制）一两　地虎（即老蛤，雄，煮烧酒制）一两　过江龙（即蜘蛛，酒焙干为末）五只　丹皮三钱　全归五钱　碎补（去毛）五钱　续断五钱　枳壳一两　鳝鱼骨（酒制）一两　白木耳（酒制）一两　番木鳖（布袋张良姜包着，七蒸七露，三七之内，将乳没灌在其中）一两　沉香三钱　生地五钱　法制为丸，金箔、朱砂为衣（砂糖）。

周身水药：川活　大活　归尾　生地　丹皮　北辛　秦艽　木香　六汗　青皮　小茴　陈皮　延胡　防己　内红消（即野芥菜）　威灵仙　碎补　菴闾子　仙茅

周身引药：头（藁本　虫蜕　白芷　川芎）；手（桂枝　桔梗　灵仙）；背（卑大山甲）；心胸（朱砂　上桂）；腰（沉香　桔梗　菖蒲　白芷　桃仁）；足（木瓜　牛膝　乌药　加皮　防己）；腰（即肾也）（巴戟　吉子　菴闾　石莲子）；风损（桑寄，加皮　麝一分）；后开（山楂　麦芽　神曲　阿魏）；先闭（木通　牵牛　猪苓）；胃脘（木香　砂仁　贝母；若呕，加丁香、白蔻）；肾子（川楝子　荔枝核）；肠内有血块（漆渣炒干　米芽　黄芩　桔梗　良姜）。

引有真宝膏：治一切伤损，诸般疔毒。大黄　黄连　黄芩　黄柏　栀子　白芷　当归　蓖麻子　升麻　元参　山甲　白及　赤芍　苏木　红花　木鳖子　松节　柴胡　前胡　甘草各半钱　羌活　独活　桐皮　南星　桑皮各一钱　地榆　血余一两　蜂窠一个　阿魏五钱　苍术　蟾酥　千金子　煎油，单桃柳槐枝，熬成膏，后用乳香　没药　血竭　龙骨　硼砂　朱砂　轻粉　雄黄　淮乌　白芷　麝　赤石脂　五倍子　明矾　朴硝　共为末，待膏将冷，放内搅匀。

金旺散：预服以防受伤，后二方同此。白蜡二钱　木耳三钱　血竭三钱　川乌一钱　半夏一钱　红花二钱　土鳖四对　贮麻灰三钱　白头地龙（不拘多少），擂酒吃，后用丸药。

丸药方：临时方用应验。辰砂一钱　人参一钱　白蜡一钱　木耳一钱　川乌八分　麝一分　半夏（制）八分　贮麻灰一钱　共为末，面糊为丸一钱重，食之有验。

战青散：临时服。白蜡　木耳　川乌　乳没　川膝　胡椒　酒擂吃，有验，如欲解，用冷水于受患处淋之，徐击便散，后有红肿，可将水药吃好，附方开后。

249

《跌打损伤回生集》

全身丹：三七二钱　沉香一钱　官桂一钱　辰砂八分　血蝎一钱　母丁香二钱　珊瑚（胡椒煮一枝香）一钱　番木鳖（同七宝制法）二钱　枳壳（同七宝制法）二钱　乳香（制）一钱　麝四分　共为末，每服二分，生酒调服。疼痛不止，可合七宝丹同服。

七雄丹：石黄一两　赤信一分　用新银锅一个，将二味放锅内，炭火煅尽烟为度，取为末，加入紫金丹，或太保散，内服妙。单将此末酒调服亦可。

生肌散：白芷梢五钱　赤石脂（火煅存性）一两　三贵（制）三钱　凡用生肌散，以真麻油先洗，将三贵先下，后将芷梢、石脂罨满口上。又方：治伤破不合口，用黄连、甘草二味为末，蜜调涂，疮口即合。

生肌结口方：治伤破皮肉及板疮，神妙。三贵　螵蛸（去壳，火煅存性）一钱　轻粉五钱　白及三钱　白蔹三钱　儿茶一钱　芷梢五钱　雄黄一钱　石脂（火煅存性）一两　朱砂三钱　粉草三钱　为末，但凡敷药、贴生骨等药，总比伤口润涂半寸，洗换避风，易为生肉。

黑神散：治夹接，两头有泡，不可挑破，此药搽之，自然阴消。桃仁（去皮尖炒，或嫩叶捣烂）一两　柑叶一两　共为末，清油调贴患处，蛆立死，又方：百草霜，炒令无烟，纸摊地上，存性为末，清油调搽，泡即消。

和解散：治伤损，用药太过浮肿不退，此因热血遇药则退，用此贴之。肉桂二两　淮乌二两　生南星二两　赤芍二两　乳香五钱　白芷二两　白及二两　枇杷叶二两　上为末，姜汁或酒调服立效。

拔簇散：治竹木等物，刺入皮肉不出者。象牙屑　磁石（打破研）　山水银（即硝缸上膏）　剪刀草（系草药，以酒糊擂烂）一两　野园荽（即鹅不食草，同上制）一两　树蛀（不拘多少，打烂敷之）　上为末，以冷水调贴患处即出。又用酒糊糟敷之空口，又方：用蚯蚓捶盐泥，涂之即出，又方：用老鸦蒜同酒糊糟捶烂敷。又方：治打毒枪断在骨上者，用此药贴。象牙为末，放在伤口，其枪即出。又用野芙蓉叶，顺口嚼用。

拔箭方：无论竹木，敷之即出。蜣螂（去壳）三个　土狗（同焙）三个　发灰　共为末，用麻油调敷患处，微痛即出，又方：单用糯米糖滴入，伤即出。

一片雪：治刀剑伤极热，恶血所作面不退，其效。大黄二两　黄连　黄柏　黄芩　郁金　白及各二两　枇杷叶　贵妃面四两　上为末，蜜调贴，留疮口，或清茶冷水调贴。

止血住痛生肌散：治跌打及牙咬刀伤，出血肿痛，出脓，肌肉不生，疼痛不止并治。真龙膏（煅）三钱　黄丹（飞）五钱　软石膏（煅去毒）一两　血竭二钱　乳没（制）各三钱　潮脑（即章老少许）　共为末，瓷罐收贮，掺患处，血止住痛生肌，屡有效。

敷药立效方：治血郁气郁，死血在身及四肢，一敷即愈。归尾　红花　白芷　生

姜　胡椒　栀子　黄柏　龙骨　防风　羌活　肥皂　葱白　细辛　面粉烧酒调捣烂，共为饼，敷上即愈，不可解迟神效。又方：生姜五钱　肥皂一两　胡椒一钱半　共炒热敷。

伤损奇方：损娘身（即向西鸟栖树根）二两　千里马（即破草鞋去中，童便浸六日，烧存性）一两　共为末，每服一钱，酒送下，不拘腹痛，水胀作饱，饮食不进，打伤重血，大便不通，其血即下。

新伤骨痛，皮下红肿不退方：庄黄　黄柏　栀子　老姜　葱白　泽兰　砂糖　研烂，面粉作饼，敷患处，红肿即退，疼痛即止，无不应效。

金枪逆力散：螵蛸三钱　降香四钱　龙骨三钱　芷梢五钱　神金五十张　冰片一分　朱砂三钱　川连一钱　珍珠二钱　白蜡三钱　儿茶五钱　乳没四钱　血竭一钱　人中白三钱　鸡内金六钱　浮水石（消风散、童便各淬数次）一两。附消风散：防风　荆芥　甘草　羌活　薄荷　银花　白芷　藁本　虫退　花粉　煎水淬。

杖疮方：久不愈者神效。圆鱼骨（烧灰）一两　乳没（制）五钱　共为末，猪油调搽即生肌。又方：桐子树叶（不拘多少），米醋煮至烂熟，阴干，临时随疮大小剪贴，即生肌。

乳香寻痛散：乳香　没药　沉香　木香　血竭　羌活　独活　厚桂　甘草各五钱　白芷　川芎　当归　木瓜　角茴各一两　小茴七钱　淮乌二个　川乌一只　麝五分　以上共研末，酒调服一钱，服后不可饮食。如伤头上，去厚桂，加明天麻，以茶调，食后服。如伤遍身，加川乌、山甲，以姜酒调服即愈。（有歌）

安髓散：治打头脑。白附子（泡）　川芎各一两　香附　白芷各一两　甘草五钱　共为末，清茶调，食后服，凡髓出不效者，以生肌散贴之如神。（后有歌）

白金散：治刀剑所伤及破皮烂肉等症。白芷梢（灯心大的，不拘多少，无蛀者佳）为末，清油调搽，或敷，却以伞单贴佳，用绢缚。

附方消风散：治刀剑所伤，或破皮水湿，以致潮热、牙关口噤、四肢强直，及感风狂等。人参　南星　白芷　防风　羌活　川芎　当归　桔梗　柴胡　甘草　为散，每服四钱，姜五片，童便杯半，温服。风重，加僵蚕、全蝎。疼痛加三贵。

活腰散：治腰痛不可忍者，及诸伤皆服之。桑白皮（嫩者晒干）　忍冬藤（嫩者）寻风藤（以上不拘多少）　当归　白芷各一两　羌活　白芍各一两　草乌二只　小茴（炒）一两　甘草五钱　共为末，姜酒调服二钱，即愈。

万灵通导散：治跌打伤损极重，二便不通，及瘀血不散，肚腹膨胀，上攻心，闷乱至死者，先服此药打下瘀血，后服补损药，不可用酒煎，愈不通矣，量虚实。大黄　芒硝　枳壳各二钱　厚朴　当归　陈皮　木通　红花　苏木各一钱　甘草五分　作一剂，水煎服，以利为度，但孕妇、小儿勿服，慎之无误。

莪棱散：治跌打损伤，遍身疼痛，不能举动神效。三棱　莪术　赤芍　黄柏　千里马（头不用）各一两　槟榔　元胡索　陈皮　紫苏　西香各八钱　芒硝　黄连各二钱　上依制法，如等分，姜五片，葱白只用一根。如要利，用大黄、芒硝；有痰用半夏；如孕妇受伤，去棱、莪；又血出症亦去之，及葱白，加当归、蒲黄；遍身受伤，加红花二分；囟门受伤，除三棱、莪术、葱白；如血出多，就用止血金余丹；如手足伤断，用手推正，内罨灯心灰，用纸卷定，要原实停当，外用杉皮押定，进接骨回生丹，再用小裹脚布如法扎定杉皮，无有不愈。但攻下之药，多下乳没，痛极加西香（即木香）一钱，赤芍、元胡、没药、乳香；或有咳，乃肺气旺，加干葛、赤芍、甘草、桔梗、北辛、荆芥、连翘，每用原汤，随病加减，带热服。

通经活血止痛散：治跌打，败血攻心，心胸紧痛，神效。三棱　莪术　赤芍　黄柏　黄连　青皮　紫苏　香附　柴胡　乳没　千里马　内加红花　苏木　菖蒲　传火龙行气法：生姜　食盐　麻油各四两　瑞香叶三两　大黄　生地　荆芥　泽兰　牙硝各二两　酒糟四两　共研烂，以麻油炒，带热频熨，频炒，安愈后，服千金不夺散及佛手散。

千金不夺散：防风　荆芥　生地　五加皮　角茴　木瓜　川芎　紫荆皮　钩藤　台乌　白芷　槟榔　木香　羌活　归尾　南藤　然铜　五灵脂　杜仲　故纸　芍药　牛膝　乳没　威灵仙　如热，加黄芩、赤芍，为散，各等分，每用头酒一瓶，绢袋袋药，浸三、五、七日取出，随量不拘时服，忌红酒、坚卤、油腻等物；如孕妇，去牛膝、赤芍，加归身、艾，服七日见效。不问诸损，遍身疼痛无不应验。珍之。

回春再造散：治手足筋骨折断者神效。古钱（煅醋淬）五个　然铜（同上制）　木香各一钱　麝一分　为末，每服二钱，无灰酒下，令患人口嚼丁香一枚，方进药，看伤上下，食前食后服，如未妥，再进。未断骨者，慎勿轻用，接骨如神。

回生续命丹：治筋骨断，损伤疼痛不止者神效。草乌　川乌（俱泡）　地龙　灵脂　乌药　木鳖　青皮　陈皮　碎补　灵仙　茴香各二两半　乳没　红娘子　麝一分　牵牛五钱　金毛狗　然铜各二两　禹余粮（煅醋淬）四钱　共为末，酒调服一钱，后服再生活血止痛散。

再生活血止痛散：治症如前。大黄五钱　柴胡二钱　当归二钱　桃仁五个　花粉一钱　山甲一钱　甘草一钱　红花五分　半水半酒煎，空心带热服。

千金破血散：治重伤，败血冲心，或时昏闷者，神效。羌活二两　肉桂一两　水蛭（炒尽烟，另研）五分　柴胡　归尾　连翘各二钱　麝（另研）一分　为末，酒水各半煎，去渣，入水蛭、麝在内，不拘时服，疼痛昏闷暂息后，进调经活血汤。

调经活血汤：当归　川芎　赤芍　黄芪　陈皮　乌药　熟地　乳香　茴香各一钱　姜三片，苏叶煎服，如不止，再进四仙喝住散。

四仙喝住散：粟壳（去筋暴炒）四两　白芷二两　炙草两半　乳香（另研）一钱　煎熟前三味，方入乳香，每服四钱，水、酒各半煎，不拘时服。

滋荣双解汤：治打伤之后，营卫虚弱，外受风寒，内伤经络。没药 当归 白芷 元胡 川乌 石莲肉 然铜（制，水飞）各一两 生地 川芎各两半 为末，每服二钱，空心老酒下，其效如神。

铁布衫：芝麻花 苡仁 然铜 地龙 白蜡各一两 用烧酒一大碗制过，药晒干为末，苏合油调丸，弹子大，如先服一丸，热酒送下。要请人遍身打之，才出药力。

接骨紫金丹：治跌打骨折，瘀血攻心，发烧，及昏不省人事。月石 乳没 血竭 大黄 归尾 碎补 然铜 土鳖（焙干去足）各半钱，瓷器收之，每服八厘，好酒送下，其骨自接上，有恶血自下、吐血、经事不调等症俱用酒下。（月石即硼砂）

补损接骨仙丹：当归 川芎 白芍 生地 故纸 灵脂 木香 地骨皮 防风各五钱 乳没 血竭各一钱，上锉一处，用夜合花树根皮五钱，同入火酒壶内，入烧酒。重伤，炆煮一枝香为度，取出服之。

将军膏：治伤损肿疼不消，瘀血流注紫黑，或伤眼上青黑。大黄为末，生姜汁调敷患处。

守田膏：治跌打有伤，败血流注。半夏为末，调敷患处，一宿不见痕迹。

大料七厘散：治一切跌打之症，先备，等急时用。秦艽 羌活各二钱 桂枝四钱 灵仙 灵脂 五加皮各二钱 碎补五钱 杜仲四钱 故纸三钱 续断三钱 赤芍 红花 牛膝 云皮 枳壳 郁金各四钱 茜草 归尾 三七 延胡索 千年健各三钱 土鳖（制）十个 矮脚樟四钱 香附五钱 以上廿四味，共七两，同研为末，每服二钱，酒下。

家传千金诀：行功运气法，先须闭口凝神，一切外务都放下。肉桂三钱 甘草三钱 川乌二钱 乳没一钱 麝二分 短草（即头发，不拘多少，黄泥包，火煅红，存性）共为末，每服一钱，酒送下，不论新旧远近跌打伤损，效。至于引经药，皆如紫金丹引经药同。

回生内补散：能止痛壮元，治跌打。白虫（用豆腐煮一枝香）四两 朱砂二钱 川乌六钱 当归六钱 肉桂六钱 人中白（瓦炒）一两 乳香六钱 磁石（煅，醋淬七次）五钱 紫荆花皮二钱 没药六钱 瓦片（要路上或墙脚下，人便溺之处，久年碎瓦片一二块，要二两，洗净火煅数次，转粪色为度，刀刮细末）二两 广木香一钱 山羊血五分 土鳖十九个 红宁字钱（制）五个 雄鸡胆一个 血竭三个 共为末，酒调下二钱，十次全愈。

家传遍身练力方：其药各依制法，其效如神。地虎（即老蛤，火酒制）一对 松节（醋制）二两 当门一钱 川膝（醋制）二两 苡仁二两 丹皮（醋）二两 当归（酒）二两 南藤（醋）一两 川芎（酒）二钱 甘草二两 车前一两半 花粉（醋）四两 月石（醋）一两 五色砂（醋）一两 香附一两 白木耳一两 翠蛇一两 龙骨（醋）二两 白虫（酒煮）四两 乳没（制）各二两 虎骨（醋）二两 土鳖（瓦焙）三两　珍珠（酒制）五对　龟板（火酒制）二两　沉香（锉末）一两　水牛角（火酒制，瓦炕）一条　白及二两半　枣仁二钱　枸杞四两　川活一两　独活一两　北辛一两　小茴一两　三七（姜汁炒）一两　前胡一两　厚桂一两　大茴一两　人参五钱　陈皮二两　血丹二两　千下捶（即金箔）一两　秦艽一两　广木香一两　天雄二两　共为末，每服二钱，酒化下，要吃四十九日。

家传跌打末药方：治一切诸症。乳没（制）一两　上桂一两　川乌一两　然铜（制）一两半　碎补二两　白虫（酒煮）四两　血竭三钱　鹿茸五钱　胡麻八钱　全归（酒）一两　山羊血四钱　紫石英四钱　龙骨（醋）三钱　虎骨（醋）一两　麝三分　朱砂四钱　土鳖（瓦焙）四十九个　乌药（炒）一两　童头骨（不可用）细辛五钱　故纸（炒）八钱　首乌（忌铁瓦炒）一两　三七一两　郁金八钱　苁蓉三钱　酒芍五钱　菟丝子八钱　旱莲皮一两　川芎（酒）五钱　灰面（炒）五钱　五味五钱　北艾五钱　牡蛎（煅醋）五钱　白芩五钱　枣仁五钱　甘草一钱　禹余粮五钱　桑螵蛸五钱　共为末，酒调下，但先服水药一包（方附后）。

水药方：红花　归尾　杏仁　青皮　猪苓　泽泻　木通　车前　羌活　槟榔　生地　香附　黄芩　川柏　木香　郁金　乳没　白芷　甘草　生姜引，水煎，酒后服。头加藁本；身上加枳壳、桔梗；手加桂枝、细辛；腰加钩藤根；眼痛加知母；大小肠及有肿加元胡、三棱、莪术；大便闭加大黄；小便闭加牵牛子；脚加牛膝、木瓜、苡仁、加皮。

救跌死打伤无气，立地即活方：大树虎三个　田圆中小土狗二十一只　又用新瓦二片，放在厕缸内，浸四十九日，取出洗净。将二味放在瓦上，炕干为末，用时童便一杯，灌患人口内即转。

家传损伤方：硫黄（豆腐煮，九蒸九晒）四两　香附（童便、酒、乳、乳水，各制）四两　然铜（制）二两　乳没（制）一两　乌药（炒）一两　全归（酒洗）八钱　郁金二钱　芥菜子（不拘多少）　共为末，砂糖面糊丸，或蜜为丸，大人每服三钱，小儿一钱，酒送下，各部引经照前用。

庚金散：川乌一个　草乌一个　白木耳二钱　羌活一钱　大活一钱　银箔二十张　南藤五钱　生地一钱　熟地一钱　牛膝一钱　半夏（姜制）二钱　云苓一钱　丁香二钱半　茯神二钱　归尾一钱　红花一钱　木瓜一钱　然铜六钱　血竭一钱　乳没一钱　寸香五分　上桂一钱　山甲二钱　朱砂二钱　辰砂二钱　人参一钱　白虫二钱　贝母二钱　川山龙三只　地龙三只　地虱（酒养）三只　土鳖五对　土狗（烧酒）十只　小嘴虾蟆七个　无名异五钱　共为末，每服三钱三分，用狗后脚骨，火煅制，为末引。

金枪药：嫩鼠（存性）一个　儿茶二钱　乳没一钱　鸡内金二钱　破丝网巾（存性）一钱　冰片五钱　共为末罨。又方：生半夏一钱　神金五张　白虫一钱　冰片一钱　降香一钱　碎补（不拘多少）共为末罨。又方，鸡内金六钱　龙骨二钱　神金

五十张　冰片一分　朱砂二钱　猴肉二钱　珍珠一钱　白虫一钱　人中白二钱　儿茶五钱　乳没各四钱　上力一钱　川连二钱　芷梢五钱　浮水石（可制四次，消风散、童便各淬）。

附　消风败毒散：北辛　荆芥　羌活　薄荷　白芷　藁本　虫蜕　银花　粉草水煎。又方：黄牛胆一个　白及二两　滑石三两　白虫二两，共研末，灌入牛胆内，近风吹干，取出加冰片、麝各一分，乳没三钱，干罨或调搽妙。

生肌散：石脂五钱　龙骨五钱　雄黄五钱　乳没各五钱　上力五钱　陀僧（便淬）一两　月石五钱　芷梢五钱　朱砂五钱　寸香二钱　共为末，罨或清油调搽，伞纸贴，日换三次。

跌打方通用：生地　灵仙　羌活　木通　乳没　加皮　久加川乌、草乌；入手散寒，用当归、川芎、枳壳、川朴、桔梗、云皮、南星、桂枝、陈皮、乌药、羌活、甘草；有烧，加柴胡；两肋，加胆草、青皮、肉桂、红花；腹后，加大黄；脚加牛膝；手，加桂枝；破血，加桃仁、归尾、然铜、虎骨、红花、牛膝、三七、松节、接骨草、竹节，胎发烧灰同服；上部，用红花、灵仙、归身、碎补、陈皮、苏木、柴胡、生地、大小茴、泽兰、桔梗、乳没、虎骨、元胡、槟榔，煨姜引；如久，加郁金酒引，食后服；接肋骨，加三七、血竭、胆草、青皮，本方去苏木、槟榔、桔梗；腰后，加大黄；如妇，加益母草、香附；壮年，去红花、苏木；中部，用杜仲、草薢、阿胶、续断、石斛、寄生、菟丝、故纸、首乌、山药，酒引；下部，用归尾、白芍、白芷、川芎、杜仲、首乌、木通、甘草、然铜、加皮、灵仙、木瓜、活血、乳没、川膝，酒引，空心服。

损伤止痛用七厘散：土鳖二个　肉桂一钱　赤芍一两　细辛一两　雄黄二钱　朱砂二钱　乳没二钱　南星四钱　枳壳四钱　郁金四钱　三七一钱　血竭七钱　麝三分面糊为丸，朱砂为衣，腰痛加杜仲、白芷；风寒加羌活，酒服补中益气汤。

附补中益气汤：黄芪　人参　甘草　白术　陈皮　当归　升麻　柴胡　姜三片大枣二枚引。

各部引经药：头，防风　白芷　蔓荆子　虫蜕　乳没　灵仙；如身上、手上、足上，用羌活、桂枝；眼青，加青葙子　白菊　蜜蒙花　蒺藜；如有湿，加苍术；两手，加风藤　南藤　淮膝　桂枝　六汗　灵仙　首乌　年健　郁金　防风　松节　甘草节菟丝子，若小儿不用此一味；两胁，茜草　归尾　青皮　郁金　槟榔　枳壳　乳没苏叶　防风　胆草；右胁，桑皮　血竭　杏仁（去皮尖）；胸乳傍，加蒲公英；腰，加故纸　杜仲　六汗　灵仙　乳没　元胡　川膝　菟丝　虎骨　香附　郁金；两脚，加风藤　南藤　川膝　加皮　独活　六汗　灵仙　乳没　秦艽　乌药　虎骨　防己　松节　菟丝子，小儿不用；脚底，钻地风；脚背，金毛狗；腹，加腹毛　天冬。

四仙喝住散：搜山虎（即闹羊花根）　人参　三七　川乌　草乌。

八仙止痛膏：川乌五钱　草乌五钱　附子一两　肉桂一钱　生干姜一两　搜山虎二两　蛇退一条　醉仙桃三个。

秘传要旨

夫跌打损伤者，皆气血在身不能流行，因此成血片、血块，或死血阻隔，不能荣行，作痛难当，或昏闷不省人事，或寒热往来，或日轻夜重，或浑身浮肿，或咳血、吐血，四肢倦怠，难以调理，变作多端，皆由气血不调，故作劳伤内损，甚是可怜，总言医者所害。夫医不审原因，妄投药剂，枉死者多，予甚惜之，必须要秘传，才敢医此，切莫视人性命如草芥，罪莫大焉。或当日下药，贵得其宜，或受伤半月，两日才医者，死血已固，当疏通水道。既表过不可再表，但看轻重伤损，不可执几方乱行，看伤在何处，药行何处，加减吃药为妙。医者务要看伤，先令患人解开衣服，遍身照看形色如何，受伤处原有青肿，吃药转行红色者，此活其血也。伤之将愈，再用秘传末药几服，庶得全愈。有初起重伤，牙关紧闭，急将患人击开牙关，将急救回阳丹或吹鼻，或开水姜汁一匙调灌，后用水药、各样末药，无不效验。

急救回阳丹：或吹鼻，或调灌，或后服。麝五钱　朱砂（飞）　沉香　上蝎　丁香各一钱　胆星　牙皂（去皮弦）　天麻　防风　乳没（制）各二钱　全蝎（酒洗瓦焙）北辛　炒甲各五钱　白芷一钱　辰砂（飞）一钱。以上十六味研末，酒便同调服八分。

通闭总方：凡跌打有伤，初服后看伤何处，加减用之，开后。生地　归尾（俱酒洗）各一钱　红花一钱　青木香一钱　三七八分　北辛六分　碎补（去毛）二钱　内红硝一钱　当墨一钱　茜草一钱　白芷二钱　防风一钱五　二活（如体虚及暑月则去之　童便、酒为引。

各部引经开后

头顶及天庭太阳穴：藁本　升麻　橘红　川芎　麝　白菊　蔓荆子　龙脑骨；
面额：白芷　僵蚕　天麻　苍耳　细辛　白附；
鼻伤：黄芩　辛夷　麦冬　天冬　雄黄　天竺黄；
眼目：青用荆子；泪出不止用草明；红用秦皮；红翳用蒙花，常用木宅；翳障用石明，常用京荆；赤肿用谷精，常用七厘；瘀血赤肿用胆草；眼屎红肿栀仁；
手：桂枝　灵仙　姜黄　草乌　菖蒲　元胡　杉节　松节　茵芋　寻骨风；
耳：天葵子　慈菇　板蓝子　蒲公英　贝母　石菖蒲；
左胁：北柴胡　白芍　苏子　青皮　白芥子　乌药　胆草　桃仁（去油）　陈皮；
右胁：葶苈子　杏仁　薄荷　白紫菀　款冬花　桑皮　百合　瓜蒌仁；

上将台下，胃脘胸前，总用：干漆（炒去烟）　枳实；

心伤用朱砂；心胃用芜荑、良姜；久伤用元胡、草豆蔻，常用青木香；初起伤心、胃脘用川连；

肚肠：山楂　三棱　乌药　枳壳　元胡　香附　赤芍　莪术　青皮　槟榔　庄黄木香；

小腹：大小茴　乌药　灵脂　猪苓　车前　元胡　山甲通草　木通　乳没；

外肾：橘核　沉木　大小茴　川楝　吴萸　故纸　金刚鞭　荔枝核（烧灰用）；

腰：杜仲　秦艽　首乌（去皮，竹刀切片，米泔浸一日，晒干用）　六汗　故纸石斛（心实者用，心虚者不用）　菟丝子　金樱兜；

背：红花　天雄　内红硝　瓜蒌仁　菖蒲　三棱　金毛狗（烧去毛）；

脚上及腿上：木瓜　防己　苍术　独活　苡仁　海桐皮　加皮　寻骨风　山甲寄生　折有烟起者真，伤久者用淮膝；

咽喉：元参　豆根　桔梗　栀子　甘草　木通　牛蒡子　连翘　赤芍　苍耳子射干吊（即萹蓄根，洗去泥土）；

后闭：枳实　大黄　归尾　槟榔　桃仁　蜣螂；

再不通：芒硝　赤芍　牵牛；**先闭：**牵牛　茜草　木通　通草；

大便不通，若通则用分理：赤苓　泽泻　猪苓　黄连；

新伤重有汗，前加桂枝；有热，黄芩　柴胡；旧伤有汗，倍加黄芪　热鳖甲　柴胡　地骨皮；新伤咳嗽，加前胡　紫苏　广皮　法半　香附；旧伤久，咳嗽气急，加百合　桑皮　苏子　杏仁　贝母　橘皮　紫菀（酒炒）。

有血用红，有气用白　款冬花。

以上各症引经，在人轻重摘用。

秘传赛仙丹：常药。当归（酒洗）八钱　虎胫（酥）一个　土鳖（酒焙）十个龙骨（煅）五钱　乳香八钱　没药（制）六钱　丁香三钱　沉香二钱　上蝎（蒸去油）八钱　辰砂（飞）二钱　朱砂（飞）二钱　羌活二钱　上桂（去皮）二钱　小茴（炒）二钱　大茴（炒）二钱　碎补（去毛）五钱　生地八钱　白芍（生熟）各五钱　熟地八钱　川膝五钱　三七二钱　伸筋藤五钱　防风五钱　丹皮四钱　苏木四钱　秦艽五钱　党参五钱　莪术四钱　当门五分　红花四钱　共为末，新旧损伤，百发百中。接骨亦可，大用妙方，切不可轻视。

接骨敷贴方：当归一两五分　川芎一两　乳没（制）各七钱　川乌（制）八钱降香二两　木香二钱　碎补一两　古钱（若无古钱，即钱上铜绿代之，用六钱，醋淬七次）五钱　共为细末，用香油二两六钱，调成膏，贴敷患处，骨筋虽断，亦能接续，可服赛仙丹。又方（或熨或敷通用）：白芷　白及　南星　木鳖　淮乌（五味研末）泽兰　芙蓉叶　枫树叶　韭菜叶　用酒酿捣烂，以旧棉絮少些放锅内，炒热作饼，敷患处即愈。

接骨大验方：加皮四两　雄鸡（半斤至十二两）一个　将雄鸡杀死，去毛，全身同加皮末捶烂作饼，微炒，热敷患处，冷了炒热，再敷，用老酒同捶千余下为妙。又方（专治腰痛闪挫跌气闷，疼痛难忍者用）：乳没（制）各二钱　白芷一钱　大小茴各二钱　元胡二钱　上桂（去皮）二钱　当归八钱　枳壳一钱　木香一钱　广皮一钱　赤芍一钱　续断四钱　砂仁一钱五分　香附（制）一钱　秦艽二钱　乌药一钱　共为细末，用姜汤调服，效验如神，不可轻传。

秘传洗血丹：陈氏传。桑寄生一钱　金毛狗（去毛）二钱　生地二钱　赤芍一钱广木香二钱　牛膝二钱　香附（制）二钱　青木香二钱　白茜草一钱　独活二钱　木瓜一钱　南藤一钱　沉香半钱　三棱一钱五　莪术一钱五　归尾二钱　槟榔二钱　黄丹（飞）五钱　加皮五钱　小茴一钱　白苓二钱　白芷二钱　厚朴一钱　木通一钱陈皮一钱　红花一钱　杏仁（去皮尖）二钱　故纸一钱　茜草五钱　白虫二钱　虎骨（制）五钱　碎补二钱　朱砂二钱　乳没各二钱　麝一钱　秦艽二钱　六汗二钱　苡仁二钱　浙贝母（去仁）二钱　甘草一钱　共为末，童便半杯，好酒调服一钱五分，不论新旧损伤，神效。

敷药初方：防风　栀子　胡椒　红曲　川乌　白芷　赤芍　郁金　泽兰　面粉共为末，姜一块，葱五根，或韭菜根，酒糟和前药，同锅内炒热敷，热天二支香久，寒天三支香久。

敷药方：不论新旧损伤皆治，或乳肿亦治。白芷二钱　白及一钱　草乌一钱　川乌一钱　肉桂一钱　枇杷叶　芙蓉叶各三钱　酒糟姜汁三匙调敷，或炒热敷，亦可。

接骨至宝七厘散：大土鳖（去头足焙）三钱　沉香三钱　没药（制）二钱　韭菜子（炒）二钱　黄瓜子（炒）二钱　甜瓜子（炒）二钱　雀爪一付　人参（无亦可）五分　为细末，瓷器收贮，跌打损伤，每服七厘。

破伤风奇方：制川乌　南星　制草乌　首乌　半夏　各等分为末，姜酒调服一分半。

又方：并可接骨。三乌各二钱　乳没各四钱　然铜六钱　地龙二十一条　麝二钱虎骨五钱　共为末，每服三分，方可接骨，后解老姜汁对酒吃，吃后便止痛。

又附止痛方：乳没各五钱　血竭二钱　归身一两　生地五钱　独活五钱　木香二钱　儿茶一钱　鳖甲五块　台乌一两　共为末，每服三钱，水酒送下。

接骨丹：大土鳖四个　地龙（红嘴的，酒炒）十条　黑猫骨一付　台乌八钱　红花一钱　当归四钱　共为末，看轻重所用，若或痛甚，加乳没为主。冬季用桃树根、贮麻根、菊花根，酒糟、老姜头、烧酒炒热，搓揉患处，数次效如神。

水药歌：水药归尾槟榔青，木通红花同郁金，朱宅生地川羌芷，柏苓乳没香附心，手上桂枝细辛用，足下木膝苡米仁，上伤胸堂枳壳梗，头加川芎藁本身，大小二肠延胡索，小便木通加牵牛，此是秘传加减法，熟读仙方救世人。

新旧损伤方：血竭（蒸去油净）二两四钱　广木香八钱　川郁金八钱　龙骨（羊油酥）一两四钱　乳没（制）各一两四钱　石脂（炙）一两二钱　然铜二两二钱　碎补八钱　儿茶　白蜡各四钱　大土鳖八钱　沉香三钱　虎骨（羊油炙）二两四钱　共为细末，川三七三钱，不拘新旧损伤，用好酒服，常用神妙，每服八分，水酒化下。

七星丹：草乌（甘草水后醋制）二两　白芷（甘草水后醋制）七钱　川乌（面包，煨姜汁黑豆炒）二两　闹羊花（酒）二两　银朱一钱　上桂二钱　熊胆二钱　童便酒服，每服三分。

碎骨丹：桂上虎（酒制）三钱　桂枝八钱　醉仙桃（甘草水后烧酒过）二两。

总　论

医者意也，医之深趣，不可言传，无所不治。求医者，四方云集，士大夫赏馈千金而学此道。祖父言：偻利有利，而术无穷，实足养生，岂云小补。坚是不传，实子孙之计，师已远矣，恐后有不肖者出，见利忘义，轻以授人，则口传某症用某药，其云精通，如运之掌上，以诸方名患，皆详载于后。

秘传损方药名十二咏

红霞丹：歌曰：红霞血竭并木香，郁金龙骨乳没当，石脂然铜骨碎补，儿茶白蜡土鳖良，沉香朱砂各等分，师传口授要精详。

五通丸：即千金子。患人须服五通丸，肠内疏时病易痊，血毒尽如流水去，庶令五脏得安全。

桃花散：止血。将军黄柏石灰和，兼把黄连共一锅，炒似桃花红紫色，断血伤除病自痊。

神圣散：接骨。海鸦白芷赤翻阶（即赤芍），白及枇杷韭菜谐，兼有叶如贵妃脸，此药神圣好安排。

安髓散：凡人髓出必须安，好把川芎白附看，白芷去芦和国老，制成香附两三般。

乳香寻痛散：乳香没药木香过，血竭沉香独活多，白芷川芎羌活后，麝香国老不嫌和，木瓜厚桂茴香重，巴蜀归来药几何，淮草两乌寻痛散，患人服此即安瘥。

活血住痛散：不嫌白芷及川芎，羌活茴香独活同，近向草鹳鸟可得，远回收蜀路能通，木瓜国老堪为伴，杜仲草鸦信可攻，活血更看兼住痛，若然潮热好消风。

消风散：大凡潮热好消风，消了风时症可攻，国主南星兼白芷，防风羌活及川芎，当归桔梗名虽异，国老柴胡味不同，借问如何苏息易，为因灵药奏神攻。

生肌散：生肌止痛治诸伤，没药陀参及乳香，血竭石脂同白芷，硼砂龙骨与雄黄，朱砂明净如诸味，香麝氤氲共一方，若或杖疮刀刃损，用之擦治即安康。

辛香散：防风荆芥苦参连，苍术明矾倍子贤，国老藿香羌活厚，寄奴赤芍泽兰先，银花独活葱根煮，白芷当归柏叶煎，苍耳飞盐同入水，洗除余毒即安痊。

通导散：通导散内大黄硝，枳壳厚朴当归头，陈皮木通甘草入，红花苏木解人愁。

治跌打方：三七一钱　巴戟一钱　十大功劳（草药）一钱　泽兰一钱五分　当归一钱　土鳖一钱　东桂一钱五分　白蔻一钱　白芍一钱五分　生地五钱　乳香二钱　没药二钱　甘草一钱　小茴一钱五分　砂仁一钱　血竭一钱　故纸一钱五分　杜仲二钱　桂尖一钱五分。

全身散：红花三钱　乌药三钱　灵仙三钱　然铜三钱　秦艽三钱　六汗三钱　三棱五钱　莪术五钱　乳香五钱　没药五钱　杜仲三钱　故纸三钱　加皮五钱　青皮三钱　枳壳三钱　小茴三钱　菖蒲三钱　泽兰三钱　槟榔三钱　官桂二钱　土鳖三钱　木通三钱　木瓜五钱　牛膝五钱　赤芍三钱　川芎五钱　当归五钱　血竭五钱　木香三钱　桂枝五钱　朱砂三钱　甘草三钱　共为末，水酒调服。

筋骨痛方：生地黄一钱五分　杜仲一钱五分　川芎一钱　熟地二钱　故纸六分　归身三钱　虎骨（炙）三钱　秦艽八分　制香附一钱五分　洋参一钱　加皮一钱　砂仁八分　橘红一钱　云苓一钱　甘草八分　水炆酒引。

　　此本是启万叔传授徒弟所抄的，至于下第二本，未曾付徒抄过，似有秘旨，不肯轻授也，究竟启叔间所用者多在第三本上方子，总而言之，未曾不参用之也，要诀要诀。

位卿胡树槐谨识

跌打回生集卷二总论

　　打扑金刃损伤，原因气血不行，痛而生病，非如六淫七情为病，有在气在血之分也。所以损伤一症，专从血论，但须分其有瘀血停积与亡血过多两症。盖打扑坠堕，皮不破而内损者，必有瘀血，有瘀血者，必须内攻。若金刃伤皮出血，或亡血过多，非兼补而行之不可也。治法原有不同，又当察其上下、轻重、浅深之异，经络气血多少之殊，先逐瘀血、通经络，和血止痛，然后养血调气，补益胃气，无不效也。大凡跌打损伤，观伤用药，贵乎应手，药有两数，方有添除。五脏六腑，内症也，是为大穴，最难分辨下药；手足四肢，外症也，此乃小穴，不过调敷而已。七孔俱系大穴，看伤用药，务必仔细。上焦之症，饮食不甘；中焦之症，饮食不纳；下焦之症，大小便通行不止。此乃一定之症，大抵用药，以温热为主，而寒凉切不可妄用，恐伤血气。谨将奇方开后。

人有十八大穴，三十六小穴，共五十四穴，哪为大穴，哪为小穴，看他受伤，或棍打，或石，或刀，或拳伤。如棍打天庭，此乃为死穴，口中吐血，血出于七孔，叹他二家之缘。如要医者，先用剁鸡汤洗净血水，即将马蹄子擂末敷之，后用八宝丹敷上。

八宝丹：珍珠三分　玛瑙一分　龙骨五分　象皮五分　土鳖十个　鹿角胶一钱　乳香五分　没药五分　白蜡一钱　共为末，掺上，如干，用人参乳调敷，又服还魂丹，附后。

还魂丹：当归一钱五分　白芷一钱五分　红花八分　白蜡五分　乳香五分　没药五分　虎骨一钱　龙骨六分　活血丹一钱五分　甘草四分　灶心土引，好酒炆服，服药且看他轻重，如吃药不纳，饮食不进，头肿如瓜，血水不止，心如刀割，此症难治，不必服药，如服药稍减，仍服前药。

石伤天庭敷药：马蹄子　南星　半夏　乌药　金毛狗　各等分为末敷，吃后方：当归一钱五分　川芎一钱　青皮一钱　白术一钱五分　乳香五分　没药四分　陈皮一钱　桔梗一钱　砂仁八分　骨碎补三分　金毛狗一钱五分　白芷一钱　甘草四分　用童便引，好酒炆，避风，如吃不纳，再吃后药：当归一钱　麦冬一钱　赤芍一钱　乌药一钱　丹皮一钱　红花八分　枣皮一钱　砂仁八分　黄蜡五分　用红枣引，酒炆。

刀伤天庭敷药：石灰　韭菜根　生半夏　生南星　龙骨　马蹄子各等分　为末敷。

太阳穴受伤，血窜损目，晕倒在地，目中流血，用七厘散：紫金锭一钱　神砂三分　三七一钱　山羊血八分　琥珀八分　然铜一钱　血竭四分　人中白八分　陈皮一钱　红花一钱　共为末，每服二分，看虚实轻重用之，酒炆。

点眼八宝丹：珍珠五分　玛瑙五分　甘石三分　麝一分　硼砂二钱　乳香五分　共为末，用火升过，点眼。

跌打娇空穴，此乃架梁穴，如伤上穴，吃后药：当归一钱　白芍一钱二分　茯神五钱　黄芪一钱　香附一钱　贯众一钱　红花六分　青木香一钱　甘草四分　灯心十根引，酒炆服。

如伤中穴，此为死穴，吃后药：桂枝一钱五分　苏梗一钱五分　泽兰一钱　半夏一钱　升麻八分　红花八分　白芷一钱　陈皮一钱　香附一钱　甘草五分　用葱一根为引，酒炆。

如伤下穴，为咽宫穴，血不住者，用后吃药：血竭八分　茜草一钱　桔梗一钱五分　独活一钱　杜仲一钱　白术一钱五分　红花六分　柏叶一钱　连翘八分　用葱为引，酒炆。

跌打耳穴伤重，此名闲空穴，通肺经之管晕在地，先要用拿动，后用药：灵脂一钱五分　虎次一钱　当归一钱　木通一钱　山药一钱　木香五分　茯皮八分　矮脚樟一钱　甘草四分　童便引，酒炆。

跌打对口穴受伤，如伤重者，舌尖吐出在外，饮食还进，言语不清，抬头不起，伤于筋骨，再用拿动，服后药：肉桂四分　茯苓一钱五分　白芷一钱　红花一钱　熟地一钱　枳实一钱五分　广木香五分　甘草四分。

跌打牙腮，此乃小穴，看伤右、伤左。伤左，右边移掇；伤右，左边移掇。掇上用后药：铁马鞭（系草药）一钱　碎补一钱　加皮一钱　寄奴一钱　金不换（系草药）一钱　麻骨五分　血见愁（系草药）八分　活血丹（即茜草）八分　白牙丹五分　矮脚樟一钱　牛膝一钱　泽兰一钱　不用引，生酒炆。

跌打咽喉正穴，饮食不进，血气不得行，紧闭关节，晕死在地，食管受伤，要用拿动，后服五虎下西川：麝三分　玄参一钱五分　母竹根一钱　木通一钱　山楂一钱　木香一钱　半夏一钱　为末，酒冲服二钱，服后，看他轻重何如，倘吃药不纳，再服千金分气散：木通一钱　半夏一钱　桂枝一钱　赤芍一钱　茯苓一钱　羌活六分　青皮一钱五分　陈皮一钱　桑皮一钱　茯皮一钱　甘草三分　紫苏八分　红花六分　乳香五分　没药四分　酒炆。服后，如气血不行，再服后方：麝一分　木香五分　羌活一钱　独活一钱　桃仁八分　云皮一钱　木通一钱五分　生地一钱　三七五分　活血丹五分　甘草三分　藕节引，酒炆。

跌打舌腌受伤，此为小穴，服后香砂平胃散：苍术一钱　陈皮一钱五分　厚朴一钱　甘草四分　加皮一钱五分　香附一钱五分　砂仁六分　不用引，酒炆服。

跌打项圈，此为小穴，连于凤膊受伤者，项与凤膊要移掇，外用敷药：地鳖　红曲　栀子　花椒　加皮　韭菜根　各等分为末，同灰面一匙打巴敷，再服后药：土鳖十个　红曲五分　红花五分　乳香六分　没药五分　木香五分　虎骨一钱　龙骨（煅）一钱　鹿筋二钱　山甲（炙）一钱　红枣引，酒炆。

跌打将台，此乃血仓穴，三年必定吐血，忍血者阳明胃脘受伤，二气不相接，饮食必减，渐渐瘦弱，宜服后药：官桂五分　桔梗一钱　云皮一钱　郁金八分　陈皮一钱　青皮一钱　沉香五分　砂仁六分　朱砂三分　红花五分　木香三分　香附一钱　甘草三分　童便引，酒炆，再服后药：朱砂三分　红花五分　神曲一钱　七厘一钱　乌药一钱五分　枳壳一钱五分　三七四分　川朴一钱　菟丝饼一钱　川芎八分　煨姜引，酒炆。再服后药，名为沉香顺气丸除根：沉香二钱　茯苓二两　赤芍一两　乌药二两　血竭二钱　木香五钱　红花五分　三七二钱　熟地二两　紫草五钱　神砂一钱　白芍二两　木通一两　乳香一钱　没药二钱　白芷一两　甘草二钱　早糯米半升　为末，炼蜜为丸，如桐子大，每服一钱，酒下。

跌打奶旁穴，此为二仙传道，受伤重者，四肢麻酥，服后药：当归一钱　桂枝一钱五分　羌活一钱　红花六分　细辛六分　木香五分　猴骨八分　乳香五分　没药五分　牛蒡子八分　灶心土五钱引，酒炆，再服后药：川芎一钱　三七三分　沉香三分　云皮一钱　红花五分　杏仁五分　当归一钱　荣萸肉一钱　菟丝子一钱　半夏一

钱　甘草四分　童便引，酒炆。

跌打乳旁之下，左边气门血仓，右边血门。气门血仓受伤，三朝一七死，乃是养命之源，四肢不举，上下不接，用后药服：苍术一钱　陈皮一钱　川朴一钱　甘草四分　枳壳一钱　香附八分　砂仁六分　木香三分　神曲八分　加皮一钱　菟丝子八分　灯心十根引，酒炆，又用童便、银花炆肉吃，再服通行打血汤，附后：大黄一钱　朴硝八分　苏木一钱　红花六分　桃仁六分　小茴一钱　牛膝一钱　甘草四分　寄生一钱　寻骨风一钱　不用引，酒炆。服后看他血有紫黑，如紫者，再服后方：朱砂三分　三七五分　故纸一钱　桔梗一钱　赤芍一钱　茯苓一钱　乌药一钱　独活一钱　归身一钱　甘草四分　红枣二枚引，酒炆。服后，如有虚肿不消，再服后方：人参一钱　黄芪五钱　熟地一钱　山药一钱　当归一钱　白芍一钱　赤芍一钱　官桂五分　乌药一钱　甘草四分　福元肉三个引，水炆。

跌打右边乳旁之下，气门血仓受伤，闭死在地，要用擒拿，服后方：木通一钱　桂枝一钱　赤芍一钱　茯苓一钱　半夏一钱　羌活八分　紫苏八分　桑皮一钱　大腹皮一钱　葱白引，酒炆，再服后方：桃仁八分　红花六分　乳香五分　没药五分　当归一钱　麻骨六分　半夏一钱　苡仁一钱　木通一钱　甘草四分　姜引，酒炆。

跌打肚角，此乃大穴，受伤饮食不纳，气往上攻，腹中疼痛，冷汗不止，伤大肠，宜服后药：小茴一钱　附子一钱五分　石耳八分　肉桂八分　木香六分　良姜八分　白芍一钱五分　故纸一钱　紫草节五分　青皮一钱　杏仁六分　枳实一钱　红花六分　甘草四分　柿花蒂引，酒炆服，再服后方：肉桂六分　云苓一钱　柴胡八分　腹皮一钱　枳壳一钱　川朴一钱　熟地一钱　丹皮八分　木香五分　姜为引，酒炆。服后，看他轻重，重者加后几味：黄芩八分　赤芍一钱　乳香五分　没药五分　乌药一钱　山药一钱　红花六分　白术一钱　甘草三分　藕节引，酒炆。

跌打伤肚脐者，此为六宫穴，受伤重者，汗出如雨，四肢麻闭，腹中疼痛，伤于五脏六腑，上呕下泄，两气不接不可乱医，宜服后方：人参一钱　生地八分　红花六分　薄荷六分　桔梗一钱　乌药八分　乳香六分　没药六分　故纸一钱　白蜡一钱　龙骨一钱　甘草五分　姜引，酒炆，重者服后方：槐角一钱　元胡一钱　当归一钱　地榆八分　小茴一钱　云皮一钱　大腹皮八分　苍术一钱　红花八分　茯苓一钱　甘草四分　藕节引，酒炆。服后，此伤若重，肚肿不食，再服后方：灵砂一钱　白蜡一钱　小茴二钱　血竭一钱　紫荆皮二钱　川朴一钱　然铜一钱　人中白三钱　木香一钱　红花一钱　云苓一钱　甘草一钱　乳香一钱　没药一钱　龙骨二钱　三七一钱　麝一分　丁香一钱　为末，酒冲服一钱，又用敷药：当归二钱　麝一分　白蜡二钱　银朱一钱　苍术三钱　为末，用小鸡同捣敷脐。跌打伤凤尾穴，此大穴，重者气血行，腰眼痛，人又黄又肿，必定打断凤翅，若断者，即积血有余，大便不通，身体不和，服后药：桑寄一钱　合夕风一钱　甘草五分　干葛八分　故纸一钱　半夏一钱

加皮一钱　红花六分　木香五分　肉桂五分　虎骨一钱　升麻八分　木通八分　土鳖一钱　山甲一钱　乳没各五分　藕节引，酒炆，再用敷药：乳香一钱　碎补二钱　没药一钱　红曲三钱　土鳖十个　为末，糯米饭捣敷，再服后方：秦艽一钱　土鳖一钱　红花八分　麻骨八分　木香六分　六汗一钱　肉桂四分　熟地一钱　加皮一钱　甘草四分　童便引，酒炆。

跌打肋下，此为双燕入洞，受伤看他左右，左伤者四肢无力，黄瘦吐血；右伤者，半身不遂，血气走于七孔，叹他二家缘法，服后方：桂枝一钱　羌活一钱　紫苏八分　青皮一钱　陈皮一钱　双皮一钱　腹皮一钱　云苓一钱　半夏一钱　木通一钱　赤芍八分　甘草四分　姜引，酒炆，再服后方：官桂五分　橘红八分　丹皮八分　木香五分　红花六分　桃仁六分　云皮一钱　乳香五分　没药五分　莲子引，酒炆，再服后药：人参一钱　茯苓一钱　金银花一钱五分　香附一钱　三七一钱　红花八分　苍术一钱　藕节引，酒炆。

跌打肋下左边者，服后药：当归一钱　白芷一钱　栀仁八分　赤芍一钱　川芎一钱　桃仁六分　沉香六分　红曲一钱　秦艽一钱　木香五分　血竭八分　朱砂三分　甘草五分　童便引，酒炆。

跌打伤挂榜，此乃大穴，伤者，身上麻痹，或寒或热，伤于腹，内血积块，四肢无力，服后药：大黄一钱　红花八分　苏木一钱　木香一钱　泽兰一钱　陈皮一钱　桃仁六分　当归一钱　土鳖一钱　寄生一钱　寻骨风一钱　木通八分　苡仁一分　甘草四分　姜引，酒炆，再服后方：熟地一钱　砂仁六分　黄芪一钱　赤芍一钱　红花六分　肉桂三分　白芍一钱　云苓一钱　山药一钱　乳没各五分　甘草四分　圆肉引，酒炆。

跌打腰中，此乃大穴，或棍打、拳打、棍打者不必服药，拳打方可医治，腰上欠于背筋，不能起，服后药：肉桂八分　龙骨一钱　鹿筋一钱　瓜蒌仁八分　加皮一钱　红花八分　虎骨一钱　土鳖一钱　香附一钱　八能麻一钱　木香六分　甘草四分　藕节引，酒炆。外用敷药：肉桂三钱　芥菜子三钱　乳没各一钱五分　为末，鸡蛋清调敷，再服后方：茜草一钱　桂枝一钱　云苓一钱　丹皮一钱　碎补一钱　寄奴二钱　故纸二钱　加皮一钱　甘草四分　童便引，酒炆。

跌打伤尾结者，此为铜壶滴漏大穴，受伤者，大便不收，小便长流，腹中痛，服后方：熟附五分　黄芪一钱　当归一钱　云苓一钱　茯神一钱　白芍一钱　血竭八分　陈皮八分　乳香六分　没药六分　升麻一钱　甘草五分　元胡八分　小茴一钱　红枣引，酒炆。服后，看他何如，重者血入小便，不必治。如大便已收，小便已回，再服后方：故纸一钱　猪苓一钱　车前八分　桂皮八分　丹皮一钱　然铜一钱　小茴一钱　泽兰一钱　滑石六分　沉香五分　木香五分　乌药一钱　白蜡一钱　甘草四分　红枣引，酒炆。

跌打伤下窍，名为膀胱，受伤惊于两子，此乃大穴，受伤重者，要用擒拿，后服后方：故纸一钱　桔梗一钱　丹皮八分　红花六分　木通一钱　肉桂八分　云苓一钱　木瓜一钱　三七五分　大茴八分　乳香五分　没药二分　独活八分　甘草四分　七叶一枝花（草药名）一钱　灶心土一钱为引，酒炆服后，后又服下方：滑石一钱　龙骨一钱　乌药一钱　枣皮一钱　朱砂四分　茯神一钱　人中白一钱　故纸一钱五分　莲须一钱　秦艽一钱　六汗一钱　川朴八分　紫荆皮八分　茯苓一钱　甘草四分　莲肉引，酒炆。

跌打七坎心头，此乃天平针实，为大穴，人心为主，口中吐血，心中刀割不食，冷汗不止，夜中烦躁，此伤命在旦夕，看他缘法，服后药：金砂一钱　银砂一钱　血竭一钱　虎骨一钱　然铜八分　山羊血五分　人中白一钱　三七四分　甘草四分　灶心土一钱引，酒炆服，不效不必治，有效再服后方：甘草四分　朱砂五分　沉香五分　当归一钱　红花六分　三棱八分　莪术八分　官桂六分　麦冬一钱　龙骨六分　枳实一钱　神曲一钱　橘红一钱　生姜引，酒炆，再服后方：生地一钱　杜仲一钱　半夏八分　良姜六分　当归一钱　茯苓一钱　丹皮一钱　木香五分　甘草四分　不用引，酒炆。

跌打心头中脘，此乃大穴，番与肠肚，饮食不纳，气往上逼，两接不通，服后药：朱砂五分　石耳五分　枳壳一钱五分　川朴八分　砂仁六分　白芷八分　茯苓一钱　云皮一钱　故纸八分　黄芪一钱　甘草四分　红枣引，酒炆。服后看呕不呕，如效，再服后方：黄芪一钱五分　桔梗一钱　木香五分　粟壳六分　附子一钱　甘草四分　姜引，酒炆。不呕，再服后方：香附一钱　木香五分　连翘八分　加皮一钱　红花六分　乳香五分　没药五分　陈皮一钱　故纸八分　甘草四分　童便引，酒炆。

跌打背漏受伤，此乃人宫之穴，半年一载，咳嗽黄肿，四肢无力，子午潮热，宜早治之，服后药：当归一钱　泽兰一钱　碎补一钱　寄奴一钱　川芎八分　地榆一钱　金毛狗一钱　槟榔八分　红花五分　乳没各五分　苍术八分　甘草四分　荜澄茄八分　菟丝子一钱，圆肉引，酒炆。服后看他轻重，重者再服后方：当归一钱　桃仁六分　红花六分　乳香五分　没药五分　秦艽一钱　续断一钱　枸杞八分　木香五分　双寄一钱　刘寄奴一钱　甘草四分　灵仙一钱　黑豆一撮引，酒炆。

再服加味平胃丸：苍术二两　陈皮一两　川朴一两　甘草五钱　黄芪八钱　砂仁八钱　枸杞五钱　香附一两　菟丝子六钱　加皮二两　为末，蜜丸桐子大，每服三钱，酒下。

跌打背脊受伤，名顿梁穴，身体无力，头晕不起，疼痛难当，速服后药：土鳖一钱　桃仁六分　红花六分　乳香五分　没药五分　猴骨一钱　虎骨一钱　寄奴一钱　粟壳八分　牡蛎（炼）八分　木香五分　碎补一钱　甘草四分　龙骨一钱　红枣、童便引，酒炆。服后，用敷药：金毛狗一钱五分　土鳖十个　韭菜根三钱　乳香一钱　没药一钱　红花一钱　共捣敷，再吃后药：熟地一钱　茯苓一钱　白芷一钱　秦艽六分　沉香六分　桔梗一钱　羌活八分　杜仲一钱　续断一钱　龙骨（煅）一钱　甘草四分　黑鱼骨一钱引，酒炆。

跌打血腕之下者，乃是净瓶穴，受伤者作寒作热，半年一载，咳嗽出血，血虽不多，潮热不住，宜服后药：三七八分　桃仁八分　红花六分　乳香六分　没药五分　生地一钱　血竭五分　木香五分　苍术一钱　升麻八分　苡仁一钱　矮脚樟　紫草七分　甘草四分　藕节引，酒炆。外用敷药：水银一钱　栀子一两　红花五钱　加皮五钱　用黄毛鸡子一只，同捣敷上，又吃后药：木香五分　云苓一钱　白术一钱　官桂五分　地榆八分　七厘一钱　干葛八分　生地一钱　桑皮一钱　莪术八分　甘草五分　藕节引，酒炆。

跌打净瓶之下，此乃血路大穴，伤重者咳嗽不止，不过三年，气血两亏，渐成弱症，宜服后药：灵脂一钱　肉桂五分　云苓一钱　苡仁一钱　红花五分　乳香五分　没药五分　丹皮一钱　木香五分　大黄八分　甘草四分　用莲子十粒为引，酒炆。再服后药：灵脂一钱　朱砂五分　乳香五分　没药五分　青皮一钱五分　赤芍一钱　陈皮一钱五分　生地八分　云苓一钱　大腹皮一钱　碎补一钱　加皮一钱　甘草四分　用童便一盅引，酒炆服。后看他轻重再服后药：生地一钱　茜草一钱　山药一钱　血竭八个　木香五分　乌药一钱　白芷一钱　赤芍一钱　三七四分　熟附一钱　红花六分　甘草四分　藕节引，酒炆。

跌打凤翅，此乃盆弦之大穴也，受伤重者，三朝一七，气往上逼，口中无味，软如麻糖，心中烦躁，食不纳，宜服后药，羌活活血汤：羌活一钱　乌药一钱　半夏一钱　木通八分　石耳六分　红花八分　血竭八分　丹皮一钱　槟榔八分　木香五分　升麻六分　故纸一钱　小茴一钱　红曲一钱　姜、童便引，酒炆服。再服后方：肉桂五分　三七八分　红花六分　青皮一钱　陈皮一钱　枳壳一钱　川朴一钱　加皮一钱　苡仁六分　牛蒡子八分　使君子一钱　甘草四分　红枣引，酒炆服。后看他轻重，再服后方：黄芪一钱　茯苓一钱　归身一钱　故纸一钱　砂仁六分　乳香五分　没药五分　红花五分　桂枝八分　桔梗一钱　黄柏六分　木通八分　连翘八分　甘草四分　童便引，酒炆。

跌打伤子宫门，此乃命宫穴，受伤者服后药：枳壳一钱　川朴八分　细辛八分　红花六分　麦冬一钱　菟丝一钱　血竭八分　沙参一钱　当归一钱　然铜一钱　七厘八分　灵脂一钱　姜、童便引，酒炆。再服后方：川芎一钱　七厘八分　独活一钱　白芷一钱　瓜蒌八分　栀仁六分　桔梗一钱　升麻八分　附子一钱　白蜡一钱　红花六分　甘草三分　姜引，酒炆。

跌打伤两膊者，此乃童子骨，看两膊断未断，断者肿，连骨节疼痛难当，肋下如刀割，或伤在上，或在中，或在下，上者失于腕膊，中者失于骨节，下者失于手腕。**若打断者，先用移掇，后用敷药**：土鳖十个 红花二钱 栀子二钱 加皮二钱 肥皂一个 龙骨二钱 肉桂二钱 乳香五分 共为末，用小鸡同捣敷上，用杉木皮夹住，内服接骨丹，其丹方在后：土鳖一钱 猴骨一钱 鹿筋一钱 白芷一钱 龙骨一钱 肉桂五分 乳没各五分 甘草四分 藕节引，酒炆，再服后方：茜草一钱 木通一钱 丹皮一钱 木香五分 金毛狗一钱 陈皮一钱 龙骨一钱 童便引，酒炆。若跌脱骨节，气血两不接，要移掇之，看他肿不肿，要疼肿者，血聚锁骨节，要用打针，再服后方：当归一钱 金毛狗一钱 矮脚樟一钱 寄奴一钱 甘草四分 童便引，酒炆。

跌打伤大腿骨节，**服后方**：当归一钱 熟地一钱 矮脚樟一钱 灵仙一钱 地南蛇一钱 加皮一钱 合夕风一钱 碎补一钱 红花六分 寄奴一钱 木通一钱 甘草四分 不用引，酒炆。

跌打伤刻膝，或跌、或打，先用移掇，后敷药：加皮五钱 红曲一两 栀子五钱 为末，小鸡同捣敷，再服后方：独脚莲（草药）一钱 过江龙（草药）一钱 五加皮一钱 牛膝一钱 木通八分 红花六分 苍术一钱 升麻八分 砂仁六分 甘草四分 八楞麻一钱 为末，加茄根一钱引，酒炆。

如棍打于膝腌，疼痛难当者，用后敷药：人参一钱 地鳖五钱 龙骨二钱 肥皂五钱 一同捣敷，杉皮夹拢后，服后药：当归一钱 熟地一钱 没药五分 虎骨一钱 矮脚樟一钱 地南蛇一钱 五加皮一钱 牛膝一钱 木瓜一钱 独活八分 茄根一钱 酒炆。

接骨丹：当归（生为末）二钱 川乌（姜汁泡浸炒）一两 草乌（姜汁泡浸炒）七钱 续断（生为末）一两 首乌（豆水炆，晒干为末，去豆）一两五钱 故纸五钱 小茴五钱 煎水，浸水一夜，取出故纸，晒干为末，去小茴、闹羊花，用甘草炆水洗浸，阴干为末二钱，甘草渣不用。七味为末，每遇跌打有伤处，将骨移掇如初，然后每服三分，体厚伤重者只可五分，切不可多，黄酒送下，只服一次为度。如足伤者，加牛膝末入接骨丹内，好酒调服。服后忌风，见风不效。包裹损处，万不可动，若稍动，骨节不接。吃药后，觉手足昏晕颓顿，来日解黄粪，切莫害怕，自愈。药内如无闹羊花，全料药内当以麝香一钱代之，但麝不宜预合在药内，合日久，麝力则无效，不比闹羊花久合无害，称过接骨丹一钱三分五厘，临用加麝二厘。如有闹羊花，一料之中依数三钱，预合尤便，用麝则不用闹羊花，此二者不得并用。此丹予目观愈人多甚，当预合救世，孕妇忌用。远年久损者，好酒每日下三分，吃酒以量为度；近日损者，既服后，务要忌动；一岁一日伤手者，不得举动；伤足者不得行走，日满后不忌，须慎之也。

跌打回生集卷三

跌打水药歌：归尾与生地，槟榔赤苓居，四位堪为主，加减任迁移。头伤加羌活，防风白芷随。胸伤加枳壳，木香桔梗奇。伤若在中脘，速加石菖蒲。两胁柴胡进，胆草继青皮。腰间加杜仲，故纸并大茴。上焦加乌药，灵仙效不虚。粪门如有犯，木香不可离。肚角如有伤，青皮白芍宜。伤手桂枝进，又有五加皮。若还伤了腿，牛膝木瓜皮。不通其大便，大黄正及时。不通其小便，车前草佐之。如潮红实肿，泽兰效更奇。若是得伤久，桃仁七粒宜。苎麻一钱足，烧灰存性随。一根葱作引，童便用一杯。生酒一瓶煮，吃药不宜迟。依方无差错，焉有不效之。

观音针（一点一针）：乳香二钱 没药二钱 明雄二钱 蟾酥四分 川乌二分 冰片一分 麝一分 朱砂二钱 硫黄五钱 前八味为末，将硫黄入锅化开，再入前末和匀，放青石上，以平物压如钱厚，剪如米大，遇患处烧一二粒即愈，但烧，先切附子一片，浸湿，上放一钱，钱眼放药，是以附子隔住。

雷火针：川乌 草乌 乳香 没药各一钱 硫黄一钱五分 苍术七分 山甲（炒焦）闹羊花各一钱五分 麝三分 艾茸（不拘多少）共为末，以棉纸一张，上用油润草纸二三层，将前药均匀铺上，如卷爆竹样要紧，每遇患处，用草纸七层隔之，将药以竹筒同之，点红对患处按定灸之，即刻揭起，其药性已攻入内，无不神效。

九龙针：冰片 麝各二分 丁香 安息香 乳香 没药 沉香 斑蝥 艾茸 各一钱，为末，照前样卷，打患处。

大乙救苦针：治一切骨节痛。麝一分 蟾酥一分 硫黄二分 沉香二分 生草乌二分 乳香二分 山甲一分 川乌二分 没药二分 用艾茸五分，纸卷如爆竹样，对患针之即愈。

麻药敷法：胡椒 蟾酥 生半夏 乌头尖 荜茇 细辛 生南星 生草乌 为末，火酒调，敷患处则麻痹，不知痛痒，任刀割。

又麻药方：生南星 生半夏 生川乌 生草乌 姜花 闹羊花 乳香 没药 各等分，共为末，罨之。

千金一笑散：治跌打。五倍子五钱 虫退五钱 松香（新瓦焙干，去油）五钱 黄狗天灵盖（火煨存性，净骨）三两 共为末，敷患处即好。

七厘散：治跌打。土鳖（炒干）一钱四分 乳香（去油）一钱二分 没药（去油）一钱二分 辰砂三分 为末，每服七厘，酒冲服。

又七厘散：治伤重接骨，并治妇人经水不通，每服三分，水酒送下，共为末者。土鳖（焙）一钱 硼砂（炒）一钱 血竭三钱 灵脂（炒）一钱 朱砂（飞）一钱 没药（去油）一钱 沉香一钱 然铜（制）一钱 碎补一钱 白蜡一钱 归尾一钱

珍珠一钱　琥珀一钱　片脑五分　金箔二十张。

定痛接骨紫金丹：川乌（炮）　草乌（炮）各一两　灵芝（去土）　木鳖（去壳）　黑牵牛（生）　碎补　威灵仙　狗脊　防风　然铜（火煅，醋炙七次）　地龙（去土）　乌药　青皮　陈皮　茴香各五钱　乳香　没药　麝　红药子各一钱五分　禹余粮（火煅醋炙）四两　为末，醋糊丸如桐子大，每服十丸至二十丸，温酒送下。病在上，食前服；在下，食后服。

紫金丹：单名紫金丹，方内加肉桂、丁香，又名八宝丹。闹羊花四钱　马钱子（用童便浸数日取用更炒）一两　肉桂四钱　枳壳一两六钱　三七一两　丁香　血竭各一两　土鳖八钱　为末，每服四分。

紫金丹：又名全身散。三棱三钱　泽兰二钱　桂尖三钱　故纸二钱　莪术三钱　六汗三钱　槟榔三钱　乌药三钱　灵仙三钱　小茴三钱　枳壳三钱　乳没六钱　土鳖三钱　当归三钱　川朴三钱　血竭三钱　然铜一钱　石菖蒲一钱　赤芍二钱　巴霜（去油）一钱　川芎三钱　青皮二钱　山甲一钱　红花三钱　木香三钱　官桂三钱　牛膝三钱　以上各等分为末，每服八分，酒化。接骨丹治折伤筋骨，骨碎筋断，痛不可忍，此方秘传屡效。用路上墙脚下，往来人便溺处，年久碎瓦片几块，洗净火煅，红米醋淬五次，黄色为度，刀刮为细末，每服三钱，好酒送下。

歌云：神仙留下接骨丹，指头落地不为难，若将此药来敷上，不到红日落西山。

接骨灵验丹（治打扑骨损，服此药，自顶心寻至受伤处则飒飒有声，觉药力习习往来，则愈矣）：没药　苏木　川乌（去皮尖）　松明节　乳香　降香各一两　龙骨　地龙（去土炒）　水蛭（炒）各五钱　血竭三钱　土狗（油浸焙干）十个　然铜（煅醋浸七次）一两　共为末，每服五钱，无衣酒调下。病在上食前服，在下食后服。

金瓶导气散：治跌打不拘远近年伤。木耳（分五钱，童便炒；分五钱，入古铜钱二三个，和醋炒，去铜钱不用，只用二味木耳共为末）一两　白蜡（为末）五钱　乳香（去油）一钱　没药（去油）一钱　共为末，合匀，每服用红花五分，老人三分，煨姜酒调药。前药用二钱，空心服，次服不用红花，只用酒服，止痛如神。

应手丹：又名金枪散，治刀斧伤破。陈石灰三两　松香五钱　白蜡三钱　生大黄（切片，先炒石灰、大黄后，将松香、白蜡入罐溶化，投石灰入内，搅匀，用罐装好，埋土内，一七后用）一两。又有去大黄，只石灰二两　松香二两　白蜡二钱。先将石灰为细末听用，其松香、白蜡用锅煎溶化，再入石灰搅匀，倾于地下，铺开成块，临用研碎敷搽，止痛止血。

金枪药：又名刀斧药，并治骡马脊破，一七即愈。水龙骨（即船上麻骨，煅）一两　血余（烧灰）三钱　黄丹五钱　铅粉（炒）五钱　血竭三钱　乳香　没药（去油）各三钱　珍珠粉一钱　轻粉一钱　三七三钱　共为末，罨。

又金枪药：脉虚细生，急痰者死。银箔　血竭　发灰　人指甲灰（焙存性）　虎骨

（烧存性，换指甲亦可）　珍珠（烧存性）　共为末。

又刀斧药：白及　矿石灰（炒）一两　乳香二钱　血竭二钱　花蕊石三钱　为末，入牛胆内阴干，取出再研，罨。

又刀斧药：生半夏　白蜡　白及　白芷　无名异　国丹　龙骨　冰片　共为末，听用。

又金枪药：止痛、止血、生肌。白银花　血竭　发灰　人指甲　珍珠（俱烧存性）各等分，为末，罨。

八仙丹：治筋骨痛，小儿孕妇忌服。丹皮五钱　紫荆皮五钱　草乌二两五钱　红花五钱　小茴五钱　乌药五钱　青皮五钱　加皮五钱　不见火，晒干研末，每服三分，酒下，忌房事，亦有加朴、桂各五钱。

二仙丹：治跌打，孕妇忌服。马钱子（童便净一七，去皮切片）七钱　枳壳（切片）三钱　用红花、乳没、槟榔、桂枝、川朴各二钱，炆水，酒一大碗浸前二味，浸晒三四次，然后炒灼，研细末，每服三分，水酒化。此方加熊胆一钱更妙。

生肌散：珍珠一钱　琥珀一钱　龙骨三钱　白石脂一钱　象皮一钱　花蕊石三钱　天庭盖二钱　共为末，罨即生肌。

又金枪药：真降香　花蕊石（煅）三钱　加龟板（烧灰更妙）一钱　共为末，罨。并治烟袋更妙。

生肌末：乳香　没药　儿茶　血竭　白蜡　红花　麝　四六　龙骨　象皮　海螵蛸　共为末。

一厘金：治跌打，五月五日合，要静处。土鳖一两　然铜一两　乳没各一两　巴豆霜（瓦焙去油）五钱。

又一厘金：治跌打，五月五日合，忌压，每服一分，水酒下，宜走动，不宜坐卧，异传。土鳖　丁香　然铜一两　官桂　乳没各一两　木香　朱砂一钱五分　瓦焙去油。有一方加半夏些许，巴豆霜一钱五分。

治新吐血方：用薄荷根炆肉，吃三次立止（亦要失力劳动吐血者有效）。

铁布衫：为末，每服一钱，酒下，任打不痛，退用绿豆汤或冷茶亦可。白蜡（去油）一两　朱砂一两　乳没各一两　土鳖一两　然铜一两　红地龙四两　无名异一两　白茜耳四两　红地龙用酒漂去泥。

英雄丸：每服一钱，酒下，临刑血不攻心。乳没　陀僧　然铜　地龙　木鳖　花椒　共为末，和蜜为丸。

打沙包洗手方：用米醋五斤，炆洗后打，频打频洗。龙骨二两　虎骨二两　地骨二两　皂厘二两　木宅草二两　青盐二两　胡盐二两　石榴皮五钱　核桃皮二两　生川乌二两　生草乌二两　凤眼草二两　莺爪二对　皮硝二两　陈石灰四两　节草二两　剪草二两　白透骨草二两　铁马鞭一两。

又洗手膀方：用好醋，不拘多少，熬浓汁，每日洗三四次，再三操练其手，自坚如铁。乳香　没药　白及　红花　半夏　荆芥　南星　川乌　蛇床子　地骨皮　核桃皮　醉茄子（草药）　皮硝　白蜡　剪草　白芷　青盐　白矾　防风　灵脂　羌活　独活　生大黄　青木香　石榴皮　红内硝　樟脑　韭菜　醉草（草药）　透骨草　活血丹　冰片　麝　草乌。外加铜绿四两　松香八两　陀生二两　白蜡四两　透草一斤　无名异二两　另煎一罐，洗之七七，内加牛膏二两，即验如神。

八仙酒：用火酒五斤，重阳日煮二枝香，空心服，饮三日，不效，加参更妙。荔枝肉　核桃肉　红枣肉　白果肉各四十枚　杜仲一两五钱　附子五钱　枸杞一两　福元肉一两。

二仙大力方：黄芪六钱　当归六钱　用子鸡打碎蒸服，久服力大。

防风通圣散：治跌打不拘上下，用水酒炖服神效。大黄一钱　白芍一钱　薄荷一钱　川芎一钱　当归一钱　芒硝一钱　栀子八分　连翘八分　黄芩八分　桔梗一钱　白术一钱　麻黄四分　荆芥一钱　滑石一钱　乳没各五钱　甘草一钱。

又同前治跌打方：归尾一钱　红花五分　六汗一钱　土鳖三个　地黄一钱　青皮八分　乳没各一钱　甘草五分　京芍各八分　枳壳六分　泽兰八分　槟榔八分　碎补一钱　木香八分　头，加川芎八分，白芷八分；手，加桂枝八分，钩藤八分，菖蒲八分，白及八分，羌活六分，灵仙六分；胸，加桔梗八分，乌药八分，苏梗八分，菖蒲八分；腰，加杜仲一钱，故纸一钱，苡仁、小茴各八分；背，加灵仙八分，石斛八分；肋，加柴胡八分，胆草八分；脚，加牛膝一钱二分，木瓜一钱，秦艽一钱，加皮一钱，灵仙八分。

和伤丸：蜜为丸，朱砂为衣，如福元大，每服一丸，酒化下。香附三钱　桃仁三钱　元胡二钱　蒲黄二钱　红花二钱　灵芝二钱　楂肉五钱　灵仙二钱　六汗二钱　丹皮二钱　乳没各五钱　菖蒲一钱　碎补二钱　三棱五钱　莪术五钱　白芍二钱　小茴二钱　山甲五钱　官桂二钱　泽兰二钱　荆芥二钱　然铜二钱　丹参二钱　砂仁二钱　金钱蟹（用雄黄黄泥包，煨存性）二对。

腰痛方：童便为引，酒对服。木香二分　小茴五分　然铜一钱　碎补一钱　肉桂五分　鹿便一钱　龙骨一钱　砂七厘一钱　虎骨三钱　土鳖一钱　红花五分　八棱麻一钱　血竭五分　杜仲一钱　故纸一钱　乳没一钱　甘草一钱。

又腰痛方：木香一钱　黑附子一钱　母丁香一钱　沉香一钱　干姜一钱　官桂一钱　朱砂五分　明雄一钱　陈皮一钱　吴萸一钱　杏仁一钱　白矾一钱　硫黄五分　轻粉二分　麝二分　为末，蜜丸如弹，阴干，临用时，用生姜汁调一丸，用手蘸药擦两腰眼，不但止痛，久用百病不生。又方：柏子仁去油，冲酒吃。又方：杜仲三钱　故纸八分　小茴一钱　巴戟一钱　熟地二钱　木香三分　菟丝五分。又方：杜仲二钱　熟地二钱　枸杞二钱　故纸八分　生地一钱五分　菟丝饼二钱　小茴八分　当归一钱

五分　桂枝八分　陈皮一钱　甘草八分　福元五枚为引。

割断食管方：先上金枪药，后用鸡膜贴。灵仙二钱　石蒲一钱　茯神二钱　枣仁二钱　白蜡二钱　乳没各一钱　地榆一钱　酒炊，童便引。治割颈，气未绝，身未冷者，其气管、食管或未断，切勿移动，用绳缚住其手，急用活鸡皮贴住，捶灯心、老姜敷，然后罨桃花散，以棉纸四五层盖药，把女人旧脚带扎住，切要使头颈不动，刀口不开，三日后，急去旧桃花散，换新桃花散，仍如前扎勿动，又过四日去药，内用玉红膏敷，外用太乙膏贴，仍以带扎，待其长肉收功，一抠出肾子者，效此治法。

玉红膏：白芷二钱五分　归身五钱　紫草三分　粉草三分　真麻油四两　浸前药三日，入铜杓，慢火煎药，枯黑以棕，滤去渣，又入锅煎滚，下血竭一钱，化尽，又下白占五分，亦化尽，掇起一刻，下轻粉五分，搅匀用。

太乙膏：用麻油四两　归身五钱　生甘草二钱五分　共煎枯去渣，再入净锅，熬至滴水内不散，入炒过黄丹二两，又慢火熬至滴水成珠，掇起一刻，入白占、黄蜡各二钱半，细火再熬，又掇起一刻，入去油乳香、没药各一钱二分半，搅匀，过三日用。

加味五积散：治遍身筋骨疼痛。白芷　陈皮　厚朴　桔梗　枳壳　川芎　白芍　茯苓　苍术　半夏　桂枝　麻黄　羌活　独活　山甲　麝　甘草。

升降横气丹：治两气不接，饮食不进，皆因气郁中停。枳壳一钱　宿砂（敲碎）一粒　青皮六分　陈皮八分　茯苓一钱　贝母一钱　瓜蒌仁一钱　苏子（炒研）一钱　川芎八分　川朴一钱　木香（切片）三分　沉香（水磨冲服）三分　香附一钱二分　丁香（冲服）二分　甘草三分　水炊。

万安丹：治跌打损伤，不拘上中下，并皆可治。用二三十年尿壶一个，将红曲入尿壶内填满，外将黄泥包固，火煅红，取出打碎，连壶并曲研为细末，加入麝香二分，每服二钱，生酒调服。

石头伤：名为七姊妹寻夫敷的。归尾五钱　葱白七根　老姜七钱　碎补七钱　番椒（伤重者三斤，轻者斤半）　如伤手，加桂枝七钱；腰，加杜仲七钱；脚，加牛膝七钱，再加乳没各五分。六十天早禾草烧灰，共为末，好酒糟一杯，敷红处肿处。

通瘀丸：治跌打瘀血闭结，肚胀，大小便不通，为丸绿豆大，每服十丸，茶下。江子（去油）十个　乳没各一钱　雄黄一钱　腻粉一钱　生蒲黄一钱。

通导散：治跌打，人事不省，二便不通。大黄二钱　芒硝一钱　枳壳一钱　川朴一钱　当归二钱　陈皮二钱　木通一钱　红花一钱　苏木一钱　甘草一钱。

疏肝饮：治跌闪。川芎　当归　柴胡　白芍　青皮　桃仁（分两要轻）　红花　甘草　枳壳　黄连　吴萸（炒）　血竭。

通关散：吹鼻。朱砂一钱　明雄三分　麝一分　生半夏三分　牙皂一钱　细辛一钱　冰片一分　为末。

又通关散：川芎一钱二分　闹羊花一钱二分　灯草灰一钱二分　牙皂三分　冰片

三分　麝三分。

平安散：亦吹鼻的。明雄一钱　朱砂一钱　牙皂一钱　乳没（去油）各一钱　乳茶一钱　硼砂一钱　麝七厘　冰片七厘　胆矾一钱。

雀儿散：治外肾被伤，偏坠肿。用雄麻雀三五个，去肠肚，每个用白矾一钱入肚内，以新瓦焙干，将雀放在瓦中，两头盐泥封固，以火煅红，取出存性为末，每服一钱，空心酒调下，一只尽全，此乃家传神妙。

左右胁痛方：治跌打，水酒服二三剂。柴胡一钱　川芎一钱　当归一钱　白芍一钱五分　香附一钱　木香八分　枳壳一钱　青皮一钱　砂仁八分　胆草八分　灵仙一钱　姜黄八分　三棱一钱　莪术一钱　丁香一钱　甘草五分。

气痛方：此方治心腹气痛，似一块，上下走注，手不敢握，跌打所用。元胡　大黄　白芷　乌药　三棱　莪术　青皮　陈皮　香附　五灵　槟榔　甘草。

心痛方：痛甚脉必伏。元胡　草果　乳没　灵脂　藿香　茴香　香附　宿砂　枳壳　木香　灵仙　郁金　水炆，姜引。

补肾浸酒方：常服。肉苁蓉八钱　菟丝子一两　覆盆子八分　何首乌（制）一两　杜仲一两　韭菜子六钱　枸杞子二钱　五味子二钱　熟地一两　五加皮一两　地骨皮一两　麦冬一两　白茨实一两　补骨脂六钱　当归二两　肉桂一钱　福元肉二两　茯苓六钱　化红三钱　豆蔻二钱　条参二钱　远志肉二钱　枣仁五钱　白芍八分。

治脚骨痛方：共研末，水酒白糖化，每服五钱。土鳖一钱　当归一钱　灵仙一钱五分　桂枝二钱　牛膝二钱　马钱子一钱五分　木瓜二钱　上桂一钱　川乌一钱　甲珠二个　生草乌一钱　红花一钱　升麻一钱　川芎一钱　乳香一钱五分　没药一钱。

治跌打不论新旧良方屡验：紫苏八分　薄荷八分　归尾八分　苏木一钱　五加皮一钱　没药一钱（制）　赤芍八分　红曲一钱　乳香（制）一钱　然铜（醋炙）一钱　寄奴一钱　桃仁（去皮尖）一钱　红花一钱　生甘草节八分　木瓜一钱　上身，加桔梗一钱，陈皮一钱，川朴一钱；下身，加淮牛膝一钱，羌活一钱；手，加桂枝一钱；小肚，加小茴一钱，木通一钱，车前一钱；腰，加杜仲一钱，故纸一钱；头，加藁本一钱，白芷一钱；伤重，加上桂一钱，研末冲服，山羊血一钱。如昏迷，加人参一钱；呕吐，不能服药，则用纹银一钱，朱砂三分，藿香一钱，煎水送下，孕妇忌服。

浸药酒验方：治脚筋骨痛。牛膝五钱　秦艽五钱　木瓜五钱　川芎三钱　归身五钱　伸筋藤三钱　羌活四钱　碎补三钱　甘草二钱　制苍术二钱　六汗二钱　白芍二钱　萆薢四钱　茯苓四钱　用坐壶装酒，并药在内，水坐炆，炆过一枝香，随量饮。

接骨方（骨断未破皮者易治）：土鳖三钱　乳没五钱　然铜一钱　绵芪五钱　白术五钱　赤芍三钱　秦艽一钱　桂枝一钱　全归三钱　血竭一钱　为末，每服一钱，水酒下。

重伤方：不拘上下。番木鳖七钱　白草乌五钱　川乌五钱　麝三分　上桂五钱

广木香五钱　象鳖一两　三七五钱　然铜五钱　为末，每服三分，壮者四分。

中部方：不拘新旧。枳壳　羌活　六汗　碎补　秦艽　上桂　土鳖　乳香　香附　虎骨　杜仲　赤芍　木香　然铜　石菖蒲　角茴　郁金　姜引，水炆服。

下部方：不拘跌打。花通　归尾　羌活　防风　木通　木瓜　防己　赤芍　牛膝　槟榔　肉桂　红花　独活　乳没　知母　旋覆根　小茴　姜引，水酒炆。

接骨敷药：先掇正后敷，要共捣，三日一换，七日好。此药六月不可敷，敷必蛆。

接骨丹：儿茶　乳香　没药　茧壳（烧存性）等分，每服二钱，下血烧酒调，接骨黄酒化。

止痛续筋接骨方：麦斗　土鳖（焙）一个　巴豆（去油）壳）一粒　生半夏　乳香　没药各半分　然铜一厘　醋调搽。

瘀血流注黑紫，或伤眼目：用大黄、姜汁调和，一夜一次涂。

瘀血流注紫黑方：大黄　姜汁　紫荆皮　五灵脂　白及　捣敷患处，一日一换，黑转紫，紫转红即愈。

跌打筋骨方：用嫩鸡捣烂敷，外用杉木夹之，次日再换。

活血止痛方：乳香　没药　川芎　白芷　生地　当归　赤芍　丹皮　甘草　各三钱，研末，酒、童便送下。

治跌脱大腿根下之骨，调治方，万不可掇：牛膝三钱　桂枝二钱　桑寄二钱　木瓜五钱　秦艽三钱　三七二钱　当归三钱　六汗三钱　香附二钱　川芎三钱　生地五钱　赤芍三钱　杜仲三钱　灵仙三钱　防党五钱　虎骨（炙碎）五钱　土鳖三钱　乳香三钱　没药三钱　木香二钱　加皮五钱　砂仁二钱　枳壳二钱　甘草二钱　研末，水酒送下，一钱五分。

两足不伤：小足鱼（一个，重用旧布包，再用厚草纸包三四层，糠火煨，存性）四两。

又两足不伤方：为末白水成丸，每服五钱，用生白果几个，口内嚼碎，同酒下药，若未夹，用淡姜水即解，木鳖（制）一两　白朱砂（煅）　然铜（制）一两　白蜡（去油）一两　儿茶五钱　当归一两　朱砂（飞）一钱　血竭五钱　官桂一两　川椒（炒）一两　没药五钱　地龙（制）一两　三七五钱　草乌一两　苎麻根一两　无名异一两　龙骨（煅）一两　苏木一两　乳香五钱　乌头（制）一两。

外敷药：捣成饼，敷脚上，三日立效，要解，用生半夏、生姜各二两，捣碎贴之即解。狗油四两　肥皂十个　川乌五钱　皂荚三十个　火麻仁一两　灰面四两　麝香一钱。

杖疮方：内饮童便酒，外热豆腐敷，或鸡子清炒豆粉敷，或用凤仙花叶同大黄捣敷。退血止痛当归芍，连芩栀柏防荆穗，薄翘枳桔知石膏，羌芷大黄车草地（童便对酒炆）。

水火丹：每服二三分，水酒调下，山根引。黑铅二两　西硫黄二两　金礞石一钱　然铜三钱　南木香六钱　乳没各四钱　血竭八钱　官沙二钱　土鳖八钱　归尾六钱　半夏三钱　三七八钱。

跌打未破皮止痛方：用南星敷之即好。

治骨头打碎：破草鞋烧灰，油调敷，又酒吃三钱。

治跌打筋骨有瘀血在内：鼠粪烧过为末，腊猪油调，缚包之，其痛即愈。

治跌扑骨节损脱者：寻死蟹捣烂，滚酒倾入，连饮数碗，即以蟹渣敷患处，半日间骨内振振有声自合。不能饮者，以数杯为率。

治跌方：用无名子，即老土中硬块便是，不拘多少，童便制九次或醋亦可，研为末，每服二钱，酒送下，或开水。此方是孔明先生所传，治跌打做工伤力，服之即效。

风损膏：独头蒜（去皮，略打碎）一百零八个　老姜半斤　番椒十五个　先将麻油一斤，入锅内煎滚，陆续下蒜，煎至将枯，即刻捞起，再下生姜煎枯，捞起去渣，又下番椒煎去渣，将油熬至滴水成珠，入黄丹，收油成膏，取起冷定，入麝三钱，搅匀炼此膏。

九转紫气膏：治远年老损，手足麻症。松香三斤　南星（生）二两　半夏二两　苍术三两　川乌一两　草乌一两　防风一两　羌活一两　闹羊花三两　麝一钱　矾红四两　菜油一斤　除矾红、松香，余药入油，将火熬枯去渣，油取出听用。先将松香入锅煮溶，将粽滤去渣，入水扯。再将松香入锅，用葱汁一碗煮干，入水扯。再将松香入锅，用绿豆汁一碗煮干，入水扯。再将松香用凤仙花汁一碗煮干，入水扯。再将松香用烧酒一碗煮干，入水扯。再将松香入锅，用镇江醋一碗煮干，入水扯。再将松香入锅熬溶，入前药同熬，不住手搅，方下矾红末、油，用钵盛入水面，退火毒，二三日后方可贴。贴药后，对周必发痒，将膏揭开，内有湿水，将绢拭干，候一时再贴。如痒再揭如前，不揭恐起泡。

附录经验杂方

治人一时昏迷不省人事，服之立效：猪心（不可下水，用竹破四片）一个　黄蜡三钱（入心内）　朱砂三分（放蜡上）　以碗盛，饭上蒸熟服。

莲枣丸：治人面黄唇白，四肌无力，小儿多有之。红莲肉（去心为末）六两　红枣（为泥）六两　久年陈米三四升　炒为末，好米醋调和为丸，每服三钱，开水送下，屡验。

汤火药：大黄（为末）　蜜和涂，立愈。

火伤药：大黄　黄柏　黄芩　寒水石　桑皮　各等分为末，用泉水调搽。此是医有泡的。如烂，可用麻油调。如半好者，滴水干净，糯米饭为丸，火上烧灰存性，研末罨。

又汤火伤二方：黄柏　大黄　寒水石　各等分为末，油调搽。又方：鸡蛋清调磨京墨，涂上，用湿纸盖，即止痛。

治膀胱气方：先将橘核炒枯，再将鸽屎同炒，共为末，罗去渣，上用麻油拌炒，和木香末，每服一钱，水酒下。橘核一两　木香末一钱　鸽屎一两　要吃摇摇子的。

冷气痛方（共研末，用湿水冲，又用纸拖去浮油，一口吃下，屡验之方）：吴萸四两　良姜二两　胡椒一两。

治疮毒：流清水又痒。大枫子　蛇床子　花椒　黄丹　青黛　枯矾　樟脑　冰片　白芷梢　甘草节　水银　共研末，棉油调搽。

洗疮方：独活一钱　白芷一钱　北风一钱　黄柏一钱　荆芥一钱　银花一钱　甘草八分　另加艾叶共煎（搽药附后）。

搽疮方：黄柏一钱　花粉一钱　胡连一钱　苦参一钱　芦荟一钱　胆矾一钱　青黛一钱　轻粉一钱　枯矾二钱　大黄一钱　明雄一钱　共研末，麻油调搽。

治小儿烂头方：胡连五分　青黛一钱　芦荟一钱　苦参一钱　轻粉一钱　黄柏一钱　杏仁一钱　儿茶一钱　白蔹一钱　冰片　共研末，麻油调，或鸡蛋黄炒出油调。

治杨梅熏药方：共为末，外用火纸二张，将药铺，如卷爆竹样卷定，口含冷肉汤，将药点，对鼻熏肉汤，频换，凡熏此药，要饱食肉饭，熏毕，来日服救苦下毒汤。水银一钱　银朱一钱　冰片三分　黑铅一钱　木炭二钱。

救苦下毒汤：水酒二三贴，先服后洗。山甲一钱　虫退一钱五分　土苓一两　大黄一钱　芒硝一钱五分　连翘一钱　黄柏一钱　归尾一钱　花粉一钱　茯苓一钱　僵虫一钱五分　赤芍一钱五分　蜈蚣二条　桃仁十二个　全蝎一钱　牛膝一钱　黄连五分　儿茶一钱。

洗药方：甘草　银花　土苓　连翘　共煎水洗。

脓胞疮方：国丹一钱　轻粉二钱　樟脑二钱　冰片一分　枯矾二钱　银朱二钱　儿茶二钱　麝一分　硫黄一钱　花椒一钱　共为末，猪油捣，用夏布包搽。

五虎丹（治所梅枕）：明矾　水银　淮盐　牙硝　胆矾　以上各三钱，降三枝香为度。

各毒罨上收水生肌药：官粉（煅）三钱　轻粉六分　冰片一分　枯矾五分　共为末。

癣疮方：五倍子一两　明矾一钱　为末，醋调搽。

白癣疮方：此疮在人头发中，白满头，又痒疮亦可治。木鳖子　水银　核桃肉（生猪油捣，用布包擦）。

治杨梅疮方：石膏　轻粉　黄柏各二钱　为末干罨，等四围全结壳，再加铜绿、胆矾，前三味各二钱，加铜绿一钱，胆矾六分，共五味为末，擦疮上及旁边，六七日后，又用油核桃并猪油捣匀如泥，又擦疮上，以润其皮，则壳落去，又用前五味末干擦皮肤即白。若有一疮不愈，名为结毒，又用乌梅几个，用瓦焙炕，去核，乌梅肉研末，罨之即收功。擦药之时，兼服后败毒散十余剂，以清小便为主。败毒散附后。

败毒散： 防风二钱　荆芥二钱　车前二钱　木通一钱五分　连翘二钱　栀子一钱五分　当归二钱　生地二钱　麦冬二钱　银花三钱　土苓三钱　虫退一钱　生大黄三钱　生甘草一钱　灯心引。

疳药方： 轻粉　铜绿　胆矾　杏仁。

白玉膏： 治臁疮及腿上一切疮。铅粉　轻粉　白蜡　黄蜡　朝老　猪油调于油纸上，贴之如神，加红粉霜更易收口。一方加陀僧、乳没、象皮。

臁疮血风疮： 上片一分　樟脑二分　花椒一分　青矾一分　国丹二分　轻粉三分　白蜡三分　铜绿二分　用猪油和葱捣如泥，敷扎三四次，同生肌散敷。

坐板疮： 铜绿　水银　银朱　冰片　共为末，麻油调搽。

碎米疮： 油核桃仁　信　水银　大枫子　共为末，干撮在掌心，两手擦发热后，鼻闻之，再遍处擦。

汗板疮： 松　柏　桃　柳　樟　枫　槐　艾　菖　炒枯，煎水洗。

小儿疳药方： 儿茶一钱五分　轻粉一钱　冰片一分　丁香半分。

治大麻疯神方： 用癞虾蟆一个，捣熟盐泥做一盒，入虾蟆于内炭火烧熟存性，去泥，将虾蟆研末，每服三钱，黄酒热服，发汗即愈。

流精方： 用鸭蛋（去黄）一个　生大黄（研末）八钱　用蛋清为丸，如桐子大，每服一钱，早晨滚水下。

冰硼散： 治喉咙肿，痰闭，吹入吐出痰涎。冰片三分　硼砂三钱　青黛三钱　麝一分　不用麝亦可。

小儿鹅子方： 不论双单，此方第一奇妙。喜蛛窠（烧灰存性，吹患处即好）五七个。又方：用柴灰，开水冲服。又方：用吊的扬尘冲艾汁服。

吹猪闭舌方： 雄黄一钱　青黛一钱　北辛一钱　牙皂一钱　硼砂一钱　共为末吹。

白鲫鱼膏药方： 江子四两　蓖麻子四两　马钱子四两　乳香二两　没药二两　血余二两　活鲫鱼一斤　水粉二十四两　麻油二斤　先将油酥，炙枯鱼，取起鱼，又将前六味药入油内酥，俟血余不见，取去渣，滴水成珠后，入水粉，不停搅自粉花谢，收起听摊。

点眼瘀瘴方： 用蜘蛛一个　刺浆，和人乳蒸三次，其色如鸡蛋黄（点些须入眼角）。

痘后翳障验方： 决明一钱　白菊一钱　七厘一钱　谷精一钱五分　木宅一钱　青

蒴一钱　京子八分　赤芍八分　望月砂一钱　甘草五分　不用引。

害眼方：羌活一钱　赤芍八分　白菊八分　桔梗八分　北风一钱　蔓荆子一钱　薄荷八分　归尾八分　甘草六分　灯蕊一丸为引。

点赤热眼方：用大田螺一个，川黄连末一分，入田螺内，久之田螺化为水，点之目中即愈。

咽喉痛验方：儿茶　硼砂　冰片　麝　朱砂　琥珀　熊胆　共为末吹。

立止牙痛方：并治闭沙，点些须入眼角。雄黄一钱　硼砂一钱　火硝一钱　冰片一分　共为末，擦牙，吐去涎即好。

狗咬方：用老鼠粪为末，砂糖调敷。又方：用煤炭敷。

耳内出浓方：明矾（煅）一钱　黄丹五分　丁香一分　先用虎耳草捣水，滴入二三次，用新棉花挠干，吹入此药。又方（治同前）：用蛇蜕（瓦上焙）二钱　青黛五钱　研末吹入。疴红下血：臭椿根皮　白豆蔻　黄连　共研末，蜜为丸。

如玉膏（治面上一切酒刺、黑斑）：白芷一钱　牙皂（去皮）一钱　茯苓一钱五分　花粉一钱五分　藿香一钱　甘松一钱　山奈一钱　白丁香（另研）　木宅一钱　杏仁一钱　陀僧一钱　细辛一钱　樟脑五分　白及（少许）　为末，临卧时，用津唾调，或乳调敷面上，明早温水洗去，其面如玉。

补唇舌方：太医院传。涂之即生肉，如多去唇舌，用川乌、草乌为末，摊条，以凉水调合，贴之即不觉痛，可用刀取。如流血，以陈石灰涂之即止。愈后血硬，用鸡冠血点之即软。鲜蟹（烧灰）二钱　乳没各二分五厘。

治疟腮肿痛方：防风　荆芥　羌活　牛蒡子　甘草　连翘（不用亦可）　各等分，水煎，食后服，外亦敷此药。

诸骨鲠喉：用金凤花子为末，醋调咽，莫犯齿。又方：用玉簪花根捣汁咽下，勿犯齿牙龈。

截疟方：用郁李仁（以福元肉包吞，兼用通关散吹鼻）。

蛇咬痛肿方：用白及为末，麦冬汤调服。又方：用雄黄五钱　灵脂一两　为末，每服二钱，好酒调。

喉咙肿闭：用老丝瓜煎水，洗兼吃，即消（头面肿亦可治）。

乳疮验方：吃散之药。小当归二钱　蒲公英一钱　川芎一钱　木通一钱　焦术一钱　防风一钱　白芍　乳香一钱　归身一钱　蝉蜕一钱　炙芪一钱　丹皮一钱　知母一钱　连翘一钱　甘草一钱　用水酒，葱根炆。

又敷已经出头之药：生南星　生草乌　生川乌　生乳草　生乳香　生白蔹　生灰面　以上用鸭蛋青、葱头根捣碎调敷。

又乳疮验方：蒲公英　瓜蒌一个　梅凤根为引，水炆吃。

生肌药：甘石　白蜡　冰片　共为末。

搽鬎头方：搽疮屡验大枫子，花椒青黛与枯矾，青粉黄丹黄柏和，蛇床甘草白芷梢，冰片樟脑一分足，余皆一钱研碎掺，用麻油调搽。

预防脐风方：小儿生下剪脐带后，用此药罨之，脐口以免脐风。枯矾一钱五分　硼砂五分　冰片五厘　麝香五厘　共研极细末，吃防风、荆芥各一钱。

《伤医大全》

荫圃主者（张炳南于同治年）手录

序

同治年岁在己巳，余于杭城骆明贵先生所传跌损伤一书，凡于危殆之中，莫可药救，将此传授，敷服取效，最为神速，活人甚伙。此以当日之所靓者，因思读古人书，承先人训谆谆焉，莫不以善为先务，而余非敢自称善士，然性实相近，为素知骆君之术，秘为独擅之奇，留意有年，一旦获靓，殊慰生平。丙寅春，适有定之役师，益信此授之神妙，诚不易得也。戕生之患，依法投药，莫不立苏。是救一人而全二命，功莫大焉。跌打之外，附列诸方，亦皆应效非常，倘有同志相授，是则予之厚望也。

张炳南自序

伤科总目

接骨法　打破脑骨　肚肠出　官刑杖打　夹伤筋骨　棍棒打伤　三熨法　高处跌落　乱打遍身伤　刎伤喉骨　打出眼睛　骷髅裂陷　膝盖骨出　骨折刺出皮外，修整器必极利，庶免痛苦　手腕出白　跨骨出白　肩骨出白　斩断颈骨　肩颈骨折　下颌脱白　整鼻法　肾囊打破肾流出　龟头损坏　翻肚　从高坠下生死症　秘授临症治法　损伤十戒　金枪跌打生死脉诀　跌打损伤十七病症治法　伤后大小便不通论诀　穴诀总论　诸突穴总图　杭教师五十绘图穴，各有治法，又有安魂汤　跌打太乙紫金膏　蒋氏秘传三香散　一切新伤二虎汤　上中下三部跌打损伤方　最灵折骨紫金丹　复元活血调气汤　金枪出血花蕊方　黄龙吞珠生肌散　独行千里通关散　血住痛散整骨丹　三黄止痛桃花散　三姜膏　打伤眼珠突出方　膏药不及土膏方　刀伤跌破血不止骨出不必动手方　宽胸神效方　生肌长肉龙象散　整骨内服麻药丹　进白外敷麻药散　跌打将危返魂丹　头破上部汤药方　论破伤风症　脉诀　药品选用法　随症加减活套法　跌伤腰脊活法　桃仁承气汤　鸡鸣散　导滞汤　九味羌活汤　化瘀散　加味四物汤　通血散　索血散　导血散　热瘀散　洪宝丹　返魂丹（又名一灵丹）　八宝丹（又名二灵丹）　麦壳散（又名三灵丹）　刀伤药　接骨膏　接骨止痛丸　一斗麦散

接骨法

肉桂（去粗皮）　茴香　虎骨（酥油炙）　槟榔　牛膝（去芦）　苁蓉（去盐）　自然铜（火烧醋煅）　骨碎补　巴戟　败龟版（酥油炙）　以上各等分，研极细末备用，遇骨断者，先备杉树板皮四条，长六寸，阔五分，厚一分半，再用绵料、细油纸、包毡条四片，或用旧绵絮亦可，长阔比杉板宽分许，则贴肉不致嵌痛，将毡用细绵缚置板底，以为之衬。其治法，无论腿臂，先服广德至宝丸以止痛，次将臂腿向前拽扯，俾断处稍离，不致挂碍，乃徐任自缩，周摩笋合，安放平处，视脚根腿肚稍有空隙，用绿豆小口袋各为填实则愈，时不致偏跛。填毕将毡衬之板分上下两旁，布条捆紧，检皮破处敷金疮药，不破处用醋调接骨药，仅板隙中涂满无余，约一钱厚，干时频频醋润。俟一昼夜，剥去旧药，再换如前，以板放日为止。须知骨断则浑身不能得力，必新骨复生，连续骨坚，而后方能得力。其放板日期虽概以百日为度，然亦须视本人之老幼强弱。如三四十岁人，精力强壮果健，则一月可放，五六十者须两月可过，此则须百日矣。且得力不得力，本人自知，问明才放，不可性急。倘止痛后忽又作痛，此误食发物也。若仅扭闪作痛，再服广后德丸一二颗即止。应忌发物：猪头、鲤鱼、公鸡、虾、北瓜。宜补助药力，日服之服物：老鸭肚肺（俱宜清炖）。

又接骨法

凡治手足骨断碎者，痛苦难忍，内服一灵丹、二灵丹、三灵丹各一服，又服通血散三钱，与小便调服，外用公鸡一只，杀去血，干去毛，剖去肚食，烘熟，用石臼将鸡捣烂，做成饼，加自然铜末三钱、血竭散二钱，研匀掺在鸡饼上，用绵包好，外面用薄板皮细绳扎定，夏天一日一换，冬天三日一换，当用杉木皮或嫩杨皮包，再以大螃蟹一只、接骨散一钱，生捣研碎，好酒冲服，再用接骨散或芙蓉膏贴之，自效。

打破脑骨

凡治头脑打碎天灵盖，内翳不破，脑子不出者，可治。先服一灵丹、二灵丹、三灵丹各一服，次用血竭散、葱白，将葱白捣碎炒软，血竭散掺葱白内，贴在伤处一寸厚，烙熨四枝香为度，去葱白，将刀伤药厚掺，软绢包好，不可开动。有浓水流出，即用葱椒汤去前药，将溃脓散敷伤处。洗时宜避风，若被风引进肿痛，即成破伤风也。用定风散调涂口上，内服二钱，好酒送下，以愈为度。如破伤风发热红肿，风邪传布经络而未入深者，用杏仁（去尖），飞面和匀，新汲水调成膏，敷伤处，肿消热退而愈。如风邪入经络重者，先服九味羌活汤，取汁出最好者也。

肚肠出

凡治刀伤枪伤肚皮，大水肠拖出，一人提起患人两手，一人提其两足，其肠自入，用桑皮线缝之，用血竭散掺伤处，又用葱熨如前，去葱，即用血竭散厚敷伤处，油纸盖好，不可开动，不可见风即愈，内服三灵丹，俱热汤下。又方法：用小麦煮汁洗肠，徐徐推入，以桑嫩枝皮抽成极细线，银针穿好，托金枪药缝之，用纸杂布卷成小筒，俟八宝金枪药敷后贴在伤口，然后用帕两周扎紧，并系带，弯而悬于项，俾腰胁常屈，以防腹间鼓气，不致争裂伤口也。若肠出干缩，伤口皮翻，须用开水和麻油入软浸沃，常为轻揉罨覆，即可化干为柔。若肚破肺出越缩，肺肿口小，不能纳入，即于伤口之侧横勒一刀，若丁字形，口大则肺自纳，药线缝敷，缠捆如前法。

官刑杖打

凡治杖打皮破肉碎，先将三灵丹服下，倘打缩头板，治法再论。倘后深深重出脓水者，芊芊活老鸦眼睛藤煎汤洗净，用溃脓散厚敷伤处包好。

夹伤筋骨

凡治夹伤筋骨断研者，痛苦难忍，内服三服加味四物汤，老酒送下，连服三服，灵丹三服，外用葱熨法如前，再以粗纸熨法二炷香，外用肥皂去核，火煨去筋，打成饼贴在患处，用棉花包护，不可开泄，令暖熟，再用三服灵丹，热酒送下。

棍棒打伤

凡棒打皮不破，血不出，青红肿胀，痛苦难忍，先服加味四物汤，老酒送下，外用半夏、大黄为末，生姜汁调敷，又用葱熨法如前，用血竭散、桐油调敷，油纸盖好，绢扎缚定，用通血散三四钱，童便调下。

三熨法

熨葱之法前已说明，不必再陈，唯粗纸慰法，以粗纸剪成与伤处相似，在小便内浸湿铺，在疮上烙熨干，再换至于二三时为度。

高处跌落

凡治从高堕下，跌伤筋骨，瘀血凝滞在内发热，胸膈肚腹膨胀，痛苦难忍，即用鸡鸣散老酒煎，发尽瘀血，其痛自止，或瘀血不尽，再用通血散一三钱童便煎，如伤重，可先用桃仁承气汤下其黑物。

乱打遍身伤

凡治乱打遍身手足俱伤，青红肿胀，皮血不破出，苦痛难忍，先服鸡鸣散，再用通血散童便煎。如重者，外用葱熨法以消红青肿胀，再用粗纸熨二炷香，又用三服灵丹次第送下。

刎伤喉骨

凡伤，治刎伤断死者，先服一二灵丹，如伤处开阔，用桑皮线缝好，先洗花椒汤或茶，用羊毫笔洗净伤处瘀血块壅，好将刀伤药掺敷，用壁蝎窠衣补贴，外用膏药盖之，软绢包好缚之。又法：将刀伤药敷伤处，外用葱捣和炒热，厚敷口上，再用粗纸，葱汁浸湿，包葱上，熨四炷香，去葱，用上好三七口内嚼细，厚涂口上，再加刀伤药掺上，软绢包好，不可开动。倘有脓水流出，用川椒葱茎煎汤，洗净抹干，敷溃脓散为口上，外用膏药贴之，一日一换，即此溃脓散可以溃脓，亦可生肌长肉，真妙药也。

打出眼睛

凡治打伤眼目，恶血裹珠，用生猪肉一片，将当归、赤石脂为末少许，掺肉片上贴上，散其恶血自愈。或眼睛打出，急揉进，贴肉片取愈。

骷髅裂陷

头颅乃百骸之长，一身之首，或被跌打，颅裂骨陷，或出白浆，如水见者无不畏，多信。为脑裂髓出者，其能生乎，未至察耳。如果髓出，其人立死，不死者非髓也，乃翳外之白浆也。治如常法，用陷骨药自起，颅裂自合，但未痊时，切不可见风，如伤在发中，须剪去其发，以膏敷贴，血凝亦须洗净，然后敷贴。

膝盖骨出

人膝上有盖骨一片，乃周岁之后渐长成者，或跌打磕碎，脱出在外，如不治则终身不能站立。治法用物做成一箍，如盖骨大，用力箍治，以长带扎缚停当方服药，愈后去箍如故。

骨折刺出皮外，修整器必极利，庶免痛苦。

凡骨折刺出皮外，其骨折者两头必尖如利锋，须先用麻药麻定，后用剀刀剀其尖锋，骨如前按入，用药如法，扎缚定当，其骨自然坚固而安。若因病者畏痛，不曾去尖锋，潦草按入患处，方欲生长肌肉，而一运动则尖锋复刺出在外，以致伤久不能合，常滞浓水，若不治，遂为残疾无用之人。如欲治之，必须仍用麻药割开其肉，如前医治可疗，但痛苦尤甚耶。

手腕出臼

凡人手腕出臼者，医人急用左手仰掌托捻被伤之处，右手将下节一把拿定，切不可让其退缩，尽力一扯，徐徐放入故位自愈。若愈后不时脱下者，此筋骨宽缓过也，必须服壮筋骨之药多帖，自愈。

跨骨出臼

凡跨骨后臀上出者，可用三四人挺定其腿，医人用脚捺入，如骨从裆出者不治，诸骨出臼，可得如故，唯跨骨者尤难。

肩骨出臼

凡肩骨出臼，令患人坐低矮之处，自以两手相叉，抱搂自己双膝，须抖拢并起，将膝借力，着实一衬，拔宽，轻轻松手，送入故位，或用竹扛一条穿患人腋下，两头令人扛起，医者将臂一扯，徐徐放入亦可。凡手臂出臼，必须用双梯送入法，更妙。

斩断颈骨

凡人执刀斧斩断颈骨而咽喉尚连，其人年少精壮者，犹可救治，治法用杉木板连胸扎缚紧定，其头盖，人之元首最重，此骨若断，其头必下垂，难于少动故尔，然后用丸汤散药调敷护安。

肩颈骨折

肩颈之骨，其名为天井，若断，必一头翘起，不相平服。以膏贴之，外用纸铺衬，取其软也，再以软板压之，以长布带穿缚在腋下紧系，内服接骨灵丹及上部汤药，取其易处。

下颌脱臼

凡下颌脱臼，令伤者坐定，医者将两手揉腮千遍，使入热气深入骨窍，随用两手大指入伤者口内拿定牙齿，外用两手指将下颌往上一兜，即入臼矣。

整鼻法

凡鼻有梁骨有笋，笋有臼，须用手按骨入臼，鼻正矣。

肾囊打破肾流出

凡治损伤肾袋，肾悬挂者，急将公鸡一只，尽去其胸前之毛，取其皮来贴，即以此血涂，再以收口药敷，或用线缝。方敷药时不可与之谈笑，若一笑则复坠矣，仍如前法治之。若不破皮而内伤者，无治。

龟头损坏

须用米霜唯此，此处切不可动火攻葱熨之法。

翻　肚

急将病人覆卧于地，前高后低，医者将拳向尾之上二三寸许，用力连撞三拳，其肚即转，用拳须将上面撞去，或令人咬痛其大指亦转。

从高坠下生死症

凡人从高坠下，昏沉不醒，形已死类，但有一息尚存，犹可救治，急用接骨灵丹加姜葱调下，若乡村不及，急以热小便灌入口中即醒，再以诸药调治，无有不愈。如坠跌之时，叫喊声闻远近，冷汗如油，此必内伤五脏，万无一生，切不可妄治，以害命也。

秘授临症治法

凡遇损伤重者，大概要拔直捺平，或割开捻正，然后敷贴填涂，夹缚拔伸，务要近本骨损耗处，切不可潦草，以近别骨也。凡捻正，务要时时运动使活。损伤重者，必用药水洗净，然后敷贴。凡治年老之人损伤者，必大补血气，健脾为主，半月后有生肌，食前以煎药调下自然铜等服取愈。自然铜以及古铜钱切不可多服，此药虽有接骨之功，而多燥烈之患，若多用，其人必痢血而死。凡治金疮跌打，宜以活血行气、中和补托为主。如人性有火，略加黄连以降火，白术以和中，凝血在腹而先补，以后痢血下之，后以护心散止之。凡治伤破血处，切不可用布包，若血燥后血布相胶，难以分下，须用油纸或雨伞纸亦可。凡治损伤或跌打，切不可用凉盖，血热则行，遇寒则凝，故寒凉之药切不可食，冷水不可净，不得起淫欲。若人犯此，卒归不治，慎之慎之。凡治跌打骨碎，大概年少壮盛者易痊，年老而瘦者难愈。二十岁左右者一月可复原，年三十前后者二月如故，四十上下者三月如故，五十前后者四个月可安，如六十遂不可，必至于七十则不治矣。凡伤在上者，服药须用川芎、升麻；脑顶用藁本；中干伤用桔梗；如下干伤，用牛膝、木瓜；手足用桂枝。

损伤十戒

一房事，二暴怒，三寒冷，四忌口，五不食生，六勿用布包，七勿以冷水洗，八勿用热汤，九不可用火气，十不可夫妇同床，恐起欲心。

金枪跌打生死脉诀

凡去血过多者，脉当虚细，若急疾者，风热乘之则必死。如从高坠下者，内有瘀血，其腹胀满，而脉坚强者生，弱小者死；命脉起者生，脉迟细者亦生，脉洪大者死，脉不起者亦死，一二日死，脉来大者二十日死。金枪砍刺俱有定论，出血不止，而其脉上并来大者，七日死，滑细者生。坠跌损内，小腹带伤，及伤心伤胁，俱不治；脑髓衣破流出者死；两太阳无救，腰背腹胁受伤，粪出上下者不治。

跌打损伤十七病症治法

第一，治从高坠下，虽然恙，亦必使其人如僧迦而坐一二时，然后举步，方保无虞。如极重至死而气犹未绝者，可令一人席地而坐，轻轻的双手怀中摸摸，然牙关紧闭，药无所施，急用生半夏末吹入鼻中，如稍醒，即用麻油、生姜汁搅匀灌之，待醒，以夺命丹一分五厘，澄清酒浆送下，此药若过咽喉即活。如急无药，用热黄酒冲入童便尽量而服，亦不死矣。或兼手足及筋骨伤，然后容调治，无难也。

第二，治跌伤筋，瘀血疑滞发热，腹胀疼痛难忍，必下其黑物，如疼仍未止，此乃瘀血凝滞未尽之故，用童便调药连服数剂，瘀血下清痛自止，方接其骨。

第三，治初杖皮破肉碎，痛苦难忍，将破布剪成圈，如杖疤大，高二三分，用药填敷，以葱白捣烂，填在药上，烙铁熨之，肉热即止，略定再熨，不可至痛，以久为妙。如破损深重，内必先服药，亦照法熨之，去其败肉。或打缩头子，必生杖痛，前有治法。杖伤或马踢者死，须看其黑处，刀刺出血，若犹重者，必大割开，取其血肉，方可敷药，如不皮破，用加味四物汤调服。

第四，治遍身打伤，青紫肿胀，皮不破，血不出，内必有瘀先下之，如无，用要药（即灵丹也）三服，酒送下，伤处仍以葱熨法三炷香，或用龙土酒煎浸亦妙。

第五，治打开唇皮，饮食难进，先服三灵丹药，或用三七口内细嚼，内外涂之，以葱熨法换玉红膏包好自愈。如开阔者，用铁钳钳定两边皮，将刀随铁钳割去两边些肉，用三七末吐调合口，将两钳缚做一钳，以银针二根插入钳内，用十字花吊住，去钳，照前葱（熨）三辰，五日去帕，六日去针，如故。

第六，治刎损头颈咽喉，将断死在顷刻，切不可用掺药盖，气既从此中出入，若服燥烈收敛之药，及入肺经，其人必血沫不止，立刻颠狂而死，治之先吃三服灵丹，阔者用线缝二三针，小者不可用。以白酒调饼，按上葱熨之法。如有脓水，用葱椒汤洗净换药，外用好粉霜膏贴之，唯此处见效甚速。

第七，治损伤头颅额角脑骨，天灵盖破者，切不可见风而成破伤风。头面肿大发热，尽至眼鼻而没，形如灯笼，视其旦夕欲死者，非毒也，切不可用驱毒之以药以攻之，必须大发风邪，其肿立消。凡此处之伤，虽些小者，必须防之。

第八，治夹伤胫断骨碎者，痛苦难忍，亦必服三服药，以葱熨之药，外更须棉花包好，不可妄动，须令暖为主，或用麻黄浸洗，或用龙土酒煎浸洗，或饮螃蟹酒更妙，先用加味四物汤。

第九，治手臂骨出臼，以二梯对缚取齐，置于矮凳之上，令患者先服三服灵丹，立于凳上，两手凭之，左右用二人各捧其手，令其闭目，从而颠之，臼自复矣。

第十，治斩断手指，即刻拈起装上，敷药，外用壳包好，数日如故，若稍停，则不可复矣。

第十一，治伤肚皮，大小肠流出，照前法治，候其自入，不可用手去捧盖，肠遇指则腐烂而死，不可救矣。

第十二，治箭头、铁珠及铅弹透入骨肉，刀钳一无所施，须割开皮肉，用象牙、推车汉、滴乳等分，掺入自出，或用土狗八九具，捣汁滴出，或鼠肝一具研贴，或用其脑髓涂之，俱能出。如竹木刺入皮肉，角尖、头垢、牙尖、蜣螂为末，香油调敷自出，或用牙尖、笋头、泥龙共生捣如泥，涂之亦出。凡人中毒箭，毒气攻心欲死，必先服金汁，如无，粪清亦可，或用松头捣烂，搅水饮之，无不见效。

第十三，治虎伤，先用麻油润患处，将黑饭树头叶口内嚼烂，连津敷上，以去牙爪之毒，方可用药。如伤面，以姜调轻粉搽；或搔脚面，用锅脐黑锈为末，香油调匀敷上。

第十四，治癫狗咬伤，先以木鳖子为末，沙糖调敷，再服斑蝥散，血块从小便中出，方可除根。如平常犬咬，用水洗净，挤去恶血，亦敷此药。

第十五，治蛇咬伤，恐其毒气上攻，先取耳色，以津调之，搽两虎口，双手叉定伤处，未胀满处，将下去至伤，以银刀取出细牙，用七星草塞口，再以半枝连、枉开口、白奶藤、七步草酒煎服；如蜈蚣咬，用赤膊蜗牛捣敷可愈，或捣马齿苋贴；若蜂螫刺入，以芊芳子或干，生搽即愈。

第十六，治人咬断手指，急用牙刷净二牙垢，盛小便于瓶内，浸至一宿，如烂，用龟版、鳖甲煅敷之，否则发热，痛苦难忍，而中指尤甚。不医治，则逐节烂脱，必致伤命。

第十七，治汤火伤，用蜡、用猪苦胆汁、黄柏土炙，待干为末敷。如火伤以及滚油泡汤皮肉俱烂，用寒水石、牡蛎、朴硝、青黛各一两，轻粉一钱，共为极细末，香油调敷，如湿，干掺，或用雪里青，或用小鼠香油浸涂亦可，不过欲去其中毒火，方可用药耳。

伤后大小便不通论诀

跌打时而大便不通者，由气滞血凝而闭窍，盖大便属阳明大肠也，重伤，气不顺而滞，血被伤而败结于肠中，因而不通，治法当破血顺肠、导滞顺气，宜用川芎、当归、苏木、红花、杏仁、枳壳、大黄、朴硝。

小便属膀胱，乃五谷之水道，犹田间之沟洫也，伤极于小肠，致膀胱经气闭，因而不通，治法当疏通之药，用赤芍、车前子、白茯苓、琥珀、木通；大小便俱不通者，用猪苓、泽泻，分理其阴阳，使清浊不和而各归其经属，若小便依法治之而仍不效者，宜用升麻升提之，又不效，用引导之法，无不见效。

穴诀总论

凡人周身有一百零八穴，三十六伤命，大穴也，七十二个受伤缓缓成病者，小穴也。如头顶心名泥丸宫穴，打中者半日即死，打轻受伤者，用加减十三味煎方一剂，夺命丹三服，地鳖紫金丹三服，痊愈。两太阳名鱼尾穴，打中者即日死，打轻受伤者，用十三味煎方一剂，七厘散三分，夺命丹三服，地鳖紫金三服，痊愈。两耳下空处名听耳穴，打中者二十四日死，用十三味煎方一剂，七厘散三分，夺命丹三服，丸药一斤，痊愈。胸堂中名华盖穴，打中者出血，血迷心窍，不识人事，三日即死，用十三味煎方一剂，七厘散三分，陈酒送下，行一二次，即冷粥，只用夺命丹三服，地鳖紫金丹三服，痊愈，后又拳复伤者，五个月死。下一寸三分心口中，名黑虎偷心穴，打中者血迷心窍，不识人事，拳转气绝，立刻就死，用山羊血三分，加八厘散三分，须可夺命矣，再用十三味煎方一帖，夺命丹三服，地鳖紫金丹五六服，药酒一坛，痊愈后，拳复伤者，百廿日死。下一寸三分偏左三分，名翻肚穴，打中者立刻吐尿粪，七日死，速即用药不妨，用十三味煎方一帖，地鳖紫金丹三服，丸药一斤，痊愈后复伤者，一百三十日死。下一寸三分脐上一分，名气海穴，打中者二十八日死，用十三味煎方一帖，又用药酒一瓶痊愈。此穴复伤，九十六日死。下一寸三分名丹田穴，又曰精海穴，打中者十五日死，用十三味煎方一帖，七厘散三分，地鳖紫金丹三服，痊愈后复伤，七十日死。下一寸三分名净水穴，打中者十三日死，用十三味煎方二帖，夺命丹三服，药酒一瓶，痊愈后复伤者，四十八日死。华盖两旁偏三分名一计穴，打中心肝肺三经受伤者，六日死，用十三味煎方一帖，用川郁金、贡沉香各一钱三分，七厘散三分，夺命丹三服，去伤丸药一斤，痊愈后复伤者，八个月死。左边乳上一寸三分，名为上气穴，打中者，吐血九日死，用七厘散三分，夺命丹三服，地鳖紫金丹三服，痊愈后复伤者，六十四日死。左边乳下一寸，名正气穴，打中者发寒潮热，三十六日死，用十三味煎方一帖，七厘散三分，夺命丹三服，去伤丸药一斤，痊愈后复伤者，七十二日死。左边乳下一寸四分偏一寸，名下气穴，打中者十八日死，用十三味煎方一帖，七厘散三分，夺命丹三服，药酒一瓶，痊愈后复伤者，七个月死。下一寸四分左肘胁中，名气囊穴，打中者六个月死，用前方一帖，七厘散三分，夺命丹三服，痊愈。右边乳上一寸三分，名上血海血穴，打中者吐血十二日死，用十三味煎方一帖，加贡沉香、川郁金各一钱二分，夺命丹三服，药酒一瓶，痊愈后复伤者，六十八日死。右边乳下一寸，名正血海穴，打中者十六日死，用煎方一帖，七厘散三分，夺命丹三服，再用加减十三味煎方一帖痊愈。右边乳下一寸四分偏右一寸，名为下气血海穴，打中者十八日死，用煎方一帖，七厘散三分，夺命丹三服，加减煎方一帖，痊愈。下一寸四分右肘胁下，名血囊穴，打中者七个月死，用煎方一帖，七厘散三分，夺命丹三服痊愈。背脊第六柱，名为肺底穴，打中者两鼻流血，九日死，用煎方一帖，七厘散三分，地鳖紫金丹三服，药酒一瓶，痊愈。背脊第七柱，名为百胸穴，打中者一百四十日死，须用煎方一帖，七厘散三分，紫金丹三四服，痊愈。左边腰眼中，名肾经穴，打中者发半日死，用煎方一帖，加七厘散三分，山羊血三分，药酒一瓶，痊愈后复伤者，八十六日死。右边腰眼中，名命门穴，打中者三日死，用煎方一剂，七厘散三分，山羊血三分，又煎方一帖，夺命丹三服，丸药一斤，痊愈后复伤者，九十六日而死。命门穴上一寸三分，名海门穴，左右各一个穴，打中者一年死，用煎方一剂，七厘散三分，夺命丹三服，痊愈后复伤，九十六日死。左边肋胁尽处软骨上，名章门穴，打中者一百一十日死，用煎方一帖，七厘散三分，夺命丹三服，药酒一瓶，痊愈。右边肘胁尽处软骨上，名欺门穴，打中者一百一十日死，用煎方一帖，七厘散三分，夺命丹三服，药酒一瓶，痊愈。两腿中名鹤口穴，打中者一年死，煎方一帖，七厘散三分，夺命丹三服，痊愈。尾闾骨尽处，名为脊底穴，打中者七日死，用煎方一剂，七厘散三分，夺命丹三服，紫金丹三服，痊愈。脚底心名涌泉穴，打中者一百七十日死，用煎方一帖，七厘散三分，夺命丹三服，痊愈。

以上三十六个大穴，必须仔细参明，然后方可用药，不可草率轻浮医治，慎之慎之。

凡跌打损伤，先以发散为主，次看病人相貌气色，后看其病之何成，方可下药治理，不可造次。其人凶暴果粗，心不正，必遭死不治；唇吊口露，决死不治；性逆气短，必主夭寿，不治；受伤舌黑，不治；管断吻气，不治；具门骨软，不治；耳后受伤，不治；气收不出、眼开者，不治；心胸紧痛，此乃心口受伤，不治；耳后舌下青筋双赴，不治；小肠受伤，粪吐口出，不治；心口受伤青肿，七日死，不治；两脾受伤，怕血入五肠，不治；肾子受伤入上小肚，不治；小肠受伤，小分阴阳，不治；身受重伤自然笑，不治；夹脊骨断，不治；囟门出髓，不治；肥精突出，必犯遭刑，不治；损伤心窝骨，断者，不治；若昏晕，眼白痰起，不治；若要呕吐，即将童便一碗灌下，如醒知痛者，可治，照前呕吐三日后必死，不治；损伤大肠晕倒在地，不知人事，将童便一碗灌下，如不知痛，七日死，不治；不知痛，顷刻又晕，二十一日死，如童便不受，即将皂末吹入鼻内，童便可进，知痛若有二个时辰，不发昏倦，可以下药治之；损顶上，鼻中出血，口内吐血昏晕，手足不动，进童便一碗，若知痛，手足难提，五日死，不治；手足不动，言语不明，七日即死，不治；顶门伤破，骨未入陷者，可治；食后受伤，五日不死，可治；嘴若鱼口，此乃缠风，不治；小肠受伤未至肚者，可治；两耳根痛，可治；耳中流血，可治；耳口出血，不知人事，不治，若不言语，七日死；手背冷，即日死；尽眉笼如痰冷，四十九日死，如大痛紧急，七日死，如阴姿慢肿，可治；上串诸穴不伤命，只怕酸痛，若酸痛，六十日死；上串穴，不论拳棒跌打，损伤已入正穴者，筋骨麻木，本身如火烧，饮食难进，半年而死；肝与胆一处伤，坐一时面后失色，昏倒在地，人事不知，是肝令动聿上心不安，故而发晕，二十日必死；若吐黄水数口，不满五日死；口吐黄水四口，一月死，吐三口，两月死，若不吐黄水，身不发热，可治；若气管割断，看红色，可治，青黑两色，不治，四十九日死，若二目发青，可治，而黑色难治；若肚拳棒损伤，将肚内饭吐出口，即不发昏，可治，若不吐肚内饭，昏晕不绝作痛，十四日死；若夜发决身发热不除，乱言不清，三日死；肾经受伤，口中吐不出，令心难动，挣坐不起，坐卧不安，过七日死；若吐鲜血，十日死；损囊中看袋，发肿不从上痛者可治；那囊青肿可治；时日长久，在肚内作痛，四十九日死；若发热若晕，三日即死，不治；人事不知，手足不动一时死；小肠作痛可治；大肠粪从口出，当日死；小便出血，四十九日死；若眼目昏迷，手足皆冷，过一时后能转热，可治；口中能语，可治；不为言语，二十四日死；小肠损伤，昏倒在地，即时叫醒，若发热、口乱言，七日死，不治。

天关穴：在眉上六寸与涌泉穴通，属脾肺二经，伤之流血不止即死。血亦宜止，宜用红花、当归、寄奴、赤芍、陈皮、苏木、川断、川芎、灵仙、乳香、乌药、加皮，其穴伤轻者，头上浮肿，其势反重，以原方治之，膏贴穴内自愈。伤重者穴，唯有一块反不肿胀，其势似轻，其血一阻，周身之血不通，伤血即入脾经，二三日遍身皮如刀刺，至六七日转入肺经即肿胀，十日后肺毙，十五日准死，期内医治，亦用原方，将膏贴涌泉穴约半日，其血通即愈。破皮者，以象皮汤抹净，不可惹头发在内，用掺药玉红膏收功，煎药内宜用骨碎补。

顶门穴：在百会下一寸，属心肺二经。当归　红花　银花　灵仙　枳壳　乌药　陈皮　赤芍　加皮　泽兰　伤经者，将膏贴穴内，煎药用原方；伤重者，即入心经，眼肿头痛，谵语，第三日转入脾经，遍身紫胀，原方加三棱、蓬术，不可用破血药，第七日遂入心经，即无救矣。若打破血出如喷不止，用四生汤止之，用掺药玉红膏贴之，后用附子、肉桂热药峻之。

天星穴：在发际之间，属心经。当归　红花　泽兰　加皮　川芎　三棱　赤芍　桃仁　川断　乌药　碎补　蓬术　广皮　木香　姜黄　苏木　看伤轻重，此方随宜加减用之。若破皮血出不止，急用四生汤止之，用象皮汤抹净掺药，外用玉红膏盖之。

眉心穴：在两眉中间，叉骨之中，属心脾二经。泽兰　归尾　蓬术　三棱　乌药　红花　川断　陈皮　银花　草决明　是伤不论轻重，伤破亦平，一百二十日眼即青盲。

耳后穴：即在耳后一寸三分，属心经。当归　川芎　红花　姜黄　肉桂　加皮　泽兰　乌药　三棱　蓬术　碎补　伤重者，三日七窍流血而死，轻者，耳内七日流血而死，其药宜重用，伤二三者不治，后必发毒，左为夭疽，右为锐毒，先以原方治之，清理出毒之后，用十全大补汤，其毒由损伤者发，其色紫黑，不因损伤而发其红色、白色，宜从外科法治理之。

骨枕穴：在天关后四寸三分，属心肺二经。当归　红花　泽兰　赤芍　申姜　陈皮　银花　乌药　川断　灵仙　川芎　加皮　伤重者，三日内头颅发肿胀而死，甚者暴卒而死，伤六七分者，满面胀肿痛，用原方治之，三四分者不治，后必发毒，名为玉枕疽。初起白色有脓翻红，切勿针刺，须用巴豆半粒，捣烂安膏上贴之，半刻自穿。如脓不肯出，将火罐拔之，血出可生，无血再用火罐拔之，有血便止，先用八珍汤数剂，后用十全大补汤，脓黄发于脾，脓白发于肺，无血者，呜呼不救矣。

伯劳穴：在项间第二块脊骨上，五脏俱属。寄奴　红花　当归　川芎　赤芍　姜黄　加皮　乌药　陈皮　川断　申姜　银花　伤重者，头心发胀，浑身俱不能动，用此方膏上针刺孔贴之，伤轻不治，邪反转入五脏。伤入心经，呕吐血甚，将藕节十斤、梨子十斤同捣烂，用水煎成膏，入白糖霜搅匀，每日清晨服一盅自愈。伤入肝经，浑身发热，不能行动，目昏，口齿出血，先将热血数剂后，用凉药。伤入脾经，身似蛇皮风症，将蕲蛇一条、童子鸡一只，干捋去毛肠，不可见水，将蛇入鸡内蒸熟，去蛇，淡吃鸡肉即愈；伤入肺经，似痰火，微有紫黑血吐出，先服四生汤数剂，后用六味地黄丸自愈；伤入肾经，似怯症，肾水阻滞便然，先服原方四剂，后用六味丸。

膏肓穴：在盖身骨，针量至肩六寸，伯劳穴，平量至肩五寸，属肝、肺二经。防风　赤芍　当归　红花　灵仙　姜黄　肉桂　银花　乌药　广皮　柴胡　桔梗　此穴虽负重肩挑，总不宜伤，伤则手臂不能举动，如脱节之状，须用膏贴一张穴上，贴一张胁下，煎剂用原方加升麻。

肺使穴：在伯劳穴，依盖身骨内斜量下六寸，属心、肝、肺三经。当归　红花　棱术　姜黄　肉桂　陈皮　乌药　银花　灵仙　赤芍　加皮　伤时不痛不肿，浑身酸痒者不治；痛者可治，用原方，重者加桃仁、苏木。

对心穴：在伯劳穴，再加本人中指节长短，属心经。陈皮　乌药　申姜　归尾

红花　灵仙　姜黄　肉桂　赤芍　木香　藿香　三棱　蓬术　伤时即刻闷倒不醒，微有气息，宜艾灸百会穴，以醒为度，但不可灸重，重则要爆开，醒后本方倍加桔梗。

章门穴： 从乳头直量下一寸六分，属心肾二经。当归　红花　申姜　乌药　陈皮　灵仙　姜黄　肉桂　赤芍　木香　藿香　寄奴　三棱　蓬术　加皮　伤时重者三日死，轻者二十一日死，当日即治用原方，次日原方加半夏，第三日用葱姜捣烂铺伤处，用火熨七次。本方加桃仁破血为主，去棱、术破之，仍痛不止，去破血药，加大黄下之自愈。

奇门穴： 在胁下七寸九分，属心、肝、肺三经。当归　红花　川断　泽兰　赤芍　乌药　申姜　陈皮　银花　加皮　灵仙　姜黄　棱术　伤重者五日死，轻者九日死，隔一二日用原方医治，隔三四日医者，用原方去棱、术，加肉桂、附子，人禀厚者可用，薄者换苏木。痛不止，加破血药，如仍痛，加葱姜，照前熨法六七次，再加升麻之药治之。

京门穴： 在奇门下三寸二分，属心肝二经。当归　元胡　红花　川断　灵仙　加皮　赤芍　申姜　陈皮　乌药　泽兰　伤重者半日死，轻者三日死。当日即活用原方加破血药，三日四日用本方加大黄下之。

泰山穴： 在梭子骨四寸六分，属心、肝二经。红花　川断　当归　赤芍　元胡　乌药　泽兰　广皮　茯神　远志　秦艽　丹参　伤重者即刻发喘，十一日死，轻者不喘，二十八日死，当日用原方，二三日用原方加破血药治之，外用葱姜，照前火熨法三四次，病稍退后，用养血行血之药自可。

转喉穴： 在梭子骨尖上横量至左边一寸，再量下一寸，属心经。红花　乌药　藿香　当归　姜黄　陈皮　赤芍　石斛　川断　加皮　丹皮　丹参　伤处痛如刀刺，时痛时至重者，七日喉闭而死，当用葱姜照前熨数次，用原方，不治闭不松，本方加肉桂、石蚕即愈，轻者不治后咽痛，用清凉药治之。

闭气穴： 在梭子骨尖头上横量至左边一寸，再量一寸，属心经。泽兰　枳壳　红花　乌药　生地　丹参　丹皮　陈皮　木通　赤芍　木香　川断　伤重即时闷倒，周时内治，用本方易治，过期难治，治先用枳壳煎汤，磨郁金、沉香，重又加沉香、木香服之，后用原方，照前用葱姜熨法治之。

心井穴： 在心窝潭内软骨上，属五脏。半夏　泽兰　红花　当归　陈皮　申姜　银花　赤芍　乌药　肉桂　木香　石斛　伤时不论轻重，积血皆重，重则三日死，轻者七日死，须用本方加加皮，照前熨之。轻者若不治，恶血入脏腑后必发出。伤入心经，则成心痛，依杂症心症条治之。伤入肝经，浑身发疮毒，用赤芍、鸡子煎玉红膏抹之。伤入脾经，即成痢疾，以枳壳、苏叶、山楂各五钱，将砂糖冲药内服之。伤入肺经，成痰火，用苏子一两，白芥子、莱菔子、菠菜子（去壳）一两，共炒燥为末，米糖安饭上炖化，将没药三钱调入糖内，候冷送下，每日一服，连服数日即愈。一切远年皆妙。伤入肾经，成白浊，以三圣丸治之即愈。一切遗精梦泄皆妙。

封门穴：在左乳尖上横量至胸前一寸六分，男左女右，属心经。木香　当归　赤芍　泽兰　乌药　人交　红花　申姜　元胡　肉桂　伤重者五日死，轻者四十九日死，期内可治，并用原方。若吸气痛、呼气稍痛，加苏木、生地各三钱。

扇门穴：在右乳尖上横量至胸前一寸六分，男右女左，属肺经。泽兰　红花　当归　加皮　乌药　广皮　川断　姜黄　赤芍　灵仙　伤重者浑身发热气短，口齿皆黑发臭，七日死；其舌必烂，若烂，用原方加麦冬、天冬、芝麻、射干立愈，轻者，四十九日咽喉闭塞，饭食不入而死。

血浪穴：在乳尖直量上一寸，属脾经。当归　红花　寄奴　银花　陈皮　赤芍　姜黄　乌药　加皮　川断　申姜　伤重者浮胀，轻者但痛不胀，六十日死，重者，原方加核桃仁、苏木，或用大黄。轻者原方治之。

五定穴：在京门二寸五分，属脾、肝二经。当归　红花　泽兰　赤芍　加皮　乌药　申姜　银花　广皮　三棱　蓬术　桂枝　伤重者身发寒热一二次即死。一次者，原方去棱、术、桂枝，加肉桂、草乌，照前治，仍熨之；二次（者），又除肉桂、草乌，加大黄、神曲；三次者，又去大黄、神曲，加桃仁、桂枝、升麻，其血稍宽，仍用大黄下之。轻者原方治之。

七劳穴：在胁下一寸二分，属肝经。赤芍　泽兰　当归　红花　乌药　加皮　申姜　陈皮　姜黄　肉桂　灵仙　银花　伤重者七日，七窍流血而死，轻者发狂。伤于左则左臂不能动，伤于右则右臂不能动，用原方治之。不退加三棱、川芎、香附、元胡，去灵仙，加桔梗、苏木，俱依照前熨之。七窍流血者二日即死，初流时用四生汤止，缓缓用原方治之。

丹田穴：在脐下一寸三分，属肾经。当归　红花　泽兰　川断　灵仙　赤芍　木瓜　猪苓　泽泻　乌药　陈皮　姜黄　伤处痛如刀割刺，积血甚重，小便不行，以原方治之，过九日不治。

命门穴：在对心下八寸，要看其人长短，属心、肝、肾三经。当归　红花　杜仲　泽兰　肉桂　赤芍　申姜　加皮　川断　乌药　广皮　姜黄　伤重者九日死，以原方治之即愈；轻者不治，后必发毒，名为肾痈。必先去其血，后以肿毒药托之，稍发易治，不发难治，后必肾水耗竭而死。

鹤口穴：在脊骨尽处即督脉，属肝、肾二经。归尾　红花　寄奴　赤芍　陈皮　木瓜　川断　申姜　加皮　灵仙　乌药　泽兰　伤重者一时软瘫，不痛者凶，痛者次之，凶者须灸伯劳穴三壮，用原方治之，不医立日死；若轻者不治，后必发痈，名为鹤口疽，用黄芪汤治之出毒，毒入脏腑，呜呼哀哉。

海底穴：在屎门前一寸二分，即粪门一寸二分，属心经。当归　红花　川断　泽兰　灵仙　赤芍　申姜　木通　乳香　没药　猪苓　泽泻　伤处虚，积血甚重，小便龟头肿胀，用银丝打进六寸，离龟头一寸，烧灸艾火一壮，将银丝取出一寸，再烧一壮，又将银丝一寸取出，亦烧一壮，如是四次，取出银丝，其血即出，用原方治之。

环跳穴： 大腿骻，属肝、脾二经。当归　红花　银花　川断　生地　申姜　加皮　陈皮　木瓜　石斛　乌药　牛膝　伤重者不能行动，腿足皆缩。原方先服一剂，后熨九次，再用原方服之即愈；伤轻若不治，后必发贴骨痛，用吊药围之，内用黄芪托里散数剂之后，内服桃仁承气汤，后用榆木汤服之。

盖膝穴： 在盖骨上一寸，属脾经。元胡　丹皮　赤芍　川断　红花　银花　申姜　牛膝　乌药　加皮　苏木　归尾　伤重者立刻坐倒，腿不能伸直，筋缩酸痛，原方加升麻服之，一剂后去升麻，加桃仁、归尾破血，数剂自愈。

封膝穴： 在腿弯上八分，属心经。当归　红花　萆薢　泽兰　牛膝（要药不可少）加皮　申姜　石斛　川断　灵仙　乌药　陈皮　伤重者遍身紫胀肿，即日而死；即刻医治，用原方加苏木、杏仁；轻者三日嚼碎舌头而死期，内治原方加升麻、桂枝，照前熨之。

膝底穴： 在盖骨上一寸，属肝、肾二经。当归　红花　乌药　申姜　木瓜　广皮　银花　川断　牛膝　加皮　赤芍　肉桂　伤重者原方治之，轻者去肉桂，损破者合原方去破血药。若损破不凶，不医治，名破伤风，一百二十日成烂腿，二百日及愈。伤毒瘀血，上行至天关内，正穴发毒不救，穴之左右发者，名肾俞，左边可治，右边即死，用鹤口肿毒方治之。背上亦有封扇二穴，在肺使穴二寸六分。

前关穴： 在膝盖九寸三分，属心经。当归　红花　乌药　广皮　碎补　肉桂　加皮　赤芍　泽兰　丹皮　川断　伤重者三日内不肿不痛，后三日其色发紫，已在内作脓，用原方治之，散其脓自消七八分者，其伤处必肿，用活血方治之。伤左用左方，伤右用右方，二三分伤者，人不知觉，伤虽自愈，但恶血上行攻心，至一百六日，中焦必生发背。先痛久而现形，色若脂胭，见形后反不痛，行伤血内凝之故，勿治。先将内伤药一二贴，破血之后，方用肿毒药治之，但毒愈后，其腿必无小肚子，不能行动，终成废人，内伤药破血为主。

竹柳穴： 在腿者，小肚子膝弯下九寸九分，属五脏。当归　红花　泽兰　赤芍　银花　川断　牛膝　木瓜　广皮　乌药　灵仙　丹皮　十分重伤者原方治之，若伤轻不治，后必发病五种。伤入心经，痴呆发痫，不省人事；伤入肝胆，则遍身浮黄；伤入肺经，则顶门发毒，名佛珠色，赤者为伤毒；伤入脾经，则周身筋缩酸麻；伤入肾经，则溺空流血。穴内灸三壮，先用原方服数剂，后用天黄补心汤服之即愈；入肝、胆二经者，用上部活血方，加引经药服二三贴，后服六味丸自愈；入肺经者发佛顶珠，先服上部活血方一二剂，再用肿毒药治之；入脾经用舒筋养血汤；入肾用此方：当归　红花　连翘　银花　赤芍　木通　猪苓　泽泻　黄芩　泽兰　广皮　甘草　以治之。

脚住穴： 在脚面上有骨起似头样，之傍属脾经。元胡　当归　红花　赤芍　川断

丹皮　申姜　牛膝　生地　泽兰　陈皮　加皮　伤重者五时痛倒，七日后入以经络，七日前用原方治之，七日后加升麻、桂枝并引经之药；轻者浮肿，不治变为脚发背，若用肿毒治之，腐烂不能收功，用生参也，补以生参，佩身护燥，研末掺上伤处即愈。不烂以养治之。

涌泉穴：在脚底心内，属五脏。泽兰　当归　红花　乌药　申姜　陈皮　生地　牛膝　肉桂　加皮　赤芍　羌活　不论伤之轻、伤之重俱不知觉，最重者，其血不能通流天关穴，一日时遍身若有蛆钻，用原方加川芎即愈；若不治，伤入心经，则眼红鼻血，生艾煎汤先服，后用原方治之；入肝经，则左软痛，如半身不遂，用原方加香附、元胡治之；入脾经，则浑身发泡如水泡，泡穿则鼻烂不可闻，先用活血药加引经药治之，外水龙衣（即螺蛳壳）煨灰研细末，生鹅油调敷疮上即愈；入肺经，肺气胀痛，十五日转入脾经，即发流注；入肾经，则小水不利，痛而不止，用原方去羌活、申姜、牛膝，加木通、猪苓、泽泻，小肚上葱姜照前熨之法。

囟门穴：即天庭骨，骨碎髓出不治。

架梁穴：即鼻梁眼对处，打断不治。

太阳穴：伤重不治。

突喉穴：喉结打断不治。

塞核穴：喉结下核骨上空潭断不治。

胸前穴：下横骨一直至人字，每悬一寸三分为一节，人字骨上一节伤，一年症；二节伤，二年症；三节伤，三年死。

两乳左右伤：左伤气急，右伤痰症。

气海穴：丹田下一寸三分内即膀胱，倒插打伤，一月而亡。

气门穴：即乳脉动处，打伤即时气急，过不得二三时辰，必须急救。

痰门穴：右乳下属痰。

腧后穴：与囟门同不治。

百劳穴：与塞穴对着，以上面前部穴。

天柱穴：与劳穴对着。

两肾穴：左背脊左右与肚脐对着，打伤或笑或哭不治。

尾闾骨穴：打伤当时尿出，后成脾泄。

右乳穴：上下伤，先服夺命丹，助以虻虫散，济以煎药。

左乳穴：上下伤，紫黄丹，助以胜金散，次服六味丸，止嗽更妙。

小脚膀肚穴：打伤必成黄病之力。

海底穴：大小便两界处，跌伤不治，以上后背部穴。

胸前穴：加桔梗、青皮、郁金。

手足穴：加桂枝。

腿骨穴： 伤用两头尖膏散。

腿脊穴： 伤用腹皮送下服。

海底穴： 踢伤血必冲上，当时耳内响声大震，心闷昏晕，护心散丸止痛，痛在下，患在上，痛在上，患在下，宜服活血剂。若便捷，用熨脐法治之。

外肾穴： 伤与上同治。外肾恐其上升，须一人靠其背后，用两手根从小肚两旁从上压下，先将吉古子草煎服之清心，再用吉古子草、咸酸草煎汤冷洗。

小傍肚穴： 伤痛服紫金丹，次服煎药、五加皮药。治黄病，入茵陈等，与黄病同治，神效。

喉门穴： 必口噤澄身强。

诸突穴总图

杭教师五十绘图穴

百会穴： 百会一穴在顶头，脑髓不出内不伤，头眩晕昏难行走，过得二七痛受康。川芎二钱　赤芍钱半　乳香八分　防风钱半　红花八分　当归一钱　升麻一钱　羌活钱半　陈皮一钱　生甘三钱　水、酒各一碗煎服，不伤筋髓，骨不破肉，只有二七可过，头晕不能走。

气管食管穴： 气管行气不可伤，持刀割断命先亡，食管半断还可救，全断立刻见阎王。金砖（金砖即新四斤砖，童便浸十二个月，火煅红，醋淬九次）二钱　研末，川芎煎汤，送下即愈。

井窝筋池穴： 肩井伤透不可医，疼痛方进活血宜，外加太乙灵膏贴，内服七味没药喜。苏木心钱半　松节灰二钱　川芎二钱　木耳灰（为末）二钱　当归二钱　毛竹节灰三钱　升麻二钱　川断二钱　煎汤送下，外用太乙膏，内加阿魏、麝香摊贴。

太阳太阴穴： 太阳太阴两穴伤，瘀血停续在于旁，痛喊难过七日内，速进去瘀活血汤。当归　肉桂　川芎　红花　炙芪　白芷　荆芥　升麻　橘红　生甘草　水酒煎，童便一杯冲服。

洪堂穴： 耳门受伤命难存，头大发热五虎攻，牙关紧急难开口，速服宽筋活血功。大黄二钱半　毛竹节灰二钱　金砖一钱　灵仙一钱　川芎一钱半　当归二钱　松节灰二钱半　陈皮一钱　生甘草一钱　千年钉灰一钱　水酒煎服。

痰突穴： 痰突两穴何处寻，肩井一寸左右分，若伤气急难坐卧，宽胸理气活血灵。当归二钱　红花二钱　陈皮二钱　枳壳二钱半　杏仁二钱　紫草二钱　碎补二钱　苏木心灰一钱　木耳灰二钱　苏叶一钱半　荆芥一钱半　大胶皮一钱　川芎一钱半　灯心　水酒煎服。

命脉穴： 痰突以下一寸半，就是命脉穴道傍，打伤恐怕七日内，夺命丹后服此方。肉桂二钱　紫草二钱　归尾三钱　苏木二钱　桃仁三钱　红花二钱　陈皮一钱　枳壳二钱　生甘草二钱　石斛三钱　酒煎好，童便冲服。

脉宗穴（还魂汤）：痰穴以下一寸半，脉宗之穴来受伤，三日内服安魂汤，难过二七受惊惶。归尾二钱　桃仁二钱　陈皮二钱　枳壳一钱半　川断二钱　生甘草二钱　刘寄奴二钱　骨碎补四钱　苏木心一钱　藕节三个　酒煎服就是安魂汤。

销心穴：销心一穴最难医，生在命脉一寸低，立刻发出还可治，如迟七日命归西。先服山羊血，若无，五虎散可代。大黄一钱　毛竹节灰二钱　松节灰二钱　千年钉灰一钱半　金砖八分　为末，先用酒送下，后服煎药。肉桂二钱　桃仁二钱　归尾二钱　红花一钱半　陈皮一钱　白芥子二钱　枳壳一钱　川芎一钱　羌活一钱　苏木一钱　生甘草二钱　碎补二钱　水酒煎服。

玄机穴：玄机穴在脉宗边，点笃伤损瘀血涩，速进护心丹一服，后吃五虎散灵验。猢狲竹根　锦浆树根　槿柳树根皮　天荞麦根　狮子头草　以上五味捣碎，酒三碗，煎成一碗吃，不可吐而愈；如吐再服，忌口七日后，可吃腌肉、鲫鱼而愈。

脉宗穴：脉宗之穴受伤痛，境与命脉合相通，先用五虎散送下，服后下方煎药攻。金砖一钱　毛竹节灰一钱　千年钉灰一钱　地龙五钱　苏木三钱　没药一钱　为末，酒送下，后服煎药。肉桂一钱　归尾一钱半　紫草一钱半　石斛三钱　苏木一钱半　桃仁一钱半　红花一钱半　陈皮一钱　枳壳一钱　生甘草一钱半　水酒煎童便冲服。

挖心穴：挖心之穴痛难嚓，心边相近怕血淋，先吃金砖三钱下，后服散血汤更灵。归尾二钱　枳壳二钱　陈皮一钱　黑鱼三钱　羌活二钱　川断三钱　白芥子一钱半　红花一钱　生甘草一钱　水酒煎服。

腕心穴：腕心之穴最好寻，与心相通血攻心，若伤须要速速泻，泻后不可内硝临。大黄三钱　归尾一钱　陈皮　枳壳各一钱　羌活二钱　川断二钱　黑鱼一钱半　白芥子一钱　红花一钱　生甘草一钱　灯心一圈　水酒煎服。

肺苗穴：右为肺苗乳上生，打伤疼痛实难嚓，三日发喘身内热，三七难过命归阴。归尾二钱　独活一钱半　红花一钱半　陈皮一钱　石斛一钱　杏仁一钱半　白芥子一钱半　苏叶一钱半　没药一钱　生甘草一钱　灯心一圈　酒煎服。

吊筋穴：吊筋一穴乳下生，边身筋缩不能伸，只恐七日最难过，宽筋活血散最灵。灵仙二钱　川断二钱　虎骨二钱　狗脊二钱　当归二钱　桃仁一钱半　苏木一钱　防风一两　干姜八分　淡竹叶八分　水酒煎服。

肝经穴：肝经一穴笃伤方，眼珠红而来翻上，六七日期最难过，连进汤药服之康。肉桂八分　乌药二钱　刘寄奴一钱　乳香二钱　当归二钱　白芥子一钱　木耳灰一钱半　川芎一钱　川断四钱　生甘草一钱半　陈皮一钱　水酒煎，服二贴愈。

攒心穴：左为攒心乳下生，泻出瘀血病就轻，切勿可服内消散，宽胸活血方最灵。归尾二钱　川芎一钱半　柴胡一钱　桔梗一钱半　赤芍二钱　大黄三钱　枳壳一钱　生甘草一钱半　陈皮一钱　水酒煎服。

点肺穴：点肺相近血食通，三年难过瘦怯童，如不嗽血顺肺散，若嗽血出不中用。

降香一钱半　杏仁一钱　广木香四钱　苏叶一钱半　陈皮一钱　归身一钱半　生地四钱　升麻一钱　碎补二钱　白芥子二钱　生甘草一钱半　水酒煎，童便冲服。

斩命穴：斩命一穴肋上藏，骨瘦如柴面带黄，百日之期最难过，先服金丝后服当。先服金丝吊鳖一个，捣碎绞汁灌之，其渣再放酒、酱、盐少许敷之，后用当归二钱、杏仁十四粒、生甘草二钱，水酒煎服。

捉命穴：捉命乳下三寸寻，人瘦不堪药不灵，三月之后命难过，连服后方一十旬。归尾　碎补各一钱　陈皮一钱　枳壳一钱半　白芥子一钱半　红花五分　荆芥一钱半　乳香二钱　没药一钱半　生甘草八分　水酒煎服。

血崩穴：血崩之药最难当，咳嗽吐血命必亡，速进红花当归地，后服山羊血酒尝。当归二钱　生地四钱　红花八分　陈皮八分　白芥子一钱　羌活一钱半　川断二钱　赤芍一钱半　石斛一钱　生甘草一钱　水酒煎，童便冲服。

幽囚穴：幽囚之穴即幽关，百日之期缓缓办，慢道后方日日服，三月以后复元良。归尾　碎补　陈皮　枳壳　荆芥　红花　白芥子　乳香　没药　生甘草　水酒煎服。

食仓穴：食仓之穴近肚旁，踢伤吐食吐粪连，或上或下隔难定，速进七仙同酒煎。山羊血二钱　归尾一钱半　紫草一钱　羌活一钱半　生姜一钱半　枳壳一钱　乳香八分　白芥子一钱　大黄一钱　石斛二钱　生甘草二钱　灯心一圈，水酒煎。

血食穴：血食连进山羊汤，五脏心肺相关方，切勿使他来咳嗽，若嗽吐血命先亡。山羊血五分　后吃活血汤：当归一钱　生地三钱　红花八分　陈皮八分　白芥子一钱　羌活八分　川断一钱　赤芍一钱　石斛一钱　生甘草一钱　水酒煎，童便冲服，用艾灸七壮愈。

食结穴：食结早服后方高，血里积食不能消，渐渐腹大痛难熬，周年之症命难逃。大黄一钱半　莪术一钱　陈皮一钱　当归一钱　桃仁　白芥子各一钱　山楂肉二钱　水酒煎，童便冲服。又方：苏叶一钱　肉桂一钱　丁香一钱　降香一钱　陈皮一钱　枳壳一钱　生甘草一钱　灯心一圈　水酒煎服。

肚经穴：肚经之穴受伤痕，速进后方效如神，若伤眼珠红翻上，六七之期命难存。肉桂一钱　乌药一钱半　刘寄奴一钱半　乳香八分　当归一钱　陈皮八分　苏木一钱　白芥子一钱　川芎一钱　川断二钱　松节灰一钱半　生甘草一钱　水煎，加酒一杯。

海角穴：海角受伤看得真，十四日内命归阴，快将后方时时服，或者还可有救星。川芎一钱半　炙芪二钱　当归二钱　大黄二钱　荆芥二钱　银花二钱　砂仁一钱　陈皮一钱　生甘草八分　水酒煎服。

锁腰穴：锁腰二穴最难当，若伤发笑命夭亡，待等三日迷未死，速将后方日日尝。先吃毛竹节灰二钱　古铜钱五分　胡桃肉三个　研末，酒送下。再以杜仲三钱、虎骨一钱半、狗脊一钱半、川芎八分、归身一钱、桑白皮二钱、枳壳二钱，水酒煎，童便冲服。

海底穴：海底一身总骨伤，快把后药先煎尝，小便出血小腹胀，看来难以保吉昌。一身总筋若伤，看小便出血，小肚发胀，难以救治，要用地龙去泥，不拘多少，水洗，米泔浸，再洗净，酒吞服。地鳖虫捣汁，酒送其壳，糟捣敷患处，忌房事阳伤。刘寄奴三钱　降香一钱　水酒煎服。

痰宁穴：痰宁受伤羌活桃，枳壳生甘荆薹穗，苏叶砂仁红花少，灯心水酒共煎炒。苏叶三钱　荆芥三钱　羌活三钱　桃仁三钱　砂仁一钱半　良姜三钱　红花一钱　生甘草一钱　灯心引，水酒煎服。

五穴图：归阴血阻二穴连，游魂气隔两处全，血环一穴亦难治，若伤无药可医痊。

心辨穴：心辨血环两穴中，医法却与挖心同，以外别无药可治，只得艾火灸七壮。

胆疽穴：胆疽一穴受伤方，百日之内实难当，先服金丝吊鳖灌，后服金砖活血汤。先食金丝吊鳖一个，捣汁灌之，将渣捣加盐敷患处，后服金砖一钱，酒送当归二钱，桃仁七粒，橘红八分，生甘草一钱，灯心一圈，水煎服。

幽关穴：幽关之穴来打伤，气血相隔不能吃，五七日期最难过，速进后方长服康。肉桂二钱　丁香五分　降香五分　陈皮八分　枳壳一钱　归身二钱　苏木一钱　生甘草八分　灯心一圈　水酒煎服。

占骨穴：占骨伤来痛莫当，速带去买药来尝，连吃四剂方已毕，一切疼痛服之康。虎骨一钱　川断二钱　牛膝三钱　桂枝一钱　斤宗一钱　归尾一钱　红花一钱　川芎一钱　陈皮一钱　赤芍一钱　水酒煎服。

血池穴：血池一穴来受伤，三年之内难保昌，连进后方频频服，或者或能有想望。牛膝二钱　归尾二钱　肉桂一钱　川断三钱　银花一钱　虎骨二钱　川芎八分　碎补二钱　石斛二钱　陈皮一钱　水酒煎服。

脚面脉穴：脚面脉穴伤破方，内服消肿活血汤，青松糟捣锅中炒，使热敷上立时康。若破皮者，大黄、山楂为末，敷之即愈；若烂者，加白玉膏贴即愈。

以上共成五十穴，照方医之，无有不效者也。此方系杭城拳师传授凤阳婆，转教小篾胡兆骥，又授弟兆凤先生，将此本秘传于我，我如珍宝藏之，不敢发也。后列诸方。

跌打太乙紫金膏：太乙紫金请万灵，专治跌打损伤能，断筋接骨并进白，脑破头开足出胫。川乌一两　草乌一两　乌药五钱　生地四两　全当归一两　赤芍五钱　甲片一两　白芷五钱　木香五钱　羌活五钱　五倍子五钱　独活五钱　防风三钱　荆芥三钱　香附一两　灵仙七钱　紫金皮一两　象皮一两　生南星五钱　毛竹节灰一两　白芥子一两　牛膝五钱　麻油二斤　铅粉（炒）一斤　反天印（即牛黄花根）半斤　收好入细药：乳香一两　没药一两　肉桂一两　丁香五钱　甘松一两　山楂二两　大茴一两　小茴一两　川椒五钱　龙骨五钱　血竭五钱　儿茶五钱　雄黄五钱　生姜四钱　青木香五钱　红木香五钱　自然铜七钱　百草霜一两　五铢钱二钱　红丹一两研末入膏内，水浸听用。

蒋氏秘传三香散：泥水上壁去打墙，左脚一塌堕田片，头顶腰间俱跌坏，上中下部汤最良。生地　当归　桃仁　红花　青木香　刘寄奴　乳香　没药　牛膝　广木香　为末，每服一钱，酒下。

一切新伤五虎汤：渔翁出门去打网，江绳一塌覆船傍，跌坏腰间并肋下，回家速煎五虎汤。苍蝇　老虎　地龙　地虎　地鳖　十二月草小狗（即田鸡泥巢）。

上部跌打损伤方：樵夫上山去采薪，柴生崩得血淋淋，速将血竭末敷上，快把上部药来饮。川断二钱　杜仲二钱　桃仁一钱　归尾二钱　川贝三钱　六月霜二钱　生地三钱　大黄三钱　枳壳二钱　泽泻一钱。

中部跌打损伤方：耕夫肩犁去抄田，牛绳一崩伤腰间，疼痛不能来行走，就把中部药来煎。当归二钱　枳壳一钱　杏仁五分　生地二钱　红花五分　木香一钱　银花二钱　元胡一钱　桑木一钱半　生姜一钱　便闭加大黄。

下部跌打损伤方：书生骑马去游戏，肩竹人来吃一惊，一个翻身跌下地，大腿闪坏苦凄凄。独活二钱　枳壳　寄生草　草薢　牛膝各二钱　生地三钱　红花七分　丹皮一钱　归尾二钱　红曲一钱半。

接骨紫金丹最灵：士人出门去会文，朋友望见礼相迎，逊位分宾来坐定，茶罢登楼要作吟。梯上一塌忙落地，跌断手臂不能擎，速速坐轿回家里，连服紫金接骨灵。自然铜三钱　地龙十条　地鳖十个　桃仁一钱　降香三钱　朱砂二钱　白芷二钱　乌药二钱　三棱二钱　虎骨二钱　草乌一钱　杜仲二钱　牛膝一钱　为末，每服一钱，酒送下。

复元活血调气汤：复元活血调气汤，专治跌打与损伤，快把此方来煎好，服下之时痛即康。生地八钱　当归二钱　防风一钱　红花五分　白芍一钱半　羌活一钱　川芎一钱半　山楂一钱半　炙甘草五分　水煎，童便冲服。

金枪出血花蕊方：花蕊石散治金枪，断筋接骨敷之康，新肉不生来掺上，一时收口病皆昌。乳香　没药　羌活　紫苏　细辛　草乌　蛇含石（煅三次）　厚朴　白芷　降香　当归　苏木　龙骨　南星　轻粉各二钱　麝香三钱　花蕊石（童便煅七次，研末）五分　十八味研末，葱汤洗净，每服一钱，酒下，或掺亦可。

黄龙吞珠生肌散：专治跌打与损伤，出血石止干掺上，生肌长肉并收口，将他为末敷之康。石膏（煅）　轻粉　赤石脂（煅）各一两　漂黄丹　龙骨　朱砂　血竭　乳香（去油）各五钱　为末，掺上。

独行千里通关散：树上钩木坠地边，一时厥去口难言，不省人事来吹鼻，有嚏则生无嚏难。猪牙皂为末，吹鼻中后，用醋浆草加酒同灌，重者加瓦葱汁。

血住痛散整骨丹：一人手痛实凄凉，将他为末酒调良，若要整骨来割破，干掺止血独犹强。当归　白芷　木瓜　川甲各一钱　羌活　独活　草乌各五钱　川芎　淮乌

小茴　肉桂　生甘草各一钱　麝香一分　为末，姜酒煎服，调服去肉桂，加厚朴亦可。

三黄止痛桃花散：制法，先将陈石灰放铜锅内炒，滚后入三黄药粉，视其色翻红，将药倒地上，地上置过七日，取置瓶内可，铁器不可。刀伤出血别无商，三黄石灰各二两，四味放在锅内炒，桃花颜色去黄良。大黄一两　川柏一两　黄芩一两　石灰一钱半　炒桃花色，故名三黄。

三姜膏：贴跌闪伤。三姜膏药贴诸伤，立效如神好莫当，断筋动骨并进臼，贴上之时病就康。良姜　干姜　申姜　半夏各五钱　土珠三两　川乌　草乌　乌药　花椒　胡椒各五钱　牛黄五分　巴戟天五钱　金雀花根五钱　为末，先将制松香一斤溶化，用桐油五两，煎至滴水成珠，入土珠，后入没药，再煎至入水中抽拔数十遍，坦土中三日后，临用加掺药：自然铜三钱　血竭二钱　乳香二钱　没药（去油）二钱　赤石一钱半　虎骨一钱　土鳖十个　大黄三钱　龙骨一钱　半夏三钱　麝香三分　共为末，搅入膏内贴之。

打伤眼珠突出方：两人作乐取笑起，一拳打在乌珠里，眼珠突出快料理，贴在太阳就收进。大黄一两　朴硝三钱　为末，蜜调作饼，贴太阳穴即好。

膏药不及土膏方：脚间妇女去卷帘，一时失槎不能言，五城买膏因路远，就将土膏贴上痊。地龙　地鳖　葱头　生姜　肥皂　白芥子　锅煤　糟一团捣，如接骨，加胎骨一钱。不论打坏跌伤，将药捣烂，烘热贴患处，三日即愈。

刀伤跌破血不止：樵夫上山去担柴，崩破手指无药来，身边柿饼煅为末，研末掺上立时痊。南星　半夏　龙骨　血竭　乳香　没药各一钱　为末掺，又用对过蚕蛾焙干为末，掺上立止，兼治鼻红旧疮、出血不止。

骨出不必动手方：我到中山去采薪，斧柄一脱骨露形，偶遇神仙来指教，将他服下骨头进。狗骨五钱　象皮二钱　青鱼骨五钱　蟹壳二个　田鸡皮五张　酒煎服，不期骨自上矣。

宽胸神效方：六香散治接骨能，宽胸利气也为轻，断筋损骨并入臼，酒送二钱服下灵。沉香二钱　降香二钱　木香一钱半　乳香四钱　丁香一钱半　香附三钱　没药四钱　茜草四钱　桃仁五钱　枳壳一钱半　当归二钱　加皮二钱　桂枝五钱　灵仙四钱　申姜三两　自然铜三钱　肉桂三钱　乌药一钱　牛膝三钱　无名异一两　生草一两半　研末，每服二钱，酒送下，不可多服，恐流鼻血。

生肌长肉龙象散：人患发背为何因，好好身躯出此形，溃烂不堪难收敛，将他敷上肉就生。乳香一钱　没药一钱　龙骨四钱半　血竭五钱　甘石五钱　轻粉一钱　朱砂四钱　石膏一两　象皮三钱　白占二钱　浮石一钱　雄精五分　研末掺之。

整骨内服麻药方：人患骨碎请医生，他要动手战惊惊，快将麻药来饮下，一切疼痛不知闻。川芎　白芷　木鳖子　牙皂　半夏　当归　木香　大茴　乌药　紫金皮　川乌　草乌各一两　为末，每服一钱，用酒下，解用盐水。

进臼外敷麻药方：两个幼童去采薪，一把扯去手就行，将他手骨来出臼，外敷麻药不知痛。浮芊叶（川乌不可并用）一钱　蟾酥　川乌　草乌　黄麻花五钱　半夏一钱　为末，敷臼上，用力整骨后，若破再用花散止血。川乌　草乌　南星　半夏　川椒　为末，唾调抹之。

跌打将危还魂丹：农人上树去钩藤，右足一塌跌池心，口不能言目常闭，将他送下立时行。毛竹节灰　地龙（去泥）　松节灰　金砖（用白灰煅醋九次研）　血狗胆（用竹盛煅）一个　苏木心灰　六味研末，酒送下立好。

头破上部汤药方：头破常服上部汤，深创切勿使风伤，要防进风虽难治，速进当归活血汤。地龙　地榆　枳壳　红花　当归　羌活　乳香二钱　进头风：甘菊五钱　薄荷一钱　身进风：荆芥一钱　防风一钱　头大痛疼，加蜂房一个，煅用之。

论破伤风症

风者百病之始也，神清则腠理坚，因虽有大风苛毒，而不能为祸也。若夫破伤风，因破皮碎骨而入，往往视为平常，殊不知风乘虚而入，积渐变为恶候。又诸疮久不合口，风邪亦得以乘之，或因汤淋，或因艾灸，其汤火之毒气亦与破伤诸候而其为患也，皆能传布经络而丧其元气，是以寒热兼作，甚则口歪目斜，身体板定，如角反张之状，死在旦夕，诚可哀也悯也。其治法当以伤寒同理，唯有在表在里之不同，然不离乎汗吐下三法也。是故在表宜汗，在里宜下，在表里之间宜和平，千万不可错认。盖此症关系最大，医人多不识者，束手待毙，妄者每每杀人，哀哉！

脉　诀

浮而有力者阳明也，太阳经也；浮而无力者太阳也，膀胱经也；浮而弦小者少阳也，胆经也。若明此三法三经而施不中病者，未之有也。太阳宜汗，阳明、少阳宜和，然言而不及三阴者，盖风在乎三阳之经，便宜早按法而治之，若待传入三阴而症已危，或腹胀油汗，舌干口燥，舌短卵缩，皆无可治，故置不论也。

选用药品

落得打（即荆之子梗叶，炒黑研为末，用姜通神明，开胃止吐，葱性发散）　乳香没药（止痛调气）　天雷石（火煅醋炙七次）　白占（属金，金禀收敛坚凝之气，外科之要药也，生肌理气定痛，接骨续筋骨肉更神）　人中白（火煅）　陈皮　甘草　茯苓（健脾胃）　人参　黄芪（补气）　当归（补血）　川芎　白芍（生血，若多用亦能耗血）

麝香（通窍而性猛烈不可当，麻油、童便不妨频用，每用黄酒，取其能达乎上下也）
白薇　肉桂（最能生肌）　龙骨　血竭　象皮　川贝（收口粉霜，外科之顶药，然至
恶无比）　雄黄　硫黄　皂矾　蝉蜕　斑蝥　汞（能杀虫）　凶砂　巴豆　砒霜　铜青
（去腐）　甘草　百草霜（能解为迹草、威灵仙之毒）　三七　花蕊石（能使两边皮肉合
口）　金色鱼（极能生肺）　螃蟹（接骨有神功，而筋断须用其髓）　续断　肥皂（能全
筋骨碎伤）　天灵盖　孩儿骨（接骨如神）　牛黄（功效最大）　过冬青　黄柏　青黛
（止汤火之毒）　沉香　苏木（能接指）　马屁勃（堪为敷药）　筋骨若宽收之，须用风
茄；舒筋须用木瓜。

随症加减活套法

　　气喘加沉香、木香；头痛加天麻、肉苁蓉；寒重加厚朴、陈皮；热重加紫苏、柴
胡、前胡、黄芩；被惊狂言谵语，恍惚失音，加人参、辰砂、赤金银箔、远志；寒多
不退，加白占、人参、赤芍、麻黄；热不退加连翘、山栀、薄荷；虚汗加黄芪、浮小
麦、白芍、牡蛎、白芷、麻黄根、人参；小便长流不止，加瞿麦、丁香；小便不通，
加车前子、滑石、瞿麦、赤苓、升麻；热极，方可加防风、旋覆花、干葛、细辛、荆
芥；言语恍惚、死去伤心者，急加辰砂、木香、琥珀、远志；笑不止，伤肾也，加破
故纸、人参、青硼砂、琥珀、茯苓、川楝子、桂枝、杜仲、川芎；呕吐，不进饮食，
加丁香、草果、半夏、南星、大附子、砂仁、旋覆花；口中出粪，是食饱后伤胃，诸
药不纳，加丁香、草果、半夏、砂仁、南星（再不要是肠断，也不治）；腹内血气成
块，加三棱、莪术、香附；胸膈紧胀，加枳壳、白豆蔻、半夏、砂仁、大腹皮、香附；
口中血醒，加阿胶，如不止，用生香嚼之；咳嗽带血，加阿胶、蒲黄、茅根，如不止，
服人参清肺汤；如杀伤胸窝，口中吐血泡者，伤肺也，亦宜此汤治之，加蒲黄、阿胶；
杀伤头破，出血过多，加生地；肠出冷痛，加良姜；肚中结毒，加红花；杀伤疮口，
去血过多，遍身麻木，不省人事，或且昏闷，人参调治；痛甚，不进饮食，亦以汤治
之，或劳累，加天冬、麦冬；胁下刺痛，瘀血乃蓄于肺，青皮乃肝、胆二经之要药也，
去滞气；若遇肝胆破，则两目色黄可验，不必治矣。

　　治跌伤腰脊： 虎骨　败龟甲（各酒浸炙）　黄芪（蜜炙）　牛膝（酒洗）　草薢　川
断　滴乳（炙）　水煎服。

　　桃仁承气汤： 治跌打损伤，青红肿胀，皮不破，血不出，痛苦难忍，其人如狂，
小便自利，大便黑，谵语烦渴，此蓄血症也，用此汤下其黑物自愈，如通血散，俱可
选用。桂枝一钱　大黄三钱　桃仁（去皮尖）二十一粒　芒硝一钱五分　甘草一钱
当归一钱　红花二钱　苏木三钱　生姜三片　水煎服，童便冲服。诗曰：桃仁承气桂
芝仁，芒硝钱五三钱军，一钱甘草归红术，三片姜煎童便服。

鸡鸣散：治从高坠下，及不名压伤，皮不破，血不出，瘀血凝滞而病。川大黄（略煨）一两　归尾五钱　桃仁（去皮尖）二十一粒　杏仁（去皮尖）二十一粒　取酒一碗半，煎至一碗，冲童便服七分，头一晚预煎至鸡鸣时热服，以下其瘀血，若气绝不能，即热小便灌之；或作末，每服五分，或热酒冲服，若恶血不尽，以粥补之。诗曰：一两大黄略煨煨，五钱归尾号鸡鸣，廿一桃仁酒煎就，鸡鸣时冲酒便吞。

　　导滞汤：治跌打损伤，坠落重者，大小便不通及瘀血不散，肚腹膨胀上攻心，腹闷将死。芒硝一钱　红花二钱　苏木五分　广皮一钱半　甘草八分　木通一钱　厚朴一钱　乌药一钱　枳壳二钱　当归三钱　桃仁（去皮）三钱　大黄三钱或五钱　如天寒加干姜、肉桂水煎，酒便冲服。诗曰：大黄五钱桃归三，乌硝通朴草一钱，三枳红芍广钱五，苏木煎服便醋冲。

　　九味羌活汤：治金刃伤后咳嗽，面肿气喘，此破伤风也，宜服之，又名为素血散。羌活　防风　干葛　白芷　川芎　细辛　赤芍　桔梗　苍术　生地　甘草　姜葱　热服取汗。诗曰：素血散内葛羌风，细辛桔梗苍生地，白芷川芎芍药同，姜葱煎熟取汗灵。

　　化瘀散：治瘀血攻心作痛。川大黄五钱　肉桂三钱　桃仁（去皮）三钱半　当归三钱　附子一钱　红花二钱　苏木三钱　甘草四分　用童便煎服，瘀血立从大便出。诗曰：化瘀散用五钱军，桂归苏散二草翁，三钱五桃二钱附，童便煎来利最多。

　　加味四物汤：治棒伤重者，皮不破，血不出，青红肿胀，痛苦难忍，而及夹伤杖伤。川芎一两　当归五钱　白芍五钱　生地五钱　丹皮五钱　胡椒五钱　生川乌一两　木香五钱　槟榔　大黄一两　桃仁二十一粒　官桂五钱　川牛膝五钱　丁香五钱　干姜五钱　酒煎服。诗曰：当归一两乌军桂，五钱丹草地椒芎，官丁木香五钱膝，姜桃廿一醋煎吞。

　　通血散：治跌打损伤者，皮不破，血不出，瘀血去不尽，作痛发狂，宜服。大黄（煨热）五钱　当归三两　大附子五钱　共为细末，每服三钱，童便调服，重者日进三服，每服五钱，加桃仁七粒。

　　索血散：凡刀伤后必发潮热，面肿气喘，宜服之。干姜　白芷　细辛　川芎　赤芍　防风　桔梗　甘草各等分　姜三片　葱三根　水煎服。

　　导血散：胆矾三钱　茶子一两　二味为末，每服一钱，好酒调服，看病上下，分饥饱服之，瘀血尽从口内吐出，如瘀不去而反伤此血，可服益母汤。益母草一两　枇杷叶（去毛，蜜炙）一两　紫苏（煨）一两　共为细末，每服三钱，白滚汤送下。

　　热瘀散：治瘀血不散作痛，凡危此必寒，服鸡鸣散、通血滞等汤，大黄性寒，犯其天和，以致血凝滞不下，此方性热，可以却寒，以借热，以活血死，若伤胸膈上，通血不下，又可用绿豆粉水调洪宝丹吞下，其血即吐出而安。炒干姜三钱　肉桂三钱为末，随症之轻重而服。

洪宝丹：天花粉三两　姜黄一两　白芷二两　俱生用，共为细末，绿豆粉水调吞，冷症用酒，热者用茶，非十分伤症，不可轻用。

　　一灵丹（又名还魂丹）：丁香一两　蚯蚓（去土）一两　全蝎（焙干）一两　没药（去油）一两　乳香（去油）一两　木香一两　麝香一两　无名异（煅）一两　自然铜（煅）一两　共为细末，炼蜜为丸如龙眼大，金箔为衣，黄蜡包裹，每服一丸，好酒送下。

　　二灵丹（又名八宝丹）：丁香七钱　木香五钱　乳香（去油）五钱　血竭五钱　檀香五钱　麝香五分　沉香五钱　儿骨三钱　鳖儿虫（去足，焙干）七钱　为末，磁罐收藏，每服五分，好酒送下。

　　三灵丹（又名麦壳散）：自然铜（醋煅十次）一两　古文钱（醋煅十次）一两　鳖儿虫（去足焙干）五钱　乳香　没药（去油）各三钱　麝香五分　为细末，磁罐收贮，不使出气，每服五钱，好酒送下。

　　刀伤药：掺伤口。龙骨　血竭　乳香（去油）　没药（去油）三味　东丹　赤石脂　乌贼骨　象皮　山漆　各按法为末，掺伤口上。

　　接骨膏：如遇骨碎筋断者，贴之复续如初。当归七钱半　川羌五钱　乳香（去油）五钱　没药五钱　木香一钱　川乌四钱　骨碎补五钱　黄丹二两　香油一两五钱　当归七钱五分　共为细末，和油成膏，油纸摊贴。

　　接骨止痛丸：治从高坠下或上跌下，折伤筋骨者，此丸能续筋接骨，止痛活血，有非常之功。硼砂　官桂　当归　川芎　白芷　枳壳　乌药　入前末药内，冲入酒内送下。

　　一斗麦散：治跌打骨节之有声，整理如旧，对住绵衣盖之，勿令思风，方服药。端阳制，忌妇人、鸡犬所闻。土鳖虫（新瓦煅焙）一个　巴豆（去壳）一粒　生半夏一个　自然铜（煅）少许　乳香　没药（俱去油）各五钱　浮麦（炒）一升　各为细末，每服一厘，好酒送下，不可多服，多则患处高起，谨记。

　　接骨散：自然铜（醋煅十次）五钱　古文钱（醋煅十次）五钱　大半夏五十个　鳖儿虫（焙炒，铜勺炒黄）五十个　没药（去油）　乳香（去油）各五钱　大生附子六钱　无名异（煅）五钱　当归一钱　儿骨二钱　骨碎补（去毛炒）七钱　血竭三钱　为细末，每服八分，凡治跌打损伤用导滞散五钱，重者三服，腹内有瘀血作痛者，青红肿胀，无血，用化瘀散同接骨散八分、导滞五分服之，一次瘀血从大便而出。

　　如圣散：治一切金枪出血不止，牙关紧急，干掺伤处，口四边围住，方用药塞疮口上，其血自止。其破伤风牙关紧急，用热酒调服一钱，又敷外处，风邪毒疼痛，干掺伤处，涎末流出即愈。又治狗咬蛇伤，盐水洗净，干掺上，又热酒调服一钱，如伤重者，连进三服。又治恶疮，煎葱白、盐汤口含，收去脓血，二三次拭干，以药敷之自愈。万灵神方，无他比也。苍术（炒）一两二钱　川大黄（炮）二钱　川芎一两二

钱半　防风三钱　川草乌（炮）七钱半　白芷一两二钱半　细辛七钱半　全蝎（去毛焙）三钱半　天麻　为细末，每服一钱，热酒送下。

太乙万应膏：秦艽　当归　玄参　白芷　官桂　生地　大黄　加皮　骨皮　枇杷叶　荆芥穗　白蒺藜　火麻仁　桑皮　首乌　半夏　南星　柴胡　枳壳　乌药　羌活　良姜　甘草　杜仲　广皮　川芎　麻黄　桃仁　黄芪　僵蚕　灵仙　苦参　知母　草乌　天麻　杏仁　青藤　川乌　牛膝　木鳖　蜈蚣　甲片　血余　大风子　细辛　赤石脂　樟脑　血竭　龙骨　儿茶　麝香　冰片　乳香　没药　以上细料为末，候膏凝，投下搅匀，匀后方用此。

金丝膏：当归　生地　赤芍　木鳖　红花　川断　寄奴　防风　草乌　肉桂　川乌　乌药　丹皮　加皮　灵仙　元参　附子　桃仁　苏木　碎补　银花　大黄　甲片　白芷　全蝎　东丹　阿魏　灵脂　血竭　细辛　丁香　木香　麝香　乳香　没药　麻油　紫金皮　黑白二丑　羌独活　凤仙草　蜈蚣草。

紫金膏：肉桂二两　川乌一两　草乌一两　当归一两　红花一两　川芎一两　牛膝一两　防风二钱　灵仙一两　杏仁一两　桃仁一两　羌活一两　独活一两　大黄一两　黄柏一两　黑丑一两　白丑一两　木鳖一两　甲片一两　天子麻一两　巴豆（去油）五十七粒　东丹一两六钱　乳香三两　没药三两　血竭（净制）二两　苏木油二两　麝香二两　木香二两　丁香二两　细辛二两　蜈蚣　凤仙草四两　白芷二钱　麻油一两五钱。

损伤膏：肉桂四两　附子四两　当归四两　象皮四两　地鳖骨一个　甲片三两　全蝎二十个　虎骨三两　葱白三两　参须八两　菟丝二两　银花四两　松香（制净）一两　川乌八两　申姜八两　草乌二两　凤仙草二两　红花二两　川断四两　灵仙四两　乌药四两　赤芍四两　加皮四两　柴胡四两　木瓜四两　升麻二两　桃仁二两　天知麻二十粒　麝香二钱　象油五两　鹿血一个　灵脂八两　乳香八两　蜈蚣草八两　桐油八两　东丹八十两　阿魏二两。

接骨没药方：乳香（去油）　没药（去油）各一两　血竭五钱　自然铜一两　苏木一两　川芎二两　当归一两　丹皮三两　龙骨一两　虎骨一两。

红玉膏：龙骨二两　血竭五钱　象皮一两　人参五钱　紫竹一两　樟脑一两　僵蚕五钱　珠子五分　苏木五分　脂油一斤　东丹一两　点成如为膏。

热粘皮散：治金疮所伤，出血不止者，用此散。龙骨（煨）三钱　五倍子（半生）一两五钱　生白矾一两五钱　乳香（去油）二钱　没药（去油）二钱　无名异（煨）一两　俱为细末，敷伤处。

金疮迎及散（又名金珍散）：治金疮出血不止者，其效如神。白芷一两　甘草一两　水龙骨（为末，火锅内炒）一两　大黄二两　凤凰胎（焙焦后用嫩苎叶取其汁）一两　调煎药，阴干后入三七一两、血竭一两、片脑三分、胆星一两、野苎五钱，共为末，涂伤口上，一时立愈。

止痛生肌散：治刀伤血出不止。乳香　没药　儿茶　象皮（炒）　龙骨（炒，水飞过）　石膏（煅）　黄丹（炒，水飞）　三七各等分　为末用。

一捻丹：止血生肌。千年石灰不拘多少，炒，同韭菜根捣作饼，阴干掺上，即刻立愈。

定风散：治跌打金枪两伤后，成破伤风者。太午星（白者良）三两　防风三两　白矾三两　为末，文武火煮干，碗半水取出，晒干听用。南星与防风共煮麻黄。如破伤风，以井水调敷伤处，然后用热酒调服尤佳；如牙关紧急、角弓反张，用二钱童便调服；如因殴打内伤，一钱调服；如打伤欲死，且心头发热，用热童便调服灌之，须用童便灌之活，再用药调服二钱，小停再饮一服；如癫犬咬伤，口含浆水洗净，用绵抹干，将药末敷上，再不更发，亦不作脓；如金疮痛苦难忍，红丝肿胀发热，牙关紧急欲死者，将药掺牙关上，用童便调一钱，白滚汤送下亦可。

朱砂指甲散：治破伤风，手足战掉不已，神效。人手足指甲（烧灰存性）八钱　朱砂三钱　午星三钱　为末，作三服，热酒送下。

禁方声子：治金刀两伤并杖疮，疼痛不止及破伤风。防风一两　大午星一两　每服七钱，破伤风，童便煎服，米醋调敷，或作末，每服三钱，或酒加童便调服。

鱼胶散：治破伤风口禁强直。鱼胶（烧灰存性），入麝香少许，每服二钱，热酒、米饮任下，外敷亦妙。

溃脓散：如伤数日后有脓者，用此药掺。老松香一两　川大黄一两　为细末，干掺伤处，外贴膏纸。

麻木散：外敷。川乌　草乌　川椒　细辛　南星　半夏　蟾酥各等分　为细末，酒炖热调掺，连搽五六次，便皮肉麻木不知痛，方可动手矣。

昏沉丹：内服，凡接骨或骨突出，或箭入骨不出者，泊吊喉咽、吊唇，须先吃，方可下手。川木鳖（去毛）三钱　川乌三钱　草乌三钱　牙皂角三钱　乌药三钱　半夏三钱　紫金皮　小茴香一钱　木香五钱　按法制过为末，每服一钱，酒服，服后不醒，盐汤解之。

生肌长肉散：白占五钱　轻粉一钱　儿茶一钱　龙骨（煅）一钱　为末，填入疮口令满，用膏贴之，待新肉长平，用收口药止。

生肌长肉收口方：石膏（煅）二两　飞丹（炒）一两五钱　乳香　没药（俱去油）各一钱　为细末，刀斧破伤，掺伤处而愈，跌打伤者，加片脑三分，刀伤不可用。

一黑散：治刀伤杖伤一切不止。百草霜　茅根（烧灰，存性）　志松皮（烧灰，存性）　共为细末，掺伤处。

刀伤药：白芨一两　半夏（切片）五钱　水四五碗，煎浓汁，上好绵纸条在药内拖数次，阴干入瓶内不泄气，遇伤贴上，收口无痕迹，真妙法也。或用生半夏为末，掺诸伤处即愈，验矣。

出箭法： 花蕊石　磁石（煅七次）　为末，掺伤处四围，其箭自出矣。

一酥散： 闹羊花（或子）　每两加麝香五分，研为末，每服三分，酒调服，服后再饮一大盅，苏醒后，其伤自矣。

护心散： 乳香（去油）五钱　绿豆粉一两五钱　雄黄五钱　辰砂五分　干草节五分　为末，灯心汤送下，甚下水下。

却死还魂九炼丹： 治跌损伤重者，并受极刑，有起死回生还魂之妙。人中白（即尿壶中白垢，取出煅红，醋淬九次）二两　血竭三钱　辰砂一两　雄黄三钱　鳖儿虫（去足）五钱　乳香　没药（俱去油）各五钱　儿茶三钱　自然铜（煅）一两　俱为细末，每服一钱，后药煎酒调红花、苏木、生地、当归、枳壳。

蒲黄散： 治伤坠伤瘀血内蓄，烦闷。蒲黄一味，为末，每服三钱，热酒送下。

何首乌： 治杖伤、痈疽、发背、流注，非此方不效。首乌　当归　赤芍　乌药　枳壳　小茴香　甘草　白芷　木通　羌活　独活　为末，每服四钱，酒调下。

打伤熏洗法： 治打伤极危，遍体有脓臭烂者，用此法可效。橘叶二两　麻黄　葱五两　姜三两　荆芥二两　紫苏三两　白芷　桑皮　赤芍　藿香。臭烂者，加乌桕树皮三两、土乌药三两；骨肿痛，加枳壳三两。共煎汤，避风，乘热熏蒸浸洗，大妙。

跌打后四物汤： 当归三钱　熟地二钱　白芍二钱半　川芎二钱半　红花五分　麦冬八分　秦艽一钱　桔梗八分　枳壳八分　细辛三分　碎补一钱　用酒煎服。

红玉膏： 生肌收口大妙。紫草五钱　白芷五钱　当归五钱　血竭　轻粉一钱　麻油六两　熬枯去渣，入血竭（化尽），下白占（化尽）二两，入轻粉，涂口上，外用膏贴。

滂杖散： 专治杖打伤。用大桐子叶，茂盛者佳，不拘多少，以米醋煮烂，热阴干，临用随症大小剪贴，生满收口。

真八宝丹： 凡遇刀斧新伤，或跌扑损伤，用药掺上包好，止痛生肌肉收口第一方也。若有脓、伤久者不可用。珍珠一钱　琥珀三钱　三七三钱　儿骨（或天灵亦妙）二钱　象皮（炒）二钱　龙骨一钱　血竭二钱半　乳香二钱半　胎发灰二钱　凤凰衣（烧灰存性）二钱　人参七分　白占三钱　共为细末，遇伤厚掺包密，不可开动，自内完好，真神方也。

八仙丹： 凡跌闪损伤，接骨神效。龙骨五钱　冬丹五钱　血竭五钱　白占二两　麝香五分　冰片五分　黄占六两　珍珠五分　前药研为细末，和匀，麻油四两，将黄占滚水化入诸药搅匀，随摊随贴。

白玉膏： 紫草五钱　滴乳五钱　没药五钱　轻粉四钱　密陀僧二两　象皮二两　铅粉二两　白占二两　黄占二两　真桐油一斤，贴毒用麻油一斤。

敷药： 即刀伤药。龙骨三钱　象皮三钱　黄芪三钱　血竭三钱　半夏五钱　乳香

二钱　没药二钱　轻粉二钱　海螵蛸二钱　研极细为末，磁器收贮，不使出气。如伤久有脓者不可。

　　打伤莫及大灵方：红花二钱　归尾一钱半　川断一钱　牛膝一钱　羌活一钱半　独活一钱半　荆芥一钱　防风一钱　肉桂二钱　三七一钱　乌药一钱　乳香一钱半　没药一钱半　木通一钱半　香附（男不用）一钱半　碎补（久痛不用）二钱　木瓜（女不用）二钱　女伤加银花，如药煎各一盏服，妙之极也。

损伤秘诀

　　夫损者伤者病，不因内外，乃良肉卒然之患也，多因跌扑，一时血瘀气滞，遂致痛肿而燋者，伤皮血也；曲而不伸，伤筋脉也；伸而不能曲者，伤骨络也；不肿肉痛，不能举者，伤瘀血入于骨髓也；或高而偏突者，窝臼脱节也；捏之飒飒有声者，骨折也。凡治之，随其所伤而治之，不可乱其先后。《内经》云：人有坠堕，恶血留内，先行利药。凡夫血虽生于心，统于脾，其实藏于肝，血不归肝即为瘀滞，则腹内胀满，不得前后矣，故宜先利之。

　　黎峒丸：治一切刀箭伤损、后一杖刑、筋骨断绝、临危急症、吐血虚劳、禁口伤寒及小儿急慢惊风、牙关紧急。又治妇人难产、下部重伤，或饮羹，或撞伤眠倒，以致恶血攻心，闷饱发热，临危急症服之，能护心血，散解毒，服八九分，好酒送下，盖被出汗，不可见风，立验。又兼治发背疔疮、痈疽瘰疬、猛犬蜈蚣毒咬，擦磨患处，立愈。牛黄四分　麝香四分　冰片四分　藤黄（饭上蒸）二钱　生将军四两　乳香二钱　没药二钱　儿茶二钱　血竭（制净）二钱　阿魏二钱　雄黄（忌铁）二钱　广三七　天竺黄　共为细末，药五分，炼蜜加黄白蜡。治跌打肌肤青肿，用老茄子一枚，通黄极大者，切厚片，新瓦焙，为末，卧时酒服二钱，一宿消尽无痕。

　　周身打伤方：以大蟹一只，小者二三只，捣烂，热老酒冲服，尽量过宿即愈。治跌打折骨，此方三日内有验，骨皮伤碎，服之能相合如旧。用蟹壳三个，存性烧灰，研末，酒冲服，尽量服后，碎骨为之响，即可全好。如无鲜者，糟醉者洗去盐味，亦可。

　　金丝膏：归尾二钱　乳香五分　没药五分　白芷三钱　草乌三钱　杏仁三钱　猪牙皂角三钱　连根葱三段　沥青四两　青油八两　白胶香三钱　以上除乳香、没药另研，余皆细切，入青油内，依法煎去渣，入白胶香、沥青熔化搅匀，入黄占二两半，又搅匀，滴水成珠为度，油纸摊贴。

　　八宝丹：珍珠三分　冰片五分　龙骨（炒）五钱　自然铜二钱　大黄二钱　碎补二钱　血竭二钱　归尾二钱　硼砂二钱二分　共为细末，每服八九分，好酒送下。

　　上部：泽兰　红花　当归　川芎（要药不可少）　陈皮　桃仁　元胡　乌药　加皮

银花　碎补　灵仙　银柴胡。

中部：当归　红花　泽兰　乌药　槟榔　木通　杜仲（要药不可少）　加皮　赤芍　肉桂　灵仙　川断　土鳖虫。

下部：泽兰　红花　乌药　归尾　姜黄　木瓜　陈皮　银花　灵仙　牛膝（要药不可少）　加皮　赤芍　丹皮　川断。

天关穴：在眉上六寸，与涌泉穴属脾、肺二经，伤之流血不止即死，血亦宜止。红花　当归　寄奴　赤芍　陈皮　苏木　川断　川芎　灵仙　乳香　乌药　加皮　其穴伤轻者，头上浮肿，其势反重，以原方治之，膏贴穴内自愈。伤重者，穴内唯有一块反不肿胀，其势似轻，其血一阻，周身之血不通。伤血即入脾经，二三日遍身皮如刀刺，至六七日转入肺经即肿胀，十日后肺憋，十五日准死。期内医治，亦用原方，将膏贴涌泉穴内，约半日，其血流通即愈；破皮者，以象皮汤沫净，不可惹头发在内，用掺药玉红膏收功，煎药内宜用骨碎补。

顶门穴：在百会下一寸，属心、肺二经。当归　红花　银花　灵仙　枳壳　乌药　陈皮　赤芍　加皮　泽兰　伤轻者，将膏贴穴内，煎药用原方；伤重伤血即入心经，眼肿头痛谵语，第三日传入脾经，遍身肿胀紫色，用原方加三棱、蓬术，不可用破血药，第七日遂入心经，即无救矣；若打破血出，如喷血不止，用四生汤止之，用掺药玉红膏贴之，后用附子、肉桂热药唆之。

天星穴：在发际之间，属心经。当归　红花　泽兰　加皮　川芎　三棱　赤芍　桃仁　川断　乌药　广皮　蓬术　碎补　苏木　姜黄　木香　看伤轻重，以此方遂宜加减用之；若破皮，血出不止，用四生汤止之，用象皮汤沫净掺药，外以玉红膏贴之盖之。

眉心穴：在两眉中间，入骨之中，属心、脾二经。泽兰　归尾　红花　草决明　乌药　陈皮　银花　川断　三棱　蓬术　是伤不论轻重，伤破亦平，一百二十日眼即青盲。

耳后穴：在耳后一寸三分，属心经。当归　川芎　红花　姜黄　肉桂　加皮　泽兰　乌药　棱术　碎补　伤重者，三日七窍流血而死，轻者，耳内七日流血而死，其药宜重用。伤二三日者不治，后必发毒，左为夭疽，右为锐毒。先以原方治之，清理出毒之后，用十全大补汤。其毒由损伤发者，其色紫黑，不因损伤发，而法其色红白，宜从外科法治之。

骨枕穴：在天关穴后四寸三分，属心、肺二经。当归　红花　泽兰　赤芍　生姜　陈皮　银花　乌药　川断　灵仙　川芎　加皮　伤重者，三日内头颅发肿胀而死，甚者爆碎而死。伤六七分者，满头胀痛，用原方治之；伤三四分者，若不治，后必发毒，名为玉枕疽。初起色白有脓反红，切勿针刺，须用巴豆半粒，捣烂安膏上贴之，半刻自穿；如脓不肯出，将大罐拔之，血出可生，无血再用火拔，有血便止。先用八珍汤数贴，后十全大补汤。脓黄发于脾，白者发于肺，若无血者，呜呼不救矣。

伯劳穴：在项间第二块脊骨上，五脏俱属。寄奴　红花　当归　川芎　赤芍　姜黄　加皮　乌药　陈皮　川断　申姜　银花　伤重者头心发胀，浑身俱不能动，用原方，膏上针刺孔贴之，伤轻者不治，邪反传入五脏，伤入心经，呕吐。

二论诀

囊穿卵挂，将棉絮在热脂油内端匀，将卵捧至吊边，用骨簪先将筋挑进脬内，次将卵挑进，用被盖好下身，脱开上身衣服，以冷水一口喷去于胸面上，其筋自挺，又不挺者，用灯心放鼻孔内卷之，发嚏必进，即用桑皮线银针缝固，不可深，外用损伤药掺上，又以红玉膏贴之，内服舒筋活血方，轻者可，重者加行血药。

肠拖，以明矾一钱，冲汤服之。一吐其肠自挺，用头大小称梗一条，外卷绵纸数层，将猪油皮一张裹在外面，用猪油涂猪肠上，将肠慢一抵，将进梗抽出，服拖肠损伤方，候纸温时，轻轻取出即愈。

自刎喉断，急宜早治，迟则额冷气绝，必然难救矣。初刎时气未绝，身未冷，即用桑皮线缝合刀口，后须用桃花散掺上，以棉纸四五层盖药上，以女人旧裹脚绕项扎定，仰卧于高枕上，使项曲而不直，刀口不开，避风衣被，使气从口出，以姜五片、人参三钱、米一合煎汤粥饮之类接补之，气急解去前药，用桃花散掺口，仍旧扎二日，后用葱汤，以软绢蘸洗伤处，将玉红膏于手心内捺化，捺刀口，用旧绵花薄片盖之，外用长黑膏贴周围，交托刀口二旁，再用黑膏，长四寸，阔二寸，紧贴膏上两头粘贴好肉，庶不脱落，再用绢条围扎于外，冬日三日一换，夏日二日一换，每用葱汤烧洗扎裹，方不作痛，其肉渐从头长合，内服八珍调理月余。若大便闭，以猪胆套法，切不用下，双额断者，□□日收功，单额断者，四十日可收功矣。

下颌落下，气虚者之故。患者平身正直坐，以两手托住下颌，左右大指入口内捺定，按牙端紧下颌，用力往肩下捺关开窍，向脑后送上即上矣，再用帛条兜颏于项，半时去之即愈矣。

跌打损方：此本松江释氏秘传。麻皮（烧灰存性）　蝼蛄十个　土鳖十五个　蟹壳（去爪烧灰）　乳香一两　没药八钱　狗胎（焙干）一个　无名异（净去土）一两　共为细末，每服三钱，昏沉不省人事，用童便丸，牙关紧闭有瘀，醋为丸，朱砂为衣，如圆眼大，接骨无别，紧扎绳捆，一日收急二次，十日行走，二十日愈痊。忌冷茶、鸡子、生藕、胡椒，鱼肉不忌。当归　红花　乌药　寄奴　血竭　加皮　厚朴　羌活　乳香　没药　桃仁　冬月内伤，加肉桂；女人，加香附；有痰，加南星；伤腰，加杜仲；腿足，加牛膝、木瓜；若头伤，加川芎；成毒，加银花、白芷、陈皮；溃后，加生黄芪；气喘，加前胡、陈皮；小便不利，加木通、车前；挑伤海底穴，血阻小便肿，胀痛难忍，加桃仁、寄奴、木通、麝香一钱、大黄；胸口作胀，饮食难进，加青皮、陈皮、乌药、前胡、枳壳；若发喘，加川椒二钱；发寒不治者，加柴胡、黄芪；肚伤，加丹皮、泽兰、大腹皮、厚朴。

玉真散： 治破伤风牙关紧急，角弓反张，咬牙缩舌。玉真散内用南星，白芷防风羌活灵，天麻还兼白附子，破伤风症凑成功。为细末，每服二钱，热酒调敷患处。若牙关紧闭，急腰背反张者，每服三钱，用热酒、童便调服。内有瘀血亦愈昏沉，心腹尚温者，连进三服亦可。扑跌有未破、已破，未经损破，若遇风即发，流注脏腑，人必昏沉不醒，便用大成汤通利二便，其人自苏；若不醒者，童便救之；寻常堕坠轻者，以服元戎活血汤服之。又治杖后瘀血内攻，肚腹膨胀，结胸不食，恶心干呕，大便燥者并用之。

大成汤： 大成汤内蟛蜞黄，苏木当归甘草良，广皮厚朴红花等，木通枳壳共煎尝。陈皮　当归　苏木　红花　甘草三分　枳壳二钱　大黄二钱　厚朴二钱　木通　朴硝　常山三钱　神曲四钱　槟榔三钱　乌梅三钱　甜茶三钱　焦山楂三钱　炙土鳖三钱　甘草二钱　此方四日二头药。

治角风要药： 百部浸烧酒，敷上即落。角风生于阴毛，男女皆有之，或肩下毛等处。百部二钱　烧酒半盏　烧浸一刻可用。药到病除，真奇药也，故记之。

《全体伤科提要》

清·王焕旗抄

（珍本、孤本）

伤科提要卷一

天时地利人事用药法

夫用药之法，贵乎明变，如风会有古今之异，地气有南北之分，天时有寒暑之更，禀赋有厚薄之别，受病有新旧之差，年寿有老少之殊，居养有贵贱之别。用药之际，勿好奇，勿执一，勿轻忘，勿迅速，须慎重精详，圆融活变，不妨沉会，以期必妥药，于是乎功成。昔先贤未有发明，后学因而弗讲，其误世也，不既多乎。

十难法

医伤之难，难得其传，偏执藏匿，传伤之者难；医伤之难，难得其法，书本虽多，指明生死者难；医伤之难，难得其用，医之用药，尤将之用兵者难；医伤之难，难得其要，症候轻重，用药适中者难；医伤之难，难得其效，千方易得，一效难求，方法皆验者难；医伤之难，难得其灵，望闻问切，汗吐下三法俱得者难；医伤之难，难得其妙，针灸绑缚，妙手空空者难；医伤之难，难得其备，汤头歌诀该括病源者难；医伤之难，难得其人勿损人利己，仁心普济者难；医伤之难，难得其全，内外医经，融汇贯通者难。

十害法

医伤之害，文理不通，胶柱鼓瑟，未得活法；医伤之害，唯赖一方一药，全无收放；医伤之害，生死不晓，方纸不书，一概下药；医伤之害，异字寻常，专用恶毒，难觅之药；医伤之害，不察虚实，乱投补泻；医伤之害，未谙药性，以人之性命为尝试；医伤之害，不推病源，妄自加减原方；医伤之害，泥乎庸授，不会望闻问法，执迷切脉；医伤之害，吐血属伤，反认为痨怯；医伤之害，轻言速效，未拔根株，终成锢疾。

元论法

夫六淫七情之病，在五脏六腑，自内而发外；跌打损折之伤，在皮肉筋骨，自外而入内。所以伤科之要，专从气血分别，如气血瘀塞，必须审其人之老少，察其禀之厚薄，详其表里虚实，究其轻重根源，虽受伤不同，医者明乎望闻问切之理，合之古人治症之法，自然转祸为福，易危为安矣。若使坚执偏方，冒然下药，不唯其伤不治，抑且变生他症，故循其症而治之，则功在瞬息，非昧其途而误之，则病入膏肓，生杀反掌，非轻易也。《易》曰：失之毫厘，谬于千里。盖不可不慎也。夫伤有跌打损折之分。失足为跌，跌者从高而坠下，气逆血涌，脉散离经，宜祛瘀下气，引血归经；斗杀为打，打者拳械击扑，五脏反覆，气血凝滞，须宣通经络，调和气血；破碎为损，损者皮肉破裂，血失气虚，该资脾肺二经，温养祛风；断骨脱骱为折，折者虽断尤连，筋骨重病，当和肝补肾，散瘀止痛；跌打损折曰伤，毋论何经之伤，血必归于肝，气血不通，而痛甚者必汗，自来汗属风，风亦属肝，《经》云：治风先治血，血行风自灭。破血行经，必要先治其肝。所有甚者，气血阻塞，上下不通，上伤厥阴之脉，下伤少阴之络，当以针针足内踝，脉动毛之际，血出则肝气和而症自痊。或怒气伤肝，不克运行，郁结于胁则伤肝，醉饱房劳、出汗当风则伤脾，皮肉紫黑，言语不出，瘀血内攻，法当清心顺气，逐瘀生新。又有内伤外损，喷吐泄泻，出血过多，宜调补之，风寒则发散之，瘀血则驱逐之，折骨脱曰，必当接骨入骱，所不补泻兼施，若混治莫辨，则失其治症之道矣。

骨骼医法

五行八卦，经络脏腑，前人备载，毋庸赘述。唯人之骨有有髓者，有无髓者，有有液者，有无液者，亦有多髓多液者，亦有无髓无液者，更有髓液并有者，共乘一百六十五节。如齿无三十六，则不足其数，若手腕臁肋，无髀骨者，成其更少也。男骨白，女者黑，长足者圆，未足者扁，老年则枯，少年则润。凡十岁上下，气血渐盛，骨扁柔嫩，二十左右，则长无消，圆而带扁，三十筋骨已定，四十前后有消无长，骨色转苍，五十六十岁骨枯发黄，故十六岁象春，三十象夏，四十象秋，六十象冬，此消长自然之理。接骨入骱者，当因时制宜，庶无贻误矣。

针穴手术

医穴道法（须师指教，男左女右，看患者，中指中节作一寸计算，看法，倘针穿心穴，须要医生口喷冷水于患人头面部，随惊时，针脐眼穴上一寸三分，穿心，治痰血迷心窍，失魂魄症）。

顶心及囟门，伤出髓者不治，偏左偏右相同；囟门在正面发际下，伤后骨出不治，头颅额角相同；太阳穴在二眼稍后，不论骨碎与不碎，伤至昏迷难救；鼻梁又名截梁，内有川字络三条，伤断出气者不治；结喉又名突穴，对断不治。寒穴在突穴下一寸三分，即空潭处，伤出气者不治；横骨在寒穴下，悬一寸三分为一节，下一节凶一节，直至人字骨；龙潭穴即胸膛穴，伤后发青，裹心紧痛，此偏心之难症，或双手掩住不放，更凶；气门在左乳上脉动处，如被插伤，气塞目反，口噤身强，救迟不过三时。医者坐低，拎其头发，伏于膝上，塞住肛门，于背上摩运轻敲，气呻即活，轻者拽手夹背，三拍即愈。痰门在右乳上一寸三分，伤后痰红凶症，左乳上伤久发嗽，右乳上伤久发呃；胸前背后相应处，伤久成怯症；食腑在左乳下，伤后呕吐连绵不治；血海在右乳下，伤后必吐血，否则日后成痞，治以麸面围住，朴硝填满，草纸盖之，炭火熨上，其痞则消；心坎在人字骨下，伤即血泛口噤险症；食堵在心坎下，伤后吐食，名曰扑心反胃凶症，正饱重伤而不吐者，以焦菔子汤灌下，且过三日下药，肚子小腹，伤久成黄病；丹田在脐下一寸三分，伤后寒战气塞者凶；膀胱内伤，小便反溢，皮肤起泡，死症；脑后伤，与囟门相同治；百劳穴，与前塞穴相对，伤亦相同治；脊脊，在脊骨第三节，两边中间即海底下，七节中间后斋穴，十四节中间千金穴，两腰旁即两腰眼，又名二珠穴，伤哭笑者不治；后胁穴伤宜急治；尻尾骨伤，与天井骨同论；海底梁，在谷道当中，伤时耳内发响，血往上冲，其伤最重，日久瞳仁散大，或忍落门牙不治；凡人两肩胸前背后肋胁左右破伤出气，俱为死症。以上等穴，至紧至要，向上打伤为顺气，平拳为塞气，倒插为逆气。诸般破碎，最怕出气，各样内伤，最忌倒插，盖因血随气转，气逆血凝故也。

分别法

男女之伤，有难易之分别。如男伤上部易治，下部难医，因以其气上升故也；女伤下部易治，上部难治，因其血下降故也。男子气从左转，左则属阳；女人血从右转，右则属阴。阳为气，阴为血，其痛游走属气，当理气活血；其痛凝滞属血，宜活血理气；所以青皮、当归为方之主。

生死定诀

伤后山根折，声音清楚，六脉平和，阴囊有子，皆为吉兆。肝经脉数，瘀隐胸腹，后至吐血，面色发黑，内必有伤，如重伤后，杂病繁生。老人左股压碎，大肠穿破，小肠破伤，吐尿痰多气响，眼白肉吊，失枕粪黑，喘急胸高，耳鼻发赤，两手捏空，髓出骨青，伤痕硬突，水喉勒断，耳后胸衣穿破，天柱骨断，太阳命门，胸前背后，骨碎如粉，口眼不合，唇角流涎，小便闭结，卵子捏碎，阴囊阴户，肛门谷道，疼痛异常，极声叫喊，毒血迷心，不省人事，有一于此，靡有不死。

五色看法

夫医伤者，当看五绝关节，如五绝全犯，不治之症，若犯一二，尚可医治。

一看伤人两眼白睛，上有红筋，内有瘀血，红筋多，瘀血亦多，红筋少，瘀血亦少，再以指甲拔其眼下眶皮，两目活动有神易治，否则难医，青筋满眼，直视无神为一绝。二看指甲，重插放手即还原，血伤轻，良久复原伤重，若紫黑色者为二绝。三看外肾，不收者伤轻，缩进者最重，为三绝。四看脚指甲，具黑，为四绝。五看脚底，红色轻，土色重，蜡黄者为五绝。

脉　诀

脉为血脉，百体贯通。大会之地，寸口朝宗。诊人之脉，令仰其掌。掌后高骨，是名关上。关前为阳，关后为阴。阳寸阴尺，先后推寻。胞络与心，左寸之应。唯胆与肝，左关为认。膀胱及肾，左尺为定。胸中及肺，右寸昭彰。胃与脾脉，属在右关。大肠并肾，右尺班班。男子之脉，左大为顺。女子之脉，右大为顺。男尺恒虚，女尺恒盛。关前一分，人命之主。左为人迎，右为气口。神门属肾，两在关后。人无二脉，必死不救。脉有七诊，曰浮中沉。上下左右，七法推寻。又有九候，即浮中沉。三部各三，合而为名。每候五十，方合于经。五脏不同，各有本脉。左寸之心，浮大而散。右寸之肺，浮涩而短。肝在左关，沉而弦长。肾在左尺，沉石而濡。右关属脾，脉象和缓。右尺相火，与心同断。若夫时令，亦有平脉。春弦夏洪，秋毛冬石。四季之末，和缓不忒。太过实强，病生于外。不及虚微，病生于内。四时百病，胃气为本。凡诊病脉，平旦为准。虚静凝神，调息细审。一呼一吸，合为一息。脉来四至，平和之则。五至无疴，闰以太息。三至为迟，迟则为冷。六至为数，数即热症。转迟转冷，转数转热。迟数既明，浮沉须别。浮沉迟数，辨内外因。外因于天，内因于人。天有阴阳，风雨晦明。人有喜忧怒，思悲恐惊。浮表沉里，迟寒数热。浮数表热，沉数里热。浮迟表寒，沉迟冷积。浮脉法天，轻手可得。泛泛在上，如水漂木。有力洪大，来盛去悠。无力虚大，迟而且柔。虚极则散，涣漫不收。有边无中，其名曰芤。浮小为濡，绵浮水面。濡甚则微，不任寻按。更有革脉，芤弦合看。沉脉法地，如投水石。沉极为伏，推筋看骨。有力为牢，大而弦长。牢甚则实，幅幅而强。无力为弱，柔小如绵。细直而软，如蛛丝然。迟脉属阴，一息三至。缓脉和匀，春柳相似。迟细为涩，往来极滞。结则来缓，止而后来。代亦来缓，止数不乖。数脉属阳，一息六至。往来流利，滑脉可识。动脉无惑，别有三脉。短长与弦，不及本位。短脉可原，过于本位。长脉绵绵，长而端直，状数弓弦。浮脉之表，腑病所居。有力为风，无力血虚。浮迟表冷，浮数风热。浮紧风寒，浮缓风湿。浮虚伤暑，浮芤失血。浮洪虚火，浮微劳极。浮濡阴虚，浮散虚剧。浮弦痰饮，浮滑痰热。沉脉主里，为寒为积。有力痰食，无力气郁。

沉迟虚寒，沉数热伏。沉紧冷痛，沉缓水蓄。沉牢痼冷，沉实热极。沉弱阴亏，沉细虚湿。沉强饮痛，沉滑食滞。沉伏吐痢，阴毒积聚。迟脉主脏，阴冷相干。有力为痛，无力虚寒。数脉主腑，主吐主狂。有力实热，无力虚疮。滑司痰饮，右关主食。尺为蓄血，寸必吐逆。涩脉少血，亦主寒涩。反胃结肠，自汗可测。弦脉主饮，木侮脾经。阳弦头痛，阴弦腹疼。长则气治，短则气病。细则气衰，大则病进。浮长风痫，沉短痞塞。洪为阴伤，紧主寒痛。缓大风虚，缓细湿脾。缓涩血伤，缓滑湿痰。涩小阴虚，弱小阳端。阳微恶寒，阴微发热。阳动汗出，为痛为惊。阴动则热，崩中失血。虚寒相搏，其名为革。男子失精，女人漏血。阳盛则促，肺痈热毒。阴盛则结，疝瘕积郁。代则气衰，或泄脓血。伤寒霍乱，跌打闷绝。其疮痛甚，女胎三月。脉之主病，有宜不宜。阳阴顺逆，吉凶可推。中风之脉，却喜浮迟。坚大急疾，其凶可知。伤寒热病，脉喜浮洪。沉微涩小，症反必凶。汗后脉静，身凉则安。汗后脉躁，热甚为难。阳症见阴，命必危殆。阴症见阳，虽困无害。劳倦内伤，脾脉虚弱。汗出脉躁，死症可察。虚脉自弦，弦数则热，弦迟则寒，代散则绝。泄泻下痢，沉小滑弱。实大浮数，发热则恶，呕吐反胃，浮滑则昌。弦数紧涩，结肠则亡。霍乱之后，脉代勿讶。厥逆迟微，是则可嗟。数脉多浮，浮濡易治。沉伏而紧，死期将至。喘息抬肩，浮滑是顺。沉涩肢寒，均为逆症。火热之症，洪数为宜。微弱无神，根本脱离。骨蒸发热，脉数与虚。热而涩小，必殒其躯。劳极诸虚，浮软微弱。土败双弦，火炎则数。失血之症，脉必现芤。缓小可喜，数大堪忧。蓄血在中，牢大却宜。沉涩而微，速愈则希。三消之脉，数大则生。细微短涩，形脱堪惊。小便淋漓，鼻色必黄。实大可疗，涩小知亡。癫乃重阴，狂乃重阳。浮洪吉象，沉急凶殃。痫宜虚缓，沉小结实。或但弦急，必死不失。心腹之痛，其数有九。细迟速愈，浮大延久。疝属肝病，脉必弦急。牢急则生，弱急则死。黄疸湿热，洪数偏宜。不妨洪大，微涩难医。胀满之脉，浮大洪实。细而沉微，岐黄无术。五脏为积，六腑为聚。实强可生，沉细难愈。中恶腹胀，紧细乃生。浮大唯何，邪气已深。鬼祟之脉，左右不齐。乍大乍小，乍数乍迟。痈疽未溃，脉宜洪大。及其已溃，洪大始戒。肺痈已成，寸数而实。肺痿之形，数而无力。肺痈色白，脉宜短涩。浮大相逢，气损血失。肠痈实热，滑数可必。沉细无根，其死可测。妇人有子，阴搏阳别。少阴动甚，其胎已结。滑极而散，胎必三月。但疾不散，五月可别。左疾为男，右疾为女。女腹如箕，男腹如斧。女欲产之脉，散而离经。新产之脉，小弱为应。实大弦牢，其凶可明。胎前如火，产后如冰。女科之病，尤为切紧。已上数端，申明各症。损伤之脉，亦须相应。跌扑至重，坚紧者生。瘀血内胀，小弱无命。遍体重伤，洪实可晰。痛极紧沉，无脉险症。金疮血淋，洪大最禁，散芤为正。凶血过多，微代是生。一息二至，旬日必殒。出血不止，滑细可生。其脉长大，七日休命。气血不通，脉实宜行。虚细散涩，不治已定。病脉相反，不治之症。病脉相应，吉兆可徵。

引　经

破伤风，脉浮在表，羌活防风散（五十六）。脉沉在里，养血地黄汤（五十七）。痰红瘛疭，玉珍散（五十八）。背搐，加羌活、防风；前搐，加升麻、白芷；两膀搐，加柴胡、防己；右搐，加白芷；风湿痛，羌活；脾胃困倦，加参、芪、苍术；诸气刺痛，加枳壳、香附；诸血刺痛，加当归，上、中、下用根、身、梢；胁痛寒热，加柴胡；小腹疝痛，加青皮、楝子；小便不通，加黄知母为君，茯苓、泽泻为使；虚热无汗，丹皮、骨皮；虚热有汗，黄芪、骨皮、知母；自汗、盗汗，黄芪、麻黄根；一切气痛，调胃，香附、木香；破滞气，青皮、枳壳；泄气，牵牛、菔子；助气，木香、藿香；补气，人参、黄芪；一切血痛，活血补血，当归、阿胶、川芎、甘草；凉血，生地；破血，桃仁、红花、苏木、茜根、元胡索、郁李仁；止血，发灰、棕灰；上部见血，防风、丹皮、剪草、天冬、麦冬为使；中部见血，黄连、芍药为使；下部见血，地榆为使；新血红活，生地、山栀；陈血瘀紫，熟地；腹中实热，大黄、朴硝；六郁痞满气，香附、川芎；湿，苍术；痰，陈皮；热，栀子；食，神曲；血热，桃仁；心烦口渴，干姜、茯苓、天花粉、乌梅；禁口疾，葛根；茎中刺痛，生甘草；金簇，内治大黄、甘草、参三七、当归、川芎，郁金酒摩服，活血止痛，外治古石灰、百草霜、香灰、无名异、象皮灰、参三七，内服外敷；跌扑内治活血，大黄、玄胡、三七、当归、桃仁，或煎或磨；内治接骨，骨碎补、地黄、白及、黄麻灰、接骨木、自然铜，散血止痛，接骨要药；外治散瘀接骨，大黄、凤仙子、生半夏，水调涂，肿一夜即消。

四时用药

《经》云："先识岁气，毋伐天和。"又曰："升降沉浮则顺之，寒热温凉则逆之。"故春月宜加辛温之药，薄荷、荆芥之类，以顺春升之气；夏月宜加辛热之药，香薷、生姜之属，以顺夏浮之气；长夏宜加甘苦辛温之药，人参、白术、苍术、黄柏之属，以顺化成之气；秋月宜加酸温之药，芍药、乌梅之品，以顺秋降之气；冬月宜加苦寒之药，黄柏、知母之属，以顺冬沉之气。所谓顺时气而养天和也。

临症用药

症有宜汤者、宜丸者、宜散者、宜下者、宜吐者、宜汗者。汤可以荡涤脏腑，开通经络，调和阴阳；丸可以逐风冷，破坚积，进饮食；散可以去风寒暑湿之邪，散五脏之结伏，开肠利胃。可下而不下，使人心腹胀满，烦乱；可汗而不汗，使人毛孔闭塞，闷绝而终；可吐而不吐，使人结胸上喘，水食不食而死。

伤科提要卷二

跌打损伤主治（变化太乙拳术手法）

全体伤，（五）吉利散、（二）七厘散、（十八）顺气活血汤、（四）和伤琥珀丸、（十七）调经药酒。头额伤，（五）吉利散。头面刀斧砍伤，（三十九）护风托里散。缺唇伤，（三十六）活血止痛汤。下颏伤，（二十五）补肾养血汤。咽喉勒伤，（三十九）护风托里散。天井骨伤，（三十）提气活血汤。肩背左边伤，主气促，面黄浮肿；右边伤，主气虚而白，少血，治以（二十七）行气活血汤、（十七）调经酒。两边伤须分轻重，重者以（五）吉利散、（四）琥珀丸、（十七）红花酒；轻者红糖和酒调服（五）吉利散。肩臂手，三骱痛伤，（五）吉利散。手臂剞伤，（四十一）托里止痛散。手指伤，（三十六）活血止痛散。胸背伤，面白形瘦，食少发热，气急咳嗽，主半月死，治以（二十八）疏风理气汤、（四）琥珀丸。气眼伤，气喘大痛，夜多盗汗，身瘦食减，刺痛不宁，主一月死，治以破仁汤调服（五）吉利散，次服（二十六）补肾活血汤、（四）琥珀丸。血海伤，血多妄行，口内常吐，胸前背后，拔滞作痛，主一月死，治以（二十九）理气活血汤，再以红糖和酒送下（五）吉利散，吃（十八）红花酒。心坎伤，面青气少，呼吸大痛，体难舒动，主七日死，治以（二十八）疏风理气汤、（四）和伤琥珀丸，每日再煎百合汤，不时服。心胃伤，（二十）清心去毒散。食肠伤，心下肿痛，高浮如鼓，饮食不进，气虚发热，眼闭口臭，面多黑色，主七日死，先用（二十八）疏风理气汤，后服（四）和伤琥珀。左肋伤，法当顺气，宽胸通利痰食，（三十六）活血止痛散加枳实，次服（四）琥珀丸。两肋伤，气喘大痛，唾如刀刺，面白气虚，主三日死，先投（二十七）行气活血汤，后服（四）和伤琥珀丸。左边更痛，因气实火盛，（二十一）清肝止痛汤。如痰与食积，流注两肋，发热作痛，宜用（二十三）清肺止痛汤、（五）吉利散。若登高跌扑，瘀血凝滞，两肋有声，竟用（五十）大黄汤行之，次服（五）吉利散、（四）琥珀丸。或醉饱房劳，脾胃虚乏，肝木乘虚克土，两乳当胸而连肋作痛，宜以（五十四）归原养血和气汤、（六十九）十全大补丸。如伤寒发热，两肋作痛，乃足厥阴肝经、足少阳胆经之痛，用（五十二）小柴胡汤。两肋伤，（二十七）行气活血汤。伤胃及腹，（十九）清心和气汤。大腹伤，粪后下血，大便结涩，面赤气滞，主半月死，宜以（八）槐花散、（五）吉利散、（四）琥珀丸。小腹伤，小便闭塞，口干发热，面肿气急，疼痛不时，口呕酸水，主三日死，先服（四十八）琥珀散，次服（二十八）疏风理气汤、（五）吉利散、（四）和伤丸。膀胱伤，小便痛涩，有尿滴出，肿胀发热，主五日死，治以（四十八）琥珀散、（二十七）行气活血汤。阳物伤，治以（四十八）琥珀散、（五）吉利散。卵子伤，先吃（四十六）健阴散，后用（四十七）熏净散。阴囊、阴户伤，血水从小便滴出，发热肿胀，疼痛迷心，主一二日死，急用（四十八）琥珀散、（二十七）行气活血汤。肛门、谷道伤，（四十）通肠活血汤、（五十）大黄汤、（五）吉利散、（八）槐花散。背脊骨伤，（五十八）疏风顺气补血汤、（六十八）补中益气汤、（五）吉利散、（四）和伤丸。肺底伤，如昏迷不醒，当清痰消积，宜以（二十一）清肺止痛汤。腰眼痛，（五十四）归原养血和气汤。肾伤耳聋额黑，面如哭状，肿若弓形，主半月而死，治以（五十三）疏风顺气补血汤，次服（四）琥珀丸、（二十六）补肾活血汤，再下（五）吉利散，二三服全愈。臀骱伤，（四十三）生血补髓汤。两腿伤折，（三十六）活血止痛汤、（七）壮筋续骨丹。两膝伤，（三十）提气活血汤、（四十四）止血接骨丹、（七）壮筋续骨丹。脚背伤，（三十六）活血止痛散、（七）壮筋续骨丹。上部伤，（五十九）天宝散、（六十）一时丹。中部伤，（六十一）地灵散、（六十二）二利丹。下部伤，（六十三）人杰散、（六十四）三利丹。骨节压伤，（三十九）护风托里散、（五）吉利散、（二十八）疏风理气汤、（四十九）接骨散。刀枪伤，或鸟枪伤，或落水，（三十七）退毒定痛散。吐血诸红，（九）紫金丹。孕妇伤，（七十）芎归饮。刑罚，（七十一）护心丹、（七十二）杖疮肿痛、（七十三）杖疮久烂、（七十四）脚棍夹伤。内伤，（六十六）养生肯綮汤、（六十七）黄末药。外损，（十四）十宝散、（十三）八宝丹。内伤外损，（七十五）丸、（七十六）散、（七十七）膏、（七十八）丹。暴伤，（五十五）金龙卸甲散。宿伤，（六十五）天罡卸甲散。暴宿伤，（七十九）捋得打、（八十）百草膏、（八十一）透骨散、（八十七）遇春散、（八十八）五香散、（八十九）夺命丹、（九十）八厘散、（九十一）熏、（九十二）吐、（九十三）行、（九十四）熨、（九十五）罨、（九十六）御、（九十七）窨、（九十八）药。垂危重伤，（九十九）雷公散。

断骨脱骱整治

顶门损伤，夫人之首，若被跌打损伤，如脑髓并出，骨发青色，俱为不治，骨碎小者，可取，大者不可取，先将（二）金疮药敷之，避风戒酒，倘染破伤风，角弓反张，牙关紧闭，凶症，急以（二十八）疏风理气汤治之，俟身不发热，再投（六十八）补中益气汤而愈。

头额损伤

头颅额角，刀斧破伤，与戳伤不同，即以（二）金疮药敷上，护风为要，尤须诊脉，沉细者易治，洪大者虚而难医，如损骨，先疗骨，损肉即化肌，（三十九）护风托里散而愈。

太阳穴伤（即拍肺底，如若不醒，竟不医治）。

太阳穴在两眼梢后，为脑经出入之处，是受伤，不论骨碎与否，拍肺底即醒，用（二十七）行气活血汤，若昏迷不醒，难救。

眼珠斗伤

目睛斗伤突出，用磁石研末点上，外以烂铁磨水，抹眶四边，自然收进，内服（三十五）蒺藜汤立愈，或用（三十二）收珠散，以银针蘸井水点上，竟将青油浸湿挹进，服（三十四）明目生血饮、（三十三）还魂汤。

鼻梁骨断

鼻梁骨断，必须捏正碎骨，先用（十二）止血定痛散敷上，竟服（七）壮筋续骨丹，自然平复，如不断不破，外贴（一）接骨膏，内服（五）吉利散而愈。

下颏骱脱

人之下颏骱脱，是肾虚所致，此骱似剪刀股连环，拍钮以绵裹，大指拿着盘牙，余指抵住下边，一捺而上，遂服（二十六）补肾活血汤。

嘴唇损缺

如嘴唇损缺，先敷（十五）代痛散，以利刀略劙，乘其热血胶互，将油绵线缝合，外敷（二）金疮药，内服（三十六）活血止痛散，若饮食不下，须吃人参，不可笑动。

咽喉勒断

有人刀勒咽喉，看刀口有弯者深，无弯者浅。两刀勒者易治；一刀勒者难医。如食喉全断，或破半片，将油绵线缝合。出血不止，用滑石、五倍子等分为末，干掺，再将（二）金疮药封固，即服（三十九）护风托里散四五剂，使其不发寒热，方投（六十八）补中益气汤，重用人参而愈。水喉若断，不治。

天井骨断

天井骨，即头颈骨，最难断折，登高倒跌，重伤必死，况不能绑缚，轻者使骨相对，外贴（一）接骨膏，内以砂仁汤调服（五）吉利散，再下（三十）提气活血汤，三四贴即安。

肩骱脱

肩骱与膝骱相似，膝骱送上有力，肩骱送下有力，治以一手按住其肩，一手握住其手，缓缓转动，使其筋舒，复令患者坐低，令一人抱住，其医者以膝夹住其手，两手挽住其合胳，齐力一抬而上，布条络之，外贴（一）接骨膏，内用桂枝羌活汤调服（五）吉利散，全愈。

臂骱脱

臂骱臼脱，必透其上，医用一手，抬住其弯，一手捏住其踝，鞠起其臂，后抬其弯，一拽而上，外贴（一）接骨膏，内以引之剂，送下（五）吉利散，亦将布条络之。

大臂小臂折

大臂、小臂骨折，与大腿、小腿相同服药，上部加川芎、桂枝，下部加淮牛膝、木瓜。

手骱脱

手骱送出，一手捏住其五指，一手按住其臼，勒起臂骱，伸直即上，桂枝煎汤调服（五）吉利散，贴（一）接骨膏，用阔板一片，按住患处，以布条绑缚，俟全愈放开。

手指骱脱

手指有三骱，易脱易上，医即捻止，以桂枝煎汤调服（五）吉利散，外贴（一）接骨膏，不可洗手，中指尤难，须服（三十六）活血止痛散。

手指咬伤

手指等处被人咬伤，先将童便洗净牙根毒气，次用麻油纸丁点火，远指略熏，再以龟板煅灰研末，麻油调敷。刀斧破伤易治，人咬有毒难治，须服（三十七）退毒定痛散，倘染破伤风，投（二十八）疏风理气汤、（五）吉利散而愈。

胸背伤

跌伤胸背，肝胆五脏均损，不能言语，饮食不进，因气闷在心，急服砂仁汤，调服（五）吉利散，身发寒热，服（二十八）疏风理气汤，如不受药，险症。

肋胁骨断

跌扑断折，在右肋骨，平整其骨，外贴（一）接骨膏，内服（四十九）接骨散，十贴，若使伤两边软肋，看其轻重，如无他症，即投（五）吉利散，行气活血汤，全愈。

肚破肠出

肚破肠出，实为险症，肠不穿破，全无妨碍，医自将绵裹指甲，以温汤挖进，油绵线缝合，外敷（二）金疮药，内服（四十）通肠活血汤五六剂，再服（六十八）补中益气汤，全愈。

腰骨折断

腰骨重伤，不治，轻者贴（一）接骨膏，服（二十四）补肾和气汤、（十七）调经药酒。小腹重伤，小腹踢伤，小便闭塞，内有瘀血，急投（四十二）归通破血汤，小便不通无非一二日，久则不治。

阳物伤损

阳物伤损，如若小便闭塞，急投（四十八）琥珀散行之，若通者，竟服（五）吉利散。

阴囊卵子伤

阴囊扯破，卵子碎者不治，拖出者轻轻撤进，油绵线缝合，敷（二）金疮药，服（四十一）托里止痛散、（五）吉利散，有寒热者，用（二十八）疏风理气汤全愈。

海底梁伤

凡人阴囊之后，肛门之前，名海底梁，或被损伤者，视其轻重，（二十七）行气活血汤，贴（一）接骨膏，再服（五）吉利散。若重而青黑，身发寒热，小便不通，卵子不时缩进，气塞迷闷，小腹作痛，内有瘀血，用（二十九）理气活血汤、（四十八）琥珀散、（五）吉利散。谷道肿胀，二便不通，日夜发热，饮食不进，坐卧不安，服（三十一）疏风顺气汤、（四）琥珀丸。气喘咳嗽，或哭笑不得，小便凝滞，红肿硬痛，竟服（二十六）补肾活血汤、（五）吉利散而愈。

肛门谷道伤

凡伤肛门谷道，或肿或内胀，大便不通，或有血，或无血，如肛门肿胀，即投（四十）通肠活血汤。若大便不通，竟用（五十）大黄汤行之，倘下紫血不妨，以（五）吉利散治之，血来鲜红者，伤于大肠，服（八）槐花散。大便已通，血已住，唯服（四十）通肠活血汤五六帖全愈。

臀骱脱

臀骱最难出，必戳入股内，使患人侧卧，出于内手，随内；出于外手，随外。上手按住其腰，下手按住其弯，将膝举上。出左扳于右，出右扳于左，一伸而上。如日久维艰，用绵类裹肘柱，令患处者伏卧柜台上，骑住肘柱，用力扳上，外贴（一）接骨膏，内服（四十八）生血补髓汤、（十七）调经药酒。

膝骱脱

膝骱脱须送上，令患者仰卧，使人捧住其脚，出左随左而下，出右随右而下。医以一手按住其膝，一手抬住脚跟，上手一捺，下手一抬而上，贴（一）接骨膏，服（七）壮筋续骨丹。

压膝骨碎

盖膝骨，又名冰（髌）骨，似油盏，或粉碎，或两块，令脚伸直，平整其骨，用薄篾片，照式做一篾圈，以绵卷之，紧带四条箍缚，贴（一）接骨膏，服（四十四）止痛接骨丹、（十七）调经药酒。其足须安内床，以避侵触之患，半月之后，将软绵之物塞于脚弯，逐日增高衬起，方可屈伸，不应擅自举动，用水洗净，俟痊愈，拆去篾圈，先吃煎药：当归二钱　羌活二钱　丹皮二钱　没药二钱　乳香二钱　续断二钱　陈皮八分　赤芍二钱　茄皮二钱　红花二钱　生地二钱　牛膝一钱　木瓜二钱　甘草五分　发热，加柴胡、桔梗；肿，加黄芩，各一钱，水、酒煎服，七八帖。

易折骨断

断全赖绑缚，令患者卧平，拽至好足样长，贴（一）接骨膏，以白布二条，阔二寸，长五尺，裹住膏药，截杉木板八片，长七寸，按匀，再用白布三条，与板相齐缚紧，先服（三十六）活血止痛散三四帖，后服（七）壮筋续骨丹、（十七）调经药酒。

小膀骨断

男人小膀二骨，一大一小，一茎断者轻，二茎折者重。折如藕，斜劈者易，对断者难。骨若戳破皮肉更凶，急平整其骨，先敷（二）金疮药，炎天一日换二次，凉天二日换一次，后服（五）吉利散，切不可用汤熏洗，以致伤毒入内。如骨断皮肉不碎，与大腿同治，使骨相对，贴（一）接骨膏，用杉木板六片，长三寸五分。上骨断，上板长五分；下骨断，下板长五分。照前绑缚，内服（四十四）止痛接骨丹、（七）壮筋续骨丹、（十七）调经药酒而愈。

脚踝骱脱

脚踝骱易出易上，医将一手抬住其脚跟，一手握住其脚指，出左偏左，出右偏右，脚指鞠起，脚跟举下，一伸而上，外贴（一）接骨膏，内服（四十五）宽筋活血散。

脚指脱骱

脚指偶断，前半即或翻上，或翻下，医将一手捏住脚之两侧，以手整上可也，贴（一）接骨膏，用布条紧，服（七）壮筋续骨丹、（五）吉利散，不可下水。

劐落四肢

如劐落手臂、指、脚、膊、腿者，乘其血热凑上，即敷（十二）止血定痛散、（二）封口金疮药，服（三十六）活血止痛散、（十七）调经药酒即安。若落久血冷，亦难相接，人虽不死，肢体不得完全矣。

倾压损伤

偶有桥梁墙壁，倾倒压折骨节，服（五十三）疏风顺气补血汤，或头颅皮破骨碎，以铜钳钳去碎骨，不然必有后患，敷（二）金疮药，服（三十九）护风托里散、（五）五吉利散。破伤风，服（二十八）疏风理气汤而愈。

火烫损伤

被火烫伤皮肉，看其轻重，重者火毒入内，饮食不进，欲吃冷水，急投（二十）清心去毒散，轻者沿皮，饮食如常，以（三）琥珀膏敷，立愈。

鸟枪打伤

或被鸟枪打伤，四肢实处，看其珠眼大小、浅深，所中何珠。如铁珠，将老番瓜切片，贴上，隔皮夜揭起，即篏在筋骨，亦无后害。若铅珠眼大，用水银灌进，同烊倾出。倘或豆类，将蓖麻子、杜牛膝捣烂，似取刺，帖之日久发胀，须用透脓之药，开门润下，外敷（二）金疮药，内服（三十六）退毒定痛散而愈。

骨碎如粉

骨碎如粉，而皮肉破者，先去骨屑，后敷（二）金疮药，内服（四十三）生血补髓汤、（七）壮筋续骨丹。若骨碎皮肉不破，外贴（一）接骨膏，绑缚调理，自然全愈。

舌 断

大人小儿，偶含刀在口，割断舌头，有舌断而未落者，用鸡蛋壳内白皮衣，袋其舌头，用破血丹蜜调，涂舌根断处，或以蜡和蜜，用破血丹调匀。敷鸡子衣上，取其软薄能透药性故也。如药在口溶化，须勤勤添敷，三日之后，其舌接上，方可去衣，再以前药勤敷，七日全安。破血丹在后。破血丹：花粉三两　蒲黄一两　赤石脂（老色）二两　白芷一两　共研细末。

伤科提要卷三

全体伤科方

一、接骨膏： 治一切跌打损伤折，风湿诸痛，立效。接骨膏应治病痊，荆防羌独倍银连。芎归苓柏草川赤，山甲蜈蛇龟板先。甘草大黄姜白芷，角针桔众仲相煎。再加乳没冰酥麝，丹入膏中收用全。荆芥二两　防风二两　羌活二两　独活二两　川贝（打）二两　银花二两　连翘二两　川芎二两　当归二两　黄芩四两　黄柏二两　草乌二两　川乌二两　赤芍二两　山甲二两　蜈蚣十条　蛇蜕一条　龟板二两　甘草一两　大黄四两　僵蚕二两　白芷二两　角针二两　桔梗二两　贯众二两　杜仲二两　用豆油十斤，文火煎，先下龟板，后下诸药，煎枯滤净，至滴水成珠，以丹三斤，煎紫，收之离火，再加乳香、没药各二两，樟冰三钱，蟾酥六钱，元寸四钱，共末，入膏调匀，临摊加透骨散更妙。

二、封口金疮药： 治一切破烂、血流久不收口，立效。封口金疮猪菜油，煎成滤净白占收。蚕冰蕲及儿茶乳，没药芸香共合修。板油半斤　菜油半斤　白占（另）二钱　僵蚕五钱　芸香二钱　蕲艾七分　白及四钱　儿茶四钱　乳没香各四钱　樟冰一钱　将上油煎熬，先下白及，再下投诸药，煎枯，用夏布滤净，白占收用。

三、琥珀膏： 专治烫伤。琥珀膏中没药奇，当归生地乳香宜。猪菜二油煎滤净，占收火毒称心医。乳没各五钱　当归二两　生地二两　猪油二两　菜油四两　白占五两　煎法如前。

四、和伤琥珀丸： 专治跌打损伤。琥珀丸中生地羌，丹皮苏木白芍当。赤芍陈皮牛膝桂，薏仁甘杜熟青黄。芎术茄南归柏独，乳香木瓜橹豆双。川断琥珀安桂没，糖砂丸散是神方。生地二两　羌活二两　丹皮（炒）二两　苏木二两　白芍（酒炒）二两　陈皮（炒）二两　牛膝六钱　桂枝（锉）二两　苡仁（炒）六钱　甘草三钱　杜仲（盐水炒）二两　熟地二两　青皮一两　黄芪二两　川芎二两　白术（土炒）二两　茄皮四两　南星（制）一两　当归（酒炒）二两　黄柏（炒）三两　独活一两　乳香

（去油）一两　木瓜六钱　橹豆（盐水炒）三合　双支（酒炒）二钱　川断一两　琥珀一两　安桂二钱　没药（去油）二钱　赤芍二两　共为末，糖油丸，辰砂为衣，每服二钱，陈酒送下。

五、吉利散：治伤要方，一方内加黄芪、木香、泽泻，又本方内减去人中黄、五灵脂、延胡索。吉利散用归芍芎，香苏羌独枳人中。乌延陈皮灵脂草，薄荷白芷酒糖冲。当归　白芍　川芎　香附　紫苏　羌活　独活　枳壳　中黄　乌药　延胡　陈皮　五灵脂　甘草　薄荷　白芷各等分　共末，每服三钱，红糖和酒送下，或糖为丸，砂仁汤引亦可。

六、七厘散：暴宿二伤，血凝气滞之圣药。七厘散用夏毛姜，花芷蜈蚣乳没霜。地鳖然铜归血竭，无名异共川大黄。制半夏　毛姜（去毛）　红花　白芷　归身　蜈蚣（煅）　乳没（去油）　巴霜　鳖虫　然铜（制）　血竭　无名异　大黄　以上各等分，共研细末，每服七厘，老酒送下。

七、壮筋续骨丹：专治断筋折骨。壮筋续骨丹济人，羌独活风香附陈。曲木青皮地药桂，苏茄芎术草柴仁。牛膝木通荆芥随，丹皮延胡麦芽匀。仲芩枳壳并川断，调服登时效若神。羌独活　防风　香附　陈皮　神曲　木瓜　青皮　生地　乌药　桂枝　苏木　加皮　川芎　白术　甘草　柴胡　桃仁　牛膝　木通　荆芥　丹皮　延胡　麦芽　杜仲　黄芩　枳壳　川断各等分　共研细末，糖油为丸，每服老酒送下，大人五分，小儿三分。

八、槐花散：专治大肠伤、下红等症。槐花散内二味均，黄芩槐米共研匀。每服三钱灯心引，和伤吉利服除根。黄芩四两　槐花八两　共研末，灯心汤送下三钱，再服和伤丸、吉利散。

九、紫金丹：治一切筋骨损折、男女失血等症。紫金丹法异人传，硼鳖乳黄乌骨然。麝耳黄麻归没竭，吐血诸伤理有缘。硼砂二钱　鳖虫（酒炙）二钱　乳没（去油）各二钱　生大黄二钱　乌药二钱　生姜（去毛）二钱　然铜（煅）二钱　寸香一分　木耳（煅存性）二钱　黄麻（煅）二钱　归尾二钱　血竭二钱　共为细末，每服老酒送下，重伤吃三四帖为则。

十、接骨紫金丹：断骨脱骱要药，一方减去寸香、肉桂、白芷。接骨紫金丹桂香，大黄血竭乳没姜。硼砂归尾并地鳖，自然白芷等分良。肉桂六钱　寸香二钱　大黄（后拌晒）三两　自然铜（煅）一钱　白芷一钱　硼砂一钱　归尾一钱　鳖虫（后净炙）一钱　血竭二两　乳没（去油）各三两　申姜（去毛）一钱　共研细末，每服三钱，老酒送下。

十一、黑末药接骨丹：专治骨碎如粉、重伤等症。黑末药为接骨丹，当归地虎地龙砖。连翘乳没穿山甲，骨补然铜与白占。血竭大黄当门子，狗胎地狗虎骨难。山羊血并胡桃隔，川马前收共末安。当归一两　地虎（即鳖虫，酒炙）一两　地龙五

钱　尿砖（煅）五钱　连翘（炒）五钱　乳没各五钱　山甲（炮）五钱　骨碎补（去毛）二两　然铜（醋煅七次）五钱　白占五钱　血竭（另研）五钱　大黄（酒炒）二两　当门子二钱　狗胎骨（煅）一两　地狗（即麦狗炙）四十九只　虎骨（酥炙）五钱　山羊血一钱　胡桃隔（炒）二钱　川马前（炒）五钱　共为细末，每服一钱二分，好细酒送下。

十二、止血定痛散：专治金疮。止血定痛效如神，降香宝石细末匀。巾灰草灰五倍末，敷上伤痕何处寻。降香　大宝石　旧巾灰　灯草灰　川倍子　以上各等分，共研细末，敷上即效。

十三、八宝丹：当归八分　生半夏八分　乳没各八分　血竭四分　巴霜八分　鳖虫八分　滑石一钱　端午日午时，净室修合，各味称准，共研细末，每服五厘，小儿三厘，孕妇忌服，老酒送下，一行立愈。

又：八宝丹金锭要药：八宝丹用苏樿皮，象皮轻粉红花宜。真珠琥珀香血竭，五倍同研奏效神。苏木一两　土樿皮一两　象皮（炒）一两　轻粉二钱　红花五钱　珍珠（豆腐煮）二钱　琥珀一两　降香（炒）二钱　血竭一两　五倍（炒）一两　共研末，敷上。

十四、十宝丹：刀疮圣药。十宝丹医损断裂，琥珀人参四宝屑。珍珠象皮古石灰，指甲同研真妙极。琥珀一两　象皮五钱　银屑一两　指甲灰五钱　红铜屑一两　金屑一两　锡屑一两　珍珠（制）一两　人参五钱　古石灰五钱　大铁碾中研万转，无声为度。

十五、代痛散：代痛散藏麻药名，乳没香酥称准行。遇着疼时掺厘许，其功效神实堪惊。乳香　元寸　酥末　没药　以上各等分，共末，每掺一二厘，不可多。

十六、整骨散内麻药：整骨散内芷半芎，川乌草乌乌药同。荆皂茴归并木鳖，木香共末酒调冲。白芷二两　半夏（生）二两　川芎二两　草乌二两　乌药二两　荆皮二两　牙皂二两　茴香二两　土木鳖五钱　木香五钱　川乌二两　当归二两　共末，每服一分，熟酒调下，麻倒不痛。速即整治，不苏，以食盐一捻与服，立醒。

十七、调经药酒：即红花酒，即虚损要药，一方去肉果，加虎骨。调经药酒红当羌，陈杜牛羊木断姜。青皮乳没甘二地，查果加砂桃枣良。红花三两　羌活三两　陈皮三两　淫羊藿二两　当归三两　生地三两　杜仲三两　乳没各一两　川断三两　毛姜（去毛）三两　丹皮三两　五加皮四两　木瓜三两　砂仁一两　熟地三两　胡桃肉四两　山楂三两　牛膝三两　大枣半斤　肉果一两　甘草三两　青皮三两　女贞酒三十斤　夏布包药，共置瓦甄内，面饼封口，煮三炷香为度，酌量饮之。

十八、顺风活血汤：治全体伤。顺风活血汤木通，丹陈重壳朴陈红。膝甘生地羌桔梗，水酒砂仁适口充。木通一钱　丹皮一钱　陈皮八分　青皮一钱　枳壳一钱　甘草三分　牛膝一钱　红花一钱　当归二钱　厚朴八分　生地二钱　羌活二钱　桔梗一

钱　加砂仁末二钱，水调煎服。

十九、清心和气汤：吐血圣药。清心和气菀合冬，丹槐苏附与橘红。山药青皮共厚朴，灯心甘草水煎服。紫菀一钱　百合一钱五分　麦冬一钱五分　丹皮一钱　槐米一钱五分　苏木一钱　香附（制）一钱　橘红八分　山药一钱　青皮一钱　厚朴八分加灯心二十段，水煎服。

二十、清心去毒散：清心去毒葛参麻，甘壳防紫泽木芩。知母青皮并桔梗，再加竹叶水煎服。葛根一钱　升麻八分　元参二钱　甘草五分　防己二钱　柴胡一钱五分泽泻一钱　木通一钱　知母二钱　青皮一钱　桔梗一钱　淡竹叶五钱　枳壳一钱　黄芩二钱　水煎布滤，空心服。

二十一、清肝止痛汤：清肝止痛柏归羌，丹芍柴芩乳没防。桔梗红花陈皮草，生姜煎服永无妨。黄柏二钱　当归二钱　陈皮一钱　丹皮一钱　赤芍一钱　甘草五分柴胡一钱　黄芩二钱　羌活二钱　防风二钱　桔梗二钱　生姜三片　红花一钱　乳没药各八分　流水煎服。

二十二、清脾益肺汤：清脾益肺橘红参，白术陈皮枳壳匀。甘草柴胡防风等，归麻煎饮脾肺宁。橘红八分　人参一钱　白术（土炒）一钱　陈皮一钱　枳壳一钱　生甘草三分　柴胡一钱五分　防风一钱　当归一钱五分　升麻八分　水煎，食远服。

二十三、清肺止痛汤：清肺止痛实附参，橘红川贝麦冬陈。青皮丹皮五灵等，加引灯心食远吞。枳实八分　香附一钱　丹皮八分　川贝一钱五分　麦冬二钱　沙参二钱　橘红八分　五灵脂一钱　桔梗一钱　陈皮八分　青皮一钱　加灯心二十根，水煎，食远服。

二十四、补肾和气汤：补肾和气用青皮，芎归芪地草丹宜。红花陈皮并杜仲，水酒同煎奏效奇。青皮一钱　川芎二钱　当归二钱　黄芪一钱五分　甘草五分　丹皮一钱　红花一钱　陈皮一钱　熟地二钱　杜仲（盐水炒）二钱　水酒煎，空心服。

二十五、补肾养血汤：补肾养血用当归，术芍青红二地随。新会川芎并杜仲，再加圆枣服无危。当归二钱　白术（土炒）一钱　白芍（炒）二钱　青皮二钱　红花一钱　生地二钱　熟地二钱　陈皮一钱　川芎一钱　杜仲二钱。加桂圆一钱，红枣一钱，水酒煎，空心服。

二十六、补肾活血汤：补肾活血陈芍芎，当归熟地茄皮红。灵仙杜仲并甘草，水酒同煎炒不穷。陈皮一钱　白芍（炒）二钱　川芎二钱　当归一钱五分　熟地二钱加皮二钱　红花二钱　灵仙一钱五分　杜仲（盐水炒）二钱　安桂一钱　西甘草五分水酒煎，空心服。

二十七、行气活血汤：行气活血归地红，香苏羌草与川芎。通柴新会青皮壮，水酒砂仁奏效功。当归二钱　生地二钱　红花一钱　木香七钱　苏木二钱　羌活二钱甘草五分　川芎二钱　木通一钱　柴胡一钱　陈皮一钱　青皮二钱　丹皮一钱　砂仁七钱，水酒煎，空心服。

二十八、疏风理气汤：疏风理气紫苏防，羌独陈皮辛壳黄。灵芎芷红茄苏草，水酒砂仁是要方。紫苏一钱　防风二钱　羌独各二钱　灵仙一钱　细辛一钱　枳壳一钱　黄芩（炒）二钱　加皮二钱　苏木二钱　白芷二钱　红花一钱　陈皮一钱　川芎一钱　甘草五分　加砂仁末二钱，水酒煎，空心服。

二十九、理气活血汤：理气活血生地通，香附青皮归骨红。槐米芍乌并甘草，水酒砂仁饿腹冲。生地二钱　木通一钱　香附二钱　青皮二钱　陈皮一钱　当归二钱　骨皮二钱　红花一钱　槐米二钱　白芍（炒）二钱　乌药一钱　甘草六分　砂仁末二钱　水酒煎，临饿服。

三十、提气活血汤：提气活血桔芍红，归芪加木与川芎。桂枝川断陈羌草，临卧先吞酒一盅。桔梗二钱　白芍二钱　红花一钱　当归二钱　黄芪二钱　加皮二钱　苏木二钱　川芎一钱　桂枝二钱　川断二钱　陈皮一钱　羌活二钱　甘草五分　水煎，临服先饮老酒一杯。

三十一、疏风顺气汤：疏风顺气汤泽黄，乳没青通枳实防。甘草红花砂仁末，煎来速饮病无妨。泽泻一钱　黄芩（炒）二钱　乳没各二钱　甘草五分　红花一钱　木通一钱　枳实八分　防风一钱　青皮二钱　砂仁二钱　水酒煎，空心服。

三十二、收珠散：收珠散用真龙骨，乳香没药并血竭。再加冰片共研末，井水占针点眼门。龙骨五分　乳没各二钱　血竭二钱　冰片少许　共研细末，点敷。

三十三、还魂汤：还魂汤内芎桔芩，乳没柴连羌菊生。荆芍谷精芷草壳，灯心煎服瞎还明。川芎八分　桔梗一钱　黄芩二钱　乳没各一钱　生地二钱　柴胡一钱　连翘二钱　羌活二钱　甘菊一钱　甘草五分　荆芥一钱　白芍一钱　谷精草一钱　白芷二钱　枳壳一钱　加灯心二十根，水煎，食远服。

三十四、明目生血汤：明目生血饮荆羌，蒺藜芍甘辛菊防。谷精荷芩归栀壳，灯草川芎翘地方。荆芥二钱　羌活二钱　蒺藜一钱　白芍二钱　细辛八分　生地二钱　甘菊一钱　防风二钱　薄荷八分　茯苓一钱五分　当归二钱　小黑栀一钱　川芎一钱　连翘二钱　灯心二十支　甘草五分　谷精一钱　枳壳一钱　水煎，食远服。

三十五、蒺藜汤：蒺藜汤用蒺藜防，独活桃仁归尾羌。荆芥青葙红藁本，飞鸿集内妙灵方。白蒺藜一钱　防风一钱五分　独活一钱五分　桃仁一钱　青葙子一钱　生地一钱　羌活二钱　荆芥二钱　当归尾二钱　红花一钱　藁本二钱　水煎服，立愈。

三十六、活血止痛汤：活血止痛散陈当，桃荆红花草木防。乳没通乌川续断，灯心羌独共为方。陈皮一钱　当归二钱　桃仁一钱　荆芥二钱　加皮二钱　红花一钱　苏木一钱　甘草七分　防风二钱　乳香一钱　没药一钱　乌药二钱　木通一钱　川断二钱　羌活二钱　独活一钱五分　加灯心二十支，水煎，食远服。

三十七、退毒定痛散：退毒定痛散荆防，乳没芎归红粉羌。独活连翘川续断，银花甘草共煎尝。荆芥二钱　防风一钱　乳香一钱　没药一钱　独活二钱　当归二钱　花粉二钱　羌活二钱　川芎一钱　连翘二钱　川断二钱　金银花三钱　甘草八分　水酒煎，食远服。

三十八、活血止痛饮：活血止痛实陈羌，芎归芍地青苏防。麦冬乳没茄川断，甘草红花灯草方。枳实八分　陈皮一钱　羌活二钱　川芎一钱　当归二钱　白芍一钱　生地二钱　青皮二钱　苏木二钱　防风一钱　麦冬二钱　乳香二钱　没药一钱　加皮二钱　川断一份　甘草五分　红花一钱　灯心二十支　水煎，空心服。

三十九、护风托里散：护风托里茯苓防，地芍仙芪羌活当。细薄荆芎蚕粉草，又加姜枣水煎方。茯苓一钱　黄芩二钱　防风二钱　生地二钱　灵仙一钱　黄芪二钱　羌活二钱　独活一钱　白芍一钱　当归二钱　细辛六分　薄荷八分　荆芥一钱　僵蚕一钱　甘草五分　川芎一钱　花粉二钱　姜、枣各三枚，水煎，食远服。

四十、通肠活血汤：通肠活血枳青陈，苏药归红羌独仁。续断通芎腹皮等，茯苓甘草共大黄。枳实一钱　青皮二钱　陈皮一钱　苏木一钱　乌药二钱　当归二钱　红花一钱　羌活二钱　独活一分　桃仁一钱五分　川断二钱　木通一钱　延胡一钱　川芎一钱　大腹皮二钱　茯苓一钱五分　甘草五分　大黄（另包后浸）二钱　另包，不拘帖，水酒煎，空心服。

四十一、托里止痛散：托里止痛用陈皮，当归术地与黄芪。桂枝乳没并川断，肉桂砂仁煎服宜。陈皮一钱　当归二钱　白术（炒）二钱　黄芪二钱　肉桂一钱　桂枝二钱　乳没各一钱　生地二钱　川断二钱　水酒煎，空心服。

四十二、归通破血汤：归通破血用桃仁，地芍通苏归尾陈。丹瓜甘草泽小豆，水酒同煎瘀血行。桃仁一钱五分　生地一钱　赤芍二钱　木通一钱　苏木二钱　归尾三钱　陈皮一钱　丹皮一钱　木瓜一钱　甘草五分　泽泻一钱　赤豆一钱　水酒煎，空心服。

四十三、生血补髓汤：题名生血补髓汤，二地芎归羌独防。牛膝茄皮川续断，陈皮杜仲与干姜。黄芪白芍并甘草，白术红花熟艾香。茯苓枳壳丹皮芥，腿骺筋枯弱胜强。生地二钱　熟地二钱　川芎八分　当归二钱　羌活一钱　独活一钱　防风一钱　牛膝一钱　干姜八分　陈皮八分　黄芪一钱　白芍一钱　甘草五分　加皮二钱　川断二钱　杜仲（炒）二钱　白术一钱　红花一钱　熟艾八分　香附一钱　茯苓一钱　枳壳一钱　丹皮一钱　荆芥二钱　加元枣三个，水煎，食远服。

四十四、止痛接骨丹：止痛接骨用乳没，青丹加断与羌活。瓜膝归红甘草苏，水酒煎吞是方术。乳没各二钱　羌活一钱　木瓜一钱　牛膝一钱　川断二钱　甘草五分　苏木二钱　茄皮二钱　红花一钱　青皮二钱　丹皮一钱　当归二钱　水酒煎，空心服。

四十五、宽筋活血散：宽筋活血用防风，杜仲当归共木通。羌活加皮枳壳等，桃仁荆芥红花从。木瓜苏木天花粉，乌药香附甘草同。川断灯心并水煎，不拘时服效无穷。防风二钱　杜仲一钱　当归二钱　羌活二钱　独活一钱　加皮二钱　枳壳一钱　荆芥二钱　红花一钱　木瓜一钱　苏木一钱　乌药二钱　香附一钱　甘草五分　川断二钱　木通一钱　桃仁一钱　天花粉二钱　水酒煎服，不拘帖。

四十六、健阴散：健阴川楝橘核羌，延胡乳没苏木黄。胡芦茄柴生地桂，牛膝红花青断当。川楝一钱五分　橘核四十九粒　羌活一钱五分　延胡索二钱　没药二钱　苏木二钱　姜黄二钱　胡芦巴一钱　柴胡二钱　生地三分　桂枝一钱　肉桂八分　红花一钱　青皮一钱五分　川断二钱　当归二钱　乳香二钱　茄皮三钱　牛膝二钱　水酒煎，食远服，服后即熏。

四十七、熏净散：熏净散用刘寄奴，紫苏苏木加兰荷。茵陈二桂红花并，外医之伤顷刻瘥。刘寄奴二钱　紫苏三钱　苏木二钱　加皮二钱　泽兰三钱　薄荷一钱　茵陈二钱　官桂一钱　桂枝一钱　红花一钱　共为粗末，水、酒各三斤，煎数沸，置小坛内，布盖坐上，熏上后净，汗出立愈。

四十八、琥珀散：琥珀散内荆柴胡，硝黄芍仲赤苏陈。木通羌活车前子，甘草桃仁二便行。柴胡一钱五分　琥珀一钱　荆芥二钱　朴硝（另包，临服冲调）一钱　赤芍二钱　杜仲二钱　苏叶一钱　陈皮一钱　羌活二钱　车前子二钱　大黄（另包，酒浸绞汁冲入）二钱　桃仁一钱　木通一钱　水酒煎服，加甘草五分。

四十九、接骨散：接骨散中丹桂红，羌加乳没附归通。木瓜川断乌生地，甘草砂仁实奏功。丹皮一钱　肉桂一钱　红花一钱　羌活二钱　茄皮二钱　木通一钱　乳没各一分　川断二钱　香附二钱　当归一钱五分　甘草五分　生地二钱　木瓜一钱　砂仁一钱　乌药一钱五分　水酒煎，空心服。

五十、大黄汤：大黄汤用大黄硝，羌活陈皮归尾桃。苏木木通甘草等，血凝便闭霍然消。大黄（另包，酒浸）二钱　苏木二钱　甘草一钱　桃仁（去油）一钱五分　木通一钱　归尾三钱　朴硝一钱　陈皮二钱　羌活二钱，温火煎服。

五十一、加减桃仁承气汤：加减桃仁承气汤，桃仁归尾红花黄。青陈乌药桂苏并，厚朴芒硝偏妙方。桃仁（去油）一钱五分　归尾二钱　肉桂一钱　青皮二钱　陈皮一钱　乌药一钱　大黄（生酒浸）四钱　厚朴一钱　芒硝二钱　红花一钱五分　苏木二钱　河水二碗，老酒二碗，煎成一碗，方入硝黄调和，绞汁温服。渣用水煎，催服立下。

五十二、小柴胡汤：小柴胡汤丹夏芩，柴胡甘草与人参。胸膈胀加连桔枳，伤寒肋痛即时停。丹皮一钱　姜夏一钱　柴胡一钱　甘草五分　人参一钱　黄芩二钱　胸膈胀，加黄连一钱、桔梗一钱、枳壳一钱，流水煎，清晨服。

五十三、疏风顺气补血汤：疏风顺气补血汤，归杜灵仙芎芍防。熟地桂心青皮芷，牛膝甘草共煎尝。当归二钱　杜仲二钱　灵仙一钱　川芎一钱　白芍二钱　防风二钱　熟地二钱　桂心一钱　青皮二钱　白芷二钱　牛膝一钱　甘草五分　水酒煎服。

五十四、归原养血和气汤：归原养血二地羌，桂仲芎归续断黄。牛膝青皮加皮等，红花甘草治劳伤。生地二钱　熟地一钱　羌活一钱　肉桂一钱　川芎一钱　当归二钱　川断二钱　黄芩二钱　青皮二钱　陈皮一钱　加皮一钱　红花一钱　杜仲（炒）二钱　牛膝一钱　甘草五分　水酒煎，清晨服。

五十五、金龙卸甲散：赤芍二钱　当归二钱　木瓜二钱　生地四钱　秦艽一钱五分　独活一钱　防己二钱　川膝二钱　川乌一钱　桑寄生二钱　红花一钱五分　加桃肉三枚，水酒煎服。

五十六、羌活防风散：白芍一钱　川芎一钱　地榆一钱　藁本一钱　白芷二钱　防风二钱　当归二钱　羌活二钱　细辛一钱　甘草五分　大便闭结，加大黄；寒热，加柴胡、黄芩为引。

五十七、养血地黄汤：白芷二钱　川芎一钱　当归二钱　白芍二钱　生地二钱　细辛八分　防风二钱　甘草五分　藁本一钱　水煎服。

五十八、玉珍散：牛黄七分　南星三钱五分　防风一两　焙干为末，每服一钱之数，好酒送下。

五十九、天宝散：桃仁一钱　枳壳一钱　防风一钱　川芎一钱　当归（酒炒）一钱　赤芍二钱　生地二钱　白芷一钱　柴胡六分　双皮（炙）八分　青皮二钱　红花八分　乳香一钱五分　没药一钱五分　加皮二钱　杜仲一钱　乌药八分　丹皮二钱　甘草八分　羌活一钱　水酒煎，食后服。

六十、一时丹：治上部伤。黄荆子（炒黑）八分　白芷七分　川芎（酒浸）一两　当归一两　云茯苓五钱　升麻二钱　蔓荆子五钱　共研末，每服一钱，加人中白五钱，食后好酒送下。

六十一、地灵散：治中部伤。杜仲一钱　丹皮二钱　羌活二钱　乳香一钱五分　当归一钱五分　赤芍一钱五分　生地二钱　炙双皮八分　青皮二钱　红花八分　加皮二钱　独活一钱　厚朴八分　枳壳八分　桃仁一钱　木香八分　川芎一钱　骨脂（炒）一钱五分　甘草八分　水酒煎服。

六十二、二利丹：治中部伤。紫荆皮二两　黄荆子一两五钱　当归（炒）一两　白芍（炒）八钱　生黄芪一两　西秦艽一两　白芷八钱　白术（炒）一两　云茯苓四钱　西甘草二钱　生地一两　陈皮七钱　共为细末，每服一钱，加中白末五分，清晨服，好酒送下。

六十三、人杰散：治下部伤。川断一钱　牛膝一钱　木通一钱　木瓜二钱　双皮（炙）一钱　赤芍一钱五分　生地二钱　杜仲二钱　当归二钱　红花一钱　青皮二钱　丹皮一钱　乳香一钱　加皮二钱　乌药二钱　枳壳一钱　独活一钱　桃仁二钱　甘草一钱　水酒煎。

六十四、三和丹：治下部伤。海桐皮五钱　红花五钱　秦艽六钱　牛膝五钱　羌

独活各五钱　加皮五钱　白芷五钱　宣瓜五钱　白芍五钱　全当归六钱　共末，每服一钱，加中白末五分，食前酒引。

六十五、天罢卸甲散：治宿伤。丹皮一钱　乳香一钱　当归二钱　枳壳一钱　陈皮一钱　地骨皮二钱　桃仁一钱　木香一钱　红花二钱　厚朴一钱　黄芪一钱　然铜一钱　灵仙一钱　桔梗一钱　艾绒一钱　乌药三钱　秦艽一钱　桂枝一钱　茯苓三钱　青皮二钱　加皮一钱　牛膝一钱　水煎服。

六十六、养生肯綮汤：治内伤。桃仁二钱　苏木一钱　防风一钱　乳香一钱　陈皮二钱　落得打二钱　当归二钱　鳖虫十只　延胡一钱　枳壳一钱　秦艽一钱五分　红花一钱　加皮二钱　然铜二钱　骨碎补三钱　青皮一钱　胡桃三枚　水酒煎服。

六十七、黄末药：治内伤。归尾一两　香附五钱　羌活五钱　紫荆皮一两　甘草三钱　蒲黄五钱　丹参五钱　五加皮一两　黄麻花五钱　延胡一两　生军二两　乌药五钱　赤芍五钱　独活五钱　连翘五钱　共研细末，每服三钱，老酒送下。

六十八、补中益气汤：橘红一钱　白术（炒）一钱　人参一钱　炙草五分　黄芪（炙）一钱　升麻五分　当归一钱　柴胡一钱　水煎服。

六十九、十全大补汤：人参　熟地　白术　茯苓　甘草　川芎　当归　黄芪　肉桂　白芍　加元枣三枚，鲜姜三片，水煎服；或丸亦可，每服三钱，淡盐汤送下。

七十、芎归引：川芎二钱　当归二钱　生地三钱　赤芍二钱　红花一钱　黄芩二钱　桃仁一钱　三七六钱　香附二钱　加皮四钱　青皮一钱　熟艾八分　重伤加大黄二钱，水酒煎服。

七十一、护心丹：丹皮三钱　朱砂二钱　珍珠（豆腐炙）一钱　乳香一钱　木耳灰二钱　共为末，蜜丸分作三十粒，临时嚼下一丸，酒送下，定志。如受极刑，免血攻心，可保无虞。若然恭喜，请人捶背而解。

七十二、杖疮肿痛：雄黄　金底　等分为末，蜡油调烂涂上，或石膏、豆腐乘热铺上，气蒸腐紫，连换数次，转淡红色而愈。再服白及末，米汤送下。未杖先服无名异末二钱，已杖吃童便一杯亦可，免血攻心。

七十三、杖疮久烂：血竭二两　朱砂二两　轻粉二两　白占一两　共为细末，干掺患上，数日而愈，或外不破而内腐者，当用利刀割开，去其瘀血死肌，即以补托。如日久神脱，不治。

七十四、脚棍夹伤：夹后即取童便一盆，以砖烧热，入于童便内，将足浸入，俟浮起白油，其伤散矣，贴接骨膏，布条裹紧，内服末药。人中白一两　乳没各二钱　牛膝三钱　木耳灰五钱　自然铜五钱　共末，每服三钱，牛膝、木瓜煎汤送下。或无煎药，用归尾一钱　川芎一钱　乳香一钱　独活一钱　骨碎补一钱　胡麻一钱　加皮一钱　红花一钱。筋骨破伤，加鳖虫一个，白酒煎，尽量饮。被盖避风，汗出而愈。

七十五、丸：当归三钱　赤芍一钱五分　红花三钱　乌药五钱　桃仁三钱　木香

一钱　秦艽三钱　川断三钱　没药五钱　山楂（炒）五钱　麦芽（炒）五钱　乳香（去油）五钱　共末，蜜丸桂圆大，辰砂为衣。每服一丸，好酒化下。

七十六、散：毛姜三钱　乳没各五钱　归尾（炒）三钱　赤芍（炒）二钱　红花三钱　血竭三钱　官硼二钱　自然铜五钱　䗪虫五钱　雄黄一钱五分　半两钱（煅）一个　共为末，每服二钱。陈酒送下。刀伤，木香汤送下。

七十七、膏：当归五钱　黄芩二两　补骨脂二钱　生地一两　灵仙一两　桔梗一两半　加皮二两　红花一两　苏木一两　杜仲一两　用真麻油三斤，浸三日，文火煎滤净渣，俟油老透，将铅粉一两，收好，经火，再下乳没各一两、阿魏五钱、血竭一两、木香一钱，共为末，调匀摊贴，兼治外症如神。

七十八、丹：珍珠　龙骨　血竭　螵蛸　儿茶　冰片　寒水石　制甘石　共为细末。以上各等分，敷刀疮用。

七十九、�得打：归尾三钱　桃仁三钱　青皮一钱　陈皮一钱　枳壳一钱　骨皮三钱　然铜一钱　红花二钱　木香一钱　加皮二钱　丹皮一钱　木通二钱　桂枝二钱　乳没各二钱　乌药二钱　桔梗一钱　头上伤，加川芎、茯苓；下部伤，加牛膝；胸前伤，加灵脂；背后伤，加羌活；左肋，加柴胡；右肋，加姜黄；手臂，加续断；两足，加刘寄奴；腰伤，加杜仲；小腹，加车前子；小便不通，加淡竹叶；大便不通，加大黄；远年，加丹参；气塞，加油松节；满身痛，加真虎骨。用河水二碗，老酒一碗，煎剩一碗，温服。

八十、百草霜：鲜生姜（打汁）斤半　香葱（打汁）斤半　麻油三斤　共煎至油老，加松香，搅烊漾透，住火，下乳香四两、没药四两、百草霜六钱，共末，即入调匀，着地去火毒，摊贴加透骨散。

八十一、透骨散：透骨草二两　寸香一两　肉桂三两　乳没各六两　龙骨三两　熟附三两　灵脂三两　川乌三两　草乌三两　丁香三两　血竭三两　共研细末，或加鹤虱、白矾、阿魏，和膏，贴痛处，立愈。

八十二、珍珠丹：治毒。珍珠（腐煮）三钱　寸香一钱　腰黄一两　乳没各五钱　朱砂一两　冰片七分　轻粉一钱　硇砂一钱　熊胆三钱　共为细末，敷患处。

八十三、阿胶散：治下红。甘草五分　黄连五分　柴胡一钱　白芍（炒）一钱　黄芩（酒炒）三钱　阿胶（炒）三钱　槐花一钱　石膏（煅）三钱　木通一钱　槐豆（炒）一钱　地榆一钱　连翘一钱　苦参一钱　黄柏一钱　侧柏一钱　黑山栀一钱　流水煎服。

八十四、麝香散：治痴狗咬伤圣药。寸香一分　雄黄（用煅）一钱　全蝎（醋炒透）七只　斑蝥（元米炒黄色为佳）七只　大黄（西香）三钱　斑蝥、全虫二味，用元米拌和，置瓦上煅，俟米发黄，经火去米，以老酒一碗、河水一碗共煎一碗，空心温服，毒从大便而出。一剂除根，并无痛苦。

八十五、松节散：治风湿之症。附子二钱　木瓜二钱　大力子二钱　独活二钱　乳香二钱，加油松节二钱，水酒煎服。

八十六、虎骨散：治风湿、半肢风之圣药。虎骨一钱　牛膝一钱　木瓜一钱五分　枸杞二钱　蕲蛇三钱　赤芍一钱　独活一钱　海风藤一钱五分　当归三钱　双皮二钱　桂枝一钱五分　白茄根一钱　稀莶二钱　甘草二钱　秦艽一钱　油松节一钱五分　水煎酒冲服。

八十七、遇春散：治重伤。归尾三钱　红花一钱　桃仁一钱　血竭二钱　儿茶二钱　朱砂二钱　雄黄二钱　乳没各二钱　鳖虫（煅去头足）五钱　大黄（制）五钱　然铜一钱　寸香七分　申姜（去毛，酒浸炒）一钱　古钱（煅）二个　麻黄根一钱　共末，每服一两半，酒下，须重三四服，即好。

八十八、五香散：木香半两　沉香一两　茴香二两　丁香一两　肉桂二两　血竭一两半　当归二两　川芎三两　花粉二两　木瓜二两　草乌一两　甘草一两　乳没各三两　白芷三两　羌独活各二两　参三七一两　共末，每服三钱，老酒送下，不吃酒者，红糖汤引。

八十九、夺命丹：生大黄二钱　归尾二钱　毛姜二钱　川乌（制）一钱五分　乳没各四钱　木瓜三钱　牛膝二钱　红花二钱　桃仁三钱　苏木二钱　连翘三钱　无名异一钱　山甲（炮）三钱　落得打三钱　草乌（制）二钱　血竭二钱　然铜三钱　共末，吃三钱。暴伤加安桂五分，重者一钱。宿伤加原寸香三分、轻粉二分，老酒送下，尽醉为度。日近者下红血，远年者下黑血。不泻再服，立愈。

九十、八厘散：治骨断脱骱、内伤外损，立效。地鳖虫二钱　乳没药各二钱　砂仁五分　血竭五分　当归（炒）五分　巴霜五分　雄黄五分　生半夏五分　香甜瓜子肉五分　共细末，每服八厘，好酒送下。小儿吃三厘。

九十一、熏：宿伤在皮内膜外，面黄醋肿，宜汗，用冬瓜皮三钱、黄明胶二钱，炒研细末，老酒送下。随将捋得打、陈小麦、楷艾叶，用河水煎一桶，置小口缸内，横板一片，坐上熏之。其汗即至，不可内动，愈后避风，永久不发。

九十二、吐：伤重之人，口不能言，汤药难进，无法可治，宜吐。用硫黄九厘，原寸香一厘，共研细末，温水送下，令卧被上，两边使人拽被，滚侧转，即吐恶物尽净，方可下药。

九十三、行：内伤瘀塞，上下不通，宜行。用巴霜一钱　滑石二钱　大黄三钱　共研细末。端午午时，粽尖丸，每丸一厘，每服七厘，老酒送下，立行毋止，下尽即愈。

九十四、熨：伤轻者宜熨。用麸皮一斤　东壁泥　葱白一把　酒药十丸　香附一斤　共研末，炒热，醋喷包熨，其痛即退。

九十五、罨：损伤作痛，风寒所致，宜罨。用龙爪葱打烂，加盐少许，炒热，连涂数次即愈。

九十六、御：损伤红肿宜御。白及、生半夏等分为末，蛋白调御，痛硬即消。

九十七、窖：伤后蓄血滞久，非服药可疗，积在骨节，必要发毒，或新伤至重，皆宜入窖。亦吃东瓜皮、黄明胶。掘地五六尺长，酌量深阔，将棉花箕棋煨红，用水醋酒和浇，铺上草席，令患者卧之，盦汗一身，其伤消尽。

九十八、药：桃花散 降香二两 血竭二两 川贝二两 古石灰二两 大黄二两 半夏（生）二两 共末，敷刀伤如神。

九十九、雷公散：雷公散用草毛姜，地芍芎归仲木香。苏木丹桃香附骨，桂枝枳术独红羌。然铜乳没紫通续，地鳖红牛乌桔芳。或益桂黄女贞酒，伤医暴宿即平康。归尾三钱 熟地三钱 赤芍二钱 川芎二钱 木香一钱 苏木二钱 桃仁二钱 丹皮二钱 香附二钱 枳壳二钱 白术（炒）二钱 乌药二钱 独活二钱 羌活二钱 乳没各四钱 地骨皮二钱 川断二钱 鳖虫七只 然铜一钱 毛姜八钱 牛膝三钱 柴胡二钱 木通二钱 甘草一钱 红花二钱 青陈皮各二钱 杜仲（炒）二钱 桂枝三钱 临用加法十二味，太繁不载，唯大黄、肉桂常行。以女贞酒三斤，煎成一斤，温服。暴伤垂危者，一帖立愈。宿伤至重者，三剂除根。

注：雷公神散能表能里，有补有泻，行雷施雨，以功命名。按其药性，归尾苦辛，破肝经瘀血，温心散寒，为君。熟地甘温，滋肾生精，大补气血，为臣。赤芍酸寒，散肝火、泻恶血，为佐。川芎辛温，入肝胆，行血中之气，宣通阴阳，为使。红花去瘀生新；木香调气和脾；苏木行血解表；桃仁润燥除伤、散积血；丹皮入血分、除无汗之骨蒸；骨皮扶正气，治有汗之骨蒸；香附解血凝气滞；枳壳、白术导滞消痰；乌药、陈皮宽胸理气；羌独活搜风胜湿，治周身骨节之疼；乳香、没药活血舒筋；青皮疏肝发汗；杜仲治腰膝酸痛；川断治跌打损折；鳖虫、然铜散瘀接骨；毛姜补肾祛伤；桂枝横行手臂，温经通脉；牛膝直达足膝，补肝肾，去恶血；柴胡和肝胆，治寒热；木通清心利水；甘草协和群品而治诸伤，能返本还源，有殊胜之功。诚至当不易之良方也。

医 略

按伤科有六：坠车落马，内伤气血，属跌扑科；刀剞斧砍，过伤气血，属金镞科；骨断臼脱，凝滞气血，属整骨科；推陈致新，似女科；凉血活血，类外科；调燮阴阳，宗内科。而跌扑损伤，伤气瘀血，上攻心肺，烧酒冷茶，切须禁忌。重者人事不知，牙关紧闭，以牙皂、白芷、细辛研作通关散，吹入鼻中，一嚏而醒。用韭菜白捣汁，和童便下，开提气血，保其胃本。或瘀塞胸膈，痰涎上攻，昏迷欲死，急将莱菔、韭白绞汁灌下，如其不咽，谓之险症；若吃而同瘀血吐出者，遂泡姜汤、或砂仁汤、或好酒调服（五）吉利散。大便不通，用通关散蜜丸，纳入肛门即下。小便不通，当门子填满肚脐，食盐盖之，艾灸立解。二便不通，十分危急，宜用（五十一）桃仁承气汤行之，使阴阳升降，然后照症用药，欲期速效，竟用（九十九）雷公散，周身发响，汗出即愈。如有寒热，宜速去风邪。唯伤处作痛，用（六）七厘散，令伤尽为妥，不然瘀血入骨，应时仍发，终身受害。此等痼疾，当用（六十五）天罡卸甲散、（六）七厘散、（五）吉利散，使所蓄之伤，气血净尽，则痛苦自除。或经偏药偏攻，日久不痊，六脉已虚，宜用（五十四）归原养血和气汤。如气滞脉浊，亦宜（六）七厘散。或六脉浮缓，肢节发肿，未飔酸麻，风湿作痛，（八十五）松节散，百发百中。若跌成瘫痪，身体偏枯，毋论风湿、半肢风，用（八十六）虎骨散，三剂立愈。又有夹痧伤，面赤脉躁，（二十三）清肺止痛汤加生山楂；积聚加鸡内金；咳嗽加枇杷叶。既有内发癫痘，兼杂症，腰痛异常，此为不治。如金刃破伤，白陷无血，凶症。血出不止，以湿青布裹挹，立止。先诊脉息，洪弜吉；后看损处，或伤骨节，或碎软裆，用揭用缝，酌量下手，刀门血污，甘草煎肠，洗净敷药，稍留渣滓，必不收口。别无他症，无非气血两虚，宜以十全大补之类。若中破伤风，寒热交作，疏风理气为先；欠筋缩脉，活血行痰为要。如患处红肿，用大姜、蒲黄、黄柏、乳香、没药、参三七、半夏、血竭、防风、荆芥等分，元寸少许，共末，蜜调，涂围，即愈。因湿破伤风，皮肉腐烂，急以稻草烧灰、捣筛、包裹，连换三次，收干自愈。或日久内溃，当针泄，补托而愈。如箭镞射伤，深必入骨，若箭头内陷，妄用钳取，定然殒命，以咸猪肉、象牙屑、指甲末打烂涂之，箭头自出。倘伤处发黑，中毒药箭，须服（三十七）退毒定痛散，敷（八十二）珍珠丹。然中毒非一，即如时行疫气，痴狗伤人，非必被咬而死，然离十步、五步，冲着毒气，亦受其害，急者发风火，缓者在百日之内，或吃发物，或吃荤腥，或闻响器，死者最多。或慌服偏药，毒从小便而出，亦多痛苦，唯（八十四）麝香散治癫猫疯犬之毒，一帖立效。若中恶毒、蛇虫等害，如损伤痕处，下陷无脓血，但流毒水，灌入四肢，身面光黑不治。断骨脱骱，不比别症，谚云：伤筋动骨，随脱能医，先接骨入骱，随贴膏药，用杨树薄板，纸包扎紧，内服（四十四）止痛接骨丹、（四十九）接骨散；顶重者（十一）黑末药、接骨丹、（十七）调经药酒；八日不医，内生胬肉，（十）接骨紫金丹，通行（七）壮筋续骨丹，少年人全七日，老年人五十天。若筋骨未正，已经长成，不必重医。尤有重伤内损，当时口眼耳鼻鲜血直喷。或轧伤头颅，耳内流出脓水，（九十九）雷公散服下，仍可补效。或过后吐血，如鼻煽气喘，肩扛肋痛，左乳上脉乱跳，口渴发热，坐而难睡，足肿吐食，或连吐不止，未药之前，神气先脱，既药之后，肝脉不平，均为死症，大抵吐血原属肝经，本病肝经不伤，必不吐血，故（十九）清心和气汤、（二十三）清肺止痛汤，加白茅根、陈藕节，为吐血之圣药。吐血者，非下血可比。下血是肠风脏毒，有粪前粪后之分，所以（八）槐花散、（八十三）阿胶散能治自下之血。若自止之血热溢于脑，鼻孔放流，将湿草纸挹额头，发灰吹之，即愈。如男子吐血、妇女血崩，用海大麦酒煎，引服（九）紫金丹，为治血之总药。但医者，意也，书不尽言，言不尽意，唯在临症者，神而明之，变而通之而已。

千金不换：白附子一两二钱　白芷一钱　天麻一钱　防风一钱　生南星一钱　川羌活一钱　共研细末，就破处敷上。伤重者，黄酒浸服数钱，多饮易麻，少刻即愈。青肿者，水调敷之。

关门一落扇方：专治跌打损伤、宿伤，立效。男用雌，女用雄，用乌鸡骨煅灰存性，用烂团圆内。自然铜一钱五分　乳香一钱　没药一钱　上血竭一钱　参三七一钱五分　广木香一钱五分　青木香一钱五分　半两铜钱（用米醋煅）三枚　共研细末，用真老酒送下，每服二钱之数。亦可吹于鼻中，用二分之数即愈。

《伤科全集》

练川徐思晃方明氏着

青溪雷隽南英氏校正

内伤五行论

夫人之一身，四肢百骸，五脏六腑，皆所资以卫生者也，故伤外不可小视，而伤内尤为吃紧，若不为之施治，实何自戕其身乎。然欲思所以治之，先审其病在何处，或上或中或下，因经络之不同，或强或弱，或虚或衰，所受形气之各异，伤有新旧，病有轻重，治得其道，如钥对锁开，失其道，如人面墙，寸步难行。岂不审脉辨症，随病用药，不可歧途混于斯。

论内伤外感者，伤负病又兼感冒时气，法当散风，然后治伤。又云：治血，血行风自灭，宜散风、活血兼用。为要引经，如患四肢，宜桂枝。若冒伤阳明症，发热谵语，则不可用桂枝，更宜变化。

脉 法

外感重伤则脉浮，内伤重则肺沉，谵语则脉数。

内伤外感主治方

小柴胡等加减：治跌打胸肋受伤，先服沉香散或大胜丸；瘀血作痛，服飞龙夺命丹；行过后感冒风寒，发热谵语，饮食不进等症服之。柴胡五分　木通一钱　当归二钱　防风一钱　荆芥一钱　香附五分　青皮一钱　薄荷一钱　丹皮一钱　泽泻（或泽兰）一钱　桑枝　独摇草　若伤后即散寒热，不在此例。

沉香散：沉香二钱　乌药四钱　姜黄二钱　大黄三钱　加皮三钱　赤芍四钱　陈皮四钱　当归五钱　羌活五钱　独活五钱　杜仲四钱　白芷五钱　茯苓五钱　灵脂三钱　红花二钱　大茴一两　木香五钱　香附四两　共为末，每服一钱，酒下。

大胜丸：当归二钱　木香一钱　乳香二钱　没药二钱　血竭二钱　灵脂二钱　川乌（去皮，童便晒干）一两　玄胡二钱　官桂二钱　丁香一钱　申姜四两　麝香五分　大茴二两　香附四两　草乌（去皮，姜汁抹干）一两　共为末，枣八个，泡去皮，打烂和丸，朱砂为衣。

大胜散：当归尾　木香　灵脂　玄胡　乳香　没药　官桂　丁香　猴姜　血竭　麝香　共为细末，陈酒送下。

怯弱受伤论

怯弱受伤者，如人本性素虚，今致伤损胸腹，瘀血闭结，法当攻下，而气息奄奄，则桃仁汤、破血散等剂可轻用乎？必须攻补兼用，略由顺气活血可也。

脉　法

六脉细数弱，本病重；二关脉旺则病重。脉若涩滞，则瘀血闭结。如脉数、脉无根均不治。

虚伤主治方

当归活血汤：治虚人受伤者，咳嗽身热，瘀血闭结，胸腹腰胁作痛。先用沉香散，后服此方。当归二钱　柴胡五分　丹皮二钱　赤芍一钱　桔梗五分　苏子五分　泽兰一钱　乌药一钱　木通一钱　枳壳一钱　青皮一钱　生地五分　桃仁一钱　加佛手，水煎。如不咳嗽，去桔梗、苏子，加白茯苓、川续断。身不热，去柴胡。

大虚人新伤

气血大虚之人，因争斗所伤之处，有伤痕反不痛，痛偏在他处。气虚则发呃为厥，血虚则发热。若以去伤消瘀之剂，而用大胜之类，必败危殆，略与沉香散后，以四物汤、十全汤、补中益气汤加减治之。

脉　法

细弱柔软可治，数则难治。细而不反难医。

大虚主治方

四物汤加减：专治大虚之人受伤。先以沉香汤，后此方：生地二钱　白芍（酒炒）五钱　川芎八分　当归二钱　茯苓五钱　丹皮五钱　续断五钱　泽兰一钱　广皮一钱　香附（酒炒）五钱　玉竹二钱　青皮一钱　加砂仁三分，河水煎服。

十全汤：加减治前症，服过前药，痛处已减，用此方：熟地三钱　白芍（酒炒）五钱　广皮一钱　黄芪（蜜炙）二钱　丹皮一钱　麦冬五钱　茯苓五钱　黄肉五钱

归身一钱　续断五钱　泽泻（盐炒）五钱　甘草三分　加大枣五枚，河水煎服。若服过而痛不减，可以没药、乳香，急则治标，缓则治本也。

五脏受伤论（即肝伤）

肝伤者，盖因争斗之时，怒动伤肝，肝伤则血脏受病，面色必青，治宜缓肝活血顺气为主。

脉　法
左弦急难治。

肝伤主治方
木香顺气汤加减。肝伤两肋痛，先服沉香、大胜、夺命，后用此方。先服亦可。当归　木香五分　枳壳一钱　香附（酒炒）　青皮一钱　赤芍一钱　川芎一钱　桃仁一钱　羌活一钱　独活一钱　泽兰一钱　红花一钱　木通一钱　甘草三分　加砂仁五分水、酒各半煎服。如服前药，去木香、赤芍加生地，如先服，悉照此方。

心肺伤

肺伤者，盖以枪棒加身，势不能支，必惊惶发喊。惊则伤心，喊则气送，肺主气，又属皮毛，以致怫郁喘嗽。治以清心顺肺去瘀为主。

脉　法
寸，左心右肺，宜和缓不宜旺大。

心肺伤主治方
清心顺肺汤：治心肺有伤，咳嗽呕血，身热腹痛，胸膈不宽，先用沉香散、郁金散，再用大胜丸，后用此方。当归一钱　红花一钱　枳壳一钱　桔梗　桑皮　香附（酒炒）五分　木香六分　青皮一钱　柴胡　灵脂（炒尽烟）　羌活一钱　独活一钱加砂仁末五分，水煎服。不咳嗽，去桔梗、桑皮；身不热，去柴胡、赤芍，加白芍。痛甚，加乳香；小便不通，加木通、车前；大便不通，加大黄。

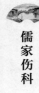

心伤论

心伤者，有突遭横祸，伸诉无门，怨恨欲死，切骨痛心。心为神主，心伤则神亦伤。治宜镇心安神为要。又有跌打所伤，狂言乱语，身热面赤，瘀血攻心，坐卧不安，又宜镇心散血为先。此治疗之大法，不可不知也。

脉 法

左寸脉紧急无大害，若止数不明则难治。

心伤主治方

定痛汤：治怨恨所伤，心神散失，即予此汤。若跌打所伤，瘀血攻心等症，先用大胜丸，后服此药。乳香五分　没药五分　当归二钱　红花一钱　灵脂（炒尽烟）　枳壳一钱　茯神　远志　桃仁　石菖蒲一钱　牛黄一分　天竺黄一钱　加真金箔五张，水煎服。药煎好，将金箔研细，冲服。如痛减，加白芍；身热，加柴胡；虚，加人参、麦冬，去灵脂；壮实痛不止，去人参，加大黄三钱冲服。

肾 伤

肾伤者，或因棒打跌扑，覆车坠马，奸淫被捉，恐吓所伤，或因过于扛重，忘命奔驰，力乏所伤，致病之由虽不同，而所伤则一也，治以养血补肾为主。

脉 法

尺脉宜细微，若无根散大，难治也。

肾伤主治方

养血补肾汤：经受伤，先服沉香散、大胜丸，后用此汤。归身二钱　白芍　故纸（炒）　杜仲（盐水炒）一钱　茯苓一钱　丹皮一钱　黄芪（蜜炙）一钱　人参（去芦）一钱　生地一钱　黄肉　续断　甘草五分　巴戟　加桂圆五枚，水煎服。胸膈不宽，加广皮；痛不止，加大茴、肉桂五分。

脾 伤

脾伤者，如大饥不饱，酒后行房，好勇斗狠，追逐驰骤，冒雨冲风，露卧乘凉，忧思过度，恣食膏粱，皆足致伤成病。盖五脏虽各分治疗，而脾与胃实相为表里，故人之成病未有不由中气不和而致者。治之之法，调理脾胃，则其病自愈，何必舍此而他求哉。脉右关宜和平，不宜弦数。

脾伤主治方

脾胃有伤，腹膨气胀，饮食减少，先用此汤，继用后汤。厚朴（姜汁炒）四两广皮（炒）四两　香附（酒炒）四两　草蔻（炒）五钱　苍术（米泔水浸泡）四两共为细末，清晨用砂仁汤或大枣汤调服二钱。

健脾活血汤：当归二钱　丹皮一钱　白术（土炒）二钱　茯苓一钱　生地一钱半夏一钱　广皮一钱　厚朴（姜汁炒）一钱　香附（酒炒）　谷芽（炒）一钱　郁金一钱　白蔻一钱　加砂仁末五分，水煎服。服下作胀，去白术，生地炒用。

内伤五行治验，人跌打受伤不服药而年久发作，面红吐血，心神恍惚，胸膛内痛。此为传受心经，治以宽胸安神散血为主，去伤为要，和血养血为扶持。先用沉香散，次用和血汤。枳壳一钱　茯神一钱　远志一钱　当归一钱　香附（酒炒）　郁金一钱灵脂　红花七分　丹皮一钱　泽兰一钱　甘草三分　加淡姜二片，水煎服。

人跌打受伤，日久发作，面青吐血，肚腹及二胸疼痛，日轻夜重。经云：气分属阳，血分属阴，乃以血在入肚比为传入肝经，实则行瘀。先以沉香散，次用夺命丹。因虚代用破血定痛散，后用加减四物汤而愈。

破血定痛散：归尾　赤芍一钱　苏木一钱　红花一钱　桃仁　枳壳一钱　青皮一钱　柴胡一钱　乌药一钱　羌活一钱　独活一钱　木通一钱　姜黄一钱　加砂仁末五分，水煎服。以酒过口服二三剂后，去赤芍，加白芍、甘草。肝苦急，急食甘以缓之，但宜后用，不宜早入。

人身受重伤，不服药而年久发作，腹肚作痛，饮食发胀，腰痛下血，或紫或红，此为传变大小肠经。紫血宜止，红则宜调理。伤胃先用沉香散，次用小郁金散、琥珀丸。

人跌打受伤，不服药而年久，发为面黄浮肿，饮食不下，肚腹胸胀，呕涎吐水，此为传变脾胃二脏，急宜理气平胸胃，后以健脾为主。先用平胃散，后以琥珀丸而愈。

人身受重伤，不服药而年久发作，面白咳嗽，痰涎，项背骨痛，咯血，怕寒，此为传变肺经，治以调理气肺为主。先用沉香散，次用清肺汤。若怕寒，加麻黄；若血多，加紫菀、山栀、生地。煎服而愈。

人受伤脱力，因饥时不食，努力奔走，饱则大啖硬物，炎天下水，乘凉露卧，宿食停滞，面黄浮肿，肚腹泄泻，腿软脚酸，肚腹结块，积聚不散，饮食无味，喜食生冷面食，此亦脾胃之症。先以平胃散，次以小郁金散、琥珀丸、劳伤药酒而愈。

人身受重伤，不服药而年久，发为面黑腰背酸痛，手足无力，行步艰难，夜梦遗精，夜卧不安，此为传变肾经，治以活血补肾为主。先以沉香散，次用养血补肾丸而愈。生地（酒煮）四两　白芍（酒炒）三两　黄肉二两　枸杞二两　巴戟二两　续断三两　泽泻二两　玉竹三两　茯苓二两　故纸二两　归身三两　丹皮二两　杜仲（盐水炒）三两　山药二两　黄芪（蜜炙）三两　共为细末，炼蜜为丸如桐子大，清晨开水送下四钱。

验病生死秘诀

一看两眼，白睛血筋多，腹内瘀血亦多，血筋少瘀血亦少。眼活动有神易治，不动难治。二看指甲，即还本色易治，迟迟还病重紫黑难治。三看阳缩不缩，不缩易治，缩则难治。女看乳头，缩则难治，不缩易治。四看脚底，红活易治，黄者难治。五看足中指，甲黑凶，大指甲黑亦凶。五项全犯不治，犯一二则可医。向上打为顺气，平打为塞气，倒插为逆气，最凶，盖血随气转，气逆血凝也。胸前背后受伤，相对必成怯症。小膀打伤必成黄疸。

七桩脉诀

一曰雀啄，连连搏指，忽然两止，少顷复来，如雀啄食，肝绝也。二曰鱼翔，本不动，而来强动，似有似无，如鱼之翔，心绝也。三曰屋漏，如破屋漏下，片时一滴，胃绝也。四曰解索，指下散乱，乍数乍疏，如索之解，脾绝也。五曰虾游，浮于指下，冉冉而动，久之忽然一跃，大肠绝也。六曰釜沸，浮于指下，有出无入，无复止数，如锅汤沸，肺绝也。七曰弹石，沉于筋间，劈劈急硬，如指弹石，肾绝也。

周身明堂穴道论（附不治穴）

囟门即天灵盖，骨碎髓出不治。两太阳伤重不治。横骨以下直至人字骨，远一寸二分为一节，下一节凶一节。心坎即人字骨处，打伤昏闷，日后必吐血。丹田脐下一寸三分，倒插手伤不吐血，即泻血，一月而亡。捏碎外肾不治。脑后与囟门同看。百劳穴与塞相对，伤重不治。尾子骨伤重紫黑不治。天枝穴与突相对，伤重不治。二腰肾在脊左右，与脐相对，伤之或笑或哭，二穴均不治。海底穴伤重不治。气门在左乳下，软肋在右乳下动脉处，受伤即气塞，救迟不过三时。血海在右乳软肋处，二乳伤，左发嗽，右发呃。胸者系气血来往之所，伤重必发咳嗽，迷闷而黑，主三四日死。肝脏伤，主面青紫，眼赤发热，至七日而死。心口伤，面红气少，吐血，呼吸大痛，身体难于舒动，主七日内死。汤水食下作阵而痛发热，高浮如鼓皮紧状，饮食不进，气促眼闭，口臭而黑，主七日死。伤肾，二耳即聋，额多黑色，面浮白光，常如哭状，肿如弓形，主半月死。伤心肠，小便闭塞作痛，发热口干，面肿，气急，不时作痛，口有酸水，主三日死。伤阴囊阴户，血水从小便出，肿胀痛热，心迷欲死，主一日而亡。吐血后，胸前背后时常作痛，主一月死。食肚跌伤即翻肚，昏迷不省，口流粪水，主一日死。痰多者死，眼白者死，捏空者死，唇吊者死，鼻赤者死，眼睛定者死，大肠穿破者死，牙紧者死，小便闭结者死。正心中庭是名十二楼穴，受伤血浸于心，不时昏闷，不知饥饱，亦不甚疼痛。

三十六穴吉凶歌谱

第一穴，心窠之上一寸三分，名为华盖穴。直拳打中者人事不知，血迷心窍，三日无救，及伤于胃，人身以胃为主，周身气血亦然，故伤重者，一月即亡。就用药不妨，当用十三味方加枳壳、良姜、七厘散二分冲服，行徙心胃两经瘀血，后用夺命丹二服，倘不断根，十个月死。第二穴，三个骨节下名肺底穴。拳中者，九十日死。主鼻出血而死，临证加百部、桑枝、十三味方、七厘散一钱，后用地鳖紫金丹三服、夺命丹三服。不断根，拳发即亡。第三穴，左乳上一寸三分，名为上气穴。金枪拳中者，三十二日发冷而死。临证十三味方加沉香、安桂，又七厘散，再夺命丹三服。用药不断根，拳发者，一百六十四日身亡。第四穴，左乳下一分，名为正气穴。冲拳打中者，十二日死。临证十三味加陈皮、乳香，另七厘散，再夺命丹三服。倘有拳发者，一百八十日身亡。第五穴，右乳上一寸三分，名为上血海穴。金枪手打中者，十六日吐血而死。临证十三味方加郁金、刘寄奴、乳没，另七厘散，再夺命丹三服。倘拳发者，九十日而死。第六穴，右乳下一分，名正血海穴，劈拳打中者，十八日吐血而死。临证十三味方加郁金、刘寄奴，另七厘散，再夺命丹三服。倘拳发者，六十日而死。第七穴，右乳下一寸四分，名为下血海穴，直拳打中者，三十六日而死。临证十三味方加五灵脂、蒲黄，另七厘散，再夺命丹，倘拳发者，一百五十六日身亡。第八穴，左乳下一寸傍偏三分，名为一计害三侠穴。心肺肝受伤，拳中者，七日而死。临证十三味方加菖蒲、枳壳，另七厘散，再夺命丹。倘拳发者，五十六日死。第九穴，中心者，名为黑虎偷心。拳中者，立时头目昏花，人事不知，速救，用十三味方加安桂、丁香，另七厘散，再夺命丹，又地鳖紫金丹。倘拳发者，一百二十日亡。第十穴，心下一寸三分，名为霍肺穴，拳中者，气绝急。在肺底穴一分，劈拳一记即悟之，后速用十三味加贝母、桂枝，又七厘散，再夺命丹。复发者，一百二十日身亡。第十一穴，肺下一寸三分偏，一名翻肚穴，冲天炮上拳中者，一日身亡。用加减十三味方加红豆蔻、木香，又七厘散，再夺命丹，用吊药敷伤。倘发作者，一百七十日死。第十二穴，肺为气海穴。盖膝打中者，十八日身亡。用十三味方加杏仁、玄胡索，又七厘散，再夺命丹，用药不断根，九十日身亡。第十三穴，脐下一寸三分，名为丹田精海穴，打中者，十九日身亡。用加减十三味方加木通、三棱，又七厘散。倘拳发者，一百六十四日而亡。第十四穴，再下一寸三分，名为分水穴。踢中者主大便不通，十三日身亡。临证十三味加生军、三棱，另七厘散，再地鳖紫金丹。倘拳发者，一百六十四日亡。第十五穴，再下一寸三分，名为元关穴，打中者，五日而亡。临证十三味方加车前子、青皮，另七厘散，再夺命丹三服，倘后发者，再用七厘散。第十六穴，左边胁脐毛中，名为气海门，打中者，一百八十日而死。用十三味方加五加皮、羌活，另七厘散，再用夺命丹三四服。第十七穴，右边胁脐毛中，名为血海门，五月身亡。用十三味方加玄胡索、当归，后用夺命丹三服，二十四味药酒一坛。第十八穴，左胁软骨，名为童门穴，打中者，一百五十四日死。临证十三味方加当归，再紫金丹、夺命丹三四服。第十九穴，右胁梢软骨，名为地门穴，打中者，十六日亡。临证加减十三味加红花、丹皮，再夺命丹。第二十穴，再下血囊穴，打中者，四十日身亡。用十三味方加蒲黄、韭菜，再夺命丹，后二十四味药酒。第二十一穴，头顶心，名为泥丸宫穴，打中者轻则耳聋、头眩，六十日死。用十三味方加羌活、苍术，另夺命丹三服。二十四味药酒一坛。第二十二、三穴，两耳下半分空陷处，名为听耳穴，点中者，二十四天身亡。用十三味方加川芎、细辛，后用夺命丹三四服。第二十四、五、六、七穴，背后头颈之下，打中者一寸一年，二寸二年，三寸三年，名为八节穴。中伤者，六年痰血而死。此四穴俱用十三味方加归身，另七厘散，再紫金丹三服，二十四味药酒一坛。第二十八穴，背梁骨第七节两旁下一分，名为百劳穴，打中者，吐痰血，十月而死。用十三味加杜仲、骨碎补，再用夺命丹三四服。第二十九穴，再下一寸一分，名为后气穴，打中者，一日身亡。用十三味方加补骨脂、乌药，另七厘散，再紫金丹三服，二十四味药酒。第三十穴，左边腰眼中，名为肾经穴，打中者笑之不住，三日必死。临证用十三味方加桃仁、红花，再夺命丹三四服。第三十一穴，右边腰眼中，名为命门穴，打中者，一日半即亡。用十三味方加桃仁、前胡，再夺命丹三四服，二十四味药酒。第三十二穴，尾梢尽处下者，名为海底穴，点中者，七日死。用十三味方加生军、朴硝，再夺命丹。第三十三、三十四穴，两腿膝盖之傍，名为鹤口穴，打中者，一年身亡。用十三味加牛膝、苡仁，再紫金丹三四服，二十味药酒一坛。第三十五、六穴，两脚底心，名为涌泉穴，点中者，十四日死。临证用十三味方加木瓜、牛膝，再夺命丹三四服，二十四味药酒一坛。

防其血来，轻则偏必成颠，先以沉香散，后以大胜丸三四服而觉宽松，方用此汤；若伤重，有本回气绝者，有周时毙者，不可胜言矣。

散血顺气汤加减：当归五钱　木香六分　广皮一钱　赤芍一钱　乌药一钱　木通一钱　红花一钱　灵脂（炒）五钱　没药一钱　乳香五分　枳壳一钱　草蔻（炒）五分　加砂仁末五分。乳根上为气海，又名膻中，一名不容穴。男子受伤者气闭即痛，有三五日而痛者，以致呼吸困难，翻身不便，咳嗽不出，身热吐血，痛应背心，先十三味，次用大胜丸，后用此汤。若女人伤重不治。经曰：男怕丹田，女怕气海。此之谓也。

活血住痛散加减： 当归五钱　红花一钱　枳壳一钱　青皮一钱　香附五钱　赤芍五钱　羌活一钱　独活一钱　木香一钱　姜黄一钱　桃仁五钱　白芷一钱　川芎一钱柴胡一钱　肉桂五分　加砂仁末五分，河水煎服。若痛缓，去赤芍、白芷、姜黄，加生地、泽兰。

左乳下一寸三分为血海，若此受伤，瘀血抱肝，亦如前症相似，以前法治之即安。若伤重，不服药，三个月中眼目昏花，失血身死；伤轻，可用前法兼治，然必用夺命丹行之为要。

右乳下一寸三分为霍肺，又名大奚。此处受伤，气运闷痛，吐痰血腥气，皮肤黧黑，四五个月后气短喘息。伤重不服药，肺烂臭腥而死。先用沉香散，后用大胜丸，再以此汤。

清肺汤加减： 桔梗五钱　苏木一钱　款冬花五钱　黄芩五钱　桃仁五钱　木通一钱　香附（酒炒）五钱　桑皮一钱　柴胡一钱　广皮一钱　当归二钱　丹皮一钱　红花一钱　加佛手柑三片，河水煎服。身不热，去柴胡；痛不止，加大黄。

两腋下左为天泉，右为渊液。此二穴只要点擢即四肢麻木，手足不仁。先以沉香散，次用大胜丸，后用此汤。

桂枝桔梗汤： 桔梗二钱　白芷一钱　桂枝一钱　独活一钱　青皮一钱　香附二钱木香七分　牛膝五钱　红花一钱　赤芍一钱　丹皮一钱　升麻三分　当归二钱　泽兰一钱　加胡桃二枚，水煎服。

两肋为肝之二脏，血怒则伤肝，肝伤则血亦伤，焉得不医。然肝宜而代不宜补。先以沉香散，次用大胜丸，后用夺命丹，并用破血定痛散。

心坎受伤与中庭相似，方不另录，如不服药，必致吐血成心痛而死。

中脘穴内脏即胃，名为食肚。如伤轻，不过饮食不进，疼痛作胀。先以沉香散，次以大胜丸，可愈。若伤重，呕食吐血，倘或三年症发而成膈疾反胃，面黄发肿，臌胀饿死，即名反肚，必以散血快胃和扶脾为主，何也？盖脾与胃相为表里，胃伤则脾不能动，故有面黄发肿之患，脾伤则胃不能舒畅，运化饮食不进，故为膈疾而死。胃为水谷之海，故宜平胃散、健脾活血汤。盖脾乃肺之母，若子母受伤而成咳嗽者，则难治也。

当脐为脾间穴，又名脐风穴。伤重，腹痛转筋肉，即瘀血裹放大小肠膜，五日之后必发肿胀黄疸而死。先以沉香散，次用大胜丸、平胃散等剂，后用此汤。

通肠活血汤： 当归一钱　桃仁五钱　白术（土炒）五钱　红花一钱　赤芍一钱丹皮一钱　麦牙一钱　香附五钱　木通一钱　青皮一钱　广皮一钱　厚朴一钱　加砂

仁末六分。作胀，去白术，加苍术；腹痛，加玄胡索、乌药。

脐下一寸二分为水分穴，再下一寸三分为丹田穴，皆致小便不通，必以活血利水为要。先以沉香散，后用大胜丸。若小便似不通，再以此汤。

通利小便汤： 当归五钱　木通一钱　车前子五钱　桃仁五钱　猪苓五钱　红花一钱　赤苓一钱　香附（酒炒）五钱　玄胡一钱　乌药一钱　茯苓一钱　丹皮一钱　肉桂六分　甘草五分　加姜二片。

两肋骨下气门掌腑肠三气，血上行不能朝下，急以顺气散为主，不然后成血臌，或发毒死。先以沉香散，次用大胜丸。若大便不通，飞龙夺命丹。痛不止，用破血定痛丹，去羌活，加蓬术（醋炒）一钱。

小腹名昆仑，乃任脉交汇之处，即膀胱穴是也。若受伤，则溺涩内热，小便出血不通。急以利水为主，不然必发一块于小腹，不通而死。急以沉香散，次用大胜丸。如伤后受寒，则遗尿阳痿，再用此汤。诗曰：飞手把昆仑，五脏也不停，凭内会调理，三年杨柳青。

通关利水汤： 当归五钱　赤芍一钱　肉桂五分　红花一钱　车前子五钱　香附五钱　木通一钱　角茴一钱　猪苓一钱　吴茱萸（酒泡）三分　桃仁（粉）五钱　丹皮一钱　甘草五分　加葱头三枚，水煎。

阴囊即是阳录，乃命元关，或踢伤卵子，升入小肠，急摇手又定，不然卵子入腹，则血入阴囊而死。先以沉香散服下，使肾归原，再用大胜丸，后用通关利水汤。阴囊后即海底穴，踢伤则小便出血，大便不通，乃危险之症。急用前法治之，但此症煎药内加麝香一分、血竭五分冲服。若稍用凉药，必成阳物不举，小便滞。要竹筒玉若之症也，用药稍误，竟不治矣。

背脊骨穴论

头珠骨除去三节，第一节为大椎，又名百劳穴。受伤先以沉香散、大胜丸，后用清心润肺汤。

第二节为胸传到两旁，为肺俞，此处不可受伤，伤则必一片冰冷，时发热寒，风雨之日，尚发咳嗽、吐血而成怯症，笑若前后受伤，俗名夹沙糖饼，亦用前方。若怕寒，加肉桂、人参、乌药。

第四节为身桂穴，是百病之源，两旁即膏肓穴，最难治疗，故有病入膏肓之说。亦如前法加减治之。

第五节为神堂穴。亦照前法加减治之。

第六节为灵台穴，伤之要吐血。照前法，去木香，加细辛。

第七节为至阳穴，两旁为膈俞，若伤必健忘恍惚。先以沉香散，后用此汤。

安神汤：桔梗五钱　升麻三分　白芷一钱　茯神五钱　远志一钱　广皮一钱　丹皮一钱　羌活一钱　赤芍一钱　香附（酒炒）一钱　加葱头二枚，水煎。

第九节即饭匙骨，为肝俞穴。再过两旁为肺梢。经云：肺梢怯，肺梢咳，伤则血在肋下喘嗽，面青，耳聋目眩为满，先以沉香散，次大胜丸，后用此汤。

桃仁承气汤：当归五钱　川芎一钱　羌活一钱　桃仁五钱　红花一钱　独活一钱　桑皮一钱　桔梗一钱　青皮一钱　泽泻一钱　丹皮一钱　赤芍一钱　加姜二片。

第十节为中枢穴，两旁胆俞。第十一节两旁脾俞，用健脾活血汤。

第十二节两边胃俞，用平胃散。第十三节两边三焦俞，用活血止痛散。第十四节命门两边腰子为肾俞，再过外为志室。此三处受伤，面黑、咳嗽、吐血，食胃不明，夜卧不安，梦间遗精，腰痛，如人将捕之状，先以沉香散，次以大胜丸，后用此药。

补肾丸：当归四两　白芍（酒炒）三两　杜仲（盐水炒）四两　故纸（炒）三两　丹皮三两　远志三两　肉桂一两　茯神二两　巴戟二两　枸杞二两　续断三两　莲须三两　湘莲二两　生地六两　黄肉二两　共为末，炼蜜为丸，如桐子大。每晨桂圆汤或开水下四钱。

第十八节两边为马眼穴，伤之不能行动，酸痛异常，亦属肾经。与前药相同，如无梦遗滑精，去莲须、湘莲。

第二十节尾尻，又名长强穴，即尾后督脉处。若受伤则粪出不禁，或大便闭结。先以沉香散，次用大胜丸，再通关利水汤加升麻。若大便闭结，加槟榔、大黄，去吴茱萸。

通身受伤传变经络论

凡被人乱拳遍体受伤，呕血闭闷，不知痛痒，牙关紧闭，手足强直，叫之不应不答，视之如毙而有热气，六脉洪大而死。此乃血气攻心，先以沉香散，次以大胜丸，淡姜汤或砂仁汤调服。急撬开其口，略饮几匙便有挽回。若吐出不受，再用七厘散投之。仍不受而嗽血出者，将药灌下，能进咽则活动矣。

木香导滞汤：木香一钱　归尾二钱　赤芍一钱　红花一钱　桃仁五钱　苏木一钱　羌活一钱　独活一钱　香附五钱　姜黄一钱　加皮一钱　乌药一钱　木通一钱　大黄一钱　若服过行药，去大黄、赤芍、苏木、姜黄，加白芍、续断。胸膈不宽，加枳壳、青皮。若伤胃经则断不可行，宜用补肾养血汤，此汤即是　归身五钱　白芍（酒炒）一钱　川芎一钱　生地二钱　香附（酒炒）五钱　续断五钱　故纸一钱　茯苓一钱　牛膝五钱　独活一钱　红花八分　角茴八分　杜仲（盐水炒）二钱　加桃肉二枚，水酒煎。

凡人受重伤而不能卧倒者，三四日，面觉热，身疼痛，睡倒者，此巧传变经络，如伤寒相似，宜察病用药。先以沉香散，后用木香顺气汤，身热加柴胡。若人受重伤，头上碎破，先以桃花散封口，再将药灌之。倘碎处先已封扎，不必开看，用托理护风之药。如烂，去其扎缚，以金膏抹上，膏药盖之，用护风活血汤。

护风活血汤：当归二钱　丹皮一钱　香附（酒炒）五钱　枳壳一钱　桃仁五钱　羌活一钱　独活一钱　黄芪一钱　薄荷一钱　甘草五分　防风一钱　木通五钱　青皮一钱　加葱头二枚，水煎。身热，加柴胡一钱。面目浮肿，加蚕蜕、姜蚕。身上重伤，加白芍。

凡人从高楼坠下，轻则伤手足，重则周身脏腑皆伤，不省人事。先以沉香散，后将骨骺绑好，再用理腰汤。伤重更有传变，不治之症。若加呕吐，审视下药，按脉。倘亡脉散乱，一时难辨生死矣，服药后气血能平，再为详视。

理腰汤：归尾五钱　红花一钱　生军二钱　木通一钱　泽兰一钱　枳壳一钱　青皮一钱　苏木一钱　独活一钱　木香七分　柴胡一钱　香附（酒炒）五钱　桃仁五钱　加淡姜三片，砂仁末五分。

凡人受伤，感冒风寒，因兼切脉要紧。伤轻入北盛，脉有根，而感寒可治；伤重人怯弱，脉无根，而感寒难治。

以上诸方及诸穴乃余亲手效验法，无不中，后人便应记阅。虽云方不执一，然有八九之功。若有却诸方而令病愈者，恐世所罕有矣。

周身金疮穴道活法

凡兵器所伤，因出血过多，不可即与热汤、沸水饮也，恐其呛也，须慎者。食之油腻之物，虽无妨碍，不可多食热物，则血沸攻心而死。

所忌八种：一，嗔怒，伤肝；二，喜笑，伤心；三，大言，伤神；四，忙碌，伤力；五，妄想，伤脾；六，食热物，伤胃；七，饮酒，乃火上升；八，咸酸，少饮。此八者若犯，恐不救也。

夫不可治之有九

一伤脑户，二伤天窗，三伤手腕跳脉，四伤脾中阴服，五伤心，六伤乳，七伤鸠尾，八小肠穿，九伤五脏……防风一钱　麻黄五分　桂枝（冬日用）一钱　当归　甘草三分　白芷一钱　独活一钱　蔓荆子一钱　加葱头二枚。倘身上伤，头面不伤，用护风托里散，去川芎、藁本，加引经药。

湿金疮膏：黄占二钱　白占一钱　乳香二钱　没药四钱　紫草一钱　血竭一只　生地一钱　轻粉一钱　象皮一钱　草麻仁四钱　人参二分。共入锅内，加麻油二两

桂圆肉一两　猪油一两　煎至滴水成珠为度。

夫枪戳者，看其伤处致命否，口深不深，虽致命而伤不深者亦无害。若于腹，必探其深浅，或伤五脏者难治。伤口直者，先以止血散敷之，探口深者，将银针探之，金疮膏贴之，待其血水流定，再用膏贴，内服护风托里散而愈。

凡伤于硬处，看其骨损否。伤于软处，看其深浅。若损骨，先疗骨，肉即生肌，而易收功也。若外面血少而伤口深者，则血在肚内而不治矣。

凡人以刀勒喉，当看其平不平。弯者深，直者浅。两刀勒者易，一刀勒者险。气管断不治，食喉破可治。以油棉线缝口，用桃花散止血，再以金枪药固封，内服护风托里散。伤口有脓，间日换药可愈。但初看时断不可用，掺药恐入肺管而呛死也。若左手勒而水喉穿，不治；右手勒，食喉虽穿，可治也。

夫人腹穿而肠出者，此症虽险而却无妨。医者当去其指甲（恐抓伤而反受害），洗净其手，将肠纳入腹中，以油棉线缝皮，将金疮膏抹上，内服通肠活血汤。但要内脏不伤，饮食如常，否则不治。

一法，以绢袋缚其两手，悬于梁上，以砖三块，衬其两足，令伸直足，去砖，则肠直于内，以手轻轻送入，亦要随时用药调理。如夏日用暑药，冬天正气散，后四物汤。

一法，用新汲水喷面，使忽然惊动，则肠自入。必须先用棉被遮患处，勿令生冷沾肠。油棉线缝口，外以金疮药，内服通肠活血汤。

一法，用纸照火在肠出处周围，照看火不息，可治；即息者，是肠中有出气之处，不治也。

凡刀枪伤腹有血腥出者，是伤肝也，除治疮口外，用木瓜煎汤调沉香散。咳嗽者，伤肺也，用药封好，勿令冒风。即肠出在外，犹为可治，独伤破，则不治。狂言乱语，神思恍惚，此伤心也。呕吐各物，此伤胃也。两脸红色，皆不治也。

通肠活血汤：当归五钱　红花一钱　赤芍一钱　木通一钱　桃仁五钱　广皮一钱　大黄（片冲）二钱　香附五钱　乌药一钱　玄胡一钱　大腹皮一钱　甘草三分　加砂仁末三分，水煎。身热，加柴胡。

夫人之一身最难十指，便一指受伤则痛连心，上中指比各指又难，且易于破伤风。先以止血散敷之。如人咬伤，必捏去牙龈毒气，而后敷药。急投护心丸，以安其心。若犯破伤风，急投飞龙夺命丹加肉桂。且刀斧所伤者易，唯人咬为难，急服退毒定痛散。如遇病人咬者，十死八九，最难治也。

退毒定痛散：银花三钱　连翘五钱　羌活一钱　独活一钱　防风一钱　荆芥一钱　当归五钱　黄芪五钱　加皮一钱　乳香一钱　没药一钱　虎骨（酒炒）二钱　花粉一钱　桂枝一钱　甘草三分　加葱头二枚，水煎服。

护心丸：牛黄五分　辰砂三分　血竭一钱　乳香三钱　没药三钱　木耳灰三钱

共为细末，炼蜜为丸如鸡豆，每服三丸，好酒化服，小儿减半。

凡人骨碎如粉，须看其伤处，碎则尽去其碎骨，否则用钻骨散钻穿，尽取之，后用生肌散封固，内服生血补髓汤而愈。

钻骨散：用蝼蛄打烂敷上，或晒干为末，用水调敷，亦妙。

凡人阴囊肾子突出，总根不伤可治，急以手纳归原处，用线缝皮，以桃花散抹上。但不可缝肾子筋经膜，恐肾子不能转动，有阳事难举之患。

凡人舌头碎断，乘其未落，用鸡蛋白软皮袋了舌头，用破血丹蜜调，涂舌根断处，用鸡子白皮，取其软薄，能得药性故也。须勤勤添敷，三日其根接住，方可去白皮，用蜜调药敷上勤涂，七日全安。学者观此，即知通处妙法功之速效。或以金疮药参治之亦可。

破血丹：天花粉三两　姜黄一两　白芷一两　赤芍　为末，用少许蜜调。

追虫立效方：治破伤风恶气不散，感冒风寒，臭烂生蛆。桃仁五钱　柑叶五钱　香橼叶五钱　为末，菜油调敷四围。

辛香散：专治患上生脓腐烂，臭恶异常，洗去余毒。苍术　甘草　明矾　苦参各五钱　五倍子　防风各一撮　赤芍　羌活　独活　寄奴　藿香　柏叶　荆芥　白芷　忍款冬　苍耳　泽兰　茶叶　飞盐　当归　煎汤熏洗，后再用药。

杖伤敷药：治受杖紫红肿痛，用此敷药能活血止痛。当归（焙）一两　床子（焙）一两　大黄（晒）一两　樟脑五钱　百草霜（炒尽烟）二两　共为细末，冬春用烧酒调敷，夏秋用蜜或凤仙花汁或鸡蛋白调敷，油纸盖贴。

白金散：治杖疮发黑臭烂，此能去瘀生新。但只用一次，再用则疼痛。白芷梢灯心不拘多少，但要不蛀者　为细末，菜油调敷，油纸盖扎一日即洗去，后用金疮膏抹上，贴神圣膏。扎好一日换去，再用真珠散，亦用膏贴。

神圣膏：即内伤膏。当归一两　丹皮四两　羌活一两　独活一两　赤芍四两　白芷一两　广皮一两　川乌一只　草乌一两　干姜六两　良姜六两　细辛一两　官桂五钱　牙皂四两　加皮一两　川椒二两　防风八两　干松三两　中赖一两　大茴四两　小茴四两　桂皮四两　川楝子二两　甘草一两　麻油三斤　豆油五斤　菜油二斤　水姜一斤　大葱头一斤　煎至滴水成珠，每油一斤，用飞炒过东丹七两收膏。

止血药：治刀斧诸伤。韭菜根八两　葱头四两　马齿苋八两　旱莲草八两　风化石灰一斤　先将四味打烂，后下石灰末，捣和作饼，阴干研细，扎紧为要。

敷药方：治难收口者，若伤后即敷，须看其不作脓方可用。乳香一钱　没药一钱　麝香五分　血竭一钱　赤芍（煨过）三钱　轻粉三分　黄丹（水飞）一钱　龙骨（煨过）八分　朱砂六分　硼砂三分　白石脂一钱　雄黄六分　甘石二钱　甘草四分　全蝎（洗）五分　姜蚕四分　白占二钱　珍珠一钱　片脑一钱　蛇含石（煨煅）五分　共为细末，先以水洗净，干掺，见风无妨，但此药最易长肉收口，恐外虽平而内未平，反为不妥，须缓缓掺之。

灵妙膏：用前药敷之，即以此膏贴上。黄连　甘草　生地　当归　郁金　黄占　壮猪油　各等分，熬成膏，小大贴摊。

生肌住痛散：治刀斧破伤皮，兼治杖疮。乳香五钱　没药五钱　石脂一两　密陀僧（黄连、童便熏洗七次）五钱　轻粉五钱　汞粉五钱　雄黄五钱　硼砂五钱　白芷梢五钱　血竭五钱　朱砂五钱　共为细末，清油调敷，绢条扎，三日一换。

消风散：治破伤风，看冒风浮肿，潮热不省人事，牙关紧闭，四肢强直，危急等症。人参二钱　白芷四钱　防风四钱　独活四钱　天南星一个　川芎四钱　当归五钱　桔梗三钱　柴胡四钱　甘草二钱　防己三钱　细辛（去芦）三钱　姜蚕三钱　全虫三钱　加姜三片，水煎。

取箭方：箭镞入骨不可拔者。蜣螂　乳香　麝香少许　前药为细末，拨动掺之。又方：蜣螂二个　巴豆半个　同研，敷伤处。微痒且忍痒，热不可忍，即撼动掺之，以黄连贯众汤洗，以牛胆制石灰敷。

神仙接骨散：治伤腰等症，断根服之，但不可轻用。麝香一钱　肉桂二钱　白芷二两　当归二两　自然铜二两　乳香一两　没药一两　血竭一两　羌活一两　灌乌一两　小茴香一两　虎骨胶四两　共为细末，姜酒调服二三钱立愈。

紫金丹：神效异常。大黄　血竭　归尾　硼砂　自然铜　没药　补骨脂　地鳖虫各等分，为末，服八厘，十日后其骨自接。

接指法：十指割断，用苏木敷，外用蚕茧包扎数日如故。

灭虫法：用猪油切治，先引虫，再用蒺藜、贯众、白蔹为末，以香油调涂，其虫自灭。

治割物法：即以所割之物煅末服下，久之长出如故。

戳刺治法：凡竹木入骨者，用淮牛膝五钱，煎汤洗三四次，其刺自出。中疮口合者，亦能出也。

飞痛法：以麻油灌之，使毒气不行，其痛自止。

接骨论

夫人之首，原无细骱，亦无损断，验之则有跌扑打碎之症。若见脑髓出者，虽治骨青黑者，难医；白而枯者，仍可治也。骨碎如黍长者，可取出，若不取，则不易收口。若有血涌出，先以桃花散敷之，以带扎紧，切宜避风，戒色欲，以疏风理气汤，再投补血理气汤。另有破伤风，牙关紧、角弓反张之凶候，急投飞龙夺命丹。此方万投万效，不可轻忽。

失枕有因卧而失者，有一时之卧而失者。使患者坐于低处坐定，医者两手托颜颊，缓缓转动伸之，使其筋宽舒上了，再于肩处捏之，前后转俯仰则可愈矣。

眼目有斗伤落珠之症，先将收珠散用银簪醮以井水调药点眼，用旧青绢温汤揿上，服还魂汤，后用明目生血饮服之而安。若瞳神破，难治。

鼻梁骨断血出，用药敷好，鼻边以绵絮衬垫，以绢扎好，再饮活血止痛散，自然平复。若此三根伤重，血出不止，难治矣。三根：两眼对直处。

人有缺唇之疾，先以代痛散敷之，以刀割去两边老皮，次将油线缝合，待其腐烂，以金疮膏敷贴，内服活血止痛散而安。线以桑白皮为之更妙。

人之下颏有落脱之处，最为不便，肾虚之人多得此症。骱如剪刀连环相钮，先用宽筋散煎汤熏洗，医者将布裹两拇指入口撅下，余指托住两边，将二拇指带出，缓缓撅下即可上也。再服补肾和气汤而愈。

人之筋骨倘有损折，有皮肉穿破者，先止其血，将骨对正，用接骨膏贴上，夹板扎好，须留皮破处一个洞，以视腐烂否，若烂，用去毒生肌散，内服接骨丹、补髓生血汤；若不穿破，先将对正，贴膏、扎缚，后内服药如前，百日可愈，唯断最痛。

臀骱即大腿骱，此最难治，因此曰一出易生触。医者使痛人侧卧，一人拿住其腰，医两手捧住股上，将膝鞠上，出左手拔右，向右拔伸而上也，出右手拔左，向左拔伸而上也。外贴伤膏，内服宽筋活血汤。

盖膝骨如油盏盖上，多有跌分两块，一上一下，用膏盖上，医者两手撕拢其骨，用箍紧箍，用带四条扎紧，内服接骨散、生血补髓汤。

膝骱出者，两人拔直，将膝鞠起而上，服药同上。

小傍有两骨，一大一小，一根断者易，二根断者难。绑缚时须注意对正为要，大腿亦同，治用药如前。

肩骱出触在胯下，一人抱住其身，医者两手捧住其臂，缓缓转动伸舒，自上用绵围塞在胯下，恐其仍出，以膏贴，将带兜落手，服宽筋活血汤。

臂骱出，一手捏住其臂，一手捏其脉踝，两边用力伸拔，一鞠可上。

手骱出，此似梅花五骱，按住其五指，一手托在骱处，将掌鞠起，一伸可上，此乃会脉之处，须服宽筋活血散，骱出不用绑缚，唯此用绑缚，先用膏药贴，再杉板四片，长三寸，四面围裹，以带三条扎紧，服宽筋接骨丹，半月可愈。

手指骱出，唯中指推节易出易上，以指一撅即上也。

大臂与小臂伤折与大腿小傍同治，唯用药，上部加桂枝，下部加牛膝、木瓜。

背脊骨骱出，使患者俯卧，医者两足抵住其两腿，以两手入其胯下，齐力拔出可上也，服生血补髓汤。

脚跟骱易出，唯缠小脚者最多，将足侧放凳上，两边一撅可上，服宽筋活血散，但此骱不上，足跟不能着地，久后面发黄胖，一身无力矣。

脚背骱出，将患足放平地上，医者以足在患足背上一踏，其骱即平矣，服宽筋活血汤。

胸膛骨跌出，人所罕见，于人亲手经过，其法如上肩骱相同，故附录于此，以备后学参考。

以上数种，略言其意，学者必择贤而传，使其坐定，逐一细讲其术，牢记在心。大抵骨折在于绑缚，用杉板取轻薄，此数方万全不易得，所伤骱出，皆在乎此。但痛有轻重，症有相异，施治之法，贵乎随症用药，不可偏执。其方上骱之术，虽一言难尽，亦须小心按理，审其骱头，相对而上之，岂可轻试也哉。

用药论

夫自然铜乃接骨之要药，除敷不用外，汤散之内不可忘也。加皮、续断、当归、红花为活血之妙品，青皮、枳壳乃理气之灵丹，补血必资芍药、生地，破血还须苏木、桃仁，乃若疏风理气为要，活血以顺气为先，桂枝乃手足之所需，木瓜乃足之所引，方虽在于家传，用则在人活法，至于药之炮制修合，关乎用之，随时灵变，不可不精洁者也。

止血定痛散：即血如涌，不惜药捧上，无不立止。血竭五钱　儿茶三钱　黑豆（炒熟）三合　白石脂一两　共为细末。

补血顺气汤：治头破出血过多，但面目不肿，身不热，饮食不进者。归身二钱　红花三分　生地三钱　熟地三钱　川芎八分　白芍（酒炒）五钱　黄芪二钱　青皮一钱　熟艾八分　白术（土炒）五钱　甘草三分　加黑枣五枚，姜一片。

喘气汤：治天井骨骱。川芎（炙）八分　白芷八分　桔梗五钱　羌活一钱　半夏一钱　赤芍一钱　桂枝一钱　皂荚八分　桑白皮五钱　甘草三分　水煎，临卧服，以酒过口。

代痛散：敷缺唇及接骨入骱，用此代痛。

长肉粉：治金疮不收功者。龙骨一钱　血竭四钱　儿茶三钱　牙屑三钱　珍珠一钱　冰片五分　麝香三分　共为细末，掺患处。

补肾和气汤：治下颏脱落。黄柏八分　知母八分　当归五钱　红花七分　杜仲（盐水炒）　川断五分　白芍五钱　香附（酒炒）一钱　枳壳七分　加皮五钱　白术二钱　茯苓一钱　五味子一钱　加胡桃三枚，水煎。

壮筋续骨汤：治脚骱、臂骱、肋骱等症。羌活　独活　当归　红花　香附　木通　玄胡　白芷　赤芍各五钱　锉散，每用五钱，用水五碗，加蒲荷十二片，煎至三碗，去渣熏洗，急切不得伸屈，熏洗即行。

三十六大穴道引经药列后

华盖穴，引枳实七分、良姜八分，再十三味七厘散、夺命丹。肺底穴，引百部一钱、桑皮一钱，用药同上。上气穴，引沉香八分、肉桂四分，用药同上。正气穴，引青皮一钱、乳香一钱，用药同上。下气穴，引乳香五分、广皮五分，用药同上。上血海，引郁金五分、山羊血五分、刘寄奴五分，研末冲服，用药同上。正血海，引郁金五分、刘寄奴五分，用药同上。下血海，引五灵脂五分、炒蒲黄五分，用药同上。一计害三贤，引石菖蒲一钱、枳壳五分，用药同上。黑虎偷心，引肉桂一钱、丁香七分，用药同上。霍肺穴，引桔梗八分、贝母一钱，再十三味、七厘散、夺命丹。翻肚穴，引红豆蔻五分、木香一钱，用药同上。气海穴，引桃仁一钱、玄胡一钱，用药同上。丹田穴，引木通一钱、三棱一钱，用药同上。水分穴，引蓬术一钱、三棱一钱，用药同上。关元穴，引车前子一钱、青皮一钱，用药同上。气门穴，引五加皮一钱、羌活一钱，用药同上。血门穴，引柴胡八分、当归五分，用药同上。章门穴，引归尾二钱、地鳖二钱、苏木一钱，用药同上。曲池穴，引丹皮一钱、红花一钱，用药同上。血囊穴，引蒲黄一钱、韭菜子一钱，用药同上。泥丸穴，引羌活一钱、苍耳子，用药同上。百劳穴，引杜仲一钱、故纸一钱，用药同上。凌气穴，引破故纸一钱、乌药一钱，用药同上。肾经穴，引桃仁一钱、红花一钱，再十三味、七厘散、紫金丹。命门穴，引前胡一钱、桃仁一钱，用药同上。海底穴，引大黄一钱、朴硝一钱，用药同上。鹤口穴，引牛膝一钱、苡仁一钱，用药同上。涌泉穴，引木瓜一钱、牛膝一钱，用药同上。听耳穴，引川芎一钱、细辛一钱，用药同上。

膏药透骨散： 牙皂　荜茇　肉桂　雄黄　胡椒　麝香　共为细末，候用。

十二时辰周运三十六穴道之妙法

每时血行三穴，每日行三十六穴。子时首在心窝子中，两乳下左右血脉穴，子末血痰穴。丑时首行左乳上方二仙传道穴，丑中行右方二仙传道穴，丑末行胃脘穴。寅时首行左方将台穴，寅中行右方将台穴，寅末行咽喉穴。卯时首行舌咽穴，卯中左耳后风门穴，卯末行架梁穴。辰时首行右耳后开空穴，辰中头顶天空穴，辰末行对口穴。巳时首行项下二寸节人穴，巳时中左边风眼穴，巳时末右边风眼穴。午时首行左边双燕入洞穴，午中行背漏穴，午末行右边双燕入洞穴。未时首行左边挂膀穴，未中行颊梁穴，未末右挂膀穴。申时首行右边凤翅穴，申中行腰眼穴，申末行左边凤翅穴。酉时首行左边净瓶穴，酉中尾结穴，酉末右边净瓶穴。戌时首行左膀胱穴，戌中行右膀胱穴，戌末行左边盆眩穴。亥时首行右边盆眩穴，亥中行肚脐穴，亥末行中腕丹田穴。

跌打没药方：大观铜钱（醋煅）五个　自然铜（醋煅）二两　当归（醋酒制）一两　乳香（去油）二两　没药（去油）二两　地鳖虫（醋酒炙）五两　穿山甲（研）血竭一两　红花五钱　肉桂三钱　参三七一钱　苎麻（烧灰存性）一两　蚕窠（烧灰存性）十个　加人参最妙，以上共为细末和匀，每服一二钱，陈酒冲。

跌打损伤断骱外敷药方：桑白皮　推车客　巴山虎之藤（捣烂）　巴水虎　韭菜地中蚯蚓　葱头　以上各药等分，捣烂，再用糯米饭同捣，先用生姜一片，擦伤处毛孔，再将此药敷患处，以旧棉花包好。

简便神效伤方：远年尿坑砖，内外俱黄色者佳，以醋煅七次为度，研末，每服二两，好酒送下，盖暖出汗。

上部伤方：白芷一钱　血竭（制）一钱　乳香五分　没药五分　羌活二钱　朱砂三钱　细辛八分　生地二钱　虎骨一钱　棱麻三钱　归尾五钱　骨碎补八分　郁金五钱　桂枝一钱　川芎一钱　以上等药用好酒煎服，尽饮醉卧，盖暖出汗。

中部伤方：原生地二钱　川红花一钱　乳香（去油）五分　没药（去油）五分　川芎一钱　地鳖三个　白芷一钱　川断一钱　秦艽八分　五加皮一钱　血竭一钱　甘草八分　用好酒煎服，盖暖出汗。

下部伤方：五灵脂二钱　防己二钱　木瓜一钱　南蛇二钱　秦艽二钱　五加皮二钱　骨碎补一钱　樟脑一钱　生地一钱　自然铜一钱　归尾一钱　牛膝一钱　川芎一钱　赤芍八分　肉桂五分　杜仲八分　破故纸八分。

治诸骨刺喉神效奇方：用威灵仙研烂，拌糖送下。

代痛膏：即麻药。蝉酥三分　麝香一分　乳香（去壳）六分　没药（去油）六分共为细末，干掺二三厘。

（编者注：本书原附《梅应本用跌打损伤入骱诸方》及《王传伤科秘本》二书，转录于《流派伤科》中。）

《伤科证治》

清光绪·不著撰人

论五劳内伤

五劳者:久视伤血劳于心,久卧伤气劳于肺,久坐伤肉劳于脾,久立伤骨劳于肾,久行伤筋劳于肝。

尽力谋处劳伤于肝,应筋极也。曲运神机劳伤于脾,应肉极也。意外过思劳伤于心,应脉极也。预事忧劳劳伤于肺,应气极也。矜持志节劳伤于肾,应骨极也。

六脱者,脱气、脱血、脱津、脱液、脱精、脱神也。喜、怒、忧、思、悲、恐、惊七情为内伤。风、寒、暑、湿、燥、火六淫为外感。

忧愁思虑则伤心,形寒饮冷则伤肺,喜怒气逆则伤肝,饮食劳倦则伤脾,坐湿入水则伤肾,风雨寒暑则伤形,大恐不节则伤志。

心恶热,肺恶寒,肝恶风,脾恶湿,肾恶燥。一损肺,皮槁毛落;二损心,血液衰少,不能荣于脏腑;三损脾,饮食不为肌肤;四损肝,筋缓不自收持;五损肾,骨痿不起于床。损其肺者,益其气;损其心者,调其荣;损其脾者,调其饮食;损其肝者,缓其中;损其肾者,益其精。五脏不和则九窍不通,六腑不和则流结为痈也。

论　症

桃仁承气汤、八仙过海等剂不可轻用,必须攻补并行,虚实兼收也。消导顺气活血,当归尾散可用。如人身被打伤,伤未曾服药,脱体以为安逸无事,一遇劳碌,患病复发,此为劳伤发作。有血瘀,断不可以去瘀血,治亦不可以寒凉,必须用补中益气调理中州,气行而血自行,故治此症,不拘有血无血,皆可用补中汤。又如气血两亏之人,旧无伤病,近因争闹,跌打是处,而痛及不在是处,气虚则发厥,血虚则发热,若以去伤治瘀之剂,必致危殆,略以当归尾散顺行气血,再用十全大补汤补之,此虚实之用也。总之,急治标,缓则治本,唯何其说有二:一则固其元气,二则理其脾胃。四物补血,四君补气,八物十全汤,当归活血,白术健脾,人参养荣,补中益气,此皆理脾药也。独有六味丸料补阴水,八味丸料补阴火,断丧元虚,又为伤之所必需。又分斗伤、打触、跌坠，各归其因。斗则发怒，大怒则伤肝，肝伤则血脏病矣，治以甘草、当归缓肝之急，川芎、细辛散肝之郁，此斗因也。受杖的愤郁，或发声喊叫，或逗气跌跳，为厥逆，气伤于肺，肺为气主，又主皮毛，以致愤郁喘嗽，必须润以沙参、阿胶，泻以桑皮，收敛以白芍，此打因也。触则伤心，心者神之主也，自刑砍跳，断指伤经，与颠循趋走，怨恨恶死怨死之状，此皆伤心也，心伤则神去，治则补其心，以天竺黄、人参、远志、菖蒲宁其神，后以伤治可也。触固也，跌扑则恐吓，恐伤肾，伤肾则失志智，如覆车坠马，奸淫被捉，努力扛重，强力奔驰，皆无意间之病伤之也。凡治必要安其肾，以故纸、杜仲补其气，熟地、阿胶补其血，后以伤治之，此跌因也。脾之一脏所辖甚广，如大饿、大饱、醉饱、行房、逞凶，努力劳役，疲剧恐凄过度，冒风冲雨，寒暑不节，忍病行房，或晏安乐极忘情，四肢乘凉露卧，酷嗜膏粱，皆致伤损成病，虽四脏又未有不因，四脏各分料理，未有不因中气，而脾脏以成患者，故曰调理脾胃，医中之至道，节戒饮食，却病之良方，医在明理以平病，贵既持其至，无暴其气，日习自得，迎刃而解。凡诸症治，何有于我哉。

周身名堂引经

头为诸阳之首，胸为髓海之穴，倘伤脑，固不陷不肿，可治；若破而髓流出者，不治。若遇伤破，急将葱一握捣烂敷扎，避风要紧。耳门为听宫穴，耳后穴为听脉，此两处不宜破，乃太阳、少阳、阳明交会之处，气血俱多故也。如伤轻可治，重则难疗。引经用川芎、白芷、藁本、细辛。正心为中庭穴，鸠尾上下两穴不可受伤，若伤重，立刻气绝，膻中为气海故也。乳根为不容穴，男子受伤急救，女子受伤不可治。左乳下一寸三分为血海，血海受伤，瘀血抱肝，三个月中肝枯血尽，眼目生花，目暗失明，身死。若伤轻，可用当归、柴胡引经。右乳下一寸三分为霍肺，此处不宜伤，若伤，气运闪痛，吐痰血腥，皮肤黧黑，四个月来，气短喘息，急肺烂，鼻腥而死。轻用黄芩、桑白皮。两腋下左边名天泉穴，右名渊液穴，此两处只在点戳，所伤四肢麻木，手不能举，引用桂枝、桔梗、白芷。两肋尽为软骨，谬云：此骨伤断，三日身死。轻用药引经，左边柴胡，右边升麻。两腰不可伤，伤重腰子挫脱，大痛如笑，立时身死。若轻，用引经药，肉桂、杜仲、故纸。食肚乃胃口，若伤重，立吐血食，三年病发，膨胀身死，胃为水谷之海故也。伤轻，用当归、枳壳、陈皮、木香、山楂、苍术、白术、茯苓、白芍、神曲、麦芽。当脐为脾关，又为脐风穴，伤重腹痛转筋，内有瘀血，大小肠膜，五个月后必发黄肿，肿胀身死，引用苍术、白术。脐上一寸三分为分水，脐下一寸三分为气海，伤主小水不通。小腹、玉茎为厥阴、肾脉交会之处，若受伤则气涩内热，引药用木通、黄柏、知母，若受寒则遗尿、阳痿，引用茴香、山萸、肉桂、桔梗、吴萸。卵球为肾之关，若囊破子伤，缩入腹内者，即死无医。若囊破子不伤者，可将鸡皮包缝敷药，引用独活、知母、升麻。背心除头骨三节，第一即为大椎，又名百劳穴，引用桔梗、羌活。第二节为陶道，两旁为肺俞，此二处不可受伤，若受伤则背心一片冰冷，时发寒热，风雨之日常发咳嗽，引用羌活、人参、乌药。第三节为身柱穴，是百病之总源，此处不可受伤，引用羌活，两旁为魄户穴。第四节为厥阴俞，即膏肓穴，不可受伤，伤则不治。第五节为神堂穴，两旁为心俞，此处不可受伤。第六节为灵台穴，对心处不可受伤，伤之即吐血，引用黄连、细辛。第七节为至阳穴，两旁为膈俞，若伤之必健忘恍惚，用桔梗、升麻、白芷、葱白。第八节无穴。第九节为筋缩，两旁平处即超骨，下为肝俞穴，再过傍为魂门，若伤之即落魂，其血在肝下，喘息面青，耳聋眩，胃满闷，引用青皮、川芎、桃仁承气汤。第十节中枢，两旁胆俞。十一节为脊中，两边脾俞。十二节两边为胃俞。十三节为愁俞，两边三焦俞。十四节命门穴，两边腰子为肾俞，再过名志堂，此三处受伤，面黑、咳嗽、吐血，目瞪不见，如人将捕之状，引用熟地、远志、防风。十五节无穴。十六节为阳关穴。十七节无穴。十八节小肠穴。十九节膀胱穴。二十节秋膋穴。二十一节长强穴，又名尾尻，即尾后骨，督脉所始，受伤则粪出不禁，引经用升麻。若闭结，用槟榔、大黄。膝盖骨名瞑膝穴，又名犊鼻。若受伤，用柴胡、米仁、木瓜。若胫骨伤，损断而骨髓流出者，必死不治。一胫折可治，两胫齐断不治。膝弯内踝名外臁穴，若打伤肉筋，引用木瓜、香附。脚底名涌泉穴，受伤则遗精、白浊、腰酸、目盲，引用独活、肉桂、山萸、五味，再服凉膈散，薄荷、山栀、连翘、甘草、桔梗、黄芩、射干。眼睛如日月之精华，五脏皆有相关，如伤眼目，不必用伤损汤药，用谷精草、蜜蒙花、玄参、山栀、黄芩、赤芍、当归、防风、荆芥、桔梗、甘草、甘菊、川芎、黄连、决明子、蝉蜕、木贼等分煎服，神效。左右皆可服。退翳丹方，用蛤蜊壳煅，研极细末，入猪肚内煎数沸，加黄醋少许，服之即愈。咽喉呼吸道或被挫偏，或被缢坏，危在倏忽，不用伤治，先将喉管捏正，将皂荚末吹入，先除痰涎，后用甘草梗汤服之，再服凉膈散，薄荷、山栀、连翘、黄芩、甘草、桔梗、射干，服愈。

临症治疗次第口诀

一煎药水洗，二相度损处，三拔伸，四用力收入骨骱，五捺正，六用黑龙散，七用桃花散（亦有用风流散），八夹缚，九服接骨丹，十再用药水洗，十一再用黑龙散，十二再用桃花散。

医者临症治疗，当视其所损轻重。若血出不止，外宜敷贴，内宜和散之剂。若血蓄于内者，宜下去，然后调理。必以顺气、活血、止痛、和经，使无留滞气血之患，此其要也。

大凡跌扑损伤坠堕者，有皮未破而内损者，必有瘀血停积，先宜逐去瘀血，然后活血止痛。若肌肉破而飞血过多，宜调气养血带补脾胃为主。如腹痛者也，宜用桃花灰气汤，加当归、红花、苏木，入童便和酒煎服。

凡颅骨伤破碎，伤太阳穴者，不治。在头脑骨上可治，轻用手拨令平正。若皮不破，用黑龙散。皮破，用桃花散填疮口，绢包，不可见风与水。若风水入脑，必成破头伤风。若伤在发内，须剪去发，敷药。

凡顶门打碎陷下，不可用草药，宜用止血散即桃花散搽之，服上部末药，倍加黄荆子。

凡顶门骨碎陷下，用补骨脂四两，川芎五钱，同好酒煎服。

凡咽喉被伤，若食喉断，缩入胸者，不治。气喉断可治，急着一人扶持颈顶，托凑喉管，捻紧不令气出，用大针穿线，隔寸许缝好，外用草药敷上，日换二次，待皮肉合，方用生肌散撒膏药上贴，内服上部汤药。

凡破伤肠出者，医人用麻油先搽手，后送肠入。若肠出久，被风吹，腹中干，不入，用麻油浸青布搭肠软润，用一人托住肠，又用一人点洒冷水面上，其人必惊，托肠人即乘此一惊将肠一推（须灵巧，不可用呆痴之人），肠自收入，后急捻定伤口，用银丝或针线（不可用丝）缝好，敷上止血药，内服中部末药，少顷腹中作响，乃肠复位也。然肠之伤否一时难见，其试法，取火酒一杯，令伤人饮之，使一人嗅闻伤处，若有酒气，即肠破碎，唯仙不能治也。又法，用新席或布被一条，将患者卧上，令壮实人持其四角，轻轻滚动，则肠自收入矣。

凡肩骨出，先忖度如何整治，用椅当圈住胁，又用软衣绵被垫好，再使一人捉住，两人拔伸，却坠下手腕，又曲着手腕，绢片缚。

凡肩骨名天井骨，每有登高跌倒而碎者，其骨不能绑缚。此骨若失，必一头高翘，不相平服。须服喘气汤，使骨相对，次用接骨丹敷之，又用长带穿缚在腋下，连背络之，方服接骨丹药。

凡金井在胁之下，有损不可夹缚，须捻令平正安贴，方以黑龙散敷，绢片包好，两胁骨亦如之。

凡手指骨有三节，唯中节易出而易上，二指捏伸即上，十指若伤其一，则连心之痛难忍，中指又甚断者，须凑正，用水蜡烛内包裹，待皮肉接上，方用生肌散撒膏药上贴之，奇妙。

凡手骨出者，看如何出，骨出向左，则向右边拔上，骨出向右，则向左边拔上。

凡人手骱突出，医者一手按住其五指，一手按住其臼，将患人手掌掬上手骱，掬下一伸即上矣。又法：用左手仰掌托，捏被伤手臂，又用右手掌在下，即近手掌处，一把掌定，不可让其伸缩，尽力一扯，即入位，方服接骨丹，再用膏药贴之。

凡臂骱出触与上，一手抬住其弯，一手按住其脉踝，先掬其上而后抬其弯，一伸即上矣。又法：令脱者于低处坐定，自用两手叉定，抱其膝上，将膝借力着实一衬，其手臂随手直前，轻轻放两手就入故位，方服接骨丹，再贴膏药。

凡脚跌折或骨出，长短不齐，不能复入者，用小铜锯锯齐，然后推入，用膏药贴好，外加丝绵数重，再用粉匣板缚停当，过二日换膏药，日进接骨丹二次。倘过炎天，用药水或清茶洗净，勿令气泄。若是胫骨别出在内，难治，在外，用手法推入旧位，方贴膏药，服末药。

凡胯骨从臀上出者，可用两人抓住患者之腿，拔伸其脚，方用手推入骱内。如胯骨在裆内出，不可整理；骱出者，触在股内，使患人侧卧，出内手随内出，外手随外出，用上手擎住其腿，下手捧其弯，将手掬上，出左扳于右，向右拔伸而上，如出右扳于左，向左拔伸而上，内服生血补髓汤。

凡人盖膝骨乃另生者，或磕碎，或跌出，治法极难。医者用物做成一箍，双手缓缓扶定此箍至于膝，上手挽住其膝，下手按住其脚弯出于右，下手偏左，使臼到膝，上手擎膝，下手按住脚弯，即上矣。用接骨丹敷之，以棉布包裹，将护膝箍患处，直待好后去之更妙。

凡人骨折，内折处两头必有利锋。治法用八厘散麻定，后用剉刀去两头尖脊，方用药末敷贴，外用纸数重如法包好，再服汤药，使筋骨脉络相生，其骨自然坚固。

凡跌打壅肿，患处畏痛，不肯令人着手摸着，或肿破难辨肉内骨碎不碎，医者用手缓缓捻肿处，如骨内有声，方用麻药先服，再用刀割开，有血成用止血散，再用麻药麻肉，然后取碎骨，用别骨接好，外贴膏药，又将油纸包扎好，方用淡盐汤服，待醒后，服接骨丹。

凡跌损小腹作痛，可用生大黄五钱　桃仁三钱　归尾一钱　甘草五分，酒煎，空心服。

凡跌损大小便不通，或服通利汤，或服川归苏木汤。凡跌损大小便不通，未服药，可服接骨丹。盖接骨药性大凡燥热，又兼酒调以筋燥，且服四物汤，看如何，又服大承气汤加木通，如大小便不通，又加朴硝，待通，方服接骨丹。

凡身上初被跌损血出，可用草药先敷，内服末药，加接骨丹三分。

凡人身中初跌损，先服末药，加接骨丹五分，伤轻，七日后服煎药，伤重者，二日方服煎药。若下身初跌损，治法同中部用药。

凡不时挫伤，外贴膏药，内服中部末药，挫重方加接骨丹。凡损重，忌先服损药，宜先要拔伸捺正，方用药敷贴夹缚，亦要平正。凡平处，看骨破皮不破，可用黑龙散敷贴，绢片包好，限其屈伸。

凡皮破骨出者，或为旧症，拔伸不入，搛捺相近争一二分，用麻药先服，再用麻药敷肉，使不知痛，方用快刀割去些，捺入骨，骨入，然后用黑龙散敷贴疮口四边，再用桃花散填疮口，夹缚停，方解麻药，待醒后，服接骨丹。

凡骨打折或筋断有破处，用桃花散填疮口，用针缝合其皮，四围用黑龙散敷贴。

凡骨未破碎，未可服接骨丹，只用膏药贴，将上下末药服之。

凡皮里有碎骨，只用黑龙散敷贴，久则皮肉自破，其骨自出。

凡跌破，先以末药搽口，又以油纸包药上，后以杉皮紧紧夹缚；凡出血，用桃花散，不止，用三七药塞伤处，外圈桃花散。凡人肾子跌出，筋未断者，将轻轻托入，用桑皮取丝，合绢线，以针缝合其皮，日用生肌散涂之；如睾丸坠落在地，无血丝相连者，取起捣碎，用糯米饭捣糊为丸，黄柏汤下，所破之口用桑白皮线缝之。寒战咬牙唇牵者，用升麻、柴胡、天麻。如肾子肿痛不愈，作寒作热，饮食少思，用人参、白术、柴胡、升麻；如肾子缩上小腹者，即死不治。然有一法，用樟冰三钱 麝香二钱 葛苣子一茶杯，捣为膏，和入樟冰、麝香，再捣烂，乘热贴之脐上扎好，即此方，千金不传。

凡跌或肿，此是血凝，可用热药汤先洗，后用黑龙散敷贴。

凡伤重，必用药水洗，后涂末药，如伤轻，不必用洗，即涂药。

凡损重者，大概要拔伸捺正或割开捺正，然后用桃花散、黑龙散，外再用夹缚，大抵拔伸要近损处，不可别去在一骨节上。

凡拔伸，或用一二人，或用三人者，看难易何如，凡认伤处，须要相度骨缝，仔细忖度大概，要骨节归旧处，要搏捺皮相度入骨。

凡认伤处，只须揣摸骨头平正，便见高手。

凡跌打损伤不甚重者，贴膏药在外，每日服末药两次。

凡损伤血出后，用布包，恐日后血干，与布粘牢，难以换药，用油纸包好。

凡夹缚用杉木皮，阔如大指，四边排好，方用细绳紧缚二三道，如扎指骨，用苎麻紧扎亦可。

凡贴药，用木板一片铺油纸，以姜汁调黑龙散摊纸上，后卷损处亦妙。

凡用杉木片如指大，长短如度，临用时以童便浸软，疏密排匀，用小绳缚三度，三日一换，依前药水淋洗，涂贴患处。

凡浑身无故作痛，宜服排风汤。

凡服损药，全要忌冷水冷物及牛羊鱼腥，若食之，痛不能止，且不治。

凡服伤损汤药，必乘热服，使有气易接。

凡损在一月之内，尚有可治，久则不可治也。

凡损，若用火灸，则医治不得，服药无效。

凡损药，五月天不可合，恐防药坏。

凡损药，末与丸子，宜磁瓶收贮，久则火焙之，可用。

凡所用药材，有地道者。自然铜乃接骨之要药，除敷药不用，丸散之类不可忘之，续断、五加皮为佐。活血以当归、红花为主，枳壳、青皮理气佐之。破血以桃仁、木瓜为君，补血以芍药、生地为最。若要疏风，先须理气。活血先必顺气，治手用桂枝，治足用木瓜，治腰痛用杜仲，治头痛用独活。

方虽出于奇传，用自贵于灵变。药虽能治乎病，合实贵乎处心。凡山谷乡村，一时膏药药材不便，或遇折骨，权用糯米饭加酒药、生姜同捣敷上，用布包好，内服老酒，使血不能凝，再取药治之可也。凡兵器所伤，出血后渴甚，不可与饮水，须食干物并肥腻之物，权解渴而已，斯无所妨害，但不可多食粥，则血沸攻心，必死。

所忌者有八：嗔怒、喜笑、大言、劳力、忘想、热羹、饮酒、咸酸八者，犯之未有不死者。其不治者有九：伤脑户、伤天仓、伤臂中跳脉、伤髀中阴股、伤心、伤乳、伤鸠尾、伤小肠、伤五脏，此皆金枪之不治。又脑髓出者，不治。脑破而咽喉中沸声哑，而目直视者，不治。痛不在伤处者，为此伤经络，亦不治。

出血过多不止，前赤后黑，或自肌肉腐臭，寒冷坚硬，其疮难愈，此数者，亦不可疗也。其余跌扑损伤，皆须审其受伤轻重以辨生死。

凡顶门骨破未入肉内，可治，如骨陷入者，不治。脑骨破伤，碎在头侧边骨，可治，在太阳，不治。食饱受伤及跌，三日不死，可治。耳后受伤，不治，心胸受伤紧痛者，青色未裹心，乃偏心受伤，可治。心胸紧痛，红色裹心，乃心口受伤，不治。

凡男人两乳受伤，可治，宜急医救之。女人两乳堂受伤，难治。正腰受伤，重者，不治。小肚受伤，重吐粪者，不治。气出不收，兼目直视者，不治。小腹受伤，未伤脂膜，不痛者，可治。孕妇小腹受伤，犯胎者，不治。肾子受伤只破皮，未入小腹，可治。肾子受伤，缩入小腹者，不治。膀胱受伤，小便不通，如喷嚏不痛，则膀胱碎，不治。目未直视，粪不出者，无言，可治。脉小而缓，须有力，可治。口如鱼口缠风，不治。囟门破出髓，不治。正心中青皮红肿，不治。夹脊断者，不治。小肠不分阴阳，难治。两臂伤，怕血入脏，难治，两腿伤后必有损，难治。两手伤、两足伤，可治。

凡人手足伤骨出，皆有两胫，断一胫，可治，两胫齐断，不治。

凡人海底穴跌伤或踢伤，血必冲上，当时两耳响声大振，心昏昏闷闷，伤虽在上，患反在下。

凡人血海受伤不医，久则成血痞，宜用胡桃药酒，外以朴硝熨法，贴千捶膏。

凡气眼受伤，必目反口噤，头强身直，若救迟，其气下降，大便浊气出，必死。宜速揪其头发，伏我膝上，背后摩运轻敲，使气从中而出，然后用药调治。

凡心肾二脏受伤，重者立死，心伤则神去，血从口鼻中出，肾伤则智失，被伤则错经者，大小便反也。若伤重，气逆闭塞下窍，亦有粪从口出者，此二脏易于死。

凡肺、肝二脏受伤重者，自至伤日病发，当以克月死。肝受魂，肺藏魄，肝伤则恍惚，肺伤则愤郁，至克肝克肺之月令，肺伤则咳嗽，肝伤则吐血而死矣。

凡脾、胃二脏受伤则腹胀，胃伤则呕逆，脾伤则血瘀，发于所伤之月，死于所克之令，必致连绵日久而毙。

凡人之肺、肝、心、肾皆系于背俞，背俞伤重，伤时即死。唯脾胃在腹，及血海、霍肺皆在于腹，必至血枯气尽而死。

若先损在前，后有劳伤不服药，又经怒闹，食肉食醋。治法，先养心，补中益气，加蒲黄、五灵脂去瘀止痛。若先伤后损，向无怒斗，斗日房事，努力好胜，饮溺损胃，治宜去伤，当归尾散加香黄、硼砂同剂。

诗曰：骨折金枪是外伤，折痕轻重细斟量。骨折揣摩折骨纸，包木夹缚要安详。土鳖接骨如神妙，末药酒服效非常。

血出金疮散，涂好山漆与松香、水粉，强去血多应四物汤。

跌打内伤恶血阻，鸡鸣散服自然安，集验日干绝汤水，能绝之时免祸殃。

秘授折伤治疗神方

凡跌扑损伤，或皮肉破损，或筋骨断折，皆须先察其脉。若命脉和缓，关脉实，虽伤重可治。若命脉虚促而脱，虽伤浅亦难疗。又折伤而血未出者，脉宜洪大。血已出者，不宜洪大。若出血过多，而脉虚细者生，沉细微缓亦生；如来急疾大数，则决死。内有瘀血，肚腹胀满，其脉坚强者生，小弱者死。吐血鼻衄脉宜沉溺，忌实大也。内伤宜强紧，忌小弱，金疮宜微细，忌紧数。

洗药方：治骨断皮破，用此煎洗，后服麻药。赤芍五钱　延胡索五钱　归尾三钱　肉桂三钱　苍术一两　荆芥四两　以上药共切片，每药一两，用水五升，干荷叶二片，共煎七分，去渣候温，将损处断处淋洗，再服麻药整骨。骨整，然后用黑龙散敷四边，桃花散填疮口，再夹缚。

麻药方：名八厘散。治跌损骨破碎，先用此药麻倒，方用刀割。川乌三钱　草乌三钱　生半夏五钱　南星五钱　蟾酥（酒浸）一钱　黄麻花五钱　芋芳叶五钱　闹羊花五钱　共为末，每服八分或一钱，酒下。凡伤损骨碎，先将此药与服，方用利刀割开肉，血来用桃花散止血，血止，然后用麻药麻肉，使伤人不知疼痛，用利刀割进，修骨齐正，再用续筋丹搽割处，桃花散圈割，外又用收口膏药贴好，方与淡盐汤服。又方：三花合一草，吃之即麻倒，闹羊花、草乌、黄麻花。

外麻药：敷割开肉上，后用到整骨。生南星　半夏　川乌　草乌各一钱　芋芳叶八钱　黄麻花五钱　雄黄二钱　共为末，敷割开肉上，用刀整骨，后用桃花散敷疮口。一方无雄黄，加麻根一钱，醋调，敷割开肉上。

桃花散：古石灰（入牛胆内阴干七次，取出）一升　同大黄四两，入铜锅内慢炒，看灰如桃花色取出，放上一宿，研末，瓶收用。用时取填疮口，四边再用黑龙散夹缚。又方：大黄四两　千年石灰（铜锅内炒，看灰色如桃花色取起，放地上一夜，研末取用，再配后细药）一升　血竭　龙骨　螵蛸　加些尤妙。又方：古灰　松香节　血竭　乳香　无名异（醋炒）　共研为细末，掺搽用。

续筋丹：土鳖　三七　血竭　龙骨　共为末，唾调涂搽。

黑龙散：川山甲（炒灰）六两　丁香皮六两　土当归二两　百草霜五钱　枇杷叶（去毛）五钱　一方：用筋　共为末，瓶收用。用时，取一两，姜汁调涂疮四边，油纸包，杉皮夹缚停当，后服淡盐汤，待醒后服调气散。

调气散：木香　乌药　厚朴（姜制）　白芷　青皮　杏仁（去皮尖）　陈皮　苍术（米泔浸）　前胡　桔梗　甘草梢　用姜三片，枣二枚，水煎服，空心服，后服接骨丹、一捻金。

一捻金：当归　生地　骨碎补　五加皮　放竹杖　甘草梢　红花　桃仁　黄荆子　独活　牛膝　防风　桔梗　龟板　羌活　虎骨　肉桂　灵仙　杜仲　川芎　乳香　没药　乌药　赤芍　十大功劳　落得打草　共末，酒调服。

接骨丹：土鳖（火酒醉倒）　自然铜（醋煅十四次）　血竭（炙）　乳香（炙）　没药（炙）　归尾（酒浸）　硼砂　半夏　共为末，酒服一分。又方无半夏，有大黄，名八仙丹，每服酒下八厘，此接骨紫金丹。以上血竭（另研）、乳香、没药（出汁）、然铜（醋煅）、土鳖（焙干去足）各一钱，俱为细末，磁瓶收用，各服八厘，好热酒调下，其骨自接上。如有瘀血，自下吐血等病，经事不调，俱酒下。

君臣散：不拘年远日近，损伤病痛，皆可服此。杜仲　牛膝　乌药　红花　桃仁　归尾　赤芍　加皮　花粉　川断　防风　防己　独活　秦艽　肉桂　海桐皮　甘草梢　以上各一两，为细末，瓶收听用。

黄末药：姜黄一两　为末，瓶收听用。

红末药：紫金皮（醋炒）为末，瓶收听用。

黑末药：黄荆子（香油炒）为末，瓶收听用。

桃花末药：痛甚者加之。乳香　血竭　没药　共为末，瓶收听用。

紫金丹末药：骨折者加之。又名金灰末药。土鳖（火酒醉倒）　自然铜（醋煅十四次）　骨碎补（去毛）　血竭（另研）　归尾（酒浸）　丹皮　白硼砂　乳香（炙）　没药（炙）　半夏（汤）炮　共为末，瓶收用。若瘀血攻心将危，加巴豆霜、大黄，神效。

白末药：人中白（醋煅七次）为末，瓶收听用。

凡跌打不甚伤者，骨亦不断者：黄末药八分　红末药六分　黑末药八分　桃红末药五分　白末药二分　共和匀，取姜三钱，葱白五根，入煮酒内，再加麻油二匙，调末药服。初服，用姜葱麻油，以后只酒调药，水贴膏药。凡跌打伤重将危，骨亦折者，先用灰末药一服，加巴豆霜、生大黄末，酒调下五分，瘀血尽后，将灰末药去巴豆、大黄，再用一分，配前黄末药八分，红六分，黑八分，桃红八分，共和匀，酒调下。

上部末药：凡头上伤损者可用。小川芎五钱　蔓荆子五钱五分　升麻二钱　白芷四钱　归尾八钱　赤苓四钱　共为末，每服七分，加香油炒黄荆子末三分。若伤重，加接骨丹三分，酒调服。如伤轻，只用接骨丹一分服。

中部末药：凡身中伤损者可用。生地六钱　秦艽六钱　桃仁三钱　红花三钱　归尾八钱　赤芍五钱　紫荆子（醋炒）一两　共为末，每服一钱，加炒黄荆子末五分。若伤重者，加接骨丹五分；伤轻者，加接骨丹三分，共匀，酒调服。

下部末药：凡下身伤损者可用。木瓜　牛膝　黄荆子（炒）各一两　桂　归尾　防己各五钱　独活七钱　秦艽　赤芍各六钱　紫荆子　过山龙　千年矮各一两　海桐皮八钱　姜黄五钱　共为末，瓶收听用。每服一钱五分，伤重者加接骨丹八分，轻者加五分，共和匀，酒调空心服。如腰腹受伤，可用下部末药二钱，加落得打草末三钱，食前老酒调下。若先服过，后加无名异末三钱服。

上部汤药：凡跌打伤重，既服末药，仍须再服汤药，庶可收功。升麻　川芎　白芷　藁本　桔梗　蔓荆子　羌活　花粉　当归　赤芍　防风　甘草　南星　五加皮　生地　黄荆子　加姜三片，水酒煎服，饱下。一方有陈皮、半夏、黄麻花、茯苓、过山龙，无桔梗、生地、羌活、黄荆子。

中部汤药：杜仲　破故纸　桂枝　红花　桃仁　乌药　姜黄　丹皮　生地　甘草梢　赤芍　归尾　川断　秦艽　五加皮　加姜三片，水煎，加酒一杯，饱服。一方有防风、赤苓、赤芍、细辛、桔梗、枳壳、过山龙，无乌药、姜黄、丹皮、续断、五加皮。

下部汤药：木瓜　牛膝　独活　海桐皮　肉桂　防己　归尾　甘草　赤芍　生地　防风　加皮　姜黄　续断　红花　天花粉　丹皮　加姜三片，水酒煎，空心服。若痛甚者，加乳香、没药。三部全。一方有秦艽、厚朴、广皮，无姜黄、续断、红花、丹皮。

治跌打只伤手方：桂枝　归尾　独活　赤芍　灵仙　防风　陈皮　加皮　红花　丹皮　赤苓　水煎服。

治跌打只伤足方：木瓜　牛膝　防己　肉桂　海桐皮　归尾　赤芍　生地　赤苓　防风　陈皮　五加皮　花粉　水酒煎，空心服。

治损腰久不愈方：杜仲　官桂　干姜　乌药　姜黄　生地　归尾　五加皮　丹皮　红花　桃仁　赤芍　故纸　用酒、水煎服，如不愈，再用后方。又方：虎骨　续断　乌药　故纸　杜仲　红花　乳香　草薢　酒煎服。又方：杜仲入猪腰子内，荷叶包，煨熟，酒送下。

治跌打伤眼，瘀血赤肿及痛难忍：升麻　川芎　白芷　蔓荆子　甘草　木贼　生地　红花　川归尾　水煎，食后服。

治跌打瘀血不散：肚腹作痛。生大黄五钱　桃仁（去皮尖）三钱　杏仁（去皮尖）二钱　归尾一钱　甘草梢五钱　水酒煎服。如瘀血仍不散，腹内尤痛，加柏子二钱，再煎，趁热服。

治大小便跌打不通：木通　车前子　大黄　朴硝　甘草　归尾　桃仁　红花　赤

芍　生地　枳壳　麦冬　水煎服。

通利汤：治跌打大小便不通。归尾　红花　桃仁　猪苓　车前　泽泻　大黄　赤芍　枳壳　芒硝　细树根　甘草梢　用姜三片，水酒煎服。

桃仁桔梗汤：亦治大小便不通。桃仁　桔梗　归尾　苏木　杏仁　大黄　车前子　红花　芒硝　木通　用姜三片，水酒煎服。

通导汤：治跌打伤重，瘀血不散，大小便不通，肚腹膨胀。大黄　芒硝　枳壳各二钱　厚朴　当归　陈皮　木通　红花　苏木　甘草各一钱　用水酒煎服。

歌曰：通导散内用将军，枳壳芒硝四力均，当归红花及苏木，厚朴陈皮减半称，甘草木通俱二两，十味共剉及调匀，跌打伤重二便闭，肚腹膨胀闷攻心，每用一两水煎服，打下瘀血是安宁。

鸡鸣散：治一切损伤瘀血凝积，痛不可忍，此药推陈致新。大黄（酒煎）一两　归尾五钱　桃仁（去皮尖）七粒　酒煎，鸡鸣时服，打下瘀血即愈。又一方：生地、甘草梢各一钱服。

治跌打危极命在须臾，势若悬丝。先用干柴烧地，长阔约如床位，后用童便泼浇。又用：草席二条摊泼所，令人扶患者卧其上，待其人知疼痛，用护心丹，米汤送下。如内有瘀血，用鸡鸣散。如无瘀血，用一捻金。又一方：用好醋泼烧所，亦好。

护心丹：乳香　没药　肉桂（忌火）　干姜　杏仁　血竭　白术　归尾　共为末，好酒调服。

治跌打伤，血从口出，立时吐血：干荷叶　发灰　茅根　血竭　韭菜根　酒煎，和童便服。治跌打气血攻心，疼不可忍，七孔流血　鹿角灰　朱砂　茅根　共为末，酒送下。

治跌肿作热不能食：归尾　生地　白芷　赤芍　红花　苏木　乳香　没药　乌药　牛膝　杜仲　用好酒送下。

活血止痛散：治跌扑损伤一切疼痛。乳香　没药　赤芍　白芷　川芎各一两　当归　生地　丹皮各二两　甘草五钱　共为细末，每服三钱，温酒入童便调服。

歌曰：活血止痛用乳香，没药川芎白芷详，赤芍五味共一两，生地归皮二两强，甘草五钱同做末，每服三钱效最良，温酒童便和服下，住痛减伤保无殃。

活血止痛散：加减治病法。当归　甘草梢　川芎　虎骨　羌活　独活　乳香　没药　白芷　生地　乌药　丹皮　赤芍　肉桂　腰痛加杜仲，下部加牛膝、木瓜，水酒煎，加童便服。气喘加沉香，头痛，川芎加倍，虚汗加麻黄根、浮小麦、白术、黄芪，寒重加干姜，热盛加前胡、山栀，小便不利加车前子、木通，热不退加连翘、栀子、薄荷，寒不退加人参、白芍、麻黄，言语恍惚，死去加辰砂、远志，哭笑不止加杜仲、故纸，呕吐、食不能进加藿香、砂仁、丁香、半夏，胸闷喘急加桔梗、枳壳，如口中血腥加阿胶，如不止，用丁香嚼之，肚有血块加三棱、莪术、香附，打伤头出血多者加生地，口内粪出乃伤肚胃，加丁香、草果、半夏、砂仁。如此不效，是断肠不治，血出过多，周身麻木，不知人事时，或昏闷，加人参。痛不知食，加人参。如杀伤胸血出者，清肺膏加蒲黄、阿胶。

补损接骨仙丹：治跌打伤扑，骨折筋断，皮烂肉开，疼痛难忍。当归　川芎　白芷　生地　故纸　木香　五灵脂　防风　地骨皮各五钱　乳香　没药　血竭各一钱以上剉一处，用夜合花树根五钱，用大黄入烧酒内，汤煮一炷香为度，取出服之。

歌曰：跌扑伤筋及骨折，皮开肉烂疼痛极，当归生地又川芎，木香破故纸白术，灵脂防风地骨皮，九味五钱分细切，乳香没竭各一钱，夜合花根皮五钱，烧酒入乎重汤煮，一炷香久取出吃，补损接骨号仙丹，此药用之效最捷。

治跌打药酒方：川芎　赤芍　川当归　牛膝　木瓜　杜仲　紫荆皮　灵仙　肉桂　乳香　没药　姜黄　羌活　故纸　首乌　生地　乌药　桃仁　红花　丹皮　续断　干姜　秦艽　防风　海桐皮　加皮　落得打草　三七根　甘草梢　土鳖　申姜各五钱入绢袋缝好，用陈酒十斤，大瓶内隔水煮三炷香久，取出，早晚服二次，如酒多，加倍用。

接骨灵丹：半夏一斤　土鳖（二味一处捣烂，铜锅内炒黄色）一斤　自然铜（醋煅七次）二钱　古钱（醋煅七次）三钱　碎补（去毛）七钱　共为末，每服三钱，用大黄末一钱五分和匀，热酒调服，行患处疼痛即止，次日再进一服，药末三分七厘，当归一分三厘，共和匀，热酒调服。重者三服，轻者一二服即愈。

导滞散：专治跌打损伤，腹内有血。乳香　没药　木香　川芎　归尾　杜仲　肉桂　木瓜　续断　虎骨（火酒淬）　古钱（醋淬）　共为末，每服二茶匙，酒调送下。

紫金散：红内消（即紫荆皮）　续断　骨碎补　无名异（醋淬）　牛膝（酒浸）　归尾（酒浸）　桃仁　蒲黄　丹皮　川芎　红花　为末，每服二钱酒下。又方：肉桂　牛膝　川芎　川归　赤芍　海桐皮　续断　干姜　羌活　姜黄　乳香　没药　碎补　首乌　为末，每服二钱，酒下。

阴红汤：治女人损伤，瘀血不散，大小便不通，闷乱欲绝，急服此。阿胶　发灰　没药　酒煎服，待瘀血尽后，再服别药。

排风汤：治损伤，浑身无故作痛。肉桂　赤芍　独活　防风　麻黄　姜三片，水煎服。治跌打伤，青紫肿如馒头：老黄茄切片，瓦焙干为末，卧时酒服一茶匙。

治跌打红肿骨未折：老酒糟　胡葱　鲜桑皮　黄栀　共捣，贴患处。

治跌扑损伤，肿痛未折用此：用葱头切片炒焦，搽患处，冷则再易，止痛消肿散瘀血。

治伤损肿痛，瘀血不散，流注紫黑，或伤眼眶上青黑：用大黄为末，生姜自然汁调敷患处。

治跌扑有瘀血流注：用半夏为末，调敷患处，一宿不见痕迹。

治损手足：用生地黄鲜者一斤，生姜四两，共捣烂，入糟一斤同炒匀，乘热以布裹在伤处，冷则易之，先能止痛，后整骨，大有神效。

治筋断：先用筋相缚，后用旋覆花汁涂相缚处。

治损伤医好后脚筋不伸直：虎骨节　龙骨　犬骨节　共为末，入下部末药，内服之，再服后方。

治宽筋汤：牛膝　木瓜　肉桂　姜黄　黄芪　茯苓　川芎　海桐皮　独活　续断　生地　天花粉　酒煎服。

膏药方：片香二斤　真麻油四斤　归尾一两　红花五钱　苏木三钱　白芷五钱　川芎三钱　桃仁三钱　桂枝三钱　加皮三钱　牛膝五钱　羌活五钱　独活五钱　防风五钱　荆芥五钱　续断五钱　生地五钱　灵仙三钱　大黄一两　麻黄五钱　发灰五钱　苦参五钱　紫荆皮五钱　再用姜汁、葱汁各两碗，黄蜡四两，草霜二两。

细药方：麝香　乳香　没药　耳松　山柰。

收口胶方：麻油一斤　归尾一两　赤芍一两　防风一两　荆芥一两　麻黄一两　白芷一两　大黄一两　生地五钱　黄柏五钱　连翘五钱　苦参五钱　白及五钱　白蔹五钱　乳香五钱　没药五钱　花粉五钱　银花　黄丹四两　铅粉四两

细药方：珍珠　螵蛸　血竭　儿茶　轻粉　土鳖　共为末。掺膏药上贴之，作收口药，敷药用。

又收口膏方：大黄一两　黄芩一两　苦参一两　甘草节二钱　白粉香二斤　白蜡四两　麻油一两　先投七两、留三两，看药老嫩加减，将大黄、甘草节五味切片，入锅内略炒，取起，将松香熔化，入药同煎滚，后用柳枝不住手搅，待药如灰色，下白蜡、麻油同煎三四沸，用麻布滤去渣，绞毕，即将膏于水缸内扯成长块，再断做三四块，仍渐入锅内熔化，直看油花黄色、红色渐化尽，其膏澄清如镜，滴水成珠，看老嫩贴膏，手粘肉为度。若老，再加前油；若嫩，再加松香；若不老不嫩者，以节过百草霜收成；临用时再加后细末药在膏上，贴之神效。

细末药：土鳖　血竭　儿茶　龙骨　珍珠　螵蛸　象皮　共为末，掺膏药上贴之。

治跌打不破只红肿者乳香　没药　归尾　艾根　甘草梢　木槿皮　地骨皮　山黄花　酒煎服。如足指伤，加皂角根；若死血积，加红花；如下身血红肿，加三七根同煎服。又方：皂荚子　马兰头　旱莲草　共捣烂，敷患处。

治跌损骨及打损：用土鳖同生蟹捣烂，敷患处。

立时活命金丹：用半两钱（醋煅七次）、土鳖（大者）均分为末，瓜蒌仁（去油）为粉。上药一钱，粉重三钱，共末饭丸，粟米大。上部饱，中部饿，下部空心酒下一粒。

治跌打：古文钱（醋煅七次）一个　入胡桃肉研细，胎骨二分、麝香一分，共末，酒下二分，尽力避风。又方：古文钱　香瓜子（炒）　血竭（另研）　土鳖（酒醉炒干）

共为末，酒下七八厘。

续骨方：乳香　没药　儿茶　鳖壳灰　各等分为末，每服三钱，陈酒下，欲下血，火酒下。

治损伤接骨，日久无力，不能行走：黄芪　肉桂　续断　当归　人参　枸杞　白术　水煎服。

治损伤医好后有痕：续随子　黄荆子　蔓荆子　随风子　以上共药四味，共为末，饭上蒸几次，童便浸一夜，炒干，以荷叶包痕。

防风通圣散：防风　大黄　白芍　当归　连翘　川芎各八分　黄芩　桔梗　石膏通滑石各用一钱四分，甘草（炙过）用一钱，生姜三片，水煎服，风热消除最有功。以上药味共有一两，如遇伤损肢节，疼痛恶血不得下者，依本方加大黄、当归各三钱，乳香、没药各二钱，水酒煎热服。

神验续骨膏方：腊月猪板油十斤　白蜡（炼过）二斤　东丹（水煎）二两　自然铜（酒淬七次为末）四两　白矾十二两　密陀僧（研）四两　麒麟竭（另研）二两乳香（为末）一两　没药（为末）一两　辰砂（为末）一两　上药十味，将猪油先入锅内熔化，次下白蜡，将锅离火放地上，入陀僧、飞丹末，下自然铜搅匀，再用文火煎，搅匀待凝，丸如弹子大，笋壳垫，每遇跌打伤重者，用一丸。再用猪油火上化开，涂伤处，以油纸包缚，甚者以灯草裹了，用粉匣板夹好骨折者，两次即愈。如齿痛者，一贴牙根，立止。

归发散：归尾　红花　乌药　香附　赤芍　茯苓　桃仁　甘草　官桂　苏木槟榔。

八仙过海方：乳香　没药　山甲　巴霜　硼砂　半夏　归尾　土鳖（酒炙）　血竭各一钱　共为末，老酒为丸，每服八厘，空心老酒送下。

努力重伤方：赤芍（酒炒）一钱　归尾一钱　丹皮一钱　青皮（酒炒）一钱　柴胡六分　枳壳一钱　广皮（炒）二钱　桃仁（去皮尖）一钱　三棱一钱　蓬术（炒）一钱　官桂一钱　桔梗五分　川芎八分　加灯心，童便、水酒煎服。

损伤效验方：泽兰　故纸　苏木　桃仁　续断　红花　当归　羌活　刘寄奴　独活　乳香　没药　加皮　丹皮　落得打草　大黄（系酌用）　太阳经加升麻，阳明经加白术，少阳经加柴胡，太阳经加苍术，当脐加细辛，少腹加吴茱萸，有痰加半夏，背痛加羌活，腰痛加杜仲，胃风加苏叶、木香、柴胡、槟榔，小便不利加车前子、泽泻，用酒一斤，河水一碗，煎一大碗，临服，砂仁末七分冲服。

木香送气汤：木香　归尾　柴胡　乌药　香附　青皮　槟榔　木通　丹皮　枳壳桃仁　红花　赤芍　苏木　砂仁　如重伤加大黄、三棱、蓬术、川芎、官桂，用酒、水、童便煎。或临服加童便更妙。

内伤浸酒方：生地一两　当归一两　红花二钱　青皮一两　牛膝一两　杜仲一两

加皮一两五钱　木香三钱　桃仁三钱　丹皮一两　枳实一两　胡桃肉二两　陈酒十斤浸一日，隔水煮一炷香久，去火毒，服。如因打伤，加枳壳、玄胡索、陈皮、川芎、沉香、香附、苏木。

治打努力内伤药方：用大水牛角尖，一寸长者五六个，用阳城罐盛之，每用三分，老酒送下。又方：用黄牛角内骨，烧灰存性为末，每服一钱，最重者，三服即愈。

木香送气汤：内伤木香送气汤，归尾柴胡与槟榔，乌药香附青皮效，陈皮木通枳壳良，红花桃仁赤芍药，苏木砂仁配木香，丹皮官桂大黄末，蓬术三棱三片香，五加川芎童便浸，随他跌病均无妨。

努力劳伤发作方：努力劳伤发作身，赤芍归身枳壳增，丹皮青皮配桔梗，柴胡官桂共桃仁，三棱蓬术抚芎和，陈皮童便酒煎吞。

闪腰挫气方：跌打挫闪须急散，乌药香附归尾羡，红花苏木官桂甘，桃仁赤芍木香赞，发寒发热柴羌加，痛甚乳香槟榔判，杖伤牛膝瓜独活，腰胁川芎青皮战。

八仙治伤久寒积，巴豆地鳖与血竭，山甲归身及硼砂，半夏乳香同没药，老酒为丸共八厘，黄酒热服寒劳却。

夺命丹：人中白五钱　甜瓜子五钱　乳香三钱　没药三钱　半两钱（醋煅）一个　土鳖汤（洗炙末）三钱　每遇伤损服三四分，黄酒送下。

七厘散：治跌打伤热。木香土鳖与山甲，胡索没药骨碎补，乳香自然铜血竭，大黄生者须倍数，丹皮除瘀其功捷，专治伤热当无过。乳香三钱　没药（去油）三钱　山甲（炒）三钱　玄胡索（炒）三钱　血竭（另研）三钱　大黄五两　丹皮二钱　碎骨补（去毛）五钱　自然铜（醋煅七次）三钱　土鳖（火酒炒）五钱　木香（忌见火）五钱　以上共为末，伤重者二钱，轻者一钱，再重三钱，陈酒下，看上中下三部服。又方（久伤服）：地龙，共为末，每服一钱，老酒送下，加胎骨更妙。又方：用大活蟹一只，将陈麻油四两泼在蟹上，以田泥包好，放在炉内炭火烧，再取出研末，加入人中白等分，每服七厘，加在别药内亦可。又方：单用蟹壳一味，煅枯研末极细，每服一钱五分，老酒送下，其骨自响接也。

透骨散：掺在膏药上贴之。肉桂　干姜　南星　白附子　阿魏　丁香　均末，加麝香少许。

远来内伤方：因利子一味，炒黑为末，每服三钱，酒送下，将细末水泛作丸亦可。若腹中痞块，每早空心，酒送下三钱。

跌打重伤兼理诸般风湿、鹤膝、漏肩等症：黄麻花（连头带叶晒干）一两　闹羊花（醋炒，生用亦可）五钱　野茄花（生用）三钱　叶亦可，每服三分，酒送下，出汗为妙。若患人虚弱者，一分五厘。

跌打损伤时常便用方：归尾三钱　桃仁三钱　红花三钱　肉桂二钱　闹羊花（醋炒）五钱　黄麻花五钱　乳香（去油）二钱　没药（去油）二钱　丹皮三钱　血竭

（另研）二钱　姜黄二钱　白酒芍三钱　木香三钱　共为末，每服二钱，陈酒送下，虚弱者一钱或八分。

活血丹：治跌打损伤便用方。当归五钱　丹皮五钱　碎补五钱　然铜五钱　木香五钱　香附五钱　土鳖（火酒醉炙）五钱　姜黄三钱　红花三钱　桃仁二钱　续断二钱　乳香二钱　没药二钱　血竭二钱　葱子一钱　生大黄一两　共为细末，每服一钱五分，酒送下。

敷药方损：损伤患处敷之。肉桂五钱　乳香五钱　硫黄五钱　半夏二钱　土鳖五个，用蜡糟一团，酒调敷患处。

打伤捣药方：加皮　当归　杜仲　牛膝　灵仙　碎补　桃仁　枳壳　乳香　没药　丹皮　故纸　等分，加川芎少许，用白酒浸一时，捣烂绞汁，再将滚白酒冲服七分，醉出汗为度，重者二三服。

吐血良方：治内伤寒湿，浑身骨节疼痛。白萝卜　芦根　姜　藕各取汁一碗　童便、蜜、人乳各一碗　共放在磁器内，隔水煮一炷香久，空心，每服一小盅，滚汤过，忌葱。

鹿骨散：苍耳子（炒）三钱　加皮一两　碎补三两　虎胫骨（醋炙）二两　乳香三两　没药三两　当归三两　大麻一两　然铜（醋煅）三两　防风三两　肉桂三两　槟榔一两　龟板（醋煅炙）二两　牛膝二两　羌活二两　共为末，每服一钱，酒送下。

跌打损伤煎药方：红花　丹皮　羌活　加皮　桃仁　牛膝　木香各四钱　归尾　灵仙　乳香　没药各五钱　青皮　陈皮　官桂各三钱　延胡索二钱　生地六钱　土鳖二十个　以上分作六剂，加葱白三根，酒、水煎服。

跌打如若胃中有食者服之：当归　赤芍　红花　乌药　青皮　枳壳　苏木　桃仁（去皮尖）　柴胡　陈皮　麦芽　神曲　丹皮　花粉　杜仲　水煎服。

内伤便血方：丹皮一钱　桃仁一钱　枳壳八分　泽泻七分　山楂一钱　苍术五分　大黄二钱　用姜三片，水煎服。

大灰散：治一切血症。大蓟　小蓟　荷叶　侧柏叶　茅根　芦根　山栀　大黄　丹皮　败棕　各等分为末，烧灰存性，用碗盖地一宿，藕汁调温酒服。

芦根散：治衄血。芦根　阿胶　侧柏叶　生地　甘草　水煎服。

清胃散：治牙齿出血。丹皮一钱，水煎服。

治吐血黑水，大小便皆黑，肌肉消瘦方：海螵蛸炒为末，以白糖拌食，不论早晚皆可，如此一月而愈。

金疮论：凡彼兵器所伤，即渴甚，出血过多渴也，不可即与汤水饭，须干食之，食肥腻之物无害，不可食粥，恐血沸攻心必死。所忌者有八事：一嗔怒，二喜笑，三大言，四劳力，五妄想，六热羹粥，七饮酒，八咸酸，此八者犯其一味，有必死者。夫金疮之不可治者十有三：一伤脑户；二伤天窗；三伤臂中跳脉；四伤髀中阴股；五伤心；六伤乳；七伤尻尾；八伤小肠；九伤五脏；十伤脑髓出；十一伤脑，声哑，两目直视；十二痛不在伤处；十三出血不止，前后赤黑，后自肌肉腐臭。此十三者，皆不可治之症也。除此之外，先察其脉之虚细者，生沉小者亦生，紧数者凶，浮大者亦死。其所伤在阳处，出血过度，而脉微缓者生，急者亦死。

金疮方：牛膝根三钱　水粉（炒黄）二钱　松香（葱汤制七次）二两　共末，收用。如刀斧伤，用童便于隐风处洗净，后搽此药包好。又方：降香节　白松香各末一两　血竭（另研）一钱五分　没药（为末）五分　文蛤（炒末）一钱　共为末匀和，遇伤处止血痛。

金疮散：治一切兵器所伤，及跌打损出血不止，开口不合者。银末　血竭　发灰　人指甲（煅存性）　珍珠　各等分，为细末，研匀，搽患处，止血、止痛、生肌之效。

一捻金丹：治金疮并臁疮、马断梁疮。腊月取黑牛胆一个，入制石灰四两，鲜矾（阴干）一两，取出入黄丹一两，研末用之。

治刀箭伤、狗咬伤，敷上立效：牛胆一个　古石灰不拘多少　乳香　没药不拘白及一钱　共为末。以上四味同入牛胆内阴干，再为末，每用少许，敷上即愈。制药勿经妇人手。

止痛草药方：血见愁（即胭脂草）　见肿哭（即三七草）　旱莲草　共捣敷，血出即止。

出箭头方：蜣螂研涂伤处，待极痒不可忍，便抵动箭头镞拔出之。

出骨中箭头方：雄黄二钱　蜣螂一钱　石灰一钱　牛粪（焙令赤色）一钱　灵仙一钱　活龟（不去头取血）　将前药五味入龟血内，并炼蜜为丸如米大，放在疮口中，箭头不拔自出。

又缝补方：凡伤破肉断裂，剥取新桑白皮作线缝之，以桑皮汁涂之，再用桑白皮裹之小疮，但以桑白皮裹好，如筋断，封上亦可以续之。

敷毒箭方：虻虫去足，阴干为末，每服一钱，拨破疮口，以药醋面糊纸腐子贴，即出毒也。

归尾散：治跌打损伤，气凝血沸。归尾三钱　赤芍一钱　乌药一钱　香附（酒炒）一钱　官桂一钱　甘草八分　如腰胁痛，加柴胡、川芎各一钱，水酒煎一碗，食远服。

补中益气汤：治烦劳内伤，身热心烦，头痛恶寒，懒言恶食，脉大而虚。黄芪（蒸炙）一钱五分　人参　甘草（蜜炙）各一钱　白术（土炒）　广皮　当归各五分升麻三分　柴胡三分　用姜三片，枣二枚，水煎服。

喘气汤：甘草　荆芥　生地　山楂　杏仁　川芎　白芷　桑皮　竹沥　青盐　皂角　甘葛　桂枝　桔梗　水煎，卧时服。又一方：无生地、山楂、荆芥、桑皮四味。

接骨散：羌活　独活　防风　荆芥　然铜（醋煅）　马鸢草　白及　续断　加皮各八钱　官桂一钱　皂荚核二十粒　乳香　没药各五钱　以上各制为末，水调敷。又一方有川乌八钱，川椒五钱。

生血补髓汤：当归　川芎　白芍　生地　熟地　艾叶　茯苓　黄芪　白术　续断　干姜　丹皮　杜仲　加皮　陈皮　炙草　甜瓜子（炒研）　香附　然铜（醋煅）　用红枣三枚，煎服。

一方有枳壳、荆芥、红花、羌活、独活、防风、牛膝，无川芎、甜瓜子。

胡桃药酒方：红花　全当归　桃仁　生地　熟地　陈皮　苏木　胡桃肉　各等分，加皮倍半，用好陈酒浸透，不拘时服。

朴硝熨法：用干面量痞之小大，四围敷之，使内恶物无从逃避，圈内再用硝填满，然后衬纸三四十重，将炭火熨之，腹中有响声乃痞消之验，愈痒愈妙。

大力丸：大鳝鱼一条　黄精（要鲜的，酒浸捣汁）四两　菟丝子三两　肉苁蓉（酒洗）六两　肉桂八钱　上为细末，炼白蜜为丸，如桐子大，每服二钱，酒下，一日三服。

跌伤海底，致水道胀闷不通者，急用杜仲、牛膝捣末，陈酒和匀，加入麝，冲服下，去瘀血，后以茯苓、石莲、泽泻、丹皮、山药清热补虚。

治跌伤腰方：牛膝二钱　胡索八分　碎补一钱　杜仲一钱　小茴一钱　红花五分　故纸（盐水炒）一钱　归尾一钱　青皮一钱　续断一钱　生地二钱　羌活一钱　活鳖（先用酒醉，然后杵烂去皮）六只　用水煎酒对冲服，其药渣敷在患处，用有力人扶起患者，用力揉，冷了炒热再揉，揉了扶病人行走，不可食肉，一月无妨，此方神验。

光绪戊申年

《伤科证治》

377

《类编朱氏集验医方》

宋·朱佐编集（卷之十三）

补损门

伤损证治评

伤损一科，尤为难事，假如刀伤一证，甚至破肚出肠，头破出髓，又有断指断臂者，诚然可畏。然切观被伤之人，不在致命处，尚可治疗。如破肚肠出，大小肠不曾伤破，则以桑皮使香油浸，用药散止血。次以香油洗去血秽，内入，却以针穿桑白皮线，缝合伤处，续以生肌活血药敷之，自然无事。要知香油乃伤损上药，一则止血，二则不生虫，三则生肌。如被伤处口未合聚，常用之，自有奇效。设或肠间但伤一窍，不拘大小，便无可活之法。其间粪秽从孔中出，日烂一日，焉有再生之理哉！又如头破髓露者，依旧与药服饵，活血去风，然后敷以去风生肌之剂，如南星、血竭、柏皮之类是也。外有斗殴、磕损、坠马、损伤、折足、断臂，或有碎骨者，必须刮开，去其碎骨，正顿条理，以绢帛缚定，敷以生肌去风之剂，服之以活血接骨之药，如自然铜、血竭、乳香、没药之类是也。其间腰腹内恐有败血，必须除去。卒急无药可办，急以火麻骨烧灰为末，热酒调服，或以童便一半相投，服之为妙。如无麻骨，用麻布亦可，然后用桃仁、大黄、川乌、血竭，无往不效。曾有腰内瘀血不除，年老为终身之病者，亦有之矣。或有闪挫及脱臼之类，治之又有手法，医者须以意调理之。

龟献奇方治伤折方论

昔有伤折，或云宜用生龟。寻捕一龟将杀，患人忽梦一龟进，作人言告曰：汝被伤，勿相害，吾有奇方可疗。遂授此方。治腕折伤筋损，疼痛不可忍，用生地黄一斤、藏瓜姜糟一斤、生姜四两（切），都炒令均热，以布裹，按伤折处，冷则易之，甚有奇效。（《本事方》）

又论类编

绍熙五年秋，湖口人林四因日暮驰马颠坠，折一足骨断，招外医莫肯治。经旬痛甚，偶一道人过门，闻其声而问故，入视曰：□筋接骨，非败龟壳不可治。此却难得，要生者甚易。道人曰：但得壳足矣，生与败等也。语讫即退。林招众医议之，皆云：一足所敷，多少龟壳灰，可办。兹去五里许，江畔一大龟，身阔二尺，常蜷伏泥中，捕而脱其壳，烧灰敷损处，计其收效，贤于小者百数也。时已昏暮，未暇遣扑。半夜后，邻室张翁者梦乌衣人来访，自通为江畔老龟，哀投甚切，云：林四折足，医欲杀吾取壳以疗伤折，望一言救护。张谢曰：老夫愚钝，如何施力？乌衣云：只烦丈人诣林氏，谕众医曰：往日曾有龟传一方于人而赎命，用淹藏瓜糟罨断处，次将杉板夹定，方书亦尝记载。如更增赤小豆一味，拌入糟中，然后板夹，不过三日，即十全安愈。愿公便以告之，异日当图报。遂去。黎明，张如所诫，林与众医皆喜而从之，应期而验。

疗打扑伤损方论

打扑伤损，瘀血凝滞，气因不行，关窍皆不通，大便必闭，壮者可服洗心散，老弱者可服七圣槟榔圆。凡有此证，须问脏腑所打处疼痛。若伤处大痛，大便三二日不通，然后可下前二药。若大便不闭，伤处不甚猛痛，则不可服。宜服没药、乳香、当归。

又　长安石史君常至通衢，有从后呼其姓第者曰：吾无求于人，念汝有难，故来救汝。出一纸卷授石曰：有难则用之。乃治折伤、内外损方书也。明年因趋朝，坐马为他马所踢，折足坠地，又踢一臂折，家人急合此药，且灌且裹，至夜半痛止。后手足皆坚牢，如未伤时。方本出良方，用川当归、铅粉各半两，硼砂二钱，同研令细，浓煎苏木汁，调服一钱匕。损在腰以上，先吃淡粥半碗，然后服药。损在腰以下，即先服后食，仍频频呷苏木汁。别作糯米粥，入药拌和，摊纸上或绢上，封裹伤处。如骨碎，用竹木片夹定，乃以纸或衣物包之，其妙如此，故表而出之。

又　丁州泾口市民陈公诵观音甚诚。庆元初出行，颠折一足，忍痛叫菩萨。越三昼夜，梦一僧挂杖持钵，登门问所苦，陈曰：不幸折一足，贫无力访医，只得告佛。僧曰：不用过忧，吾有一方接骨膏，正可治。汝便买绿豆粉，于新铁铫内炒令真紫色，旋汲井水，调成稀膏，然后厚敷损处，须教遍满，贴以白纸，将杉木缚定，其效如神，不必假他剂也。语讫，僧忽不见，陈亦寤。如方修制，用而愈。

热葱涕愈伤指方论　崔给事顷在泽潞，与李抱真作判官，李相方以球杖按球子，其军将以杖相格，承势不能止，因伤李相拇指并爪甲掰裂，遽索金疮药裹之，强坐频索酒饮，至数杯已过量，色愈青，忍痛不止。有军吏言：取葱新折者，便入塘灰火煨熟，剥皮掰开，其间有涕，取罨损处，仍多煨取，续之易热者。凡三易之，面色却赤。斯须云：已不痛。凡十数度，用热葱并涕裹，遂毕，笑语。（《本事方》）

疗打扑伤损方论　自然铜，有人饲折翅鹰，后遂飞去。今人打扑伤损，研极细，

水飞过，同当归、没药各半钱，酒调服，顿服，仍以手摩痛处。(《本草衍义》)

疗坠马折足方论　定州人崔务坠马折足，医令取铜末，和酒服之，遂痊。平及亡后十余年改葬，视其胫骨折处，有铜末束之。(《朝野金载》)

疗蹴秋千坠损方论　宣和中有一国医，忽承快行，宣押就一佛刹医内人，限目今便行。鞭马至，则寂未有人。须臾，卧轿中扶下一内人，快行送至，奉旨取军令状，限日下安痊。医诊视之，已昏死矣。问其从人，皆不知病之由，惶恐无地。良久有二三老内人，至轿下环而泣之，才得其实。云：因蹴秋千，自空而下，坠死。医者云：打扑伤损，自属外科。欲申明，又恐后时参差不测，再视之，微觉有气，忽忆药箧中有苏合香圆，急取半两，于火上焙去脑、麝，用酒半升，研化灌之，至三更方呻吟，五更下恶血数升，调理数日得痊。予谓正当下苏合香圆。盖从高坠下必挟惊悸，血气错乱，此药非特逐去瘀血，如气逆、鬼疰瘵、传尸、心痛、时疾之类皆治。《良方》载甚详，须自合为佳耳。(《本事方》)

搓滚舒筋方论　道人詹志永，信州人。初应募为卒，隶镇江马车二十二年。因习骁骑坠马，右胫折为三，困顿且绝。军师命舁归营医救，凿出败骨数寸，半年稍愈，扶杖缓行，骨空处皆再生，独脚筋挛缩不能伸，既落军籍，沦于乞丐。经三年，遇朱道人，亦旧在辕门，问曰：汝伤未复，初何不求医？对曰：穷无一文，岂堪办此。朱曰：正不费一，但得大竹管长尺许，钻以一窍，系以绳，挂于腰间，每坐则置地上，举足搓滚之，勿计工程，久当有效。詹用其说，两日便觉骨髓宽畅，试猛伸足，与常日差远，不两月，病筋悉舒，与未坠时等。予顷见丁子章以病足，故作转轴，踏脚用之，其理正同，不若此简便，无力者可办也。(《癸志》)

治臂臼脱方论　许元公入京师赴省试，过桥堕马，右臂臼脱，路人语其仆曰：急与接入臼中，若血渍臼则难治矣，仆用其说。许已昏迷，不觉痛，遂儳轿舁归邸。或曰：非录事巷田马骑，不能了此疾。急召之，至已日暮，秉烛视其面曰：尚可治。乃施药封肿处，至中夜方苏，达旦痛止。去其封，损处已白，其青瘀乃移在臼上，自是日日易之，肿直至肩背，于是以药下之，泻黑血三升，五日复常，遂得赴试。盖用生地黄研如泥，木香为细末，以地黄膏摊纸上，掺木香末一层，又再摊地黄贴肿上，此正治打扑伤损及一切痈肿未破，令内消云。(《类说》)

续骨膏：治打扑伤损、骨折。黄柏、半夏、桂花。上为末，生姜自然汁调涂肿痛处。其功全在生姜，如药干，频上姜汁为佳。

当归散：治打扑伤损。当归、没药各一两，芍药、木香、川白芷、川乌各半两，川芎、生地黄各三钱，郁金二钱。上为末，空心，酒调，每服二钱。如未愈，加川牛膝、红花、苏木各半两，调服。

神仙接骨丹：黄丹（飞过）、密陀僧、自然铜各四两，辰砂、血竭、乳香、没药各一两，黄蜡、白矾（飞过）、腊月猪脂各十三两。上件，新锅子先下脂熔，滤去筋膜，次下蜡成油，去锅于冷处，次下密陀僧、黄丹、自然铜末，更慢火煎，滴水中不散为度。便出锅于冷处，下诸药，用柳木篦子搅匀，入磁器中不住手搅至凝，丸如弹子大，候极冷，收入通油新磁盒内，永不败坏。若一切折伤，不问内外轻重，虽已无气，但心头尚暖者，分一弹作十五丸，热葱酒吞。如已绝，不能吞，即以热葱酒磨肿，但下喉即自省人识痛。病人痛亦定，仍取十丸，入少油，火炙软，摊在帛上，贴痛伤处。如伤损处大，用二丸以上。此药不沾粘肉，即以寻常胶黏膏药。

平胃膏：治打扑伤损，不问皮破与暗伤，悉能治之。平胃散以冷水调涂，则愈。昔有一士夫与一同官交甚密，书柬往来，只以一小厅子逐传入宅，是日偶失去银盏，遂以其事执之小厅，而同官以小厅杖之，不觉打碎小厅子，右手破，骨出。遇一道人教以前药，遂愈。安城刘克昭传用之，果有效。

双乌散：治诸伤百损，如被打破伤折，久后时时疼痛，虽新被伤，纵不破皮，而内损者，尤宜服此。川乌、草乌（略炮）各三钱，当归、白芍药、苏木、大黄、生干地黄、红曲（炒）各半两，麝香少许。上为细末，用酒煮一瓦瓶，放冷服。如觉麻痹，无害。但二乌头生用有力，恐太猛，所以用温火略炮。

龙骨膏：治金疮。真龙骨少许，海螵蛸、五倍子、赤石脂、虢丹（煅过，不用亦可，如使血竭尤佳）、石庭脂（一方不用，却用麝）。上药斟酌，或等分亦得。如伤大，先以冷盐水洗净，却用黄桑生浆涂四围，待水干皮敛，即以药干敷，百发百中。如小小伤，只以冷盐水略洗，便服药，此直截，妙甚。上二方得之军中，以重资购之，如传用之，屡验。

单方：治打损扑，金疮闷绝。蒲黄末，以热酒灌。又方：淋过灰淬，水调涂半寸收，醋倾地上撩泥涂，生大黄末酒涂，并能见效。又方：生地黄，以米醋调敷疮上。又方：用冷水、麻油各一半，打和如卵黄，用鸡毛拂之。治恶疮、金疮、刀斧伤见血。好降真香为末贴之，入水并无妨，绝妙。又方：石灰一升，石榴花半斤，为末，取少许敷上，擦少时，血止便安。崔元亮《海上方》：预制急用，无不效者。

治金疮：昔张氏经验方，治刀伤磕损，血不止，痛难禁。此出于荆门军点头录。余分教石城乡人戴尧臣作尉，试马于泮宫之前，马劣挦人予篱，戴损大指，甲离肉血淋。余偶记此方，亟令人将葱白煨烂，乘热缚定，痛与血随止，葱冷再易，遂不复痛。翌日洗面，全不见痕迹。活人甚众，不可具述。此三方，出《外科精要》。又方：晚蚕沙生用，细末，掺匀，绵裹之，随手疮愈，血止。治刀箭及折伤。

乌狗血和酒连吃数碗。盖犬血能去恶血也。淮西总管李贵传，亲见效。邕筦易倅，因会客于南楼，坠楼者二十余人，亦用此收功。

神妙圆：威灵仙根和乌豆煮，焙干为末，酒面糊为圆，空心下五十圆，见效。广东冯帅干云：渠当年腰下为金疮所伤，遇春则发，痛入小腹，有不可忍，忽传此方疗之，神妙。

肘后方：治箭镞入骨不可拔者。巴豆（微妙，去壳）、蜣螂。上二味研匀，涂所伤处。斯须痛定必微痒，且忍，待极痒，不可忍，便撼动箭镞，拔之立出。

治损折伤等疾陈充国方：自然铜（醋淬）、木鳖（去油）、草乌、川乌。上件四味为末，以醋煮面糊为膏，热涂损处，时时更易，痛盛，以火熨之。

治金疮方：周崇班缘捕海寇，被寇以提刀所伤，血出不止，分明筋如断、骨如折，用花蕊石散掩之，血不止，痛亦不定。有兵士李高言：某在军中，被人伤中，欲死，见统领以药一贴，名紫金散，掩之，血止痛定，明日疮痂如铁，遂安，又无瘢痕。后告统领求此方，只用紫藤香，磁瓦刮下，石碾碾细敷之，救却万千人也。（《名医录》。紫藤香即降真，是最佳者）

敛金疮口、止疼痛方：刘寄奴一味为末，掺金疮口里，立效。宋高祖刘裕微时伐荻，见大蛇长数丈，射之伤。明日复至，闻有杵臼声，往觇之，见青衣童子数人，于榛中捣药。问其故，答曰：我王为刘寄奴所射，合药敷之。帝曰：吾神何不死？答曰：寄奴王者不死，不可杀。帝叱之，皆散，收药而反。每遇金疮，傅之良验。寄奴，高祖小字也。

黑神散：治伤损大吐血，或因酒食饱，低头掬损，吐血至多，并血妄行，口鼻俱出，但声未失，无有不效。百草、霜蚌粉。上等分，为末，每服二钱，用糯米饮调下，侧柏枝研汁，尤效速。鼻衄搐一字，皮破、灸疮出血，舌上出血，并干掺上，立止。

黄芪汤：治病证如前。枳实（妙，为末）三十个，黄芪二两，甘草半两，红枣（同枳实末捣烂，慢火焙焦黄）三十个。上为末，用米饮调二钱，食后服。

地黄散：治打扑、金疮，止血住痛，辟风，续筋骨，生肌肉。地黄苗、地菘、青蒿、苍耳苗、赤芍药（用清水浸取汁）各五两，生艾汁三合，石灰三升。上五月五日午时修合，前药汁，拌石灰，阴干，入黄丹三两，更杵罗细。凡有金疮折伤出血，用药封裹，勿令动，着十日，瘥。不肿不脓。（《本事方》）

生地黄散：生地黄、川芎、赤芍药、生藕节、当归、芸薹子、川芒硝、荆芥、马齿苋（阴干）各一两。上为细末，和匀，酒煎苏木取酒，调药二大钱，无时候服。如血不甚发热，减芒硝，加桃仁、荷叶干。

血醒散世验方：生地黄、苎根（去皮，或苎烧灰）等分。上杵烂，半酒、半男童子小便，急滤药汁，调小便，酒灌之，仍生鸡、鸭血调，同服尤佳。

桃花散：帖法。干地黄（生）、桃木（取白皮）、刘寄奴（叶）、枯桐皮（取白皮）、生姜、左缠藤叶、国丹各等分。上为细末，和匀，用生饼酒调涂损处。如因损而成风，则加服风损药。

《医说》

宋·张杲

颠扑打伤

坠 马

齐中郎破石病，淳于意诊其脉告曰：肺伤不治，当后十日丁亥溲血死。即后十一日溲血而死。破石之病，得之坠马，僵石生，所以知破石之病者，切其脉，得肺阴气，其来散数道至而不一也，色又乘之，所以知其坠马者，切之得番阴脉，番阴脉入虚里乘肺脉，肺脉散者，固色变也，乘之，所以不中期死。师言曰：病者安谷则过期，不安谷则不及期，其人嗜黍，黍主肺，故过期，所以溲血者。诊脉法曰：病喜养阴处者，顺死。喜养阳处者，逆死。其人喜自静不躁，又久安坐，伏几而寝，故血下泄。（《史记》）

治臂臼脱

许元公入京师赴省试，过桥堕马，右臂臼脱，路人语其仆曰：急与将入臼中，若血溃，臼则难治矣。仆用其说，许已昏迷不觉痛，遂就轿归邸。或曰：非田马骑不能了此疾。急召之，至已入暮，秉烛视其面曰：尚可治。乃施药封肿处，至中夜方苏，达旦痛止，去其封损处已白，其青瘀乃移在臼上，自是日日易之，肿直至肩背，于是以药下之，泻黑血三升，五日复常，遂得赴试。盖用生地黄研如泥，木香为细末，以地黄膏摊纸上，掺木香末一层，又再摊地黄贴肿上，此正治打扑伤损及一切痈肿未破，令内消云。（类说）

《薛氏医案》

明·薛己

跌仆外伤

伤损之症，若色赤肿痛而血出不止者，肝心内热也，用柴胡栀子散。色白不痛，而血出不止者，脾肺气虚也，用补中益气汤。漫肿不消者，元气虚弱也，用五味异功散。黯肿不散者，瘀血凝滞也，用加味逍遥散。肌肉作痛，出血多而烦热者，血脱发躁也，用独参汤。因亡血而烦躁不安者，营卫俱伤也，用八珍汤加柴胡、牡丹皮。久痛不止者，欲作脓也，用托里散。以指按，肿而复起者，脓已成也，宜刺泄之。脓出而反痛者，气血内虚也，用十全大补汤。若骨骱接而复脱者，肝肾虚弱也，用地黄丸。如兼余症，当参各门治之。

一小儿伤臂，出血作痛，面色青赤，此因惊而致肝经火动、脾经血伤也，用加味逍遥散二剂，血止。又用异功散加柴胡、升麻而愈。后因父母责之，腹痛作泻，面色纯青，此因忿怒所致，乃肝木乘脾也，又用六君加柴胡、升麻而痊。

一小儿登楼，失足堕梯，致伤其胁肋，外略青肿，内有重伤。旬余，其父母始觉，恐为瘀血积内，误用桃仁、红花、大黄诸药而下之，去血升余。又于肿处敷贴膏药，以致膏药贴破皮肤，遂成深眼，月余不愈。余以为去血太多，大伤元气，用八珍汤四剂而患处渐愈，朝用补中益气汤，夕用五味异功散，服及月余而始全痊。

一女子亦如前症之误，患处流脓水，唯市膏敷贴两月余不瘥。余先用独参汤二剂，又用补中益气汤，并服异功散，而更又以托里散，及间服八珍汤而全愈。后因饮食失宜发热，患处大溃出脓，口噤振颤或流涎。余谓胃气虚，肝火内动，先用独参汤四剂，仍如前，朝服补中益气汤，夕服五味异功散，加柴胡、升麻，元气渐复，佐以托里散而疮敛。

一小儿伤指敷凉药，肿至手背，脓出清稀，饮食少思，此血气虚弱故也。朝用异功散，夕用托里散，脓水渐稠，患处红活，又用八珍汤而愈。

一小儿伤臁，青肿不消，面色痿黄，仍欲行气破血。余谓此因脾气复伤，血滞而不行也。不信，仍服破血之剂，饮食不进，寒热如疟。余朝用补中益气汤，夕用八珍汤，及葱熨法而愈。

一小儿臂伤，溃而寒热，用八珍汤渐愈，后因饮食所伤，吐泻不止，摇头咬牙，此脾气虚而肝邪内侮也。用六君、升麻、柴胡而安，又用十全大补汤而愈。

一小儿跌伤，腹痛作渴，偶食生冷，腹痛益甚，大便不通，血将逆上，用当归承气汤加桃仁，瘀血下而瘥。此元气不足，瘀血得寒而凝聚也。

一小儿坠楼，腹停瘀血，用大黄等药，其血不下，反加胸膈胀痛，喘急气短。余用肉桂、木香末各二钱，热酒调服，下黑血，及前服之药而瘥。

一小儿跌扑伤腿，青肿作痛。余谓，宜速砭去滞血，急补元气。不信，遂外敷大黄等药，内服流气饮，后涌出秽脓数碗，其脓不止，复求余治。见其腿瘦而脉大，作渴发热，辞不治，后果殁。

一小儿跌扑损伤，患处出血不止，唯用敷贴，不服饮剂，饮食少进，身体消瘦，发热烦躁。余用五味异功散加柴胡、升麻、当归而安。后手足微搐，鼻唇微动，此血虚而肝火内动也，用四君、芎归、钩藤、柴胡渐愈，却用托里散、八珍汤而全愈。血脱发躁，若用四物之类，复伤脾气，多致不救，设误白虎汤，其危尤速。

一小儿跌伤臂，骨出臼，翌日接入，肿痛发热不食，用葱熨法，其痛即止，又用六君、黄芪、柴胡、桔梗、续断、骨碎补而食进肿消，又用补中益气汤加麦门、五味数剂，热退而愈。

一小儿十五岁，伤腿内溃，针出秽脓，虚症，悉俱用大补之剂渐愈，后因劳动，手撒眼闭，汗出如雨，急炒热艾，频熨脐腹及气海穴，更用人参四两、炮附子五钱，作一剂，水煎，徐徐灌服，良久，臂能少动，再剂，眼开而能言，唯气不接续，乃用参、芪、归、术四味共八两，附子三钱，水煎，连进二服，气少复，乃减附子，又三剂，元气渐复，后用独参汤多服而瘥。

一女子闪右臂，寅卯时发热作痛。余决其胆经血虚而火盛，先以四物合小柴胡汤四剂而热退，更以四物汤加香附、陈皮、白术、茯苓各一钱，山栀五分，芩、连、甘草各三分，二十余剂，肿消而愈。

一小儿闪臂肿痛，发热恶寒，饮食少思。余谓脾胃气虚而壅肿也，朝用补中益气汤，夕用五味异功散，间服八珍汤，三月形气渐充，而愈。

一小儿因跌伤胫，漫肿作痛，肉色如故，服破血流气之药，反增腹痛，以手按之，则痛少止。余谓：此因脾胃虚弱，误服破血流气之剂而然，非瘀血也。未几，患处肿消色黯，饮食不入，腹痛尤甚，手足厥冷。余用人参一两，附子一钱，数剂，脾胃渐复，饮食渐进，患处肿痛，肉色变赤。盖始因元气不足，不能运及，故肿消而色黯，服药之后，元气渐充，故胫肿而色赤也。次用大补汤、托里散，三月余而愈。

一小儿闪臂肿痛，面目苍白，服流气饮之类，益加肿痛，余曰：此形病俱虚之症也。前药所当深戒者，彼谓肿痛为气滞血凝，非流气饮不能疏导经络，非破血药不能消散壅肿。逆余言，而前症益甚，发热烦躁，始请余治。余曰：元气虚惫，七恶蜂生，非卢扁亦不能起矣，遂殁。

一小儿伤臂肿痛，内服外敷皆寒凉止痛之药，半载后溃而肿痛。余谓此非托里温中不能生也，不悟，确守前药，以致血气沥尽而亡。

一小儿跌腿青肿，所服皆行气破血之药，后骨骱内溃，青肿益深，朝寒暮热，余戒之曰：此气血俱虚甚矣，非调补脾胃不可，不信，果殁。

一小儿闪腰作痛，服流气等药，外肿不赤，余曰：此儿虽经闪朒，然亦禀赋肾气不足而使之者，延久益虚，恐为不治，彼以迁缓视之，后果不起。

消肿定痛散，治跌扑肿痛。无名异（炒）、木耳（炒）、大黄（炒）各五分。上为末，蜜水调涂肿处。内有瘀血者，砭去敷之。患处溃者，用当归膏敷之，尤效。

经验方，治跌扑瘀血不散，肿痛不止，或筋骨伤损疼痛。黄柏一两半，夏五钱。上各另为末，用姜汁调涂患处，以纸贴之，如干，再用姜汁润之，日易新药。

神效太乙膏，治一切疮疽溃烂，玄参、白芷、当归、肉桂、赤芍药、大黄、生地黄各一两。上药咀，用麻油四十两入铜锅内，煎至药黑，滤去渣，徐入净黄丹一斤，再煎，滴水中捻软硬得中，即成膏矣。

回阳玉龙膏，又名抑阴散，治跌扑损伤，因敷凉药或人元气虚寒，肿坚不散，溃腐不敛，及痛肿肉色不变，或肿而不溃，或溃而不敛，筋挛骨痛，一切冷症（方见敷寒凉之药）。

乳香定痛散，治杖疮、金疮，一切疮疡、溃烂疼痛（方见作痛不止）

猪蹄汤，治一切痛疽，杖疮溃烂，消肿毒、去恶肉、润疮口。白芷、黄芩、当归、羌活、赤芍药、露蜂房（孔多者佳）、甘草各五钱。上用猪蹄一只，水四五碗，煮熟去油渣，取清汤，入前药，煎数沸，温洗，随用膏药贴之。

跌仆内伤

伤损之症，若腹中作痛，按之痛甚者，瘀血在内也，用加味承气汤下之，下后按之仍痛者，瘀血未尽也，用加味四物汤调之；按之不痛者，血气伤也，用四物加参、芪、白术下；后发热，胸胁作痛者，肝血伤也，用四君加川芎、当归下；后恶寒者，阳气虚也，用四君加炮姜下；后发热者，阴血伤也，用四物加参、术、牡丹皮下；后寒热间作者，气血俱伤也，用八珍汤加柴胡；欲呕作呕者，胃气伤也，用六君加当归、半夏；有因乘怒跳跃而胸腹痛闷，喜手按摸者，肝火伤脾也，用四君加柴胡、山栀；畏手按摸者，肝血内滞也，用四物加桃仁、红花；胸胁作痛，饮食少思者，肝脾气伤也，用四君加柴胡、丹皮；若胸腹胀满，饮食不思者，脾肝气滞也，用六君加柴胡、枳壳；咬牙发搐者，肝盛脾虚也，用异功散加川芎、山栀、钩藤、天麻；若用风药，则阴血益伤，肝火益盛，或饮糖酒，则肾水益虚，肝火欲炽，若用大黄等药，内伤阴络，反致下血，壮实者或成痼疾，虚弱者多致不起。凡伤损之症，有瘀血停滞于内者，虽裸体以手护腹胁，盖畏物，触之而痛也，世俗既以内伤阴虚腹痛不辨虚实，专用破血之剂，以速其危，其得不死者亦幸矣。

一小儿跌仆，腹痛作呕恶心，气口脉大，此饮食停滞也，用保和丸二服，吐出酸食；恶寒发热，倦怠不食，此脾胃伤也，先用六君子汤，次补中益气汤，间服而愈。

一小儿坠楼，良久方苏，呻吟不绝，自以手护其腹，此内伤瘀血停滞也，用当归导赤散二钱，熟酒调下而呻吟顿止，次用四物加柴胡、牡丹皮而安。

一小儿跌仆瘀血腹痛，用导滞散下之，瘀血甚多，随作烦躁，面赤作渴，欲饮，此血脱也，用独参汤而安，又用四君当归、黄芪及五味异功散而愈。

一小儿因怒跳跃，胸胁作痛，或以为内伤瘀血，服大黄之药，纯下鲜血，其痛益甚，按之则痛止，此肝脾气血俱伤也，用四君加芎、归四剂而痛止，又以异功散加升麻、柴胡而饮食进，元气渐复，病亦随愈。

一女子因怒捶胸腹痛，经行如崩，作呕不食，面色青赤，两关脉大而虚，此肝经火动，脾经血伤也，用加味逍遥散二剂血止，次用异功散加柴胡、升麻而愈。后因复怒，腹痛作泻，面青，此肝木乘脾也，用六君、柴胡、升麻而痊。

一小儿因跌伤臂，出血腹痛，恶食呕吐，发搐咬牙，此因惊骇停食，肝火内动而侮于脾也，先用保和丸二服，呕吐、腹痛悉止，又用异功散加柴胡、山栀，发搐咬牙亦愈，却用托里散，患处溃而悉痊。

一小儿跌仆发搐，吞酸腹痛，恶心，寸口脉大，余谓：此饮食内伤也，不信，以当归导滞散，连泻五次，目直咬牙，手足厥冷，此脾胃之气复伤，而木火内动也。用五味异功散加干姜一剂，稍缓又二剂，渐愈，乃去干姜，加柴胡，再服而全愈。

一小儿跌仆，因服大黄之药，下血发热，腹痛呕吐，按其腹却不痛，用五味异功散加当归、升麻二剂，腹痛顿止，又二剂而血止，又二剂而热止，又二剂而元气复。

没药丸，治打扑伤损作痛等症，筋骨疼痛或气逆血滞，肚腹胸胁胀闷。没药、乳香、川芎、川椒、芍药、当归、红花、桃仁、血竭各一两，自然铜（火煅醋淬七次）三钱。上为末，用黄蜡四两融化，入前药急搅匀，丸弹子大，每服一丸，水酒一盏，煎化服。

复原通气散，治打扑伤损作痛及乳痈肿毒初起，或气滞作痛尤效。木香、茴香（炒）、穿山甲（酥炙）、陈皮、白芷、甘草、漏芦、贝母各等分。上为细末，每服一二钱，温酒调，徐徐服。

加味芎𧅙汤，治打扑仆坠，筋骨疼痛，血瘀，皮肤不破，入胃作呕，或为呕血。芎𧅙、当归、百合（水浸半日）、白芍药（炒）、荆芥穗各二钱。上作二三剂，酒、水煎服。

当归导滞散，治跌扑瘀血在内，胸胁腹胀满，或大便不通，作喘吐血。大黄、当归各等分。上为末，每服一二钱，温酒调，徐徐服。

黑丸子（一名和血定痛丸），治跌扑仆坠，筋骨疼痛，瘀血不散，壅肿作痛，或风寒所伤，肢体疼痛，若流注鹤膝风初起，服之自消；如溃而脓清发热者，与补气血之药自敛。（方见流注）

舌断唇伤

凡舌断者，须乘热接上，急用鸡子轻击周围，去硬壳，取膜套舌上，以洪宝丹敷之，其舌自生（所断唇舌，鸡子膜含护，恐风寒伤之）。外症苦寒热作痛，用四物加柴胡；晡热作痛，加地骨皮；倦怠少食，四君加芎归柴胡；恶寒少食，用托里散加参芪；若烦渴发热，用当归补血汤；如不作痛，但用四君之类以健脾，则肌肉自生，旬余可愈。不宜用辛热之剂，恐助火而益其痛也。

一小儿舌断半寸许，敷洪宝丹，服四物加柴胡定痛血止，次服四君加柴胡、山栀，月余而舌自完。

一小儿十四岁疫病愈后，齿舌出血。先君谓：肾虚责齿舌。用地黄丸而愈。后吐血咳血，发热痰盛，仍用前丸而瘥。

一小儿唇伤出血不止，以药止之，唇面肿大，揭去其药，出血甚多，肿亦顿消，用托里之剂及当归膏，患处溃而愈。

一小儿唇伤，肿痛发热，服清热止痛之剂，连泻二次，眉目搐动，服祛风等药，手指俱冷，手足搐动，余谓：脾土被肝木所侮。用异功散加升麻、柴胡、半夏，手温而搐止，仍用前药，佐以托里散而愈。

一小儿跌伤，唇口发搐，咬牙惊哭，腹痛，此出血过多，肝火内动所致也，用四物加柴胡、山栀而安。但焮痛至面，此患处欲作脓，二用托里散四剂，头目肿痛，其脉滑数，此脓已成，气虚而不能溃出也，又用托里散二剂，脓出肿消。若初伤时不遽，用收敛疮口之药则无此患也。

一小儿伤唇出血，发搐目直，用柴胡、栀子散一剂，其搐稍定，但伤处焮痛，外敷洪宝丹，内服逍遥散而愈。

一小儿跌伤，面肿连唇颊出血，焮痛发热，以花蕊石散敷之，血止痛定，次用当归补血汤，而发热顿止，又用加味逍遥散、八珍汤而溃，托里散而敛。

洪宝丹（一名济阴丹），治伤损焮痛并接断。天花粉三两，姜黄、白芷、赤芍药各一两。上为末，茶汤调搽患处。

一方，用乱发烧灰，敷舌上接之。又治，擦落耳鼻，乘热蘸之，接上即愈，亦须口含，以防其冷。

当归补血汤，治杖疮、金疮，血气损伤，或妄服峻剂，致血气俱虚，肌热，大渴引饮，目赤面红，昼夜承息其脉，洪大而虚，重按全无。经曰：脉虚血虚，脉实血实，盖血虚发热是也。证似白虎汤，唯脉不长，实难辨耳，若误服白虎汤必死。此病多得于饥饱劳役者。（方见发热不止）

四物汤，治一切血虚发热，或因失血太多，或克伐太过，或溃后发热，烦躁不安，并宜服（方见腋痛）；柴胡栀子散（方见胁痛）；花蕊石散（方见后）；八珍汤、加味逍遥散（二方见发热不止）；托里散（方见热毒疮疡）。

脑骨伤损

脑骨伤损者，用轻手拨令端正，剪去其发。若皮不破，敷黑龙散或葱熨法，皮破则填花蕊石散，以绢帛包之，不可见风着水，更用葱杵烂炒热，频罨患处为佳。

一小儿伤脑出血过多，发热烦躁，肉瞤筋惕，殊类风症，欲作风治。余曰：无风可祛，无汗可发，法当峻补其血。遂用圣愈汤二剂而安，又用养血之剂而愈。

一小儿伤脑肿痛出血，外敷花蕊石散，内服八珍汤而安。后揭疮痂，出血碗许，手足发搐，寒热痰盛，此血虚兼惊，肝火内动而生风也，今服地黄丸及加味逍遥散而愈。

一小儿伤胫骨，出血肿痛，恶寒少食，睡中发搐，先用异功散，饮食渐进，又用逍遥散，发搐顿止，再用归脾汤，母子并服而愈。

一小儿被伤手足，发搐顿闷，咬牙饮食不思，此肝经血虚，火动生风，脾土受侮而然耳。用地黄丸、异功散，诸症渐退，用八珍汤、托里散，疮渐愈。

一小儿被伤，面青懒食，时作腹痛，以手按腹却不痛，余以为脾气内伤而然，不信，妄服攻血之药，果吐泻作呕，手足并冷。余先用六君加柴胡、升麻、生姜，又用托里散、异功散而愈。

一小儿脑侧近耳被伤，寒热作痛，溃后小敛，略服止痛清热之剂，余曰：喝泣作痛，因肝经气血虚也；溃而不生肌肉，脾经气血虚。遂用地黄丸、异功散加归、芪，诸症渐愈，又用托里散而愈。

谦甫花蕊石散，治一切金刃箭镞，打扑伤损，或死者，急搽伤处，其血如入脏，二便不通，用童便和水煎，入酒少许，调服立效；若腹破肠出，急宜内入，以桑白皮为线，缝合掺围疮上；如疮干，以津润之。

硫黄（明净者）四两，花蕊石一斤。上为末，拌匀，入瓦罐内，用纸筋和泥固济，候泥干，渐添火，煅至通红，经宿取出，细研，磁器盛周。

加味逍遥散，治伤损血虚内热，发热或遍身搔痒，寒热或肢体作痛，头目昏重，或怔忡颊赤，口燥咽干，或发热盗汗，食少不寐，或口舌生疮，耳内作痛，或胸乳腹胀，小便不利。（方见发热不止）

圣愈汤，治杖疮、金疮、痈疽，脓血出多，热燥不安，或晡热作渴等症。（见出血不止）

十全大补汤，治杖疮瘀秽已出，气血俱虚，肿痛不消，或腐而不敛，或恶寒发热，自汗盗汗，饮食少思，肢体倦怠。若怯弱之人，患处青肿，肌肉不坏者，服之自愈。若有瘀血，砭刺早者，服之自消。或溃而脓水清稀，砭后发热恶寒，头痛目晕，口干作渴，有似中风之症，皆属气血虚也。并宜服之。（即四君四物加肉桂、黄芪）

八珍汤（一名八物汤），治伤损等症，失血过多，或误服克伐之剂，血气耗损，恶寒发热，烦燥作渴，或疮疡因气虚，肿痛不消，不能溃敛，或溃疡恶寒发热，脓水清稀，久而不愈。（即四君四物）

黑龙散，治跌扑伤损，筋骨碎断，先端正其骨，以纸摊贴，若骨折，更以薄木片疏排夹贴，却将小绳紧缚三日，再用前法，勿去夹板，恐摇动患处，至骨紧牢，方不用板；若被刀箭虫伤成疮，并用姜汁和水调贴；如口破，以玉珍散填涂。穿山甲（炒黄或炼存性）六两，枇杷叶（去毛，入云山枇杷根）半两。上为末，姜汁水调，或研地黄汁调亦好。

地黄丸（方见作渴不止）

腹破肠出 腹破肠出者，急复纳入，以麻缕缝合，外敷花蕊石散；如脂已出，急以手取去而缝之；如已出而复推入，则内溃害命矣；若肠出干燥者，煮大麦粥取汁，洗湿推入，不时少以米粥研烂饮之，二十日外，始可薄粥，百日后乃瘥。切勿令惊，惊则杀人矣。（桑皮线尤佳）

一小儿持碗跌仆，腹破肠出，即纳入，以麻线缝完，敷花蕊石散而愈。

一小儿持刀而戏，仆地刀入腹，肠屎并出，不救。（因肠破，故不救也）

一小儿伤腹，发热作呕，焮痛，外敷内服皆止痛清热之剂，日晡益甚，余谓脾经气血益虚，朝用补中益气汤，夕用四物参芪归术，诸症渐愈，乃用托里散，疮口自敛。

一小儿胁伤成疮，脓清不敛，寒热发渴，余朝用补中益气汤，培益脾气，夕用六味地黄丸，滋补肝血，渐愈，却用托里散、异功散而肌肉自生。

一小儿伤腹血出，发热烦躁，先用当归补血汤而安，却用圣愈汤，患处顿愈，又用托里散、八珍汤而全愈。

花蕊石散（方见前）；益气汤（方见肌肉不生）；托里散（方见热毒疮疡）；地黄丸（方见作渴不止）；归补血汤（方见发热不止）；圣愈汤（方见出血不止）。

阴囊被伤 阴囊皮破出血作痛者，敷当归膏。初伤出血，不可骤止之，血瘀于内则作脓，或伤口原小，血出不尽而内溃，甚至睾丸露出，或阴囊尽溃者，内服托里之剂，外敷当归膏，则囊自生。其外伤腐溃，及内伤瘀血作痛者，皆同囊痈治之，唯睾丸碎者不治。

一小儿伤阴茎，出血作痛，寒热发搐，咬牙顿闷，唇口牵动，手足时冷，欲用破伤风药，余谓：出血诸症，肝经主之，唇动诸症，肝木侮脾土也，遂用异功散加升麻、柴胡、天麻治之，顿愈。

一小儿阴囊被伤，肿痛不愈，朝寒暮热，饮食少思，余谓：脾胃复伤之症。用参、术、归、芪等药治之，不信，别用清热之药，果作泻欲呕，手足并冷。余先用六君加柴胡、升麻而渐愈，又用异功散加柴胡、升麻而全愈。

一小儿持碗仆地，误伤阴囊，睾丸露出，血出不止，寒热时搐，此肝经血虚而火动耳。随敷当归膏，服柴胡清肝散，加熟地、黄芪及六味丸而愈。

一小儿被竹篾伤破阴囊，出血甚多，腹痛发搐，咬牙流涎七日矣，气口脉大于人迎二三倍，此因惊停食也，切忌风药。余用五味异功散加柴胡、钩藤而安。凡伤损之症，小儿患之多有夹惊夹食，则气口脉大于人迎，或作呕吐吞酸、腹痛泻秽等症，夹惊则左关弦洪而软，或作顿闷咬牙、目直项急等症，日久不治。若成破伤风疾，则祸在反掌之间矣。

一小儿阴茎被伤，断而皮相连，寒热作痛，血出不止，余谓：当剪去，调补肝肾二经，则热自安，痛自止矣。遂用补中益气汤加麦门、五味子而愈。

一小儿因跌小腹皮破，服破血之剂，阴囊胀肿，作痛发热，按其腹却不痛，余谓：当用补血之药，不信，遂致不起。

补中益气汤，治跌扑等症，伤损元气或过用克伐，恶寒发热，肢体倦怠，或溃后血气虚弱，不能生肌收敛，或兼饮食劳役，头痛身热，烦躁作渴，脉洪大弦虚，或微细濡弱，自汗，饮食少思，尤疮疡虚损之圣药也。（方见肌肉不生）

柴胡清肝散（方见胁痛）；地黄丸（方见作渴不止）。

金木所伤 伤损之症皆肝经主之，若青肿不痛，或肿不消者，气血虚弱也，用十全大补汤。血出肿痛，或作寒热者，血伤而肝火内动也，用四物、柴胡、山栀。血出不止，或发寒热者，气虚而肝火内动也，用四君、芎归、柴胡。寒热而内痛益甚者，此欲溃脓也，用参芪内补散。若脓出而反痛者，气血虚也，用八珍汤。疮赤而肉突者，血虚而肝火生风也，用柴胡栀枝散。若脓出不止，疮口白而肉突者，气虚而寒邪外凝也，用补中益气汤。若脓溃而仍痛，或溃而不敛，皆脾胃虚弱也，用六君子汤。若不固元气，或敷服寒凉，则肉黯不溃而不敛，多成败症矣。可不戒哉？

一小儿伤于手，肿不消，日出脓水少许，饮食不思，发热恶寒，面色痿黄，此脾胃气虚也，朝用补中益气汤，夕用五味异功散加升麻，月余渐愈。因饮食停滞，服克伐之剂，患处漫肿，更作呕恶寒，余谓：脾胃复伤，用六君子汤加升麻、柴胡，治之而愈。

一女子因怒仆，复伤患处出血，经行不止，臂面青赤，右关脉弦数，此肝脾二经火动，不能统摄其血也，先用小柴胡汤二剂，又用加味逍遥散二剂，血止而安。

一小儿伤内臁成疮，色黯久而不愈，此肝脾气血虚也。先用补中益气汤，后用八珍汤加柴胡、升麻渐愈，再用地黄丸而全愈。

一小儿伤臂成疮，久而不愈，寒热作渴，疮口青白不合，脓水时流，先用参、芪、归、术，寒热渐愈，又用托里散，患处色和，再用十全大补汤而愈。

一小儿伤足成疮，外敷寒凉药，内服败毒散，久不溃腐，余谓：至阴之处，血气罕到，又服克伐之剂，所以难腐也，虽腐而不能收敛也，遂用托里散加肉桂数剂，稍知痛而色渐赤，减桂，又数剂而溃，因饮食过多，连泻二日，乃用五味异功散加升麻、柴胡而泻止，仍用托里散而愈。

一女子十五岁伤手成疮，日出清脓少许，日晡发热，此元气虚也，先用五味异功散加当归、升麻，月余元气渐复，乃用加味逍遥散及八珍汤、异功散而愈。

一女子十四岁，修指甲误伤，焮痛，妄敷寒凉及服败毒之药，遂肿至手背，肉色不变。余先用内消托里散，手背渐消，此以托里散为主，八珍汤为佐，服两月余而愈。其时有同患误伤成疮，不固元气，专攻其伤者，俱至不起。

没药降圣丹，治伤损筋骨疼痛，或不能屈伸，及外邪内伤，筋骨缓纵，皮内刺痛，肩背拘急，身体倦怠，四肢无力。没药（另研）、当归（酒洗，炒）、白芍药、骨碎补（捋去毛）、生地黄、川乌（去皮脐）、川芎各半两，自然铜（火煅醋淬十二次，研末，水飞净）一两。上为细末，以生姜自然汁与炼蜜和丸，每一两作十丸，每服一丸，槌碎，用水、酒各半盏，入苏木少许，煎至八分，去苏木，空心服。

万金膏，治伤损筋骨疼痛。龙骨、鳖甲（炙）、苦参、乌贼鱼骨、黄柏、黄芩、黄连、猪牙皂角、白及、白蔹、厚朴、木鳖子仁、草乌、川芎、白芷、没药（另研）、乳香（另研）、当归各半两，清油四斤，槐枝、柳枝（各四寸长）、黄丹（炒过净）一斤半。上除乳、没、黄丹外，将诸药于油内，慢火煎黑色，去渣，每油一斤，入丹半斤，不住手搅，令黑色，滴水中不粘手，乃下没再搅，如硬，入油少些，以不粘手为度。

接骨散，治骨折碎，或骨出白，先整端正，却服此药，飞禽六畜所伤亦能治之。鹏砂一钱五分，当归一钱。上为末，每服二钱。煎苏木汤调服后，但饮苏木汤立效。

又方，皮破筋断，以胶香涂之，或以金沸草汁频涂，自然相续。生葱（切断一方）、生姜、荆芥、土当归。上煎汤温洗，或只用葱一味煎洗，亦可。

洁古没药散，止血住痛，淀粉一两，风化灰、枯白矾（另研）三钱，乳香（另研）五分，没药（另研）五分。上为末，搽之。

《塞上》治扑损瘀血在内，烦闷，以热酒调服蒲黄二钱。

胜金丹，治肌肤伤损青肿，用茄子通黄极大者，切如指厚，新瓦上焙干为末，临卧酒调服二钱，一夜消尽，无痕迹也。

《肘后》治骨节伤损，瘀血不出。生铁一斤，酒三升，煎取一升饮之。若肝经实热血瘀，则肝木自甚，或兼口眼牵掣，手足抽搐者，宜用生铁，藉其金气制之。若血虚肝燥生风，宜用四物汤、钩藤，补而清之。若肝气本虚，金来克木，宜用泻白散以清肺，六味丸滋肾水、生肝木，不可烂用。

本事内消散，治打扑伤损及一切痈肿未破。生地黄（研如泥）、木香各等分。上以地黄膏随肿大小摊纸上，掺木香一层，又依前摊地黄贴肿上，三五度即愈。

治金疮出血不止，以五倍子为末，干贴即止，神效。

又方，用石灰、韭菜、石榴、寄奴、五倍之类，乃涩滞收敛止血之剂，气血未耗，内无火者，用亦有效。若血虚内热，宜犀角地黄汤之类。凡金疮出血不止，素怯弱者，当补气；素有热者，当清血；有怒气者，当平肝；烦热作渴，昏愦不宁者，当补脾气；筋挛搐搦者，当养肝血。应用地黄丸，以滋肾水自愈。

治针入肉不出，用腊蝼蛄槌烂涂上，或硫黄末以纸覆之，觉痒时，其针即出。用双杏仁捣烂，以羊脂调敷，以纸贴之，二日一换，三五次后，鸟翎三五枚，炙焦为末，醋调涂之，或用白梅入水研烂，调象牙末敷之，或以象牙和敷之，其针皆即出。

治鱼刺入肉，嚼吴茱萸封之，自烂出。

丹溪治破伤风、血凝心、针入肉游走三症，用生寒水石为末，调涂之，其痛立止。

补中益气汤，治跌扑等症，损伤元气，或过用克伐，恶寒发热，肢体倦怠，或溃后血气虚弱，不能生肌收敛，或兼饮食劳倦，头痛身热，烦躁作渴，脉洪大弦虚，或微细濡弱，自汗，饮食少思，疮疡气血损之圣药也。（方见肌肉不生）

神应葱熨法，治跌扑伤损、肿痛，用葱头细切杵烂，炒热敷患处，如冷，易之再熨，肿痛即止，其效如神。

二味参苏饮：治出血过多，瘀血入肺，面黑喘促。人参二两，苏木二两。上每服五钱，水煎服。

桃仁承气汤（加当归即归承汤）：治伤损血滞作痛，或发热发狂等症。桃仁（研）、芒硝、甘草（炙）各一钱，大黄（酒蒸）二钱。上作二剂，水煎，更量虚实用之。

复元活血汤：治从高坠下，恶血流于胁肋，疼痛不已。柴胡五钱，当归三钱，甘草二钱，穿山甲，大黄（酒浸）一两，桃仁（去皮尖，研烂）五十个，红花一钱，瓜蒌仁二钱。上每服二三钱，水酒煎五分，服以利为度，利后痛或不止，服乳香神应散。

消毒定痛散：治跌扑肿痛。无名异（炒）、木耳（炒）、大黄（炒）各五分。上为末，蜜水调涂。如内有瘀血，砭去，敷之。腐处更用当归膏敷之，尤好。

药蛆方：治伤损成疮，溃烂生蛆，用皂矾煅过，为末干掺，其内蛆即死。

参芪内补散：人参、黄芪、当归、白术各一钱，白芷，防风四分，川芎六分，肉桂、甘草（炒）各五分。上水煎，作二三服。

《外科理例》

明·汪机

跌　仆

一人坠马，两胁作痛，以复元活血汤二剂顿止，更以小柴胡加当归、桃仁二剂而安。

一老坠马，腹作痛，以复元通气散，用童便调进二服少愈，更以四物加柴胡、桃仁、红花四剂而安。

一人跌仆，皮肤不破，两胁作痛，发热、口干、自汗，须先饮童便一瓯，烦渴顿止。随进复元活血汤，倍用柴胡、青皮一剂，胀痛悉愈，又剂而安。《发明经》曰：从高坠下，血流于内，不分十二经络，圣人俱作风中肝血留于胁下，以中风疗之。血者皆肝之所主，恶血必归于肝，不问何经之伤，必留于胁下，盖肝主血故也。痛甚则必自有汗，但人汗出，皆为风症，诸痛皆属于肝木，况败血凝滞，从其所属，入于肝也。从高坠下，逆其所行之血气，非肝而何，故用破血行经。

一人青肿作痛，以萝卜汁调栀子末敷之，以四物汤加柴胡、黄芩、天花粉、川山甲二剂少愈，更以托里散促脾药而愈。

尝见覆车压伤者，七人仆地呻吟，一人未苏，俱令以热童便灌之，皆得无事。又曾被重车碾伤，瞀闷良久复苏，胸满如筑，气息不通，随饮热童便一碗，胸宽气利。唯小腹作痛，与复元活血汤一剂，便血数升许，痛肿悉退，更服养血气药而痊。

大凡损伤，不问壮弱，有无瘀血，俱宜热童便以酒佐之，推陈致新，其功甚大。若胁胀，或作痛，或发热烦躁，口干喜冷，饮热童便一瓯，胜服他药。他药虽亦取效，但有无瘀血，不能尽识，反致误人，唯童便不动脏腑，不伤血气，闻操军或坠马伤者，服之亦佳。又凡肿痛，或伤损者，以葱捣烂热罨之，尤妙。《本草》云：葱治伤损。

一人坠马，伤头并臂，取葱捣烂，炒热罨患处，以热手熨之，服后药降圣丹而愈。

一人误伤去小指一节，牙关紧急，腰背反张，人事不知，用玉真散、青州白丸子各一服，未应，此亦药力不能及也，急用蒜捣烂，裹患指，以艾灸之，良久觉痛，仍以白丸子一服及托里散数服而愈。

夫四肢受患，风邪所袭，遏绝经络者，古人所制淋渍贴、熠镰刺等法，正为通经络，导引气血也。

刀伤磕损血不止

一人磕损大指甲，离肉血淋，急取葱白煨烂，乘热敷定，遂令剔去旧土，使血再出，却用煨葱白敷之，不移时，痛住血止。又遇杀伤，气偶未绝，急内取葱白，锅内炒热，以敷伤处，继而呻吟，再易，已无事矣。无葱白，用叶亦可，只要炒热为上，时易为佳。若伤多，煨炮不及，但以干锅且烙且杵，令涎出葱热，用之妙。

《名医汇粹》

清·罗美

痿病门

张子和曰：痿之为状，两足痿弱不能行用，由肾水不能胜心火，心火上烁，肺金受火制，六叶皆焦，皮毛虚弱，急而薄者，则生痿躄，躄者，足不能伸而行也。肾水者，肺金之子也。今肾水衰少，随火上炎，肾主两足，故骨髓衰竭，由使内太过而致。然《至真要大论》云：诸痿喘呕，皆属于上。上者，上焦也，三焦者，手少阳相火也。痿、喘、呕三病皆在膈上，属肺金之部分也。故肌痹传为脉痿、湿痿。湿痿不仁，传为肉痿、髓竭。足痹传为骨痿。房室太过，为筋痿，传为白淫。大抵痿之为病，皆因客热而成，好欲贪色，强力过度，渐成痿疾。故痿躄属肺，脉痿属心，筋痿属肝，肉痿属脾，骨痿属肾，总由肺受火邪，叶焦之故，相传于四脏，痿病成矣。故痿病无寒，其人脉必浮而大，治之之法，与治痹颇异，风寒湿痹犹可汤蒸燔灸，时或一效，唯痿用之转甚。盖痿以肺热为本，叶焦而成痿，以此传于五脏，若作寒治，是不刃而杀也。《内经》谓：治痿之法，独取阳明。阳明者，胃脉也，五脏六腑之海也，主润养宗筋。宗筋主束骨，又主大利机关。机关者，身中大关节也，以司屈伸。是以阳明虚则宗筋纵，宗筋纵则大脉不伸，两足痿弱。然取阳明者，胃脉也。胃为水谷之海，人之四季，以胃气为本，本固则精化，精化则髓充，髓充则足能履矣。

丹溪先生曰：诸痿起于肺热。只此一句，便见治法大意。盖肺金体燥而居上，主气，畏火者也。脾土性温而居中，主四肢，畏木者也。火性炎上，若嗜欲无节则水失所养，火寡于畏而侮所胜，肺得火邪而热矣。木性刚急，肺受热则金失所养，木寡于畏而侮所胜，脾得木邪而伤矣。肺热则不能管摄一身，脾伤则四肢不能为用，而诸痿之病作。经曰：东方实，西方虚，泻南方，补北方。夫泻南方，则肺金清，而东方不实，何脾伤之有？补北方，则心火降，而西方不虚，何肺热之有？故阳明实则宗筋润，能束骨而利机关矣。治痿之法无出于此，骆龙吉亦曰：风火既炽，当滋肾水。

李士材曰：丹溪之言，治痿当矣，惜乎其未备。经言病本，虽五脏各有，而独重太阴肺。治法，虽诸经各调，而独重阳明胃。盖肺主气化，以行令于一身，五脏之热火熏蒸，则金被而肺热叶焦，故致疾有五脏之殊，而手太阴之地未有不伤者也。胃主受水谷，以灌溉于四肢，肺金受邪失正，则本无制而侮其所胜，故治法有五脏之施，而足阳明之地未有或遗者也。然而独取阳明，所谓真气所受于天，与谷并而充身。阳明虚则五脏无所禀，不能行气血、濡筋骨、利机关，故百体中随其不得受水谷处，不用而为痿，不独取阳明而何取哉？丹溪申明泻南补北之说固当。若胃虚减食者，当以芳香辛温之剂治之。若拘于泻南之说，则胃愈伤矣。诚能本此施治，其于"痿"，思过半矣。治法，心热脉痿，铁粉、银箔、黄连、苦参、龙胆草、石蜜、牛黄、龙齿、秦艽、白鲜皮、牡丹皮、地骨皮、雷丸、犀角之属。肝气热筋痿，生地、天冬、百合、紫葳、白蒺藜、杜仲、萆薢、菟丝子、川牛膝、黄芩、黄连之属。脾气热肉痿，二木、二陈、霞天膏之属。肾气热骨痿，金刚丸、牛膝丸、加味四斤丸、煨肾丸。肺热痿，黄芪、天冬、麦冬、石斛、百合、山药、犀角、通草、桔梗、枯芩、山栀、杏仁、秦艽之属。挟湿热，健步丸加黄柏、苍术、黄芩或清燥汤。湿痰，二陈、二术、竹沥、姜汁。血虚，四物汤、二妙散、补阴丸。气虚，四君子汤合二妙散。气血俱虚，十全大补汤。食积，木香槟榔丸。死血，桃仁、红花、蓬术、川山甲、四物汤。肾肝下虚，补益肾肝丸。

诸痹门

张子和曰：痹之为状，麻木不仁，以风、寒、湿三气合而成之，故《内经》曰：风气胜者为行痹。风则阳受之，故其痹行，且剧而夜静，世俗不知，反呼为走注疼痛，虎咬之疾。寒气胜者为痛痹，寒则阴受之，故其痹病，且静而夜剧，世俗不知，反呼为鬼忤。湿气胜者为著痹，湿胜则筋脉皮肉受之，故其痹不去，肌肉削而著骨，世俗不知，反呼为偏枯。痹则从外入，所受之邪各有浅深，或痛或不痛，或仁或不仁，或筋屈而不能伸，或引而不缩，寒则虫行，热则缓缓，不相乱也。皮痹不已而成肉痹，肉痹不已而成脉痹，脉痹不已而成筋痹，筋痹不已而成骨痹，久而不已，乃舍其合，若脏腑俱病，虽有智者，不能善图也。凡病痹，其脉沉涩，其病以湿热为源，风寒为兼，三气合而为痹。

李士材曰：痹病初在外，久而不去，则各因其合而内舍于脏。在外者，祛之犹易，入脏者，攻之实难。治外者，散邪为亟，治脏者，养正为先。治行痹者，散风为主，御寒利湿仍不可废，大抵参以补血之剂，盖治风先治血，血行风自灭也。治痛痹者，散寒为主，疏风燥湿仍不可缺，大抵参以补火之剂，非大辛大温不能释其凝寒之害也。治著痹者，利湿为主，祛风解寒亦不可缺，大抵参以补脾补气之剂，盖土强可以胜湿，而气足自无顽麻也。分条治法别列于下。

筋痹即风痹也，游行无定，上下左右随其虚邪与气血相搏，聚于关节，或赤或肿，筋脉弛纵，古称走注，今名流火，防风汤主之，如意通圣散、桂心散、没药散、虎骨丸、千生丹、一粒金丹、乳香应痛散丸。脉痹即热痹也，脏腑移热，复遇外邪客搏经络，留而不行，故脉痹肌肉热极，唇口反裂，皮肤色变，升麻汤主之。肌痹即著痹、湿痹也，留而不移，汗多，四肢缓弱，皮肤不仁，精神昏塞，今名麻木，神效黄芪汤主之。皮痹者，邪在皮毛，瘾疹风疮搔之不痛，宜疏风养血。骨痹即寒痹、痛痹也，痛苦切心，四肢挛急，关节浮肿，五积散主之。

喻嘉言曰：痹症非不有风，然风入于阴分，与寒湿互结，扰乱其血脉，致身中之阳不通于阴，故致痹也。古方多有用麻黄、白芷者，以麻黄能通阳气，白芷能行荣卫也。然人在四君、四物等药之内，非专发表明矣。至于攻里之药，从无用之者，以攻里之药皆属苦寒，用之则阳愈不通，其痹转入诸腑而成危症者多矣。朱丹溪痛风论曰：气行脉外，血行脉内，昼夜五十营，此平人之造化也。得寒则行迟而不及，得热则行速而太过，内伤于七情，外感于六淫，则气血之运或迟或速而病作矣。痛风者，大率因血受热，已自沸腾，其后或涉于水，或立湿地，或扇取凉，或卧当风，寒凉外搏，热血得寒，污浊凝滞，所以作痛，夜则痛甚，行于阴也。治以辛热之剂，流散寒湿，开发腠理，其血得行，与气相和，其病自安。然亦有数种东垣传文，年逾六十，性急作劳，患两腿痛，动则更甚。予视之曰：此兼虚症，当补血温血，病当自安，遂与四物汤加桃仁、陈皮、牛膝、生甘草，煎入生姜汁，研潜行散，热饮三四十贴而安。又朱宅阃内年近三十，食味甚厚，性燥急，患痛风挛缩数月，予视之曰：此挟痰与气症，当和血疏气导痰，病自安。遂是以潜行散、生甘草、牛膝、炒枳壳、通草、陈皮、桃仁，姜汁煎服，半年而安。又邻鲍六年二十余，因患血痢，用涩药取效后患痛风，叫号撼邻，予视之曰：此恶血入经络症，血受湿热，久必凝涩，所下未尽，留滞隧道，所以作痛，经久不治，恐成偏枯，遂与四物汤加桃仁、红花、牛膝、黄芩、陈皮、生甘草，煎入生姜汁，研潜行散，入少酒饮之，数十剂而安。

张三锡曰：痛风即《内经》痛痹，但今人多内伤，气血亏损，湿痰阴火流滞经络，或在四肢，或在腰背，痛不可当，一名白虎历节风是也。大抵湿多则肿，热多则痛，阴虚则脉数而重在夜，气虚则脉大而重在昼。肢节痛须用羌活，去风湿亦宜用之。如肥人肢节痛，多是风湿与痰饮流注经络而痛，宜南星、半夏。如瘦人肢节痛是血虚，宜四物汤加防风、羌活。如瘦人性急躁、肢节痛、发热是血热，宜四物加酒炒黄芩、黄柏。如肢节肿痛脉滑者，当用燥湿，宜苍术、南星兼行气药木香、枳壳、槟榔，在下，加汉防己。若肢节肿痛、脉涩数者，此是瘀血，宜桃仁、红花、当归、川芎及大黄微利之。如倦怠无力而肢节痛，此是气虚兼有痰饮流注，宜参、术、星、半。

戴院使曰：臂痛有血虚一症，血不荣于筋，或致臂痛，宜蠲痹汤、四物汤各半煎服，若坐卧为风湿所搏，或睡后手在被外，为寒邪所袭，令臂痛，宜五积散及蠲痹汤、乌药顺气散，审知是湿，蠲痹汤加苍术、防己三四分。

方约之曰：风痿之别，痛则为风，不痛则为痿。经曰：痛则为实，不痛则为虚。

曰：痿，虚实二者而已。东垣曰：气盛病盛，气衰病衰，何则人之气血充实，而风寒客于经络之间，则邪正交攻而疼痛作矣。人之气血虚弱，而痰火起于手足之内，则正不胜邪而痿痹作矣。故丹溪先生曰：痿症切不可作风治，而用风药。盖以风为实，而痿为虚也。曰散邪，曰补虚，岂可紊乱乎？

附：脚气

张三锡曰：脚气，委属湿热。《内经》曰：诸湿肿满，皆属于脾土。又曰：伤于湿者，下先受之。盖脾主四肢，足居于下，而足多受其湿，湿抑成热，湿热相搏，其病作矣。是以先从气冲穴隐核痛起，及两足红肿，或恶寒发热，状若伤寒，是其候也。或一旬或半月，复作如故，渐至足筋肿大如瓠者有之，古方名为缓风。宋元以来呼为脚气，原其所由，非止一端，有从外感而得者，有从内伤而得者，所感虽有内外之殊，其湿热为患则一也。凡脚气初起，其势甚微，饮食起居如故，唯卒起，脚屈弱不能动，为异耳。

风痹，薛立斋曰：手足不随，由风寒湿三气合而为痹。风多者为风痹，其状肌肤尽痛，诸阳之经，皆起于手足而循行于身体，风寒之气客于肌肤始为痹，复伤阳经，随其虚处而停滞，与血气相搏，血气行则迟缓，故风痹而手足不随也。若风邪淫邪或怒动肝火，血燥筋挛，用加味逍遥散。脾肺气虚，不能滋养筋骨，或肝脾血虚而筋痿痹，用六味丸。服燥药而筋挛者，用四物汤加生甘草。气血俱虚用八珍汤和《医林集要》等方。新刊《丹溪心法》附录云：若人大拇指麻木不仁，或手足少力，或肌肉微掣，三年内必有大风之证，宜先服八风汤、天麻丸、防风通圣散，以预防之不知。河间云：风者，病之末也，所以中风有瘫痪者，非谓肝木之风内中，亦非六淫风邪外袭，皆由五志过极，心火炽盛，肾水虚衰，不能制之，则阴虚阳实而热气怫郁，心神昏冒，筋骨无所用而卒倒无知也。治法当以固元气为主，若遽服八风等药，则反伤元气，适足以招风取中。医风先医血，此论得之。经曰：风客淫气精乃邪伤肝也。夫风搏则热盛，热盛则水干，水干则气不荣，精乃衰，此风病之所由作也。

《名医类案》

明·江瓘

颠扑损伤

葛可久善武艺，一日见莫摇桑弓，可久挽之而谷，归而下血，亟命其子煎大黄四两饮之，其子恶多，减其半。不下，问故，其子以实对。可久曰：少耳亦无伤也，来年当死，今则未也，再服二两愈。明年果卒。

松阳县民有被殴，经县验伤，翌日引验，了无瘢痕，宰怪而拮之，乃仇家使人要归，饮以热麻油、酒，卧之火烧地，觉而疼肿尽消。(《吹剑续录》)

丹溪治一老人坠马，腰痛不可转侧，脉散大，重取则弦小而长。朱曰：血虽有不可驱逐，且补接为先，用苏木、参、芪、芎、归、陈皮、甘草服半月，脉散渐收，食进，以前药调下自然铜等药，一月愈。

虞恒德治一人，因劝斗殴，眉棱骨被打破，得破伤风，头面发大肿，发热。虞适见之，以九味羌活汤取汗，外用杏仁捣烂，入白面少许，新汲水调傅疮上，肿消热退而愈。后累试累验。

一人因结屋坠梯，折伤腰，势殊亟，梦神授以乳香饮，其方用酒浸虎骨、败龟、黄芪、牛膝、萆薢、续断、乳香七品，觉而能记，服之二旬愈。(《已志》)

台州狱吏悯一囚将死，颇怜顾之，囚感语曰：吾七犯死罪，苦遭迅拷，坐是肺皆空损，钟谂谎栖，实蒙穿剑，其后凌迟，刽者剖其胸，见肺窍间皆白及填塞，色犹不变。洪贯闻其说，为郓州长寿宰规之，赴洋州任，一卒忽苦呕血，势绝危，贯用此救之，一日即止。

汀州市民陈氏事佛甚谨，庆元初出行，颠折一足，痛楚，念佛不置，夜梦一僧挂杖持钵告曰：接骨膏可治此。可取绿豆粉于新铁铫内炒令真紫色，旋汲井水，调成稀膏，后厚敷损处，须教遍满，贴以白纸，将杉木缚定，其效如神。陈寤，如方修治，用之良愈。

崔给事顷在泽潞，与李抱真作判官，李相方以球杖按球子，其军将以杖相格，乘势不能止，因伤李相拇指并爪甲劈裂，遽索金疮药裹之，强坐频索酒饮，至数杯已过量，而面色愈青，忍痛不止，有军吏言：取葱新折者，便入塘灰火煨熟，剥皮劈开，中有涕，取罨损处，仍多煨取，续续易热者，凡三易之，面色却赤，须云：已不痛。易十数度，用热葱并涕裹缠，遂毕席笑语。(《本事方》)

定州人崔务坠马折足，医令取自然铜末和酒服之，遂痊。及亡后十余年，改葬，视其胫骨折处，有铜末束之。(朝野金载)

张七政，荆州人也，善治伤折，有军人损胫，张饮以药酒，破肉去碎骨一片，大如两指，涂膏封之，数日如旧。经二年，胫忽痛，张曰：前为君所出骨，寒则痛，可觅也。获于床下，令以汤洗，贮絮中愈。

吴太医治孙和宠夫人，常醉舞如意，误伤邓颊，血流姣惋弥苦，命太医合药，言得白獭髓与虎骨屑，当灭此痕。和以百金购得白獭，乃合膏，虎骨屑太多，及瘥，痕不灭，左颊有赤点如痣。(《酉阳杂俎》)

江少微治一商人被杖，皮破血流，以真麻油一斤熬，滴水成珠，入黄丹飞过，再熬，试软硬，加入铅粉、黄蜡，收起摊膏药，贴患处，血止肿消，数日而愈。

予因凿银，损破小指，肿大灌脓，亦以前膏贴上，痛止肿消，不复不脓，三日一换，三换而愈。

游让溪翁云：被廷杖时，太医用粗纸，以烧酒贴患处，手拍血消，复易之，用热豆腐铺在紫色处，其气如蒸，其腐紫涩即换，须待紫色散后转红为度，则易愈矣。

《续名医类案》

清·魏之琇

跌 扑

陆养愚治沈华南原有湿热痰积，五旬时，因乘马坠地，伤其左胁，痛不可忍，外科以膏散敷治之而愈。然每疾走，胁间一点微痛，少息半日，痛即止矣。周甲偶患滞下，小腹痛引左胁，手不可按，里急后重，或与香连、槟榔，利止而痛不止，发热便时，后重尤剧，饮食全不思，脉之沉弦有力，左关尤甚，曰痛者，积瘀也。治法当急下之，痛随利减矣，用润资丸加桃仁泥合丸之，红花汤送下二钱，出稠痰碗许，而腹胁抽痛更甚，此瘀积动而未出故也。再投二钱，半日许，又出稠痰碗许，内有黑色如泥者一二块，痛仍不减，脉尚沉弦而坚，又投三钱，半日许，出泥色块并稠痰数碗，而痛顿减，腹胁即可按，渐思饮食，其脉亦和，后以达气养荣汤加人参数剂而安。

陆养愚治宁见源年近古稀，偶登舟失足堕水，足大股挫气作痛，左胁亦引痛，服药已愈三月矣。忽左股内髀枢作痛，或谓此乃肝经所络之地，高年肝血不足，虚而作痛，或谓湿痰流注，或谓肝经久郁，或谓昆仑气逆偏治，疼肿日甚，憎寒作热，脉之六部洪数，而左关尺带弦，因询其曾有所伤否，乃述前堕水之由，曰此必瘀血未尽，留而成毒也。视痛处，已有脓在内，令延外科，教以针破之，出脓血数碗，服大料参芪托里散数十剂而痊。

一人因坠马，腰痛不止，日轻夜重，瘀血缔矣。与四物，去地黄，加肉桂、桃仁泥、红花、苏木，四服，大便下黑而痊。

湖广有胡氏子，五六岁时因升高为戏坠地，拗其头骨，稍长颈不能伸。朱守真者，同里也。一日相见戏契其头有声戛然，置地卒然死矣。朱逸，胡氏子顷许复苏，头项复直，归家，家人惊喜，谋寻朱谢之。（《说顺》）

张子和治张仲温，因登露台，高四尺许，下台胁一足，外踝肿起，热痛如火，一医欲以针刺肿出血，张急止之曰：胁已痛矣，更加针，二痛俱作，何以忍也。乃与神佑丸八九十丸，下二十余行，禁食热物，夜半肿处发痒，痛止，行步如常。张曰：吾之此法，十治十愈，不诳后人。

一小儿七八岁，膝被胁行，行则痛，数月矣。张曰：小病耳，以舟车丸、通经散，温酒调而下之，夜半涌泄齐行，上吐一碗，下泄半碗，既上床，其小儿谓母曰：膝膑痒不可忍，来日使服乌金丸，壮其筋骨，一月疾愈而走矣。

德宗时有朝士坠马伤足，医为针腿，去针，有气如烟出，朝士困惫，将至不救，国医惶恐。有道士至门云：某合治得。视针处，责国医曰：公何容易。生死之穴乃在分毫，人血脉相通如江河，针灸在思其要津，公亦好手，但误中孔穴。乃令卧床，就前于左腿气满处下针，曰：此针下，彼针跳出，当至板。言讫，遂针入寸余，旧穴之针沸然跃出，果至板，气出之处泯然而合，疾者当时平愈。朝士与国医拜谢，以金帛赠贻，道士不受，啜茶一瓯而去。（《逸史》）

石城尉戴尧臣试马，损大指，血出淋漓，用葱新折者，火煨热，剥皮，其间有涕，使将罨损处，仍多煨葱，续易热者，或捣烂敷之痛止。翌日洗面，不见痕迹。宋推官鲍县尹皆得此方，每有杀伤，气未绝者，亟令用此，活人甚众。（《本草纲目》）

龚子才治一男子坠马，腹有瘀血，服药下之，遂发热，盗汗自汗，脉浮涩，此重剂过伤气血所致也，投以十全大补汤益甚，时或谵语，此药力未及而然，以前药加炮附子五钱，服之即睡觉，来顿安，再剂而愈。

张三锡云：曾见一人，因踢门用力，遂小腹痛不止，汤药乱投，临死小腹肿青，方悟往日受病之因也。

孙文垣治一人梅疮，后偶遇遭一跌，环跳脱出，不能复入窠臼，疼痛殊甚，两足长短不齐，此盖瘀血流入臼，占满故窍，致骨不得复入也，今但消去瘀血，以行气活血之药主之，佐以下行向导之剂，庶可复元。用陈年窖中砖瓦（洗净煅过）四两，生地、杜仲、牛膝、骨碎补、丹参、赤芍各一两五钱，自然铜三两，蒲黄、车前子、苏木各一两，鹿角二两，元明粉五钱，各为末，以茅草根一斤、红花四两煎膏，拌晒前药，炼蜜为丸，梧子大，每空心及食前，酒送下八九十丸。初足长出二寸余，服药后，只差半寸，设再制久服，必能全愈。惜素畏药，中道而止。

李克齐家一鹤飞来，驯熟不去，以为祥瑞。未几，鹤折其胫，私心殊不喜，因问有能接其胫骨者乎？一人对曰：家藏接骨秘方，想人禽一理，或可接也。急命修制之。方用土鳖（新瓦焙干）、半两钱（醋淬七次）、自然铜、乳香、没药、菜瓜子仁各等分，为细末，每服一分半，酒调灌之，鹤胫如故。但人上体伤，食后服之；下体伤，空心服之。李公乃以其方传于人。（《续金陵琐事》）

张三锡云：南京下浮桥梁回回丹药，每用二三厘瓜仁捣，泡酒下，极验。远近患损伤者竞觅之，药皆不外土鳖、自然铜等，制法精耳。

四川提督总兵官吴英说：昔得秘方，治扑打跌损伤极效，虽重濒死，但一丝未绝，灌下立苏。以往在福建为副将时，军中有二弁相斗，皆重伤，其一则死矣。吴闻，驰往视之，唯心头气尚微暖，亟命以药灌入，觉胸间喀喀有声，不移时，张目索食，翌日遂能起行，自后屡著神效。云：其方以十一月采野菊花，连枝叶阴干，用时，每野菊花一两，加童便、无灰酒各一碗，同煎热服。又一方，未退胎毛小鸡一只，和骨生捣如泥作饼，入五加皮，敷伤处，接骨如神。（《居易录》）

　　冯楚瞻于五十岁由乐城回都，适有乡人伐一大树，时风沙蔽目，骑至树扑，人骑俱为压倒，正在腰脊间，脊骨脱缝，瘀如腰斩，胸骨扇动，腰肤青紫，下体俱冷，头汗如雨。因忆跌扑伤损门中有"一丝血入心即死"之语，以酒冲童便服之，顿觉脐下极冷气逆上奔，乃思急固阳气为主，以人参一两、炒白术六钱、制附子三钱煎服，日二剂。有外科老医劝用破血行瘀之药，冯曰：伤在上者，宜消瘀滞，伤在下者，宜补气血，此正法也。遂早晚用八味丸，加牛膝、杜仲、五味子各五钱，随进参术附汤各一剂。缘右臂连脊受伤，肾经宗气无根，故不能寐，并不能言，一言一寐即逆气上奔欲绝，凭仗药力之猛，得以接纳，药后必进干饼以压之。肠中如火，干饼多进，亦易消化。八日始便，并无点瘀。外以猪油熬化头发，入十全大补加减煎膏，以乳没收之，遍贴伤处。七日后气逆少缓，半日后渐可寐言，月余始能凭几而坐，两月余始能扶立，而脊骨突起半寸，终成痼疾。自是精力大衰，膝踝筋脉之间时有疼痛，然幸知破格为治，得以全生。

　　李南公知长沙县有斗者，甲强乙弱，各有青赤。南公召，使自以指捏之，乙真甲伪也。诘之，果服盖方，有榉柳，以叶涂肤，则青赤如殴伤者，剥其皮，横置肤上，以熨之，则如倍伤者，以水洗不落。南公曰：殴伤者，血聚而硬，阅伪者不然，故知之。（《司马涑水纪闻》）

　　叶南严刺蒲时有群斗者，诉于州，一人流血被面，经重创，脑几裂，命悬旦夕，公见之恻然。时家有刀疮药，公即起入内，自捣药，令伤人至幕厅，委一谨厚厅子及幕官曰：宜善视之，勿令伤风。此人死，汝辈责也。其家人不令前，乃略加审，复呈状，收其仇家于狱，余皆释之。友人问其故。凡人争斗无好气，此人不救，死矣，则偿命者一人，寡人之妻、孤人之子者几人，干证连系者几人，破家者几人。此人愈，特一斗殴罪耳。且人情欲讼胜，虽于骨肉，亦甘心焉？无所惧，忿怒故也。未几，伤者果平复，而二家之讼遂息。刀疮药方，端午取韭菜捣汁，和石灰杵为饼，阴干，用以治诸伤，敷创处即止，虽骨破亦合，有奇效。

　　韩贻丰摄永宁篆，有部民被殴死，已逾夕，即单骑往验，则遍体重伤，僵挺无生气矣。因念死者父母年老贫病，唯此子，死则二老必不能生。不得已，因取针针其百会，亦冀万一，非谓其必活也。时天气甚寒，令村人各解衣，轮熨尸身，又熬水令极热，探汤揉尸手足。无何，尸得人气，体顿柔，针至十四针，忽喉中作响，口鼻微有气，诊其脉，脉忽动，乃喜曰：有救矣。针至二十一针，则喉间大出声，痛哭，手足能屈伸，口称遍体痛不可忍，则皆其被殴处也。乃呼酒来，以药饮之，伤处糁之以药，痛处以针针之，责令凶首保辜调养，如限内死，抵偿，后伤者全愈，求和息，乃杖凶首而遣之。

薛立斋治一男子坠马，伤头并臂，令葱捣烂，炒热罨患处，以热手熨之，服末药降圣丹而愈。《本草》云：葱大治伤损。

小儿（跌扑损伤）

薛立斋治少忝王阳湖孙八岁，伤股骨，正体科续之，视其面青而兼黄，口角微动，此肝木侮脾土症也，且气血筋骨皆资脾土而生，但壮脾气，则所伤自愈，遂用六君子汤加钩藤、当归三十余剂，诸症悉愈。

义具杨纯父幼儿病，寒热势甚棘，诸医以为伤寒也，药之不效，仲淳曰：此必内伤。纯父不信，遍询乳娘及左右，并不知所以伤，故仲淳问不已。偶一负薪者自外至，闻而讶曰：见郎君攀竹梢为戏，梢折坠地，伤或坐乎？仲淳曰：信矣。投以活血导滞之剂数服而起，仲淳尝言：古先望闻问而后切，良有深意，世人以多问嘲医，医者含糊诊之，以致两误。悲夫。（《广笔记》）

一小儿五岁，因目戏剧，以茎如捣药臼中，不复出，举家惊呼无计，或教之使执儿两足，以新汲水急浇之，儿惊啼体缩，遂得出。

一字散治一切打扑伤损筋骨折。宗子赵叔恭名公寅，以善铁锤者著名，其父宰悬日因与族人聚饮超化寺，醉酒坠悬崖之下，亟视之，昏不醒人，手臂已折，得此二药治之，遂愈，其后运锤如故。叔恭尝知大宁监，云韩希道知府传。五灵脂、没药（别研）、川乌头、草乌头（俱去皮脐，生用）各四两，地龙、乳香（别研）各半两，麝香（别研）半钱，白胶香（一两）。后四味加减些不妨。上为细末，每服一字，温酒调下，丸如梧桐子大，加减自少至多，服之亦可。若腰以上损，食后服。腰以下损，食前服。觉麻为验，未麻加药，麻甚即减。（《百一方》）

福州长乐县一盗囚被笞捶，身无全肤，以情告狱吏，求买胡孙姜，烂研取汁，以酒煎或调服，留渣以敷疮，不数日，平复如故。（同上）

濠梁灵泉寺僧，专治打扑伤损，用半两古文钱不拘多少，以铁线贯之，用铁匣盛，以炭火煅通红，盛好酒、米醋各半升，铁钳开匣，取钱于酒、醋中淬，再煅再淬，候苏落尽，如酒醋少，再添，候钱淬尽，澄去酒醋，以温水淘洗，如此三次，淘洗数多尤妙，火毒不尽，令人患哑，既净，焙干，研极细，入乳香、没药、水蛭等分，同为细末，每服半字或一字，生姜自然汁先调药，后用温酒浸平服。若不伤折，即时呕出。若损折，则药径下，缠缴如金丝，如弓上之筋，神验。初服，忌酒三日。刘谅县尉传王丞相在东府时，施一接骨药云：用半两钱，极有效验，恐即是此方也。（同上）

治打扑损，肿痛不止，用生姜自然汁，米醋、牛皮胶同熬，溶入马屁勃末，不拘多少，搅匀如膏药，以纸花摊敷肿处，痛即止，以多敷为妙，绍与厅二人，每用之得效。（同上）

南蘽梁思使闽，而足不能履，医以风论，或以脚气治，经年不愈。项彦章诊之，六脉仅微数，而他无所病，即探患处，乃骨出不入，须臾，施以按摩即愈。(《九灵山房集》)

南蘽治书某公，因趋走，足失履而伤腕骨，掌反于后者，六月余矣。众医不能治，公知抱一翁精按摩，曰：幸予治也。翁令壮士更相摩，从辰至申，而筋肉尽腐，遂引其掌以揉之，觉嘎嘎然有声，药以两月，其足如常时。(同上)

瘀血腹痛

立斋曰：予于壬申年被重车碾伤，闷瞀良久，复苏，胸满如筑，气息不通，随饮热童便一碗，胸宽气利，唯小腹作痛。吾乡徐银蘽东濠先生，与复元活血汤一剂，便血数升许，痛肿悉退，更服养气血药而瘥。大凡损伤，不问壮弱，及有无瘀血停积，俱宜服热童便，以酒佐之，推陈致新，其功甚大。若胁胀或作痛，或发热烦躁，口干喜冷，唯饮热童便一瓯，胜服他药，不动脏腑，不伤气血，万无一失。尝询诸营操军，常有坠马伤者，何以愈之，俱曰：唯服热童便即愈。此其屡试之，阐亦明矣。戊辰年，公事居庸，见覆车被伤者七人，仆地呻吟，一人未苏，俱令以热童便灌之，皆得无事。又凡肿或伤损者，以葱捣烂，热罨之，尤妙。

治一人，仲秋夜归，坠马，腹内作痛，饮酒数杯，翌早大便自下瘀血，即安。此元气充实，挟酒势而行散也。

一男子跌伤，腹痛作渴，食梨子二枚益甚，大便不通，血欲逆上，用当归承气汤加桃仁，瘀血下而瘥。此因元气不足，瘀血得寒而凝也，故产妇金疮不宜食此。

一男子失足坠梯，腹停瘀血，用大黄等药，其血不下，更加胸膈胀痛，喘促短气，用肉桂、木香末各二钱，温酒调服，即下黑血，及前所服之药而瘥。此因寒药凝滞而不行，故用辛温之剂散之。

一老人坠马，腹作痛，以复元通气散，用童便调进二服，少愈，更以四物汤加柴胡、桃仁、红花，四剂而安。

一男子坠马，肠作痛，以桃仁承气汤加苏木、红花下之，顿愈。更以四物汤加花粉、柴胡，二剂而愈。

脾伤腹痛

陈侍御坠马，腿痛作呕，服下药一剂，胸腹胀痛，按之即止，唯倦怠少气，诊其脉细而涩，曰：非瘀血也，乃痛伤气血，复因药损脾气而然耳。投养脾胃生气血之药，而愈。

血虚胁胀

李进士季夏伤手，出血不止，发热作渴，两胁作胀，按之即止，此血虚也。用八珍加软柴胡、花粉治之而愈，更用养气血之药调理而痊。

血瘀胁胀

孙文垣治桂亭兄，壮年原有湿热痰积，年逾艾，偶坠轿，跌伤背胁，外敷内攻而愈。越十五年，左胁痛，手不可近。左脉弦数，坚劲搏指，小腹赤痛，知为旧瘀及痰积作祟，以青皮、赤芍、黄连、当归尾各一钱，桃仁钱半，大黄二钱，滑石三钱，临服调元明粉一钱，服下吐痰碗余，大便仅行一次，左胯及腿膝皆痛，卧不安，小腹痛甚，此瘀血欲行而未能也。再与前方加减，便三次，皆沉香色稠黏瘀物，腹痛除，胯痛仍在，再与加减，便行四次，所下紫黑如筋膜者甚多，诸症悉减。因食鸡汤牛肉，腹痛后重，此余积未尽，欲再下之，恐年高不任，曰：药力已到，积已动，行而后补，庶无反顾之忧，仍以前药去大黄，调元明粉，下二次，瘀物如前之半，诸痛俱平，用人参、白芍、甘草、陈皮、山楂、桂心、当归、半夏调理半月而愈。

一男子跌仆，皮肤不破，两胁作胀，发热口干，自汗，类风症，令先饮童便一瓯，烦渴顿止，随进复元活血汤，倍用柴胡、青皮，一剂胀痛悉愈，再剂而安。《发明经》云：凡从高坠下，恶血流于内，不分十二经络，圣人俱作风中肝经，留于胁下，以中风疗之。血者皆肝之所主，恶血必归于肝，不问何经之伤，必留于胁下，盖肝主血故也。痛甚则必有自汗，但人汗出皆为风症，诸痛皆属于肝木，况败血凝滞，从其所属，入于肝也。从高坠下，逆其所行之血气，非肝而何？以破血行经药治之。

一男子坠马，两胁作痛，以复元活血汤，二剂顿止，更以小柴胡加当归、桃仁，二剂而安。

血虚烦躁

吴给事坠马伤首，出血过多，发热烦躁，肉青筋惕，或欲投破伤风药，曰：此血虚火动所致，当峻补其血为善，遂用圣愈汤二剂，即安，又养气血而瘥。

一男子损臂，出血过多，又下之，致烦热不止，瘀肉不腐，以圣愈汤四剂少安，以八珍汤加五味、麦冬而安，更以六君子汤加芎归、黄芪数剂而溃，又二十余剂而敛。大抵此症须分所患轻重，有无瘀血，及元气虚实，不可概下，盖恐有伤气，难以溃敛。常治，先以童便和酒饮之，或加红花、苏木，其功甚捷，若用攻利之剂，鲜有不误，凡疮愈之迟速，在血气之虚实故也。

亡血出汗

张进士季秋坠马，亡血过多，出汗烦躁，翌日其汗自止，热躁益甚，口噤手颤，此阴血虚，阳火乘之而汗出，为寒气收敛腠理，故汗不得出，火不得泄，怫怫内甚而益增他症（凡一切病，火盛而汗出者，若骤敛之，反增他症）。及用四物加柴胡、黄芩、山栀，四剂少止，又用四物参芪、软柴胡、五味、麦冬治之而痊。

亡血昏愦

一妇人孟冬伤足，亡血头汗，内热作渴，短气烦躁，不时昏愦，其脉洪大，按之微弱，此阴血虚于下，孤阳炎于上，故发厥而头出汗也。以四物合小柴胡汤一剂，汗即止。以四物去川芎，加参芪、麦冬、五味、炙草，少用肉桂四剂，诸症悉去，又三十余剂，血气复而愈。

一男子孟夏折腿，出血过多，其初眩晕眼花，后则昏愦，此阴血伤损，阳火炽甚，制金不能平木，木旺生风所致，急灌童便，更用人参、当归各五钱，荆芥、川芎、柴胡、白芍、白术各二钱，山栀、黄芩、桔梗各一钱，甘草五分，服之随爽，又用四物参芪各三钱，生地、柴胡各一钱，四剂，烦躁悉去。

湿痰作痛

大宗伯沈立斋孟冬闪腰作痛，胸间痰气不利，以枳壳、青皮、柴胡、升麻、木香、茴香、当归、川芎、赤芍、神曲、红花四剂而瘥。但饮食不甘，微有潮热，以参芪、白术、陈皮、白芍各一钱，归身二钱，川芎八钱，软柴胡、地骨皮、炙草各五分，十余剂而康。

刘尚宝体臂闪作痛，服透骨丹，反致肢节俱痛，下体益甚，以二陈、南星、羌活、防风、牛膝、木瓜、苍术、黄芩、黄柏治之，身痛遂安，以前药再加归尾、赤芍、桔梗治之而痊。

郑吏部素有湿痰，孟冬坠马，服辛热破血之药，遍身作痛，发热口干，脉大而滑，此热剂激动痰火为患耳。治以清燥汤去人参、当归、黄芪，加黄芩、山栀、半夏、黄柏，热痛顿去，患处少愈。更用二陈、羌活、桔梗、苍术、黄柏、姜制生地、当归，遂痊。

杨司天骨已入络，患处仍痛，服药不应，肝脉洪大而急，此肝火盛而作痛也，用小柴胡汤加山栀、黄连二剂，痛止，用四物、山栀、知柏调理而康。

血虚作痛

一妇人磕臂，出血骨痛，热渴烦闷头晕，日晡益甚，此阴虚内热之症，用八珍加丹皮、麦冬、五味、骨碎补、肉桂及地黄丸治之，疮愈，却去桂，加牛膝、续断，二十余剂而悉愈。

骨伤作痛

一小儿足伤作痛，肉色不变，伤在骨也。频用炒葱熨之，五更用和血定痛丸，日间用健脾胃生气血之剂，数日后服地黄丸，三月余而瘥。

一小儿臂骨出络解入，肿痛发热，服流气等药益甚，饮食少思，以葱熨之，其痛即止，以六君、黄芪、柴胡、桔梗、续断、骨碎补治之，饮食进而肿痛消，又用补中益气加麦冬、五味治之，气血和而热退，愈矣。

气虚血滞

戴给事坠马腿肿，痛而色黯，食少倦怠，此元气虚弱，不能运散瘀血而然耳，遂用补中益气去升麻、柴胡，加木瓜、茯苓、白芍、白术，治之而痊。

气虚不溃

少宗伯刘五清臁伤一块，微痛少食，用六君子汤倍加当归、黄芪，其痛渐止，月余，瘀血内涸而不溃，彼以为痊，此阳气虚极，须用调补，不从，至来春，头晕、痰涎壅塞，服清气化痰，病势愈盛，脉洪大而微细（此或轻取、重取之分），欲以参、芪、归、术、附子之类补之，不信，至秋初旬，因怒昏愦而厥。

气虚壅肿

一妇人肿臂腕大已三月，手臂日细，肌瘦，恶寒食少，短气脉息微细，此气血两虚也。遂投补中益气，加肉桂引诸药，以行至臂，再加贝母、香附以解久病之爵，间服和血定痛丸，以葱熨之，肿消二三，因怒患处仍胀，胸膈两胁微痛，以前汤更加木香、山栀、半夏、桔梗，服之少可，复因惊不寐，少食盗汗，以归脾汤加五味、麦冬，二十余剂而安。肿消三四，手臂渐肥，但经水过期而少，此心脾之血未充足而然也，乃用八珍加五味、麦冬、丹皮、远志、香附、贝母、桔梗，四十余剂，诸症悉愈，后因怒，发热谵语，经水如涌，此怒动肝火，以小柴胡汤加生地二钱，一剂遂止，以四物加柴胡调理而康。

州守陈克明子闪右臂，腕肿痛，肉色不变，久服流气等药，加寒热少食，舌干作渴，曰：伤损等症，肿不消，色不变，此由气虚而不能运，当助脾胃、壮气血为主，遂如法治之，不二月，形气渐充，肿热渐消，半载，诸症悉退。

体臂如常

一小儿闪腿腕，壅肿形气，怯柔欲治，以补气血为主，佐以行散之剂，不信，乃内服流气饮，外敷寒凉，加寒热体倦，日夜发热，脉息洪大，气血虚极也。治之无功，后肉溃沥，尽其血而亡。

瘀血肿痛

一男子闪伤右腿，壅肿作痛，谓急砭去滞血，以补元气，庶无后患。不信，乃外敷大黄等药，内服流气饮，后涌出秽脓碗许，其脓不止，乃复请治，视其腿细而脉大，作渴发热，辞不治，后果殁。

牌友王汝道环跳穴处闪伤，瘀血肿痛，发热作渴，遂砭去瘀血，知其起急，素有虚火，用八珍加知柏、牛膝、骨碎补，四剂顿止，用十全大补少加黄柏、麦冬、五味，三十余剂而愈。

筋伤壅肿

李考功子十四岁，脚腕闪伤，肿而色失，日出清脓少许，肝脉微涩，此肝经受伤，气血虚而不能溃，难消之症也。急止克伐之剂，不信，乃用流气等药，后果出烂筋而死。

肺火衄血

张地官坠马伤腿，服草乌等药，致衄血咳嗽，臂痛目黄，口渴齿痛，小便短少，此因燥剂伤肺与大肠而致，用生地、黄芩、连、知、柏、山栀、山药、甘草，以润肺燥而生肾水，小便顿长，诸症并止，以山药、五味、麦冬、参芪、芎归、知、柏、黄芩、炙草，以滋阴血、养元气而疮敛。

肝火出血

俞进士折腿骨已接三月，尚发热出汗不止，诸般医治不应，左关脉洪数，此肝火炽甚，得热而妄行也，遂投小柴胡汤加山栀、白芍、生地、防风，血止热退，又用八珍、五味、麦冬治之，疮口即愈。

田宗伯侄，仲秋因怒跌仆，遍身作痛，发热衄血，肝脉弦洪，日久衄脉洪，乃肝火盛而制金也。至春则肝木茂盛而自焚，或伐贼脾土，非易治之症，当滋肾水以生肝木，益脾土以生肺金，乃杂用泻肝火等剂。殁于仲春之月。

一妇人因怒仆地，伤面出血，痰盛昏愦，牙关紧急，曰：此怒动肝火，气逆怫郁，神明昏冒而卒倒也。两手脉洪大而无伦次，以小柴胡加黄连、山栀、芎归、橘红、茯苓、姜汁而苏。

胃火作呕

一膏粱之人跌腿，青肿作痛，服辛热之药，反发热作喘，患处益痛，口干唇渴，此膏粱之人，内多积热，更服辛热之剂，益其胃火而使然也。频饮童便，以清胃散，加山栀、黄芩、甘草治之，顿止，患处以葱熨之，肿即消散。

阴虚作喘

举人杜克宏坠马，服下血药，反作喘，日晡益甚，此血虚所致耳。非瘀血为患，遂以四物加参芪、五味、麦冬治之，其喘顿止，又用补中益气加五味、麦冬而愈。此症果系瘀血蒸熏于肺而喘，宜活血行血，亦不可下，若面黑胸胀，或膈痛作喘，当用人参一两，苏木二两，作一剂，水煎急服，缓则不治，产妇多有此疾。

阴虚发热

杨进士伤手指，焮痛发热，服寒凉之药，致饮食顿减，患处不溃，用托里养血之药，食进而溃，后因劳，每日晡发热，此阴虚而内热也。以四物、软柴胡、地骨皮乃退，更用养血气之药而疮敛。

气血虚热

一男子坠马，腹有瘀血，服药下之，致发热、盗汗、自汗，脉浮涩，以为重剂过伤气血所致，投以十全大补汤，益甚，时或谵语，此药力未及而然也。以前药加炮附子五分，服之即睡，觉来顿安，再剂而痊。

胆经血少

一女子年十七，闪右臂，微肿作痛，寅申时发热，决其胆经血虚火盛，经水果先期而至，先以四物合小柴胡汤，四剂热退，更以加味四物汤加香附、地骨皮、山栀各五分，芩、连、炙草各二分，二十余剂，其肿亦消，乃去黄连、山栀，又五十余剂，经水调而元气充矣。

肾经虚怯

儒者王清之跌腰作痛，用定痛等药不愈，气血日衰，面耳黧色，曰腰为肾之府，虽曰闪伤，实肾经虚弱所致，遂用杜仲、补骨脂、五味、山萸、苁蓉、山药空心服，又以六君、当归、白术、神曲各二钱，食后服，不月而瘥。

一三岁儿闪腰作痛，服流气等药半载不愈。此禀肾气不足，不治之症也，后果殁。

痛伤胃呕

一妇人伤指，手背俱肿，微呕少食，彼以为毒气内攻，诊其脉沉细，此痛伤胃气所致也，遂刺出脓碗许，先以六君子、藿香、当归而食进，继以八珍、黄芪、白芷、桔梗，月余而愈。

气遏肉死

一男子修伤足指，色黑不痛而欲脱，此因阳气虚，不能运达于患处，急去之，速服补剂，以壮元气，否则死肉延足，必不救矣。不信，果黑烂上胫而死。

一女子数岁严寒上京，两足受冻不仁，用汤泡溃，至春十指俱烂，牵连未落，先用托里之剂助其阳气，自溃脱，得保其生，此因寒邪遏绝，运气不至，又加热汤泡溃，故死而不痛也。余尝见人严寒而出冻伤，其耳不知痛痒，若以手触之，其耳即落，当以暖处良久，或热手熨之无恙，若以火烘汤泡，其耳即死，至春必溃脱落矣。北方寒气损人若此，可不察之。

凉药遏经

云间曹子容为室人中风灌药，误咬去指半节，焮痛寒热，外敷大黄等药，内服清热攻毒，患处不痛不溃，脓清寒热愈甚，此因凉药遏绝隧道而然也。遂敷玉龙膏以散寒气，更服六君子汤以壮脾胃，数日后患处微痛，肿处渐消，此阳气运达患处也，果出稠脓，不数日，半指溃脱，更服托里药而敛。

上舍王天爵伤足焮肿，内热作渴，外敷内服皆寒凉败毒，患处益肿而不溃，且恶寒少食，欲作呕吐，此气血俱虚，又因寒药凝结隧道，损伤胃气，以致前症耳，遂用香砂六君子、芎、归、炮姜，外症悉退，唯体倦晡热，饮食不甘，以补中益气汤加地骨皮、五味、麦冬治之而愈。

州守王廷用伤指，即用帛裹之，瘀血内溃，焮肿至手，谓宜解患处，以出瘀血，更用推陈致新之剂，不信，乃敷凉药，痛虽少止，次日复作又敷之，数日后手心背俱溃，出瘀秽脓水，尚服败毒之剂，气血亦虚，色黯脓清，饮食少思。仍请治，投以壮脾胃气血之剂，由是脓水渐稠而愈。

钱国宾曰：甲子春，余舟泊清江浦时，征辽官兵沙船两岸打闸，水急索断，头目王元跌倒，头向地，脚朝天，正对石，脑盖骨圆圆如钟大，竟离头坠地，去人丈许，众兵围看。余见而呼曰：某知接骨。令病者破脑魂魄惊散，怕人不敢归窍，汝等在此，此人立死矣，且暂散。诊其脉洪浮，脑骨虽坠损，脑膜未破，可救。先安脑骨，急取舟中接骨药散于周围，内用四物汤，加桃仁、大黄各一钱，红花五分，恐血攻心，移病者于无风之室，令倚勿睡则血上，至半日始苏醒。次日饮食，日日与接骨药一服，十日而痊。接骨神方：土鳖虫（酒炙）四十九个，黄暴死人骨一两，螃蟹煅黄五钱，象虱十个，半两钱十个（煅红，醋淬），乳香、没药各三钱，木香二钱，麝香五分，为末，再服七分，热酒调下，照量加酒以行药力，服后骨中自响，轻者数服，重者十余服，接骨如故。

金　疮

《蜀志》关云长尝为流矢所中，贯其左臂，创虽愈，每至阴，两骨常瘀痛，医曰：矢镞有毒入骨，当破臂刮骨去毒乃除。云长便伸臂令劈时，方请诸将饮食相对，臂血流离，盈于盘器，而割炙饮酒，言笑自若。隋末高开道被箭镞入骨，命一工拔之不得，开道问之，云：畏王痛。开道斩之，更命一医云：我能拔之。以一小斧当刺下疮际，用小棒打入骨一寸，以钳拔之，开道饮谈自若。赐医工绢三百匹。（《豫记小乘》）

刘涓子于丹阳郊外校射，忽有一物高二丈许，因射而中之，走如电激声，若风雨夜不敢进，明日率数十人寻其踪迹，至山下见一小儿，问曰：何往？答曰：主人昨夜为刘涓子所射，取水以洗疮。因问：主人是谁？答曰：是黄父鬼。乃将小儿还。未至，闻捣药声，遥见三人，一人卧，一人阅书，一人捣药，即齐声叫突而前三人并走，遗一痈疽方，一臼药。时涓子得之，从宋武帝北征，有被创者，以药涂之，随手而欲，涓子用方为治，千无一失。演为十卷，号鬼遗方。（龚庆宣《鬼遗方》叙）

宋元泰中，青州刘某射一鹿，剖五脏，拾青草塞之，蹶然而起，怪而拔草，复倒，如此三度，录此草种之，多主伤折，俗呼刘寄奴草，亦曰天名精，此草亦寄奴之类（《豫记小乘》）

按：前刘涓子及此则皆脱胎宋祖获洲事要，其药皆寄奴也。

裴山行有山蜘蛛垂丝如疋布，将及，引弓射杀之，大如车轮，因断其丝数尺收之，部下有金疮者，剪方寸贴之，血立止。（《南部新书》）

夏侯郓为中州，有人额上有箭痕，问之云：从马侍中征田悦，中箭，侍中与一药，乃用巴豆微炒，同蜣螂捣涂，斯须痛定，微痒忍之，待极痒不可忍，乃撼动拔之立出，后以生肌膏傅之，乃愈。因以方付郓云：凡诸疮皆可疗。后郓至洪州逆旅，主人妻患疮呻吟，用此立愈。（《本草纲目》）蜣螂、巴豆同涂，痒不可当，以雄磁石挟之即出，象牙、牡鼠肝脑、栗屑、乌鸡尾、灰白梅仁、瓜仁、齿和黑虱，皆能出箭头及针线在肉者。张子和《儒门事亲》方：端午取莨菪作丸，黄丹衣之，置脐而箭头自出。刘皇叔曰：近日行伍，唯以干苋菜，与沙糖涂之，能出箭头与铅子，此创验者，则古方所未载也。

昔有人肩髀中创，血如涌出，医用原蚕沙为细末，敷之，血立止。一云：用真降香煅存性，为末贴之，尤效。（《续医说》）

王肯堂云：余近得一金疮方，大有神效，功在三日。长肌肉，以黄牛胆煅存性，为细末，敷之，此实一奇方也。（《续医说》）

布智儿从太祖征回回，身中数矢，血流满体，闷仆几绝。太祖命取一牛，剖其腹，纳之牛腹中，浸热血中，移时遂苏。又李庭从伯颜攻中州，炮伤左胁，矢贯于胸，几绝，伯颜命剖水牛腹，纳其中，良久而苏。何孟春云：予在职方问各边将，无知此术者，非读《元史》弗知也。故书于此，以备缓急。（《本草纲目》）

孙法宗苦头创，夜有女人至曰：我天使也。事不关善人，使者误及耳。但取牛粪煮敷之，即验。如其言果瘥。（《本草纲目》）

张禧身中十八矢，一矢贯腹闷绝，世祖即取血竭，遣人往疗之。（《元史》）

蒙古中有墨尔根绰尔济者，精岐黄，有正白旗先锋鄂硕与蒙古战，中流矢，殆甚，济为拔镞，敷以药，遂愈。又都统吴拜交战时，身被三十余矢，已昏绝，济令剖白橐驰腹，置拜其中，遂苏。又黄冠苗君稷之徒，臂屈不伸，济先以热镬熏蒸，次用斧椎其骨，手捏有声，使骨穴对好，即愈。（《余文录常抚军宦游笔记》）

薛衣道人祝巢夫名逸民，洛阳诸生也。少以文名，明亡，遂弃制举艺为医，自号薛衣道人，得仙传疡医，凡诸恶疮，敷其药少许即愈。人或有断胫折臂者，请治之，无不完好。若破腹洗肠，破脑涤髓，则如华佗之神，里有被贼断头者，头已殊，其子知其神术加人，曰：祝巢，夫仙人也，速为我请来。家人曰：郎君何妄也？颈不连项矣，彼即有返魂丹，乌能合既离之形骸哉。其子因强之。既至，祝抚其胸曰：头虽断，身尚有暖气，暖气者，生气也，有生气，则尚可以治。急以银针扭其头于项，既合，涂以末药一刀圭，熨以炭火，少顷，煎人参汤，杂他药，启其齿灌之，须臾，则鼻微有息矣。复以热酒灌之，逾一昼夜则出声矣。又一昼夜，则呼其子而语矣。乃进以糜粥，又一昼夜，则可举手足矣。七日而创合，半月而如故，举家作谢，愿产之半酬之，民不受，后入终南山修道，不知所终，无子，其术不传。（《虞初新志》载）

薛立斋治大尹刘国信金疮出血，发热烦躁，属阴虚为患，用圣愈汤治之，虚火熄而血归经矣。

梁阁老佺金疮肿痛，出血不止，寒热口干，此气虚，血无所附而血不归经也。用补中益气、五味、麦冬主之，阳气复而愈。

举人余时正金疮焮痛，出血不止，恶寒发热，用败毒等药愈甚，此亡血过多，气无所附而然耳，遂以四物加知柏、软柴胡、人参、五味、麦冬治之，即愈。

淮西总官赵领卫名禹殿，严密之子，云：取箭镞法，仇防御方，张循王屡求不得，因奏知得寿宣取以赐之，有奇效。以天水牛一个，独角者尤佳，以小瓶盛之，用硇砂一钱，细研，水少许化开，浸天水自然成水，后以药水滴箭镞处，当自出也。（《是斋方》）

凡刀刃伤，用石灰不以多少，端午日午时，取百草捣汁，滤过，和作饼子，如韭菜汁，尤妙。阴干，遇有伤，即以末糁之。如肠胃出，桑白皮缝，罨之帛系。

吴内翰父少保，守南雄州，有刀伤，入肠溃者，以此药治之，全二人之命。一方只用韭汁和石灰，端午日合。又治刀刃伤，用五倍子为末，干贴神效，亦名小血竭。（同上）

回回田地有年七八十岁老人，自愿舍身济众者，绝不饮食，唯澡身、啖蜜，经月便溺皆蜜，既死，国人殓以石棺，仍满用蜜浸，镌志岁月于棺盖，痊之。俟百年后，启封则成蜜窖。凡人损折肢体，食少许，立愈。虽彼中亦不多得，俗曰：蜜人番言木乃伊。（《辍录》）

杭州赤山之阴，曰：宵泉黄大所尝结庐处，其徒弟沈生狎近侧一女道姑，同门有欲白之于师，沈惧，引厨刀自割势，几死，众救得活而疮口流血，经月余不合，偶问诸阉奴，教以所割势捣粉酒服，如其言，不数日而差。（同上）

闽万夫长陈君，临阵为刀砟，其面疮已愈，而目与鼻不能合，何以见父母乎？乃拜项彦章求治，项命壮士按其面肤，肉尽热腐，施之以法，即面赤如盘，左右贺曰：复故也。（《九灵山房集》）

《伤科汇纂》

清·胡廷光

医　案

耀山云：商辂曰：医者，意也。如对敌之将，操舟之工，贵乎临机应变，何必拘泥其成案也。复思案者，验也。又如符之合璧，桴之应鼓，信斯十疗十全，故又谓之治验也。古人以经验之方，治对证之病，记其功效，立为案验，俾使后学，可以遵循固守，以为范则耳。然读《薛氏医案》，温补居多，《儒门事亲》，攻利为先，而法虽两歧，共取效若一，何也？此皆因地视人，机灵法活，所以术并青囊，能苏白骨者也。兹集各家医案，方法俱备，善学者得医之意，用已验之方，人人可臻寿域矣。

出血不止

张地官坠马伤腿，服草乌等药，致衄血咳嗽，臂痛目黄，口渴齿痛，小便短少，此因燥剂伤肺与大肠而致。薛用生地、芩、连、黄柏、知母、山栀、山药、甘草，以润肺之燥而生肾水，小便顿长，诸证并止。以山药、五味、麦门、参、芪、芎、归、黄柏、黄芩、知母、炙草，以滋阴血养元气而疮敛。

俞进士折腿，骨已接三月，尚发热出血不止，正体医治不应，左关脉洪数，此肝火炽甚，血得热而妄行也。遂投小柴胡汤加栀子、芍药、生地、防风，血止热退。又用八珍、麦冬、五味治之，疮口即愈。

田宗伯侄，仲秋因怒跌扑，偏身作痛，发热衄血，肝脉弦洪。薛曰：久衄脉弦洪，乃肝火盛而制金也。至春则肝木茂盛而自焚，或戕贼脾土，非易治之证，当滋肾水以生肝木，益脾土以生肺金。乃杂用泻肝火等药，殁于仲春之月。

大尹刘国信，金疮出血，发热烦躁，属阴虚为患。用圣愈汤治之，虚火息而血归经矣。

瘀血泛注

一患者瘀血流注腰臀，两足俱黑，随饮童便酒，砭出瘀血糜肉，投以小柴胡汤去半夏，加山栀、芩、连、骨碎补，以清肝火，用八珍、茯苓以壮脾胃，死肉溃而新肉生，后疮复溃，得静调治年余而痊。

一患者瘀血攻注阴囊，溃而成漏，脓水清稀，所服皆寒凉之剂，诊其肝脉短涩，余脉浮而无力，此肝木受肺金克制，又元气虚，不能收敛。遂用壮脾胃生气血之方，元气少复，后终殁于金旺之日。

寒药之非

一患者肿痛，敷寒凉之药，欲内消瘀血，反致臀腿俱冷，瘀血并胸腹痞阔。薛急去所敷之药，以热童便酒洗患处，服六君、木香、当归，敷回阳膏，臀腿渐温。又以前药去木香，加川芎、藿香、肉桂，四剂瘀血解，乃刺之，更以壮脾胃、养气血得痊。

上舍王天爵，伤足燉肿，内热作渴，外敷内服皆寒凉败毒，患处益肿而不溃，且恶寒少食，欲作呕吐。薛曰：此气血俱虚，又因寒药凝结隧道，损伤胃气，以致前证耳。遂用香砂六君子、芎、归、炮姜，外证悉退，唯体倦晡热，饮食不甘，以补中益气汤加地骨皮、五味、麦冬治之而愈。

州守王廷用伤指，即用帛裹之，瘀血内溃，燉肿至手。薛谓宜解患处，以出瘀血，更用推陈致新之剂。不信，乃敷凉药，痛虽少止，次日复作，又敷之，数日后，手心背俱溃，出瘀秽脓水，尚服败毒之剂，气血益虚，色黯脓清，饮食少思。仍请薛治，投以壮脾胃、生气血之剂，由是脓水渐稠而愈。

不砭之非

一患者发热烦躁，用四物、黄芩、红花、软柴、山栀、花粉，烦热已清，瘀血深蓄，欲针出之，不从，忽牙关紧急，患处作痛，始砭去脓血即安。用托里养血，新肉渐长，忽患处搔痒，此风热也，用祛风消毒之剂而痊。

发 热

杨进士伤手指，燉痛发热，服寒凉之药，致饮食顿减，患处不溃。薛用托里养血之药，食进疮溃。后因劳，每日晡发热，此阴虚内热也，以四物、软柴胡、地骨皮乃退，更用养血气之药而疮敛。

男子坠马，腹有瘀血，服药下之，致发热、盗汗、自汗，脉浮涩。薛以为重剂过伤气血所致，投以十全大补汤益甚，时或谵语，此药力未及而然也，用前药加炮附子五分，服之即睡，觉来顿安，再剂而痊。

举人余时正金疮焮痛，出血不止，恶寒发热，用败毒等药愈甚。此亡血过多，气无所附而然耳。遂以四物、黄柏、知母、软柴胡、玄参、五味、麦门治之即愈。

昏 愦

一妇人孟冬伤足，亡血头汗，内热作渴，短气烦躁，不时昏愦，其脉洪大，按之微弱。此阴血虚于下，孤阳炎于上，故发厥而头出汗也。以四物合小柴胡汤，一剂汗即止，以四物去川芎，加参、芪、麦门、五味、炙草，少用肉桂，四剂诸证悉去，又三十余剂，血气复而愈。

一男子孟夏折腿，出血过多，其初眩晕眼花，后则昏愦。此阴血伤损，阳火炽甚，制金不能平木，木旺生风所致。急灌童便，更用人参、当归各五钱，荆芥、川芎、柴胡、芍药、白术各二钱，山栀、黄柏、黄芩、桔梗各一钱，甘草五分，服之随爽，又用四物、参、芪各五钱，生地、柴胡各一钱，四剂烦躁悉去。

眩 晕

一患者腹胀呕吐眩晕，用柴胡、黄芩、山栀、紫苏、杏仁、枳壳、桔梗、川芎、当归、赤芍、红花、桃仁，四剂而定；后又因出血过多，昏愦目黑，用十全大补等药而苏。时肌肉溃烂，脓水淋漓，筋挛骨痛。薛切其脉，浮而涩，沉而弱。此因气血耗损，不能养筋，筋虚不能束骨。遂用养气血之药治之而愈。

一患者杖疮愈后，失于调理，头目不清。服祛风化痰等药，反眩晕，服牛黄清心丸，又肚腹疼痛，杖疮肿痒，发热作渴，饮食不思，痰气上升，一以为杖疮，余毒复作。诊左尺脉洪大，按之如无。薛曰：此肾经不足，不能摄气归原。遂用人参、黄芪、茯苓、陈皮、当归、川芎、熟地、山药、山茱萸、五味、麦门、炙草，服之而寻愈。后因劳热渴头痛，倦怠少食，用补中益气汤加麦门、五味而愈。

一患者两胁胀闷，欲咳不咳，口觉血腥，遍身臀腿胀痛，倦怠不食，烦渴脉大。此血脱烦躁也。与童便酒，及砭患处，出死血糜肉甚多；忽发热、烦躁、汗出，投以独参汤，三剂少止；又用补气血、清肝火之药，数剂饮食稍进；后用独参汤间服，诸证悉退，饮食顿加；但不能多寐，以归脾汤加山栀、竹茹，四剂而熟睡；因劳心，遂烦渴自汗，脉大无力，以当归补血汤，二剂而安；又以十全大补，去川芎，加麦门、五味、牡丹、地骨、麻黄根、炒浮麦，数剂而汗止，死肉且溃，又二十余剂而新肉生。

一患者烦躁面赤，口干作渴，脉洪大，按之如无。薛曰：此血虚发躁也。遂以当归补血汤，二剂即止；后日晡发热，更以四物加柴胡、牡丹、地骨、黄柏、知母治之，热退而疮敛。

患者头额出汗，热渴气短，烦躁骨痛，瘀肉不溃，遂割去之，出鲜血，服芩连之药益甚，其脉洪大而微。此气血俱虚，邪火炽盛所致。以四物加参、芪、术、炙草，少用柴胡、炒芩，二剂头汗顿止；又加麦门、五味、肉桂，二剂诸证悉退；后用参、芪、归、术、炒芍药、熟地、麦门、五味，十余剂，瘀血溃而脓水稠矣；但新肉不生，以前药倍用白术而敛。

吴给事坠马伤首，出血过多，发热烦躁，肉眴筋惕，或欲投破伤风药。薛曰：此血虚火动所致，当峻补其血为善。遂用圣愈汤，二剂即安，又养气血而疮瘥。

张进士季秋坠马，亡血过多，出汗烦躁，翌日其汗自止，热躁益甚，口噤手颤。此阴血虚，阳火乘之而汗出，为寒气收敛腠理，故汗不得出，火不得泄，怫郁内甚而益增他证也。薛用四物加柴胡、黄芩、山栀，四剂少止，又用四物、参、芪、软柴胡、五味、麦门治之而痊。

发　喘

举人杜克弘坠马，服下血药，反作喘，日晡益甚。此血虚所致耳，非瘀血为患。遂以四物加参、芪、五味、麦门治之，其喘顿止，又用补中益气加五味、麦门而愈。

作　呕

一患者痛甚发热，呕吐少食，胸膈痞满。用行气破血之剂益甚，口干作渴，大便不调，患处色黯。薛曰：此痛伤胃气所致。遂以四君、当归、炒芩、软柴、藿香，二剂诸证渐愈。又用大补之剂溃之而瘥。

一患者发热焮痛，服寒凉药，更加口干作渴，肚腹亦痛。自以为瘀血，欲下之。薛按其肚腹不痛，脉微细而迟，饮食恶寒，此凉药伤胃而然也。急用六君加芍药、当归、炮附子各一钱，服之前证益甚，反加谵语面赤。薛意其药力未至耳，前药再加附子五分，服之即睡，觉来诸病顿退而安。

一膏粱之人跌腿，青肿作痛，服辛热之药，反发热作呕，患处益痛，口干唇揭。薛曰：膏粱之人，内多积热，更服辛热之剂，益其胃火而使然也。频饮童便，以清胃散加山栀、黄芩、甘草，治之顿止。患处以葱熨之，肿即消散。

一妇人伤指，手背俱肿，微呕少食，彼以为毒气内攻，诊其脉沉细，此痛伤胃气所致也。遂刺出脓碗许，先以六君、藿香、当归而食进，继以八珍、黄芪、白芷、桔梗，月余而疮愈。

一中年人中脘作痛，食已则吐，面紫霜色，两关脉涩，知其血病也。问之乃云，跌扑后，中脘即痛。投以生新推陈血剂，吐出停血碗许，则痛不作，而食亦不出矣。

作　渴

一患者（杖后）瘀血虽去，饮食形色如故，但热渴焮痛，膈痞有痰。以小柴胡汤加天花粉、贝母、桔梗、山栀，二剂少愈，又加生地、归尾、黄芩、柴胡、山栀、花粉而愈。薛曰：予治百余人，其杖后血气不虚者，唯此一人耳。

瘀血作痛

一患者肿痛发热，作渴汗出。薛曰：此阴血受伤也。先砭去恶秽，以通壅塞；后用四物、柴胡、黄芩、山栀、丹皮、骨碎补，以清肝火而愈。

一患者伤处揉散，唯肿痛不消。薛曰：此瘀血在内，宜急砭之。不从。薛以萝卜自然汁调山栀末，敷之破处，以当归膏贴之，更服活血之剂而瘥。数年之后，但遇阴天，仍作痒痛，始知不砭之失。

一患者臀腿黑肿而皮不破，但胀痛重坠。皆以为内无瘀血，唯敷凉药可以止痛。薛诊其尺脉涩而结，此因体肥肉厚，瘀血深蓄，刺去即愈，否即内溃，有烂筋伤骨之患。薛入针四寸，漂黑血数升，肿痛遂止。是日发热恶寒，烦渴头痛，此气血俱虚而然也，以十全大补之剂，遂痊。

一男子闪伤右腿，壅肿作痛。薛谓急砭去滞血，以补元气，庶无后患。不信，乃外敷大黄等药，内服流气饮，涌出秽脓数碗许，其脓不止，乃复请治。视其腿细而脉大，作渴发热，辞不治，后果殁。

窗友王汝道环跳穴处闪伤，瘀血肿痛，发热作渴。遂砭去瘀血。知其下焦素有虚火，用八珍加黄柏、知母、牛膝、骨碎补，四剂顿止；用十全大补汤少加黄柏、知母、麦门、五味，三十余剂而效。

血虚作痛

一妇人磕臂出血，骨痛热渴，烦闷头晕，日晡益甚。此阴虚内热之证。用八珍加丹皮、麦门、五味、骨碎补、肉桂及地黄丸治之悉愈，却去桂，加牛膝、续断，二十余剂而疮敛。

一患者愈后腿作痛。薛意脓血过多，疮虽愈，肝经血气尚未充实，而湿热乘虚也。遂以八珍汤加牛膝、木瓜、苍术、黄柏、防己、炙甘草，以祛湿热，养阴血，痛渐止，乃去黄柏、防己，服之遂瘳。

疮口痛

一患者患处胀痛，悲哀忿怒。此厥阴之火，为七情激而然耳。遂砭去瘀血，以小柴胡汤加山栀、黄连、桔梗而安，后用生肝血养脾气之药，疮溃而敛。

戴给事坠马，腿肿痛而色黯，食少倦怠。此元气虚弱，不能运散瘀血而然耳。遂用补中益气去升麻、柴胡，加木瓜、茯苓、芍药、白术，治之而痊。

不补之非

一患者臀腿胀痛，发热烦躁，刺去死血，胀痛少宽，热躁愈甚，此血脱邪火旺而然也。急用独参汤补之，少愈，又以健脾胃、养气血药治之，腐肉渐溃，遂愈。大抵此证宜预调补，以顾收敛，切不可伐其气血，不行补益，以致不能收敛矣。

骨伤作痛

一小儿足伤作痛，肉色不变，伤在骨也。频用炒葱熨之，五更用和血定痛丸，日间用健脾胃生气血之剂，数日后服地黄丸，三月余而瘥。

一小儿臂骨出臼，接入肿痛发热，服流气药益甚，饮食少思。薛以葱熨之，其痛即止，以六君、黄芪、柴胡、桔梗、续断、骨碎补治之，饮食进而肿痛消，又用补中益气加麦门、五味治之，气血和而热退，愈矣。

肝火作痛

杨司天骨已入臼，患处仍痛，服药不应，肝脉洪大而急。薛曰：此肝火盛而作痛也。用小柴胡汤加栀、连，二剂而痛止，用四物、山栀、黄柏、知母，调理而康。

一患者瘀血内胀，焮痛发热，口干作渴，欲食不甘，四肢倦怠。薛曰：此肝火炽盛，脾土受制，故患前证。喜其禀实年壮，第用降火清肝活血之剂而愈。

一患者患处胀痛，发热欲呕，两胁热胀，肝脉洪大。薛曰：肝火之证也。但令饮童便，并小柴胡汤加黄连、山栀、归梢、红花，诸证果退。

湿痰作痛

大宗伯沈立斋，孟冬闪腰作痛，胸间痰气不利。以枳壳、青皮、柴胡、升麻、木香、茴香、当归、川芎、赤芍、神曲、红花，四剂而瘥；但欲食不甘，微有潮热，以参、芪、白术、陈皮、白芍各一钱，川芎八分，软柴胡、地骨皮、炙甘草各五分，十余剂而康。

刘尚宝体肥，臂闪作痛，服透骨丹，反致肢节俱痛，下体益甚。以二陈、南星、羌活、防风、牛膝、木瓜、苍术、黄芩、黄柏治之，身痛遂安，以前药加归尾、赤芍、桔梗治之而瘥。

郑吏部素有湿痰，孟冬坠马，服辛热破血之药，遍身作痛，发热口干，脉大而滑。此热剂激动痰火为患耳。治以清燥汤去人参、当归、黄芪，加黄芩、山栀、半夏、黄柏，热痛顿去，患处少愈，更用二陈、羌活、桔梗、苍术、黄柏、姜制生地、当归，遂瘥。

胁肋胀痛

一患者愈后口苦，腰胁胀痛，服补肾行气等药不愈。薛按其肝脉，浮而无力，此属肝胆气血虚而然耳。用参、芪、芎、归、地黄、白术、麦门、五味治之而愈。

李进士季夏伤手，出血不止，发热作渴，两胁作胀，按之即止，此血虚也。用八珍加软柴胡、天花粉治之顿愈，更用养气血之药调理而瘥。

腹内作痛

一患者杖后，服四物、红花、桃仁、大黄等剂以逐瘀血，腹反痛，更服一剂，痛益甚，按其腹不痛。薛曰：此血虚也，故喜按而不痛，宜温补之剂。遂以归身、白术、参、芪、炙草，二剂痛即止。

一患者仲秋夜归坠马，腹内作痛，饮酒数杯，翌早大便自下瘀血即安。此元气充实，挟酒势而行散也。

一男子跌伤，腹痛作渴，食梨子两枚益甚，大便不通，血欲逆上。用当归承气汤加桃仁，瘀血下而瘥。此因元气不足，瘀血得寒而凝聚也。故产妇、金疮者，不宜食之。

一男子孟秋坠梯，腹停瘀血，用大黄等药，其血不下，反加胸膈胀痛，喘促短气。薛用肉桂、木香末各二钱，热酒调服，即下黑血及前所服之药而苏。此因寒药凝滞而不行，故用辛温之剂散之。

陈侍御坠马，腿疼作呕，服下药一剂，胸腹胀痛，按之即止，唯倦怠少气，诊其脉微细而涩，薛曰：非瘀血也，乃痛伤气血，复因药损脾气而然耳。投养脾胃、生气血之药而愈。

腰痛

儒者王清之跌腰作痛，用定痛等药不愈，气血日衰，面目黧色。薛曰：腰为肾之府，虽曰闪伤，实肾经虚弱所致。遂用杜仲、补骨脂、五味、山茱、苁蓉、山药，空心服，又以六君、当归、白芍、神曲各二钱，食远服，不月而瘥。

一三岁儿闪腰作痛，服流气等药，半载不愈。薛曰：此禀肾气不足，不治之证也。后果殁。

阴茎作痛

一患者瘀血失砭，胀痛烦渴，纵饮凉童便，渴胀顿止，以萝卜细捣涂之，瘀血渐散，已而患处作痒，仍涂之痒止，后口干作渴，小腹引阴茎作痛，小便如淋，时出白津，此肝经郁火也。遂以小柴胡汤加大黄、黄连、山栀饮之，诸证悉退，再用养血等药而安。

青肿不消

州守陈克明子，闪右臂腕肿痛，肉色不变，久服流气等药，加寒热少食，舌干作渴。薛曰：损伤等证，肿不消，色不变，此运气虚而不能愈，当助脾胃壮气血为主。遂从薛法治之，不二月形气渐充，肿热渐消，半载诸证悉退，体臂如常。

一小儿闪腿，腕壅肿，形气怯弱。薛欲治以补气血为主，佐以行散之剂。不信，乃内服流气饮，外敷寒凉药，加寒热体倦。薛曰：恶寒发热，脉息洪大，气血虚极也，治之无功。后内溃，沥尽气血而亡。

李考功子十四岁，脚腕闪伤，肿而色夭，日出清脓少许，肝脉微涩。此肝经受伤，气血虚而不能溃，难治之证也，急止克伐之剂。不信，乃杂用流气等药，后果出烂筋而死。

腐肉不溃

一患者瘀血已去，饮食少思，死肉不溃。又用托里之药，脓稍溃而清。此血气虚也，非大补不可。彼不从。薛强用大补之剂，饮食进而死肉溃，但少寐，以归脾汤加山栀，二剂而寐；因劳心，烦躁作渴，脉浮洪大，以当归补血汤，二剂而安。

一患者受刑太重，外皮伤破，瘀血如注，内肉糜烂，黯肿，上彻胸背，下至足趾，昏愦不食。随以黑羊皮热贴患处，灌以童便酒薄粥，更以清肝活血、调气健脾之剂，神思稍苏；始言遍身强痛，又用大剂养血补气之药，肿消食进。时仲冬，瘀血凝结，不能溃脓，又用大补之剂壮其阳气，其脓方熟。遂砭去，洞见其骨，涂以当归膏，及服前药百余剂，肌肉渐生。

少宗伯刘五清臁伤，一块微痛，少食。用六君子汤倍加当归、黄芪，其痛渐止。月余瘀血内溃而不溃，公以为痊。薛曰：此阳气虚极，须用调补。不从。至来春头晕，痰涎壅塞，服清气化痰，病势愈甚，脉洪大而微细。欲以参、芪、归、术、附子之类补之。不信。至秋初，因怒昏愦而厥。

新肉不敛

一患者溃而不敛，以内有热毒，欲用寒凉之药。薛曰：此血气俱虚而不能敛耳，非归、术、参、芪之类培养脾土，则肌肉何由而生，岂可复用寒凉克伐之药重损气血耶。遂用前药治之而愈。

行气之非

一患者服行气之剂，胸痞气促，食少体倦，色黯脓清。此形气俱虚之证也。先用六君、桔梗二剂，胸膈气和，后用补中益气去升麻，加茯苓、半夏、五味、麦门治之，元气渐复而愈。若用前剂，戕贼元气，多至不救。

下血之非

一患者，去其患处瘀血，用四物、柴胡、红花治之，焮痛顿止。后误服下药一盅，连泻四次，患处色黯。喜其脉不洪数，乃以十全大补倍加肉桂、麦门、五味，数剂肉色红活，新肉渐生，喜在壮年，易于调理，又月余而愈，否则不救。凡杖疮跌扑之证，患处如有瘀血，止宜砭去，服壮元气之剂。盖其气血已损，切不可再用行气下血之药复损脾胃，则运气愈难营达于下，而反为败证，怯弱者多数夭枉。

破伤风

一患者仲夏伤手，腰背反张，牙关紧急，脉浮而散，此表证也。遂用羌活防风汤，一剂即解。此证若在秋冬，腠理致密之时，须用麻黄之类以发汗。此乃暴伤，气血不损之治法也。

一患者杖处略破而患此，脉洪大而实，此里证也。用大芎黄汤一剂，大便微行，一次悉退。若投表药必死。宜急分表里虚实而治之，庶不误矣。

一患者寒热口干。用四物、参、芪、白术、软柴、炒芩、麦门、五味，四剂少退。薛欲砭去瘀血，不从。后怔忡不寐，饮食少思，牙关牵紧，头目疼痛，恶寒发热，此脓内焮也，遂砭去之即安；以八珍、枣仁、麦门、五味，二十剂前证渐愈；又用前药及独参汤，瘀肉渐溃；后因劳，少寐盗汗，以归脾汤、麦门、五味、远志而痊；后牙关胀闷，面目焮赤，又似破伤风，仍以为虚，用八珍等药亦安。

一患者腹痛喘促，作渴寒热，臀腿糜烂，与死血相和，如皮囊盛糊。用童便煎四物、桃仁、红花、柴胡、黄芩、麦门、花粉，服之顿退。彼用黑羊皮贴之益甚。后砭去脓血甚多，气息奄奄，唇口微动，牙关紧急，患处色黯，或欲用破伤风药。薛曰：此气血虚而变证也。用参、芪、芎、归、白术，并独参汤、人乳汁，元气复而诸证愈，乃用十全大补汤调理而安。此征若脓瘀内焮者，宜针之；若溃后口噤遗尿而类破伤风等证者，乃气血虚极也，急用大补之剂；若素多痰患风证者，宜清痰降火；若因怒而见风证者，宜清肝降火；若人不慎房劳，而忽患前证，此由肾水不足，心火炽甚，宜滋阴补气血为主；若误作风证治之，即死。

发 痉

一患者内溃，针出脓三五碗，遂用大补之剂。翌日热甚，汗出足冷，口噤，腰背反张，众欲投发散之剂。薛曰：此气血虚极而变痉也，若认作风治则误矣。用十全大补等药而愈。此证多因伤寒，汗下过度，与产妇溃疡，气血亏损所致，但当补气血为善。若服克伐之剂，多致不救。

一患者两月余矣，疮口未完，因怒发痉，疮口出血。此怒动肝火而为患耳。用柴胡、芩、连、山栀、防风、桔梗、天麻、钩藤、甘草治之顿愈。刘宗厚先生云：痉有属风火之热内作者，有因七情怒气而作者，亦有湿热内盛，痰涎壅遏经络而作者，唯宜补虚降火，敦土平木，消痰去湿。

《儒门事亲》

戴人出游，道经故息城，见一男子被杖，形痛焮发，毒气入里，惊涎堵塞，牙紧不开，粥药不下，前后月余，百治无功，甘分于死。戴人先以三圣散，吐青苍惊涎约半大缶，次以利膈丸百余粒，下臭恶燥粪又一大缶，复煎通圣散数钱，热服之，更以酸辣葱醋汤发其汗，斯须汗吐交出，其人活矣。

小渠袁三，因强盗入家，伤其两胁，外臁作疮，数年不已，脓血常涓涓然，但饮冷则疮间冷水浸淫而出，延为湿疮，来求治于戴人。戴人曰：尔中焦当有绿水二三升，涎数掬。袁曰：何也？戴人曰：当被盗时，感惊气入腹，惊则胆伤，足少阳经也，兼两外臁皆少阳之部，此胆之甲木受邪，甲木色青，当有绿水。少阳在中焦如沤，既伏惊涎在中焦，饮冷水，咽为惊涎所阻，水随经而旁入疮中，故饮水则疮中水出。乃上涌寒痰，汗如流水，次下绿水果二三升，一夕而痂干，真可怪也。

葛塚冯家一小儿，七八岁，膝被胁跛行，行则痛，数日矣。闻戴人不医，令人问之。戴人曰：小病耳，教来。是夜以舟车丸、通经散温酒调而下之。夜半涌泄齐行，上吐一碗，下泻一缶，即上床。其小儿谓母曰：膝膑痒，不可往来。日使服乌金丸壮其筋骨，一月疾愈而走矣。

一男子落马发狂，起则目瞪妄言，不识亲疏，弃衣而走，骂言涌出，气力加倍，三五人不能执缚。戴人车串轮埋之地中，约高二丈许，上安之中等车轮，其辋上凿一穴，如作盆之状，缚狂病人于其上，使之伏卧，以软褥衬之，令一大人于下，坐机一枚，以棒搅之，转千百遭。病人吐出青黄涎沫一二斗许，绕车轮数匝。其病人曰：我不能任，可解我下。从其言而解之。索凉水，与之冰水，饮数升，狂方罢矣。

治 验

耀山云：治验者，言治病而已效验也。曷为而记之。盖是科有用方药而验者，有用手法而验者，不可以一例论也。若使方药，苟能熟读《内经》《本草》，即可挈其领而知其要；若讲手法，设非世传秘授渊源，无以得其巧而通其元。吾于前论已详细言之，究于根底有所未尽，兹特检家藏医案，见有症之险异，治之便捷，可为是科进一解者，录取数条，补前人之未备，为后学之前驱，区区之心，如此而已，修辞之鄙，倍非所计也。

一幼女，年甫十二，遇暴斫，伤囟门，血流不止。治者用桃花散、铁扇散、封口止血等药，俱不能止，创口血水仍如汤沸，淳淳而出，诸医束手，延予治之。予忆《金鉴》有用熨斗榆树皮灸烙之法，又思乌毡亦能止血，遂取乌毡帽一顶，于炉上烤之极热，令戴于伤处，紧紧包扎，血即止。俟女稍苏，进人参紫金丹，后服八珍汤，补气血、调脾胃之剂，外贴太乙膏，挨花蕊石散，医治二月而愈。大凡金疮，血涌不止者，因气血大泄，疮口僵冷，必温暖之而后合，用热毡帽亦熨烙之遗意，诸医各药非不能止血，予独奏效者，总以坚缚紧裹得法也。

一比邻兄弟争殴，厨刀斫伤顶心偏左二处，劝者亦被斫伤囟门、额角二处。予急赴看，二人帽俱破，发辫俱断，伤非轻浅可知。即用古方桃花散渗上，止其血。后三日，以地葱煎汤，洗去污血，复用剪刀剪去近伤处顶发，用花蕊石散挨之，太乙膏盖之，一日一换药，内服补血祛风之剂，满月皆愈。异哉！致命之处，受致命之伤，而不死者几希。

一老妇年六旬外，因呵欠脱落下巴，请先君子上之，数日复落，适先君子外出，予往上之，后又时常脱落，七八次矣。先君子曰：此乃气虚，不能收束关窍所致，须内服汤剂，以奏其功。若全恃手法，即用带子络住，终无益也。授以补中益气汤，加归、芍兼养肝血，四剂果愈，不复脱矣。

一七龄幼女从楼窗堕地，颈骨缩入腔中。众医不敢动手，最后请先君往视，先君子急用右手兜其颏，左手握其发，徐徐拔而出之，内服鸡鸣散，外贴五香膏而愈，众医叹服。

一邻友晋京会试，途次车复压断肩骨，即饭匙骨也。是时医药两无，幸同伴粤人带有黎峒丸，服之稍安，迨后触之则痛。到京日，求予药，授以自然铜、地鳖虫等接骨药，服之全愈。然肩骨又出，不能合缝，惜初跌时无人凑合平正，夹缚完固，遂成痼疾，尚能持笔作文，亦一幸也。

一车户骑牛堕地，肩骨出髎，请予上髎。缘无器具，又无旁人帮助，予用肩凑其腋下，一掮而入，手能举动矣，唯青肿不消，因居海边，取药未便，用葱捣烂，炒热罨之，肿退青消而愈。

一少妇归宁，刚抵母家，车复坠地，肩骨跌出髎外，手不能举，举家失措，耳予名，因就予医治。奈娇幼羞涩，手法难施，遂令伊母紧抱，坐在椅上，用布搭连一条，一头系住其手，一头从槛下穿过，隔屋牵之，又以布尺击其搭连，如弹棉花然，俟妇心不提妨，猝用力拉之，骨入髎矣。外贴跌打膏药，内服活血行气等剂而愈。

一青年幼妇因攀高取物，两手举而不下，想必出髎使然，究属罕见之症也，请先君子下之。无如患妇娇羞异常，碍难动手，因暗嘱其家人，代为多系单裙而出，用阔带绑于庭柱之上，向妇吓曰：此症乃筋之病也，虽然在肩，其患在腿，必须脱去裙子，用针挑之，可期手下病除。家人唯唯，而妇不允。初则解其外裙。妇曰：宁可成废，切勿动手。继将解其内裙，妇亟狂呼求免，忙作迎拒之状，而两手已齐下矣。其家人曰：先生药不用、手不动而病除，真奇人也。先君曰：治病如行军一般。兵法云：欲击东而先攻西。今则欲刺其腿而肩患自瘳矣，何奇之有。

有两友赌力，手挽手而拗之，用力过猛，一友臑骨砉然有声而断，即大手膊骨也。于是伤者痛而欲绝，致伤者危不自安。予曰：无惧，只费予一张膏药耳。遂将断骨按捺平妥，以五香膏贴之，外用纸包，厚篾周围夹缚，匝月既愈，而二人相好如初。

一少年与人角口，被铁锹划伤臂膊，围圆四寸，斜长七寸有余，色如猪肝，红筋外露，见者骇然。即用桃花散敷之，以帛紧裹之，三日后换贴太乙膏而愈。此仅皮破，以致脉膜外见而筋肉未伤也，故速效。

一患者夜卧新木柜上，因取溺器堕地，擦伤臂膊，微有血瘕皮破而已，而痛则彻骨。他医以清凉败毒等膏敷贴，创仍腐烂，经年不愈。予换以跌打膏药贴之，未满月，脓行腐脱而愈。此乃皮虽微伤，而肉已挤碎，瘀滞作祟也。大抵研割等伤，血虽流而肌未损，非比磕擦等伤，虽不见皮破血出，而内有肌糜肉烂之患，必须去瘀生新，热药行之，方能获效；如清凉败毒之药，岂能瘳平。医者审焉！

一予表弟十二岁，从学堂归家，被桑枝绊足跌仆，垫断臂骨，不红不肿，亦不甚疼痛。按其骨处，乃斜断也，为之接正其骨，用长样膏药裹贴，以纸包篾片夹定，再用布带，如法宽紧缚之，年轻不肯服药，劝吞接骨丹数粒而愈。

一石工砌石墙，大拇指被石压扁，骨已碎矣，痛苦莫可言状。适予在乡探亲，未携医药。主人问予是患作何治法。予曰：不难。遂命觅取花椒，研成细末，以红沙糖熬稠成膏，拌入椒末，嘱令主人将石工抱住，亦不顾其疼痛，急持其指搓圆，以椒糖乘热厚涂指上裹之，以布紧紧扎之，疼痛遂止，不脓不肿，旬日而愈。主人曰：是药出于方书否？予曰：药之贵者，犀角、牛黄；药之贱者，鼠屎、马勃。不拘贵贱，皆有用之药也。然庶民之家用药，一则取其贱，二则取其便。椒性辛热，辛能散，热则行，《纲目》云：开腠理，通血脉，可作膏药。糖味甘寒，甘能缓痛，寒能除热。凡损伤者，未有不瘀滞而热痛者也。方虽杜撰，药则对症，今获其功，即可称为椒糖膏也。又恒见杭州捶锡箔者，每伤拇指，以青麻片缚之而愈。按麻性破瘀活血，亦取其贱其便也。大凡能察其性，得奏其功，何往非药岂必尽出于方书，而后始能用耶。

一予族叔因劝相打，中指误被咬伤，痛不可言，次日肿胀而发木。彼以小患，漫不经意，劝伊觅童便洗之，用人粪涂之，又嫌脏而不肯涂。予曰：此患虽小，痛连五内，况齿有热毒，其害甚大，若不遵方早治，性命攸关。彼始悟而日日涂之，晚间以热童便浸洗，五日后肿少退而溃，换贴太乙膏数张，追腐去新生而始愈。

一予弟妇因剖石首鱼，刺伤食指甲缝，溃烂经旬，予初未知之也，将腐至节，鱼骨尚在而色黑，始以告予。予急命连甲剪去，以葱汤洗净，用蚕茧壳纳太乙膏套之，收敛而愈。此症若早治，可不至此，既至此矣，若不急为剪去，势必蔓延过节，一入手掌则不可救药矣。噫！莫谓患小而不早为医治，世之辗转殒命者不少矣。

一邻居业箍桶者，初学持斧，食指半节斫落，彼拾落指凑于伤处，求予接。予曰：微断者可接，今已一丝不连，岂能接乎。彼曰：果木之树尚可移接，医案中应有接指之方。予曰：人非草木可比，古方虽有接指之说，总不能医断落之指。即用桃花散止住其血，亦不脓溃，二十日收敛生甲而愈。或曰：如此险症，何愈之速，又能生甲也？予曰：咬伤者有齿毒，刺伤者有刺根，此则无毒无根，故愈之速也。又留有甲根，故能复生，然略弯小，不能如初也。

一王姓屠牛为业，与邻朱姓角口逞忿，王持牛刀戳朱，腹破肠出而殒。王避匿，寻潜回，捕觉往拿，王闭门以厨刀自刎。捕者破门而入，见王晕仆，血流殷地。众各惶悚，延医莫敢下药，捕者以金丝细烟熏之，与饮，则口入喉出，始知食喉破矣。报官赴验毕，饬官医调治，两月而愈。定罪后，发配湖北，不知所终。此虽非予医痊，然与彼居不远，目观共事，可以为法，故说在咽喉条下，而此复详叙之。

一予表叔与人玩耍，互相扭击跌仆，以致折断左肋二条，骨尖外突，身难转侧，号痛不食。予以手从背后向前抱之，一手按其不断之右肋，一手按其已断之左肋，稍以予胸对其脊背挤之，将左边断肋按捺平正，与右边好肋同。然后用膏药贴之，膏外用旧硬棉絮二层护之，再用细光布周身裹之三匝，又以宽带紧紧缚之两道，卧则以高枕承之。内服破瘀清热等剂，加以生猪肉片，十余剂始能食，间服接骨紫金丹，后以健脾、活血、调气等药服之，三月而愈。大凡肋骨折断，若形瘦者摸而知之，肥胖者难明，如陷入者伛偻难仰，突出者身难转侧，必须察其病形以施手法，庶无错误。

一小儿夏月就浅池裸浴，习泅甚乐，忽被缸片割破肚皮，肠出在外。他医千方百计，肠不能入。时小儿仰卧在绳床之上，予即用大麦煎汤，俟稍温，喷润其肠，令人对持绳床之边，左右抬而摇之，其肠徐徐而入。用桑白皮绒为线，缝合肚皮，外搽花蕊石散，内服润肠滑剂，弥月之后，破处两边渐渐生长而合。大抵病无常形，方皆死法，要在临机活变，触类旁通，斯为法生法矣。

一雇工，主疑其有奸，形于颜色。雇工恐虑祸及，将势剪落，明其诬陷。后溃烂疼痛难忍，叩予求治。予令其觅剪落之势，煅灰用酒冲服，未尽剂而愈。又一僧人，地方上亦疑有奸，僧割势自明，愈后唯溺管闭小，仅容一线之宽，小便滴沥甚艰。如用药线、用刀割，是再伤之也。因忆铅珠能穿耳孔、开石女窍，遂用黑铅作针纤之，不旬日而大通。

一患者醉后与人争殴，肾囊扯碎，两卵落在裆内，急请予治，将肾丸托入，用桑白皮绒线缝合，搽以花蕊石散。四五日后，讵患者不谨，动怒胍张，以致睾丸复脱。用药水洗去脓污，线缝之处皆已腐烂，再无可缝之地。方踌躇间，忽忆金溪氏治刀伤，用壁钱贴之而愈，遂令人复将睾丸托上，觅壁钱层层贴之，搽以生肌收口之药，服以疏风利水之剂，并戒以少动大怒，调理两月而平复。

一某因自不敛，寅夜摘人桑叶，被守者觉而逐之，心慌堕地，肾囊被树枝钩住，裤亦破矣，身卧地上。守者疑其跌死，持灯视之，讵知两丸夹在树叉内，以筋连络牵挂，如瓜之藤蔓也。守者侧探，将睾丸取下，筋即缩上，纳丸于囊，以破裤裹兜而释之归。某就予医，予遵法缝而治之，四十余日而愈。或有问予曰：致命重伤而能苏者何也？予曰：幸睾丸未碎而筋未断故也。

一商从粤至闽，海上遇盗，斫伤脊背，溃烂数月，百药不效。问其受伤之因，称遇盗时，心惊胆裂，初不知盗用刀背斫伤，破而后腐，盖有瘀未消之故也，先用五香膏贴之，瘀肉渐化成脓，次用太乙膏以生其新，并服健脾胃等药，未满月，长肉成痂而愈。

一兵堕马闪腰，非特不能转侧，更且声咳皆疼，予用疏风散气、破瘀活血之剂而愈。凡坠堕者，百骸皆振，五脏俱动，有血不瘀而气不滞者哉。若专从血论，乃一偏之说也。虽云坠堕，瘀血必归于肝，然肝藏血，肝亦主气，欲破其瘀者必先理其气，欲补其血者必先养其气也，所以古方有鸡鸣散、补血汤等法也。

一儒者过桥石，滑而蹲坐，垫伤尾蛆骨，腰疼不能转侧，胯痛不能步履，伤处壅肿。予用四物、桃仁、苏木、陈皮、甘草等药，以疏其风而调其血，又用大黄、白芷、皮硝煎汤熏洗，以散其壅肿，后贴五香膏而愈。

一受杖者就予医视，其臀赤而肿，令其用烧酒调雄黄刷之，干则润以烧酒，又禁其不可近内，未三日，赤消肿退而愈。按烧酒性热，散瘀而消肿，雄黄性寒，破血而败毒，阴阳调剂，瘀行血活，故愈之速也。又一患者，受责后三日而殁，闻之其人素不信医，亦不知禁忌之故。

一粮船水手堕跌跄内，腿骨出髎，痛苦万状。予适北往，运丁张某求予整洽，遂命患者卧于天棚上，以布缚两足，系于桅索上，令人扯起，患者则倒吊矣。予用手按捺入髎，放下即能步履也。唯伤处微痛，大便不痛，此瘀血作患，无他害也。外用膏药散其瘀处，内服桃仁承气汤通其积聚，未旬日而愈。

一宦家爱姬，年可十七八，下楼堕地，左腿骨脱出在外。宦素稔张君子，急命舆斧去。尔时手法固不可施，吓法亦恐难使，遂令铺重茵于密室，扶姬席地而坐。请一仆妇坐于身后，两手揽胸抱住，用小布带系住患足，穴壁于别室，先君子自引之，稍稍用力将布带牵引，则娇声骇耳，计无所出。时先君子手持鹤羽扇一柄，蹑过密室，向患者一扇，姬含羞急缩，不觉腿骨已入髎矣。遂用光细布一尺，摊五香膏四两贴之，不服药而愈。凡用膏药，贴内伤宜重而厚，贴外疮宜轻而薄，徐大椿医论已详言之矣。

一日郊游，见少年卧地呻吟，予问其患何疾苦。答云：乘骑驰骤，马惊而堕，腿疼不能行耳，予按其腿，骨髎脱矣。予就地对卧，以足踏其臀尻，两手扯其足胫，用足掌去，以手拽来，则入髎矣。少年忍痛而起，作揖而谢，缓步寻马而归。予始悟病有千端，法无一定，随机应变，见地使宜。即如此症，泥旧法而请多人，不特辗转维艰，抑恐迁延致重，欲顷刻起立得乎。嗣后以此法治人，甚为便捷。

一农妇因搭蚕架堕地，腿骨跌出胯外，不能步履。先君子置有大槌二柄，一实一虚，实者以檀木为之，重三十余斤，虚者以牛皮为之，轻至一二斤。先将重者放于患前，铿然有声，遂令患妇侧卧于地，患腿在上，一妇按住其身，又将患足用褡连布缚住，着人在隔屋拽之。暗令将槌重者易之以轻，持高向脱髎处击而吓之。患妇心慌胆怯，筋骨作紧，亦不知痛，腿骨入髎矣。外贴散瘀活血膏药，内服调气行血等剂，半月后步履如初。

一耕者牧野遇雨，骑牛过桥堕地，膝盖骨跪碎矣。先君子以手按之，窸窣有声，捺正平妥，用跌打膏药贴之，外加箪笱箍住，四角以棉带绑缚，内服接骨丹，调治百日而痊后年余，因登高复跌，膝骨又碎，彼虑重伤故犯，恐成痼疾。先君子仍用前法治之，如期完好，竟无别恙。皆由手法之纯熟，方药之精良，故能屡屡奏其功也。

一邻贾与人争执致殴，小腿胫骨被击而断。予按上下，断如截竹，凑对整齐，用膏固贴，遂加夹缚，外以布袜盛米挤住，勿使游移摇动，五日一看，十日一换，内服活血、去瘀、接骨等药，未满两月而能行步，完好如初，愈之速者，唯斯一人而已。

兵部书吏之妻，年四十余矣，因穿尖跷木舄下阶，泼水致跌，胫骨折断，骨尖破露，血流无数。彼部同事者，皆吾郡之亲友也，辗转相邀，请予整治。予先用马屁勃止其血，次则整其骨，贴以上海膏药，外裹以布。缘北方少竹，用柳木签四根，以纸裹之，绑其四围，用阔带三道缚之。内服四物汤加益母草、续断、川牛膝，煎好冲自然铜末，四剂后用补血活血药而愈，此症因出血太多，故用补如此。

一少妇年仅十九，因遭洪水，屋内成渠，以门扇搭阁而居，半月有余，以致足挛。水退地滑，未及开步，身早跌仆，右足踝骨拗出在外。其家请予上髎，不便着手，急令着其夫之袜，然后动手而接入之。时妇有孕三月，腹痛便秘已四日矣。此乃妊娠蓄血之症，用四物汤加大黄（酒制）治之，通利而愈。汪讱菴先生诀曰：妇人妊娠若蓄血，抵当桃仁莫妄施，要教母子俱无损，大黄四物对分之。古人之言，信不诬矣。

一武生学飞腿，偶有犬过其旁，腿起一弹，犬则无恙，足跟伤矣。初则青肿，继而溃烂，百治不效，将及半载。予曰：此乃肾虚也。谚有之曰：伤筋动骨，一百廿日。指最重而言者也。此久不愈，非虚而何。经曰：壮者气行则愈，怯者着而为病。宜大补肝肾之剂治之。彼不见信，仍服治损伤行气破血之药，溃烂年余，沥尽气血而殁。又一僧久匿尼庵，觉者围门欲捉，僧越后墙而逸，跌伤脚跟，溃烂三年而殁。此名兔啮疮，皆患于好色肾虚之人，故无起者，否则稍为敷治，即愈矣。

一邻居因摘木莲子，失足堕地，昏不知人，与死无二，昇回请先君子救治。众曰：

人已僵矣，无能为也矣。先君子按其心坎尚温，将患者扶直，屈膝跌坐，令人握持发辫，勿使倾倚。因无别药，忆及宣和时，国医治打秋千堕地女子，用苏合香丸，火上焙去脑、麝，以黄酒研化灌之之法，治之逾时，始呻吟。幸其年力强壮，又无磕碰伤损，投以行气破瘀通利之剂，调理半月而愈。

一友赴武试，飞骑习射堕马，昏不知人。予适在场，仓促无药，遂抱而抖擞之，举耸十余次，始能言。又以手拍其背，使气血流通，少时遂能行矣。后用黎峒丸一粒，酒调服，通利而愈。大抵骤惊猝堕，与溺水、自缢相仿佛，经脉已失其常度，气道闭塞而不通，若俟迁延，取药而后医，救无及矣，故拯溺者反负疾行，救缢者急捶其背，亦有苏者。然从高坠堕，又要看其有无磕碰垫矼等物，如仅从高坠堕，气闭昏迷，先用手法，次以药调，罔不效也。

一木匠造楼搭架，堕地即死，后检周身，并无伤痕，细细查验，唯少一睾丸。凡人跌堕，无不心惊胆裂，阴子必缩入腹，则无救矣。设使初堕时，或拍其背，或挽其肾，或用半夏末吹鼻，或用热童便灌口，或者可望一线生路，惜乎无见及之者。

一棚匠从二丈多高跌落堕地，并无重伤，竟能行走取药。予问其故。答曰：将堕地时，同伴用力横斜一推，势则缓矣，故不甚碍；若正向接抱，则二人俱伤也。予与鸡鸣散三服，通利而愈。

一泥瓦匠某适修予寓时，因雨后苔滑，从檐堕落，端坐于地，面如尸厥，口不能言。予急用掌重拍其背四五下，始能言语。旋服通利药，泻出瘀滞而愈。后见袁子才作徐灵胎先生传云：有拳师某与人角技，当胸受伤，气绝口闭。先生命患者复卧，奋拳击其尻三下，遂吐黑血数升而愈。大凡骤逢击坠，无不血凝气塞，或拍或击，散其瘀而通其闭，可立苏矣。夫两人受伤虽不同，而用手法略相似，均可为则，故并录也。

一僧修屋堕地，墙边刀头戳伤脚底，血流不止。适予在花坞树雪林庵抄书，求方于予。仓卒无药，予取门档灰掩之，血止痛定靥而愈。后读医案，此法与温州僧人用门扇上搋尘者方同。又古人用桯尘者，亦此法也。